国家职业教育医学检验技术专业

高等职业教育医学检验技术专业
一体化新形态系列教材

生物化学
检验技术

主编 欧陵斌 刘观昌 郭红彦

高等教育出版社·北京

内容提要

　　本书为国家职业教育医学检验技术专业教学资源库配套教材，也是高等职业教育医学检验技术专业课－岗－证一体化新形态系列教材之一。

　　全书共分十六章，内容包括：生物化学检验的定义与范畴；生物化学检验基本知识；生物化学检验常用分析技术与仪器自动化；代谢物检验及其代谢紊乱时的变化特点；内环境稳定状态监测；组织和器官功能损害时的生物化学变化及其评价方法等。

　　本书配套建设有数字课程，学习者可登录"智慧职教"网站（www.icve.com.cn）浏览课程资源，详见"智慧职教"服务指南；也可扫描书中二维码，在移动端共享国家职业教育医学检验技术专业教学资源库中的微课、动画、视频等优质资源；还可发送邮件至编辑邮箱gaojiaoshegaozhi@163.com 获取教学课件。

　　本书可供高等职业教育医学检验技术、卫生检验与检疫技术及临床、口腔医学、护理等相关医学专业学生使用。

图书在版编目（ＣＩＰ）数据

　　生物化学检验技术/欧陵斌，刘观昌，郭红彦主编.
－－北京：高等教育出版社，2022.8
　　ISBN 978-7-04-057967-3

　　Ⅰ.①生…　Ⅱ.①欧…②刘…③郭…　Ⅲ.①生物化学－医学检验－高等职业教育－教材　Ⅳ.① R446.1

　　中国版本图书馆 CIP 数据核字（2022）第 019386 号

ShengWu HuaXue JianYan JiShu
生物化学检验技术

| 策划编辑 | 陈鹏凯 | 责任编辑 | 陈鹏凯 | 封面设计 | 王　鹏 | 版式设计 | 杨　树 |
| 插图绘制 | 于　博 | 责任校对 | 刘　莉 | 责任印制 | 存　怡 | | |

出版发行	高等教育出版社	网　　址	http://www.hep.edu.cn
社　　址	北京市西城区德外大街 4 号		http://www.hep.com.cn
邮政编码	100120	网上订购	http://www.hepmall.com.cn
印　　刷	三河市潮河印业有限公司		http://www.hepmall.com
开　　本	787mm×1092mm　1/16		http://www.hepmall.cn
印　　张	21		
字　　数	470千字	版　　次	2022 年 8 月第 1 版
购书热线	010-58581118	印　　次	2022 年 8 月第 1 次印刷
咨询电话	400-810-0598	定　　价	55.00元

"智慧职教"服务指南

"智慧职教"是由高等教育出版社建设和运营的职业教育数字教学资源共建共享平台和在线课程教学服务平台,包括职业教育数字化学习中心平台(www.icve.com.cn)、职教云平台(zjy2.icve.com.cn)和云课堂智慧职教 App。用户在以下任一平台注册账号,均可登录并使用各个平台。

● **职业教育数字化学习中心平台(www.icve.com.cn):** 为学习者提供本教材配套课程及资源的浏览服务。

登录中心平台,在首页搜索框中搜索"生物化学检验技术",找到对应作者主持的课程,加入课程参加学习,即可浏览课程资源。

● **职教云(zjy2.icve.com.cn):** 帮助任课教师对本教材配套课程进行引用、修改,再发布为个性化课程(SPOC)。

1. 登录职教云,在首页单击"申请教材配套课程服务"按钮,在弹出的申请页面填写相关真实信息,申请开通教材配套课程的调用权限。

2. 开通权限后,单击"新增课程"按钮,根据提示设置要构建的个性化课程的基本信息。

3. 进入个性化课程编辑页面,在"课程设计"中"导入"教材配套课程,并根据教学需要进行修改,再发布为个性化课程。

● **云课堂智慧职教 App:** 帮助任课教师和学生基于新构建的个性化课程开展线上线下混合式、智能化教与学。

1. 在安卓或苹果应用市场,搜索"云课堂智慧职教"App,下载安装。

2. 登录 App,任课教师指导学生加入个性化课程,并利用 App 提供的各类功能,开展课前、课中、课后的教学互动,构建智慧课堂。

"智慧职教"使用帮助及常见问题解答请访问 help.icve.com.cn。

《生物化学检验技术》编写人员

主　编　欧陵斌　刘观昌　郭红彦
副主编　肖忠华　雷　呈　董　立

编　者（以姓氏笔画为序）

　　　　闫　波　安徽医学高等专科学校
　　　　刘观昌　菏泽医学专科学校
　　　　沈　超　沧州医学高等专科学校
　　　　肖忠华　重庆三峡医药高等专科学校
　　　　陈武哲　永州职业技术学院
　　　　杨雅麟　红河卫生职业学院
　　　　柳玉霞　朝阳市卫生学校
　　　　欧陵斌　永州职业技术学院
　　　　杨宇虹　永州职业技术学院
　　　　赵永娜　郑州澍青医学高等专科学校
　　　　郭红彦　淮南联合大学
　　　　郭月丽　漳州卫生职业学院
　　　　黄淑萍　宜春职业技术学院
　　　　董子玉　信阳职业技术学院
　　　　董　立　山东医学高等专科学校
　　　　雷　呈　南阳医学高等专科学校

前　言

"生物化学检验技术"是医学检验技术专业的核心课程之一，本书以适应高等职业教育的特定培养目标为宗旨，按一体化课程要求，以典型工作任务为载体，贴近临床实验室工作岗位要求，将微课视频、情景动画、技能实操、在线测试等数字资源以二维码形式穿插于文本中，构建以整体生物化学检验技能培养为主线的慕课化课程体系，从多个维度规范学生学习行为，培养学生学习习惯，确保学生线上、线下学习的系统性。

1. 基本架构　本书基于专业人才培养方案、职业准入考试大纲并结合岗位需求，以知识应用为基点，强化了职业岗位普遍需要掌握的基本理论、基本知识、基本技能部分的编写，突出了检验项目自动化和信息化的特点，注重临床应用性能评价；在不遗漏重要知识点的基础上，对一些临床少用的或一般只在临床专科实验室开展的检验项目，如骨骼疾病生物化学检验、妊娠和新生儿的生物化学检验、治疗药物监测等内容没有编入，达到优化教材内容，减少重复，突出医学检验技术专业的学科特色。

2. 编写方式　为了便于教与学，本书在各章之前设有"学习目标"和思维导图；章节中穿插链接微课、动画、技能实操的二维码，扫描二维码即可在移动端共享国家职业教育医学检验技术专业教学资源库中的优质资源；在每章末附有思考题，以及直击"技师"的考点提示和在线测试。①学习目标——点明章节重点内容，提出能力要求；②思维导图——梳理课程脉络；③微课、动画——解读重点、难点；④技能实操——技能抽考标准操作；⑤思考题——课后巩固练习，检验学习效果；⑥考点提示、在线测试——卫生专业技术资格考试最新考点。

本书由来自全国不同地区、具有多年教学经验和临床经验的教师参与编写，更具针对性和代表性。本书在编写过程中，得到了高等教育出版社和许多专家的帮助，在此一并致谢。由于编者水平有限，本书仍可能存在一些缺点或不当之处，敬请批评、指正。

编　者
2022 年 3 月

目　录

I

二维码资源目录

续表

视频序号	资源标题	页码
90	微课：钙磷代谢的调节	204
91	微课：钙、磷、镁的代谢及调节	205
92	微课：血清总钙测定	207
93	微课：血磷测定	208
94	微课：微量元素分布及生理功能	210
95	微课：微量元素与疾病	213
96	微课：微量元素测定	217
97	微课：胆色素代谢及其异常	221
98	微课：胆汁酸代谢及其异常	223
99	微课：血清 A/G 比值测定	225
100	微课：血清丙氨酸氨基转移酶的测定	227
101	微课：血清天冬氨酸氨基转移酶的测定	228
102	微课：碱性磷酸酶测定	230
103	微课：谷氨酰胺转肽酶测定	230
104	微课：血清胆红素测定	233
105	微课：血清直接胆红素的测定	234
106	微课：血清胆汁酸测定	236
107	微课：血氨测定	236
108	微课：肾的结构与功能特点	243
109	微课：血清肌酐测定	243
110	微课：肌酐的测定（仪器法）	245
111	微课：血清尿酸测定	245
112	动画：痛风	246
113	微课：尿酸的测定（仪器法）	246
114	微课：血清尿素测定	246
115	微课：尿素的测定（仪器法）	248
116	微课：早期肾损伤检验	248
117	微课：肾功能特殊试验	251
118	微课：内生肌酐清除率测定	252
119	微课：肾功能综合分析	256
120	微课：心脏蛋白质类标志物测定	262
121	微课：心衰标志物测定（1）	271

第一章 绪 论

第一章
思维导图

学习目标

1. 掌握：生物化学检验技术概念、研究范畴和工作任务。
2. 熟悉：生物化学检验技术的发展简史。
3. 了解：生物化学检验实验室管理与自动化。

生物化学检验技术是在研究人体健康和疾病状态生物化学代谢的基础上，利用物理学、化学、生物学、遗传学、病理学、免疫学和生物化学的理论和技术，通过检测人体的血液、尿液、脑脊液等标本中的化学成分及相关代谢物的质与量的变化，为疾病诊断、疗效观察、预后判断及健康评估提供信息和决策依据的一门学科。

一、生物化学检验技术的研究范畴和工作任务

（一）生物化学检验技术主要研究范畴

生物化学检验技术主要研究范畴：一是通过了解疾病发生发展过程中的生物化学变化特点，寻找机体特异性生物化学标志物，从而建立一种用于临床的检验项目；二是研究和开发特异性生化标志物的检测技术和方法，包括方法的选择、建立、评价、参考区间的建立、检测效能评估、检测质控与管理等。通过上述工作，对检验结果及其临床意义作出评价，用以帮助临床作出诊断和采取正确的治疗措施。

（二）生物化学检验技术工作任务

生物化学检验技术工作任务：①寻找疾病发生发展过程中的特异性生物化学物质及其检测方法，为诊断和治疗疾病提供最有力证据。②研究和改进检测方法，使检测技术操作更加简单，检测方法特异性更强、灵敏度更高、精密度和准确度更好。③持续改进实验室工作流程及与之配套的实验室管理系统，建立行之有效的实验室质量管理体系，加强流程化、过程化质量管理，保证检测结果准确、快速、可靠。④为临床提供科学、合理、满意的解释服务即检验信息咨询，使检验资源得到充分利用。

二、生物化学检验技术的发展简史

早在 20 世纪初，科学家就开始对人体的化学物质如蛋白质、氨基酸和糖类等，以及体液相关成分含量的病理变化，进行了系列研究。但其检测手段多采用传统的重量分析和容量分析法，方法繁琐，标本用量多，耗费时间长，灵敏度亦不高，在临床上的广泛应用受到一定的限制。生物化学检验技术的发展历史大致可以分为以下几个阶段。

（一）生物化学检验技术的初级发展阶段

最早的比色分析是 1904 年 Folin 用目视比色法测定肌酐。20 世纪 30 年代光电比色计的问世，迅速取代了陈旧的目视比色计，从而建立了一系列体液化学组成成分测定的比色分析法，如尿素、肌酸、肌酐、尿酸和糖类的测定。生物化学检验技术产生了质的飞跃。体液中的许多化学物质通过光电比色计进行检测，大大减少人为误差，提高了检测结果的准确性。至今，分光光度技术和分光光度法在现代生物化学检验分析技术中始终占有重要的地位。

早在 1910 年，Wohlgemulh 首先将测定尿液淀粉酶活性作为诊断急性胰腺炎的指标；1920 年开始，人们用比色分析法测定血清酶活性，随后相继应用于血清碱性磷酸酶等多个酶活性的检测。1954 年，美国 Ladue 等人共同发表了多篇关于氨基转移酶（简称转氨酶）和其他血清酶的文章，发现血清乳酸脱氢酶和转氨酶在不少疾病发生时增高，从而引发了对酶特性更深入的研究，促进了酶检测技术的不断改进，推动酶学分析技术有了很大的发展。酶学分析技术不仅可以对常见酶活性进行测定，而且可以测定其同工酶，大大提高了酶学诊断的灵敏度和特异性。酶学分析技术的建立，为生物化学检测的快速化、特异性奠定了基础。随着酶试剂的开发应用，酶学分析技术也逐步应用于体液代谢物浓度的分析，从而极大地提高了检验方法的特异性，也使检测过程更加快速、方便，结果更加准确、可靠。

20 世纪 50 年代以后，许多分析技术不断在医学检验中得到应用，如离心技术、层析（色谱分析）技术、电泳技术、免疫分析技术、光谱分析技术和电化学分析技术，等等。

（二）以自动化技术为代表的快速发展阶段

1957 年，美国科学家 Skeggs 等首先应用了连续流动式分析装置，将手工操作技术实现了半自动化，其特点是化学反应在管道中进行，机械化的仪器设备部分取代人的手工操作。1959 年，美国生理学家 Hans Baruch 发明了第一台商业化的分立式生化分析仪 Robot Chemist。1964 年以后开始使用多通道生化分析仪，1968 年美国 Qakridye 国立实验室的 Norman Anderson 创立了离心式自动生化分析仪，加上微处理机的使用，大大提高了临床化学分析工作的质量。

20 世纪 70 年代以后，放射免疫分析技术、化学发光技术和电化学发光技术的飞速发展和在临床的广泛应用极大地扩大了生化检验的检测范围，提高了检测的特异性和灵敏度。标本的微量、超微量的检验技术也在实验室得到了应用。全自动生化分析仪与计算机处理系统的联合应用，使生物化学检验实现了全部自动化，生物化学检验进入了自动化、微量化和信息化时代。

（三）分子生物学技术阶段

1953 年，Watson J P 和 Crick F H 在前人工作的基础上，建立了 DNA 双螺旋结构模型，用分子结构的特征解释生命现象，并提出了遗传中心法则。这一发现标志着生物化学的巨大突破，为分子生物学的迅猛发展奠定了基础。

1970 年限制性核酸内切酶的发现，实现了基因的切割。1972 年，Paul Berg 进一步使不同 DNA 链断裂并重新连接，发生了 DNA 片段的交换和重新组合，形成新的 DNA 分子，确立了基因重组技术。接下来发展的基因工程在育种、新药开发、疾病的治疗方面取得了长足的进步。

20 世纪 80 年代，Mullis 等发明的聚合酶链反应（polymerase chain reaction，PCR）将生物化学检验与分子生物学检验向前推进了一大步，从而为人类从基因层面上诊断疾病开创了新方法。

20 世纪 90 年代发展起来的生物芯片技术，利用分子杂交技术在固相芯片表面构建微型生物化学分析系统，以实现对代谢物准确、快速检验。

人类基因组计划在 1990 年正式启动，到 1999 年完整破译出人类第 22 对染色体的遗传密码，2001 年人类基因组 DNA 全序列数据公布，疾病的基因背景逐渐清楚，优于传统检测方法的分子诊断技术应运而生。其主要特点是直接以疾病基因及基因表型为检测对象，其检测结果不仅具有描述性，而且具有针对性，属于病因诊断；不仅可准确诊断有基因表型异常的疾病，更重要的是可对疾病的基因型变异做出判断，在感染病、遗传病、复杂性疾病和个体化治疗的检验中发挥了重要作用。

三、生物化学检验实验室管理与自动化

1996 年国际临床化学学会（International Federation Clinical Chemistry，IFCC）提出了全实验室自动化（total laboratory automation，TLA）的概念，近 20 多年来，临床实验室检测自动化得到了迅猛发展。全实验室自动化又称检验流水线，已经在我国部分大、中型医院引进并应用于临床实验室，生物化学检验在检验技术、试剂生产、质量控制、临床应用等方面进入了一个飞速发展的新时期。临床全实验室自动化不仅带来工作职责和组织架构的变化，同时也带来信息技术的变化，随着更多现代化仪器的投入使用，对临床实验室从业人员应具备的知识和技术能力提出了更多、更高的要求，主要体现在以下几个方面。

（一）检测过程的自动化和实验室管理的信息化

生物化学检验已经由传统的手工操作进入自动化检测的新时代，95% 以上的检验项目都可以通过自动化的仪器分析完成。如标本自动识别、自动接收、自动离心、自动分装并粘贴条形码、自动上机检测、自动报告，检测结束后标本还可以自动拆卸，需要时仪器还可以根据检验工作者的要求自动调用储存的标本复检。

目前，医院实验室已经建立了临床实验室信息系统（laboratory information system，

LIS），LIS 的工作模式是通过计算机网络使所有检验仪器相连接，数据集中存储，集中处理，使检验有关各部门分散的业务联成一个共同整体，并将检验工作的整个流程置于计算机的实时监控之下，从而加强了检验科室的内部管理，实现了信息、数据、计算、统计等网络化管理和资源共享。化验单从人工填写改为数码扫描，全程接收和处理自动化控制系统的各种信息状态，自动检验结果审核和打印，做到了无纸化和自主打印报告单，减少了人工操作，使操作误差减少到最小，保证检验结果更加准确可靠，并逐步实现临床全实验室一体化。

检测的自动化，节省了大量的时间和工作量，有了更多时间和精力的检验人员需要紧密结合临床医学、医学检验技术发展趋势和社会需求，学习以"人工智能""大数据""精准诊断技术"为代表的医学新知识，运用多学科融合的新思路、新知识解决医学检验的临床实际问题，提出疾病诊断的实验室路径，为解决人类健康领域发展问题贡献力量。

（二）ISO 15189 标准与认可

ISO 15189 即《医学实验室质量和能力认可准则》，由国际标准化组织（International Organization for Standardization，ISO）在 2003 年 2 月 15 日正式颁布，分别在 2007 年、2012 年进行了改版，目前使用的版本为 ISO 15189：2012，是专门针对医学实验室认可而制定的一个标准。

ISO 15189 标准分为管理要求和技术要求两部分。管理要求包含 15 个要素，分别为组织和管理责任、质量管理体系、文件控制、服务协议、委托实验室的检验、外部服务和供应、咨询服务、投诉的解决、不符合的识别和控制、纠正措施、预防措施、持续改进、记录控制、评估和审核、管理评审。技术要求包含 10 个要素，分别为人员、设施和环境条件、检验前过程、检验过程、检验结果的质量保证、检验后过程、结果报告、结果发布、实验室信息管理和实验室设备、试剂和耗材。此外，医学检验实验室管理也开始借鉴工商管理中先进的管理模式与方法，如精益管理、流程优化、项目管理、品管圈、5S 管理等，进一步提高了医学检验实验室管理效率与质量。

认可是指由权威机构对一个机构（实验室）或人员（授权签字人）从事特定工作的能力给予正式承认的程序。中国合格评定国家认可委员会（China National Accreditation Service for Conformity Assessment，CNAS）是我国唯一的专门负责实验室认可的机构。ISO 15189 认可标志着临床实验室管理已经进入了一个国际化、规范化、标准化管理的新时期。

微课：临床实验室认可

（三）增强与临床的沟通，参与临床诊断和治疗

现代化临床实验室技术理念已由单一的实验室检验技术开始向参与临床诊断和治疗转变，即由医学检验向检验医学转变。国际标准化组织制定的《医学实验室质量和能力认可准则》中明确规定："医学实验室服务，包括适当的解释和咨询服务，应能满足患者及所有负责患者医护的临床人员的需要。"这些服务包括检验者帮助或指导临床人员正确采集检验标本；与临床共同制定疾病诊断指标的组合，正确解释和应用检验结果，提出诊断和治疗的建设性意见；与临床共同制定危急值、急诊检验的范围、出报告时间

及各种项目的过筛标准；根据患者病情需要提出实验室的检查建议，使检验资源得到充分利用，减少患者经济负担。

四、本书的主要内容与学习方法

全书共十六章，前六章为总论部分，介绍生物化学检验基本内容，涵盖了岗位所需所用最基础的方法和技能。第一章为绪论，第二章至第六章为检验技术部分，包括生物化学检验基本知识、生物化学检验常用分析技术与仪器自动化、实验方法的选择与检测系统、酶学分析技术，以及生物化学检验的质量控制。该部分主要介绍医学或临床实验室从业人员所需的基本知识，生物化学检验项目所涉及的检验技术、检验方法、质量控制，以及检测系统组成、性能指标的验证和确认。后十章为疾病检验诊断应用部分，包括葡萄糖、血脂、蛋白质、电解质及微量元素、血气分析与酸碱平衡紊乱、肝病、肾功能及早期肾功能损伤、心肌损伤标志物、胰腺疾病、内分泌的生物化学检验等内容。通过教学使学生理解和掌握人体糖类、蛋白质、脂质三大物质在疾病发生发展中的变化规律，以及和一些常见疾病病理生物化学的联系；掌握肝、肾、心肌、胰腺等器官组织功能障碍的生物化学机制与机体出现的病理生物化学改变和病程的关系；掌握临床生物化学检验技术、临床生物化学检验质量控制等专用技术。

微课：生物化学检验导课

编写内容上按照国家职业教育医学检验技术专业教学资源库的生物化学检验技术课程设计框架进行编排，将知识点进行串联，将微课视频、情景动画、技能实操、课后练习等数字资源做成二维码链接的方式穿插于文本中，有助于学习者充分利用碎片化时间自学，有利于第一课堂与第二课堂相融合；有益于学习者更好地抓住"检验技术"和"临床应用"两条主线，在实践中加深对各项检验技术的基本原理、标准和要求的理解，能够解决工作中的常见问题，培养自己发现问题、解决问题和技术创新能力。

第一章考点提示

第一章在线测试

思 考 题

1. 简述生物化学检验技术概念及研究范畴。
2. 生物化学检验技术的工作任务有哪些？
3. 生物化学检验全实验室自动化对于从业人员提出了哪些要求？

（欧陵斌）

第二章 生物化学检验基本知识

学习目标

1. 掌握：血液、尿液等标本的采集方法；常用抗凝剂的原理及真空采血管的类型和用途；生物化学检验项目的类型、报告单的申请和报告方式；急诊检验与危急值的报告方式及对临床的重要意义。

2. 熟悉：血液、尿液标本的类型；尿液检验常用防腐剂的选择；临床生物化学检验的工作流程；标本因素对检验结果的影响。

3. 了解：生物化学检验工作流程中的质量管理要素。

4. 具有根据检验申请项目正确采集标本、验收标本、处理标本的能力；基本达到生物化学检验岗位的能力要求。

第二章
思维导图

各级各类医疗机构中，无论是基层医院、专科医院还是大型综合性医院都离不开临床实验室。临床实验室能够为疾病的诊断、治疗、预防及健康状况的评估提供准确、可靠、科学的信息。生物化学检验实验室是临床实验室组成的重要部分，也是学习生物化学检验基本知识、掌握生物化学检验技术技能的重要场所。

生物化学检验工作流程分为检验前、检验中、检验后三个阶段，全程涵盖了医生申请、患者准备、标本采集、标本标识与核对、标本运送与验收、标本处理、标本检测、结果审核、报告单发放、标本储存与复检、质量信息反馈等多个程序。在整个生化检验工作流程中的任何一个环节出问题，都有可能对检验结果造成影响，为了保证检验结果的准确性和可靠性，必须对检验流程中三个阶段的各个环节进行全面质量控制（total quality control，TQC）。

本章主要对生物化学检验实验室基本知识做简要介绍。

第一节 生物化学检验项目申请及检验报告单发放

一、生物化学检验项目

从医生填写生物化学检验申请单开始就启动了生物化学检验的工作流程。目前，我国生物化学检验开展的项目可达到 11 大类 300 余项，临床医生可根据患者疾病的轻重缓急向检验科提出检验申请。生物化学检验项目可根据临床需要选择单项检验或组合检验，亦可以根据报告单的发放时间选择常规生物化学检验、特殊生物化学检验、急诊生物化学检验、床旁生物化学检验等。

（一）单项检验与组合检验

1. 单项检验 绝大多数的生物化学检验项目都能进行单项检验。单项检验针对性强、快速、经济，深受临床医护人员和患者的欢迎。单项检验的检测意义主要有如下几个方面。

（1）疾病的诊断和治疗：许多单项检验在疾病的诊断和治疗上具有非常重要的价值。例如，单项测定血浆葡萄糖浓度可对糖尿病的诊断、治疗，以及胰岛素剂量的调整有重要的参考价值；单项测定血、尿淀粉酶对急性胰腺炎的诊断和治疗有重要的意义。

（2）用于评价机体某器官功能或对疾病治疗进行监测：例如，在特定时段检测女性患者血液中的孕酮含量可确定被检者是否排卵，也可以对早期妊娠状态进行评估或用于雌激素治疗的监测；尿微量清蛋白的测定可用于监测早期肾损伤。

（3）了解体内物质排出量：例如，测定 24 h 尿蛋白和电解质的浓度，可较准确地了解患者 24 h 内从尿液中排出的蛋白质或电解质的含量。

2. 组合检验 单项检验虽快速、经济，但其在疾病的诊断和治疗上仍然具有一定的局限性，因此，临床普遍应用组合检验。组合检验一般分为"随机组合"和"固定组合"两种形式。前者是临床医生根据患者病情的需要在"检验项目目录"中进行的随机组合；后者是实验室与临床医生沟通对接，并经过临床专家论证后，选择性地将一些项目组合在一起，成为一个固定的检验系列，如肝功能系列、肾功能系列、心肌酶谱系列、血脂系列等。在自动生化分析仪中，将这些组合编入计算机程序，检验时只需要输入固定组合系列的名称或者编号，仪器就会自动完成组合中每个项目的测定。将检验项目科学、合理地组合既能够为临床医生提供比较全面的检验结果，又能缩短检验时间，提高实验室工作效率。组合检验具有以下意义。

（1）提高诊断疾病敏感度：如在原发性肝癌的诊断中，将 γ- 谷氨酰基转移酶（GGT）、α-L- 岩藻糖苷酶（AFU）、甲胎蛋白（AFP）组合成一个检验系列，可以提高其诊断的敏感度。

（2）提高诊断效率：如将肌酸激酶、肌红蛋白、肌钙蛋白这三项组合在一起，可对心肌梗死快速做出诊断。

（3）快速了解某器官功能状态：如将血清蛋白、胆红素、丙氨酸氨基转移酶（ALT）、天冬氨酸氨基转移酶（AST）组合成肝功能检验系列，可较全面地了解患者肝脏的蛋白质合成能力、胆红素排泄转化能力及肝细胞损伤程度。

（4）快速掌握初诊患者及重症患者信息：在急诊生化检验中，将血清总蛋白、清蛋白、葡萄糖、尿素、肌酐、钾、钠、氯、钙、磷、镁、总 CO_2 等项目组合在一起形成"急诊系列"，并编入全自动生化分析仪急诊模块。通过对这个模块结果的监测和分析，临床医生能够掌握患者多方信息，对患者病情做出快速诊断。

（5）健康检测和评价：将几个固定组合再组合成一个更大、更全面的健康体检系列，用于健康监测和健康状况评价。

（二）常规生化检验

常规生化检验是实验室日常工作的主要任务，是临床生化实验室开展的普通生化检测项目，其可满足临床多种疾病的诊治需要。常规生化检验项目几乎占整个生物化学检验项目的 60%，若按标本数量统计，其可占全部生化检验项目的 80% 以上。常规生化检验具有以下特点。①覆盖面广：绝大多数实验室都可以开展。②应用广：可满足临床对大多数常见病的诊断、治疗和疗效观察。③经济、快速：检测费用低，可快速检测并报告结果。④检验技术和检测方法成熟：可适合自动化仪器检测。因此，常规生化检验项目深受临床医生和患者欢迎，是最常用的生化检验类型。

（三）特殊生化检验

特殊生化检验项目一般是指相对于常规生化检验项目而言，技术条件要求较高、需要特殊的仪器设备、临床使用率低、检测成本高、标本难以获得、并非每个实验室都能开展的生化检验项目。

1. 需要严格管理的检验项目　此类项目的结果可能会对患者造成思想压力，甚至对社会产生影响，需要严格对检测的每一个环节进行管理和规范，保证结果准确、可靠，如肿瘤标志物检验、艾滋病病毒检验等项目。

2. 标本难以获得的检验项目　一些检验项目的标本比较难获得，或者因为标本数量极少，对标本的保存和处理不能按照规定要求和流程进行，甚至不能进行复检的检验项目，如脑脊液、关节腔积液、前列腺液、羊水等标本的检验。

3. 检验成本较高的检验项目　临床上有部分疾病的发病率很低造成标本数量过少或检验成本过高的检验项目，如血浆凝血因子Ⅷ、凝血因子Ⅸ的活性测定等。

4. 技术要求较高的检验项目　检验系统本身的不稳定因素，影响检验结果的准确性和可靠性的检验项目，或者检验技术还存在较多难以控制的因素，对检验人员经验和技能要求较高的检验项目。

实验室对特殊检验项目应建立一系列切实可行的技术标准、评价和监督制度，并挑选相对固定且合适的技术人员，选择可靠的质控品和有效的质量控制方法，建立结果确认和审核制度，保证特殊检验项目结果符合质量要求。

（四）急诊生化检验

急诊生化检验是生化实验室为了配合临床危、急、重症患者的诊断和抢救而实施的一种特殊检验。生化实验室必须做到急诊优先原则，保证急诊标本即采、即做、即报。急诊生化检验项目包括血气分析、电解质分析、心肌标志物、血糖、淀粉酶等检验。目前，国家对急诊检验项目的范围还没有统一规定，各级医疗单位根据自己的需要建立急诊检验项目，满足临床需要即可。

（五）床旁生化检验

床旁生化检验（point of care testing，POCT），也称即时检验，是指在传统实验室以外进行的一切检验，可以由临床医生、护士、患者及其家属进行检测。POCT 的优点是仪器体积小、携带方便、使用简单、即时检验、结果快速，大大缩短了检验结果回报时间。但其检验成本高、质量体系不完善、操作者技术水平参差不齐，因此，POCT 的检验还需要进一步规范。常用的 POCT 项目主要有血糖、血气分析、心肌损伤指标的检验等。

微课：生化检验的项目

二、生物化学检验报告单的发放

（一）检验报告单的发放时间

1. 常规生化检验的报告时间　常规生化检验是实验室的主要任务，根据检验项目及实验室管理要求的不同，其报告单发放时间也略有不同，通常要求自接收标本后 2～4 h 发放，最长不超过 2 天。

2. 急诊生化检验的报告时间　国家尚没有统一要求，大多数医院规定急诊生化检验报告单从接收标本开始至报告单发放最长不得超过 2 h。因此，实验室在接到急诊标本后必须尽快对标本进行处理、转运和检验，并且在规定时间内快速、准确地发出报告单。即使检验结果完全正常也应该在 2 h 内发出报告，因为正常结果和异常结果同样重要，特别是对排除某些疾病具有重要的参考价值。大量常规生化检验标本和急诊生化检验标本同时需要处理时，优先处理急诊标本，目前绝大多数全自动生化分析仪都设有急诊标本专用通道和程序，保证急诊标本的优先检验。

3. 危急值报告　危急值是指某些检验结果出现了可能危及患者生命的极限值。当检验结果出现危急值后，检验者要立即通过电话向临床医生或当班护士报告，要求接、打电话的双方都要对通话进行记录。通话记录内容至少应包括：危急值项目、危急值和接电话人的姓名、报告时间等信息。即使是医护人员能够通过"医院信息管理系统"直接读取检验结果，实验室也应该以打电话方式向临床报告，这样可以尽可能地避免临床医护人员忙于抢救患者而不能及时观察到检验结果。

目前，我国还没有对"危急值"的项目范围和量值做统一规定，各医院应当与临床医生商讨，确定危急值范围。"危急值"与"急诊检验"的报告是两个不同的概念，"急诊检验"的结果无论正常还是异常都必须在规定的时间内快速用报告单的书面形式发出；但"危急值"一旦出现，无论是常规检验还是急诊检验，实验室都必须立刻执行电话报告程序，并按要求做好记录。

微课：危急值报告

（二）检验报告单的发放要求

生物化学检验报告单的发放属于"全面质量控制"中的"分析中质量管理"阶段，是由医院管理层授权实验室负责人，制定检验报告单发放的相关制度，以对检验报告单发放过程进行质量控制。实验室应制定《检验报告单审核、发放、登记制度》《检验结果复查制度》《检验数据管理制度》《患者信息保密制度》《危急值报告制度》等。

检验报告单的发放应由受过培训的专人负责。检验报告单应以中文纸质或电子版形式发出，发放的格式应规范、整齐、字迹清晰、内容全面，具体内容应该有检验项目的名称和检测方式、患者的标识（姓名、年龄、性别、科室、床号、报告单唯一性标识或条形码、临床诊断等）、申请医生姓名、申请日期、标本采集的时间、收检时间和报告时间等，其中时间要求精确到"分"，还应该包括实验室的地址和联系方式等信息。实验室应严格执行《检验结果复查制度》《危急值报告制度》。检验报告单发放时应注意以下事项：①再次对检验报告单内容进行审核。②未经门诊患者本人同意，不得将检验报告单交给他人。③检验报告单发放时间向社会公布，如因特殊原因不能按时出报告时，应及时告知患者。④送往科室的检验报告单应由专人负责，送达后双方均应签字确认，避免检验报告单遗失或信息外泄。

第二节　临床生物化学检验标本的采集和处理

生物化学检验标本的采集与处理是整个分析过程的关键环节之一，能否正确地、规范地采集和处理标本，是检验前质量保证的重要内容，直接关系到检验结果的准确性和临床疾病的诊断。因而在生物化学检验工作中掌握标本正确的采集和处理方法，获取符合各种检验要求的标本，是减少检验前误差、提高检验结果准确性的重要途径之一。生物化学检验最常用的标本是血液，其次是尿液，此外还有脑脊液、浆膜腔积液、羊水等各种体液。

一、血液标本的采集

血液标本是临床生物化学检验最常用的标本。血液标本因素是影响临床生物化学检验结果准确性和可靠性的最重要、最直接的因素。标本的采集应该根据临床医生申请的检验项目选择最佳的采集时间、减少饮食和药物的影响、尽可能避免昼夜节律等一切干扰因素。部分检验项目的结果容易受到患者情绪的影响，因此在采血前应先与患者进行交流，对其进行人文关怀，建立互信，消除患者的恐惧和紧张情绪。标本采集后应立即对标本做好清晰、正确、具有唯一性的标识。标识内容一般包括患者姓名、性别、科室、床号、病历号、送检标本名称及数量、检验项目、采集标本时间等。

（一）血液标本的类型

血液标本分为全血、血浆和血清3种。临床生化检验常用血浆和血清，只有在红细胞成分与血浆成分相似时才用全血标本。

1. 全血　全血标本根据采集部位不同可分为静脉全血、动脉全血和末梢全血。静脉全血标本应用最广泛，常用的采血部位是肘静脉、腕背静脉，婴幼儿和新生儿有时采用颈静脉和股静脉；动脉全血标本主要用于血气分析，采血部位有桡动脉、肱动脉和股动脉；末梢全血标本适用于用血量微少的检验项目，可从指端、耳垂等处采血，婴幼儿和新生儿可选择拇趾和足跟。

2. 血浆　血浆是全血标本经过抗凝处理、离心去除血细胞和血小板等有形成分后的浅黄色半透明液体。采血时必须使用含抗凝剂的血液标本收集管，且采血后立即轻轻颠倒采血管混合 5～10 次（以确保抗凝剂和血液充分混匀发挥作用），5～10 min 后即可离心分离出血浆。血浆的组成为大量水分、少量无机盐、纤维蛋白原、清蛋白、球蛋白、酶、激素、各种营养物质、代谢产物等。血浆中，水分占 90%～91%，蛋白质占 6.5%～8.5%，低分子物质如代谢产物、某些激素等占 2%。血浆主要用于血液化学成分测定和凝血项目，如纤维蛋白原、葡萄糖、胆固醇、K^+ 等的检测。

3. 血清　血清是血液离体后自然凝固分离出来的淡黄色透明液体，全血标本通常于室温（22～25℃）放置 30～60 min 可自发完全凝集；冷藏标本凝集缓慢，若加入促凝剂则凝集加快（标本采集后应轻轻颠倒混合 5～10 次，以确保促凝剂作用）。血清与血浆虽外观一致，但血液在自然凝固的过程中消耗了纤维蛋白原和部分凝血因子，因此，血清缺乏纤维蛋白原，部分凝血因子也发生了变化。血清适用于除纤维蛋白原外的血液化学成分的测定，如肾功能、肝功能等项目的测定。

（二）血液标本的采集方法

根据采集部位不同，血液标本的采集可分为毛细血管采血法、静脉采血法和动脉采血法。采集血液标本时，患者应处于平静状态，选择坐位或卧位，血流要顺畅，避免溶血，抗凝血标本及时颠倒混匀避免凝血，同时要避免标本污染周围环境。

1. 毛细血管采血法　注意事项：①采血时必须注意严格消毒和生物安全防范，采血针为一次性使用，一人一针。②如有局部水肿、炎症、发绀或冻疮等病变的位置均不可作为穿刺部位，严重烧伤患者可选择皮肤完整处。③取血时可从指根往指尖方向顺着血管走向稍加挤压，但切忌用力过大，以免过多组织液混入血液中，对结果造成影响。④采血要迅速，防止流出的血液发生凝固。

2. 静脉采血法　静脉采血法是临床最常用的采血方法，静脉血标本最好是在 7：00—9：00 采集，患者处于空腹状态，门诊患者提倡静坐 15 min 后处于平静状态再采血。静脉采血法根据采血方式可分为普通采血法和真空采血法。标准一次性真空采血管采用国际通用的头盖和标签颜色显示。采血管内添加剂种类和临床应用、检验项目及注意事项见表 2-1。

表 2-1　标准一次性真空采血管添加剂种类和临床应用、检验项目

管帽颜色	添加剂种类和临床应用	检验项目	备注
灰色	草酸钾／氟化钠，氟化钠是一种弱效抗凝剂，一般常同草酸钾或乙碘酸钠合并使用，其比例为氟化钠 1 份，草酸钾 3 份。此混合物 4 mg 可使 1 mL 血液在 23 天内不凝固和抑制糖分解	血糖、葡萄糖耐量试验	在 4℃时葡萄糖分子可保存 48 h，不能用于尿素酶法测定尿素、碱性磷酸酶和淀粉酶

续表

管帽颜色	添加剂种类和临床应用	检验项目	备注
红色	不含添加剂，用于常规血清生化，血库和血清学相关检验	肝功能、血糖、血脂、无机离子、血清蛋白、各种酶类测定。血清学试验：免疫球蛋白、补体、免疫复合物、C反应蛋白、自身抗体、肿瘤免疫、各种病毒检验	血糖试验应立即送检，不可在室温放置时间过长
黄色	惰性分离胶和促凝剂。标本离心后，惰性分离胶能够将血液中的液体成分（血浆）和固体成分（红细胞、白细胞、血小板、纤维蛋白等）彻底分开并完全积聚在试管中央而形成屏障，标本在48 h内保持稳定。促凝剂可快速激活凝血机制，加速凝血过程，适用于急诊血清生化试验	肝功能、血糖、血脂、无机离子、血清蛋白、各种酶类测定；血清学试验：免疫球蛋白、补体、免疫复合物、C反应蛋白、自身抗体、肿瘤免疫、各种病毒检验	血糖试验应立即送检，不可在室温放置时间过长。凝固时间10～30 min。相对离心力1 100～1 500 g
紫色	乙二胺四乙酸（EDTA）及其盐是一种氨基多羧基酸，可以有效地螯合血液标本中钙离子，螯合钙或将钙反应位点移去将阻滞和终止内源性或外源性促凝过程，从而防止血液标本凝固	红细胞、白细胞、血小板、嗜酸性粒细胞、网织红细胞计数、白细胞分类计数，血红蛋白、血细胞比容、出血时间、凝血时间测定	抗凝剂与采血量要准确。不适用于血凝试验；血小板功能检查；钙、钾、钠、铁离子，碱性磷酸酶，肌酸激酶，亮氨酸氨基肽酶的测定及PCR试验
蓝色	枸橼酸钠，其主要通过与血样中钙离子螯合而起抗凝作用。适用于血凝试验，国家临床实验室标准化委员会（NCCLS）推荐的抗凝剂浓度是3.2%或3.8%	高铁血红蛋白还原试验、凝血因子纠正试验、凝血四项、D-二聚体测定等血液凝固试验	抗凝剂与采血量要准确，比例是1:9
绿色	在惰性分离胶管内加入肝素钠/锂抗凝剂，可快速分离血浆，是电解质检测的最佳选择，也可用于常规血浆生化测定和ICU等急诊血浆生化检验。血浆标本可直接上机并在冷藏状态下保持48 h稳定	适用于红细胞脆性试验，血气分析，血细胞比容试验，血沉、电解质测定及常规生化测定、ICU等急诊生化测定及血液流变学试验	抽血后封闭立即送检，不适于做血凝试验，过量的肝素会引起白细胞聚集，不能用于白细胞计数
黑色	枸橼酸钠，血沉试验要求的枸橼酸钠浓度是3.2%（相当于0.109 mol/L）	血沉试验	抗凝剂与采血量比例是1:4

3. 动脉采血法　主要用于血气分析，常选用的动脉为股动脉、肱动脉、桡动脉和脐动脉，以桡动脉最常用。采血时必须注意严格消毒，防止血肿。采血后立即用软木塞或橡胶塞封闭针头隔绝空气，再将血液与肝素充分混合，并立即送检，否则将标本置于2～6℃冰箱保存，但不应超过 2 h。

（三）常用抗凝剂

抗凝是指采用物理或化学的方法去除或抑制某种凝血因子的活性，以阻止血液凝固。能够阻止血液凝固的物质称为抗凝剂或抗凝物质。使用全血或血浆标本的检验项目均需要加入抗凝剂。生化检验实验室中常用的抗凝剂有肝素、乙二胺四乙酸盐（EDTA 盐）、枸橼酸盐、草酸盐等。

1. 肝素　是用于血液化学成分检验的首选抗凝剂。肝素是一种含有硫酸基团的黏多糖，其抗凝原理主要是通过与抗凝血酶Ⅲ结合引起抗凝血酶Ⅲ构型发生变化，加速凝血酶－凝血酶复合体形成而产生抗凝作用。此外，肝素还能借助血浆辅助因子（肝素辅助因子Ⅱ）来抑制凝血酶。常用肝素抗凝剂是肝素的钠、钾、锂、铵盐，其中以肝素锂最好，但其价格较贵，钠、钾盐会增加血液中的钠和钾含量，铵盐会增加尿素氮的含量。通常用肝素抗凝的剂量为 10.0～12.5 IU/mL 血液。

肝素对血液成分干扰较少，不影响红细胞体积，不引起溶血，适用于做红细胞渗透性试验、血气分析，以及血浆渗透量、血细胞比容（曾称红细胞压积）及普通生化测定。但肝素具有抗凝血酶作用，不适合做血凝试验。另外，肝素过量可引起白细胞聚集和血小板减少，所以不适合做白细胞分类和血小板计数，更不能用于止血检验。此外，肝素抗凝血不能用于制作血涂片，因为瑞特染色（Wright staining）后出现深蓝色背景，影响显微镜检查。肝素抗凝血应于短时间内使用，否则放置过久血液又可凝固。在生化检验项目中肝素对 ALT、AST、乳酸脱氢酶（LDH）等的测定无影响，但对肌酸激酶（CK）有轻微抑制作用。

2. 乙二胺四乙酸盐（EDTA 盐）　EDTA 盐能与血液中 Ca^{2+} 结合成螯合物，凝血过程被阻断，血液不能发生凝固。EDTA 盐有钾、钠、锂盐，国际血液学标准化委员会推荐使用的是 $EDTA-K_2$，因其溶解度最高，抗凝速率最快。EDTA 盐可在 100℃下干燥，抗凝作用不变。

此抗凝剂不影响白细胞计数及大小，对红细胞形态影响最小，并且可以抑制血小板的聚集，适用于一般血液学检验。但如果抗凝剂浓度过高，渗透压上升，会造成细胞皱缩。$EDTA-K_2$ 使 Ca^{2+}、Mg^{2+} 含量下降，同时使肌酸激酶、碱性磷酸酶含量降低。EDTA 盐由于能抑制或干涉纤维蛋白凝块形成时纤维蛋白单体的聚合，不适用于血凝试验和血小板功能检验，也不适用于钙、钾、钠及含氮物质的测定。

3. 枸橼酸盐　枸橼酸盐主要是枸橼酸钠，其抗凝原理是能与血液中的 Ca^{2+} 结合形成螯合物，使 Ca^{2+} 失去凝血功能，凝血过程被阻断，从而阻止血液凝固。

大部分血凝试验都可用枸橼酸钠抗凝，它有助于凝血因子Ⅴ和凝血因子Ⅷ的稳定，并且对平均血小板体积及其他凝血因子影响较小，可用于血小板功能分析。枸橼酸钠细胞毒性较小，也是输血中血液保养液的成分之一。但是，6 mg 枸橼酸钠才能抗凝 1 mL

血液，碱性强，不适用于血液细胞学检查和生物化学检验。

4. 草酸盐　草酸盐也是常用的抗凝剂，优点是溶解度大，作用原理是溶解后解离的草酸根与标本中的 Ca^{2+} 形成草酸钙沉淀，使 Ca^{2+} 失去凝血功能，凝血过程被阻断。常用的草酸盐抗凝剂种类有草酸钠、草酸钾和草酸铵，可用于血液生化测定，但不适用于 K^+、Ca^{2+} 的测定。

二、体液标本的采集

微课：体液标本的采集

生物化学检验项目中常用的标本还包括尿液、脑脊液、浆膜腔积液、羊水等各种体液。尿液标本一般由患者或者患者家属在医生的指导下采集，排尿困难的患者可由医生采集。而脑脊液、浆膜腔积液、羊水等标本则由临床医生穿刺采集。标本的正确采集是检验前阶段质量保证的关键，直接影响检验结果的准确性和可靠性。

（一）尿液标本的采集

尿液成分的变化可以反映泌尿系统及其他组织器官的病变，其检验结果的准确性直接关系到疾病的诊断与治疗。尿液标本采集，首先应根据临床医生申请的检验项目告知患者关于尿液标本采集的目的，以口头和书面的形式具体指导尿液标本留取的方法。在尿液采集容器和检验申请单上，应准确标记患者姓名、性别、年龄、留尿日期和时间、尿量、标本种类等信息，或以条形码作唯一标识，避免混淆患者标本。

1. 尿液标本的类型　临床常用的尿液标本，依据时间或检验项目可分为晨尿、随机尿、计时尿等。尿液标本类型和应用范围见表 2-2。

表 2-2　尿液标本类型和应用范围

标本类型和采集方法	应用范围
随机尿	常规筛检、细胞学研究等
晨尿	常规筛查、直立性蛋白尿检查、细胞学研究
定时尿	物质定量检测、细胞学研究、清除率试验等
中段尿	常规筛检、细胞学研究、微生物培养
导管尿（经尿道）	常规筛检、微生物培养
导管尿（经输尿管）	鉴别肾和膀胱感染
耻骨上穿刺尿	微生物（尤其厌氧菌）培养、常规筛查、细胞学研究

（1）晨尿：晨尿（first morning urine）指清晨起床、未进早餐和做运动之前排出的尿液。晨尿可用于肾浓缩功能的评价、绒毛膜促性腺激素测定，以及血细胞、上皮细胞、管型及细胞病理学等有形成分分析。住院患者最适宜收集晨尿标本。

（2）随机尿：随机尿（random urine）指患者无需任何准备、不受时间限制、随时排出的尿液标本。如患者摄入大量液体或剧烈运动后可影响尿液成分，因而随机尿不能准确反映患者状况。随机尿标本新鲜、易得，最适合于门诊、急诊患者的尿液筛检试验。

（3）计时尿：计时尿（timed collection urine）指采集规定时段内的尿液标本，如收集治疗后、进餐后、白天，或卧床休息后 3 h、12 h、24 h 内的全部尿液。准确的计时和规范的操作（包括防腐方法、食物或药物禁忌等）是确保计时尿检验结果可靠的重要前提。计时尿常用于物质的定量测定、肌酐清除率试验和细胞学研究。

1）3 h 尿：一般收集 6：00—9：00 的尿液，多用于检查尿液有形成分，如 1 h 尿排泄率检查，衣原体、支原体培养等。

2）餐后尿：通常收集午餐后 2～4 h 内的尿液，有利于检出病理性尿胆原（为最大分泌时间）、糖尿、蛋白尿。

3）12 h 尿：即从 20：00 开始到次晨 8：00 终止的 12 h 内全部尿液，可用于微量清蛋白、球蛋白排泄率测定。

4）24 h 尿：开始标本采集的当天（如早晨 8：00），患者排尿并弃去尿液，从此时间开始计时并留取尿液，至结束留取尿液标本的次日（如早晨 8：00）将 24 h 的尿液全部收集于清洁、无化学污染、预先加入合适的防腐剂的尿容器内，此标本的留取要求患者密切配合，应特别注意避免粪便污染。24 h 尿主要用于肌酐清除率试验，以及儿茶酚胺、17- 羟皮质类固醇（17- 羟）、17- 酮类固醇（17- 酮）、总蛋白质（total protein，TP）、尿糖、电解质等化学物质定量或结核杆菌检查等。

2. 尿液的防腐　尿标本的检验最好采用新鲜的尿液，应在采集后 2 h 内分析完毕，如需 12 h 或 24 h 尿标本时，必须用冷藏或防腐等适当的方式保存，可降低尿液理化性状的变化。

（1）冷藏：冷藏（4℃）保存尿液标本是最简便的方法，一般可保存 6 h，但要避光加盖。在 24 h 内均可抑制细菌生长，但有尿酸盐和磷酸盐沉淀可影响显微镜检查，因此，不推荐对在 2 h 内可完成检验的尿标本进行冷藏。冷藏主要用于尿电解质、肌酐、葡萄糖、总蛋白质、清蛋白、重金属、药物筛查、促卵泡激素、雌三醇等检查。

（2）防腐：尿液检查尽量不要使用防腐剂（preservative），然而对计时尿标本可加入特定的化学防腐剂，同时，尿液仍需冷藏保存。尿液标本常用的防腐剂有甲醛、甲苯、麝香草酚、盐酸等。

1）甲醛（formaldehyde）：又称福尔马林（formalin）。对尿液细胞、管型等有形成分有固定作用。每 100 mL 尿加入 400 g/L 甲醛溶液 0.5 mL。因甲醛具有还原性，不适于尿糖等化学成分检查。

2）甲苯（toluene）：当甲苯足够量时，可在尿液标本表面形成一层甲苯薄膜，阻止尿液与空气接触，达到防腐效果。每 100 mL 尿中加入甲苯 0.5 mL。常用于尿糖、尿蛋白等化学成分的定性或定量分析。

3）麝香草酚（thymol）：尿液标本中加入麝香草酚，不但能抑制细菌生长，起防腐作用，同时又能较好地保存尿液中的有形成分。一般每 100 mL 尿液中加入的麝香草酚小于 0.1 g，可用于尿液显微镜检查，尤其是尿浓缩结核杆菌检查，以及化学成分检验的标本保存。

4）盐酸（hydrochloric acid）：其防腐原理为保持尿液酸性，防止细菌繁殖，防止化学成分分解。用于定量测定 17- 羟皮质类固醇、17- 酮类固醇、儿茶酚胺、草酸盐、钙、磷等测定的尿标本防腐，每 1 L 尿液加 10 mL 浓盐酸。浓盐酸具有极强的腐蚀性，常温下又容易挥发，所以容器要耐腐蚀、耐压。务必告知使用者小心，以免烧灼皮肤、衣物，使用时一定要收集第 1 次尿液以后再加防腐剂。

微课：手
到擒来的
尿标本

5）氟化钠（sodium fluoride）：氟化钠能防止尿糖酵解，适用于葡萄糖测定的尿标本防腐。

6）硼酸（boric acid）：在 24 h 内可抑制细菌，只干扰常规尿液筛检的酸碱度，适用于保存蛋白质、尿酸等检测的尿标本防腐。

7）冰乙酸（glacial acetic acid）：适用于醛固酮、儿茶酚胺、雌激素等检测的尿标本防腐。

（二）其他体液标本的采集

1. 脑脊液标本的采集　脑脊液（cerebrospinal fluid，CSF）是存在于脑室、蛛网膜下腔和脊髓中央管中的无色透明液体，健康成人脑脊液总量为 120～180 mL。脑脊液由临床医生进行腰椎穿刺采集，必要时也可以从小脑延髓池或侧脑室穿刺采集。根据检查目的将脑脊液分别收集于 3 支无菌试管中，每支试管采集脑脊液 1～2 mL。第一管用于细菌学检查，第二管用于临床化学和免疫学检查，第三管用于常规检查。如疑为恶性肿瘤，再采集一管进行脱落细胞学检查，采集过程必须严格无菌操作。

2. 浆膜腔积液标本的采集　人体胸膜腔、腹膜腔和心包膜腔统称为浆膜腔。正常情况下，浆膜腔内仅含有少量液体起润滑作用。浆膜发生病变时，浆膜腔内有大量的液体潴留而形成浆膜腔积液，因部位不同，浆膜腔积液可分为胸膜腔积液（胸水）、腹膜腔积液（腹水）和心包膜腔积液。根据产生的原因及性质不同，浆膜腔积液可分为漏出液和渗出液。检测浆膜腔积液的某些化学成分如蛋白质、葡萄糖、酶及肿瘤标志物等，有助于了解浆膜腔积液的性质和病因。

浆膜腔积液标本由临床医生行浆膜腔穿刺术采集，采集中段液体于消毒试管内，且根据需要采用适当的抗凝剂予以抗凝（表 2-3）。另外，还应采集一管不加抗凝剂的标本，用于观察积液有无凝固现象。

表 2-3　浆膜腔积液检查项目的抗凝剂选择

检查项目	抗凝剂
常规检查及细胞学检查	EDTA-K_2 抗凝
化学检查	肝素抗凝
病原学检查	不抗凝
凝固性检查	不抗凝

3. 羊水标本的采集　羊水（amniotic fluid）是妊娠期母体血浆通过胎膜进入羊膜腔

的液体。羊水是产前诊断的良好材料，通过羊水成分的变化可以了解胎儿的成熟度，是否有先天性缺陷或宫内感染。羊水标本多由临床医生经腹壁行羊膜腔穿刺术获得，羊膜腔穿刺术有可能损伤胎儿及母体，应掌握好羊水分析的指征和穿刺技术，在妊娠16周羊水达到200 mL以后才能进行，要注意无菌操作，抽取羊水的速度不宜过快，采集20～30 mL后应立即送检，以避免细胞及化学成分受影响。否则，应置于4℃保存，但保存时间不能超过24 h。使用棕色容器采集胆红素测定的标本，并避光保存。若需转运，必须将标本冷冻。对羊水进行化学分析时，应离心羊水标本后取上清液进行。

三、标本的处理

（一）标本的收检

实验室要建立严格的标本验收制度和不合格标本的拒收制度。

标本运送和收检人员应具备相应的专业能力和生物安全知识，上岗前应对其进行系统培训。在标本接收时，标本运送人员需和实验室人员进行签字交接，登记内容至少应包括：患者姓名信息、申请项目、标本种类、标本外观、标本数量、标本收取时间等。物流送达的标本也应由专人验收并及时与发送科室核对并记录。实验室工作人员在标本收检时应检查标本存放条件是否符合要求，容器是否使用正确、有无破损，唯一性标识是否正确无误，申请的检验项目与标本是否相符，需要抗凝的血液标本是否有凝块等。对不符合规定要求的标本应拒收，并及时向申请科室联系，某些情况下如果拒收或退回确有困难的，应与申请医生直接联系，提出处理意见。特殊情况下，对可能会影响检测结果的标本进行检测时，应在检验报告单上对不合格的标本进行详细描述，提醒该标本可能会对检测结果产生影响。

1. 血液标本收检　在检测前，对确认不符合标本采集要求的血液标本应拒收，血液标本拒收的常见原因包括：①溶血、抗凝标本出现凝固。②血液采集容器使用不当或容器破损无法补救。③采血量不足或错误。④转运条件不当。⑤申请单和标本标识不一致。⑥标本污染、标本量不符合要求、标本与抗凝剂比例不正确。⑦要求与空气隔绝的标本与空气接触。⑧严重违犯标本采集规程等。需要注意的是，标本拒收不仅造成检验费用增高和时间浪费，还可能延误诊治甚至危害患者。因此，涉及血液标本采集的所有工作人员都必须在标本采集、转运和处理各个环节进行全面规范的培训。

2. 尿液标本收检　尿液标本拒收的情况包括：标本标识内容与检验申请单内容不一致、申请单的项目不全、尿液标本类型错误、尿量不符合要求、粪便或杂物污染、防腐剂使用不当、容器破损、标本流失等。对不合格标本要及时与送检部门相关人员联系，建议其重新核实或重新收集标本。对难以得到的尿液标本或再次采集确有困难的尿液标本，则可与临床医生协商后进行检验，但必须在检验报告上注明标本不合格的原因及"检验结果仅作参考"的说明。

3. 特殊标本收检　合格标本的基本要求：①专用收集容器标识清晰、标本采集量满足检验项目需求。②脑脊液、浆膜腔积液、羊水等特殊标本由临床医生穿刺采集后要立即送检，不能及时送检的标本应置于4℃冰箱内保存。久置的脑脊液标本、浆膜腔积液标本或羊水标本可造成细胞变形破坏、细菌自溶、纤维蛋白凝集等，致使细胞分布不均匀，造成检测结果不准确。同时久置的标本因葡萄糖酵解可造成葡萄糖含量假性减低。

（二）检验标本的分离、储存与转运

血液标本采集后应及时分离血清或血浆，否则可发生红细胞与血清之间成分的相互转移，或细胞中的某些酶分解待测物等，而影响检验结果。例如，血清无机磷可由于红细胞内有机磷酸酯被磷酸酯酶水解而增加；血清中葡萄糖可因红细胞内糖酵解酶的分解作用而降低。此外，钠存在于红细胞与血清中之比为1∶2，钾在血清和红细胞中比例为1∶20，钙在红细胞中极少，几乎全部在血清中。因此，血清钠、钾、钙测定时，需注意及时分离标本，若不能立刻分离血清或血浆，应将标本放置于室温或37℃水浴箱内，不能将血液标本直接放入4℃冰箱，以免发生溶血。对并非因操作不当引起的溶血、脂血或胆红素血，应在检验报告上注明，供医生参考。尿液、脑脊液、胸膜腔积液、腹膜腔积液等标本常需离心，取上清液进行分析。

分离后的标本若不能及时检验或需保留以备复查时，一般应放于4℃冰箱，某些检验项目的标本存放于−20℃冰箱更稳定。标本存放时需加塞，以免水分挥发而使标本浓缩。需注意的是，某些检验指标如乳酸脱氢酶的标本应存放于室温，置于4℃反而不稳定。

标本采集后应尽快送实验室分析，标本管道传递系统可加快标本传递速度和避免标本的错误传递。若标本不能及时转运到实验室或欲将标本送到上级部门或检测中心进行分析时，应将标本装入试管密封，再装入乙烯塑料袋，置于冰瓶或冷藏箱内运输，运送过程中应避免剧烈震荡。

（三）废弃标本的处理要求

根据《实验室生物安全通用要求》(GB 19489—2008)，实验室废物管理的目的如下：①将操作、收集、运输及处理废物的危险降至最小。②将其对环境的有害作用减至最小。因此，生物化学检验后废弃的标本、器具应由专人负责处理。《医疗废物管理条例》中将医疗废物分为感染性废物、病理性废物、损伤性废物、药物性废物和化学性废物五类。实验室废物主要包括感染性废物、损伤性废物和化学性废物三类医疗废物。

1. 感染性废物　携带病原微生物具有引发感染性疾病、传播危险的医疗废物。包括：①被患者血液、体液、排泄物污染的物品。②医疗机构收治的隔离传染病患者或者疑似传染病患者产生的生活垃圾。③病原体的培养基、标本和菌种、毒种保存液。④各种废弃的医学标本。⑤废弃的血液、血清。⑥使用后的一次性使用医疗用品及一次性医疗器械。

2. 损伤性废物　能够刺伤或者割伤人体的废弃的医用锐器。包括：①医用针头、一次性采血针。②载玻片、玻璃试管、玻璃安瓿等。③手术刀等各类医用锐器。

3. 化学性废物　具有毒性、腐蚀性、易燃易爆性的废弃的化学物品。包括：①废弃的化学试剂。②废弃的过氧乙酸等化学消毒剂。③废弃的汞温度计等。

实验室应设立常规收集程序，严格分类收集和处理，每日收集各室废物，密封运

送。所有容器和袋子应采用有显著警示标识和警示说明的医疗废物专用包装物包装，盛3/4满的容器应立即更换。设置三种颜色的污物袋（黑色袋装生活垃圾，黄色袋装医用垃圾，红色袋装放射垃圾），要求垃圾袋坚韧耐用、不漏水。由专人送到指定的消毒地点集中处理，一般由专门机构采用焚烧的方法处理检测后的血液标本和废物。要视所有标本为传染品，对"高危"标本，如乙肝患者的标本、艾滋病患者的标本等，要注明标识；急症或危重患者的标本要特别注明。严禁标本直接用口吸取、接触皮肤或污染器皿的外部和实验台。标本用后均要做消毒处理，盛标本的器皿要消毒处理或毁形、焚烧。医疗废物处置流程图见图 2-1。

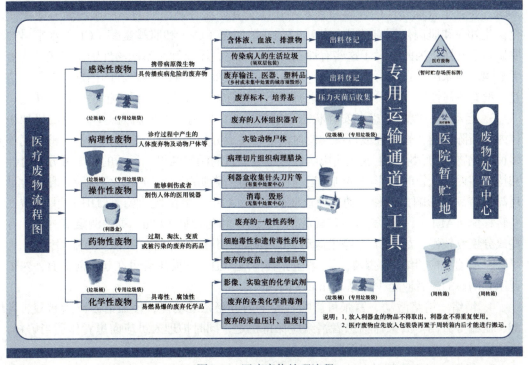

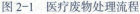

图 2-1 医疗废物处理流程

微课：标本的处理

第三节 标本因素对检验结果的影响

检验结果的影响因素很多、很复杂，其中标本的影响因素较为突出。标本影响因素属于分析前质量管理范畴，也是"全面质量控制"中的重要控制对象。标本因素对检验结果的影响主要体现在三个方面：生理因素的影响，饮食、嗜好的影响，药物的影响。

一、生理因素的影响

影响检验结果的生理因素主要有年龄、性别、运动、情绪、妊娠、体位、采集时间等。

1. 年龄　年龄的变化会影响到某些生化检验的结果，不同年龄阶段，人体内的代谢水平不同，会导致多种生化指标出现差异，因而在临床检验工作中应针对这些项目在不同的年龄段制定相应的参考范围。例如，正常生长期儿童由于骨骼生长使得成骨母细胞分泌碱性磷酸酶（ALP）增加，所以生长期儿童 ALP 的活性比健康成人要高 3 倍左右；新生儿肝缺乏葡糖醛酸转移酶，不能将未结合胆红素转化为水溶性的结合胆红素，因此血清总胆红素（TBIL）和间接胆红素（IBIL）水平比正常成人高；年龄还可以影响体内的血脂水平和肾功能，人体血清肌酐清除率（Ccr）每隔十年就有所减少。

2. 性别　男女性别不同，其体内的多种生化指标也会出现差异，如性腺激素水平不同，并且生育期女性的性腺激素水平还随着其处在月经周期的不同阶段而有明显变化；此外，和肌肉代谢有关的分析项目如血清肌酐（Cr）和肌酸激酶（CK）水平男性明显高于女性。因此，对于这些有性别差异的项目，需要针对不同的性别制定相应的参考范围。临床医生在填写检验申请单时，务必要完整准确地填写患者的性别、年龄等信息。没有填写性别、年龄信息的标本属于不合格标本，应按照《标本拒收原则》处理。

3. 运动　一般需在患者安静状态下采集标本，因为剧烈的肌肉运动可以明显加快体内的新陈代谢，暂时性或持续性使血液中许多成分如葡萄糖、清蛋白、钾、钠、钙等多种生化物质的含量发生变化而影响许多检验项目的测定结果。运动的影响可分暂时性和持续性两类。暂时性影响如剧烈运动使血清游离脂肪酸含量减少，丙氨酸、乳酸含量增高；持续性影响如剧烈运动后使血肌酸激酶（CK）、乳酸脱氢酶（LDH）、丙氨酸氨基转移酶（ALT）、天冬氨酸氨基转移酶（AST）和葡萄糖（Glu）等的测定值升高；有些成分恢复较慢，如 ALT 在停止运动 1 h 后测定，其值仍可偏高 30%～50%。因此，为了减少运动对检验结果的影响，一般主张在清晨抽血，住院患者可在起床前抽血，匆忙起床到门诊的患者应至少休息 15 min 后采血。

4. 情绪　情绪激动、紧张可影响神经－内分泌系统功能，使血清游离脂肪酸、乳酸、血糖等升高。故采血前患者情绪应保持稳定，同时护理人员应向患者作适当解释，以消除患者不必要的疑虑和恐惧。

5. 妊娠　妊娠是特殊的生理过程，由于各种因素导致体内多种物质浓度水平不同。临床医疗人员查看孕妇的检验结果时应充分考虑妊娠的影响。当女性处于妊娠阶段时，由于血容量增加导致血液稀释，使微量元素水平明显降低；妊娠期代谢需求增加使脂肪动员增加，使血清三酰甘油（TG）、载脂蛋白 AI（Apo AI）、载脂蛋白 AII（Apo AII）和血清总胆固醇（TC）特别是低密度脂蛋白胆固醇（LDL-C）水平大大增加；妊娠时胎盘合成碱性磷酸酶（ALP）、甲胎蛋白（AFP）、急性时相反应蛋白（APRP）等增多，使它们相应的检查结果升高；在妊娠后期，胎盘产生的雌激素和绒毛膜促性腺激素使血糖的水平升高。

6. 体位　采血时常用的体位有卧位、坐位、立位，不同的体位血液中物质分配的浓度不同。体位改变时血液循环与体液循环之间的平衡也发生改变，导致血液内细胞成分和大分子物质浓度发生改变。例如，由卧位改为站位，血浆清蛋白（Alb）、总蛋白质（TP）、酶、Ca^{2+}、胆红素、ALP、TC 及 TG 等浓度增高 5%～15%；血红蛋白（Hb）、红细胞比容（HT）、红细胞（RBC）等亦可增加；从站位到卧位，血钾可下降约 1%，血钙下降约 4%，ALT 下降约 9%，TG 下降约 6%，甲状腺素下降约 11%。由于体位的因素，采集标本时要注意保持正确的体位并保持体位的一致性，为兼顾多数受试者的情况，生化血液标本的抽采体位应以坐姿为宜，病情较重的患者可取卧位，在确立参考值时应考虑不同体位的结果差异。

7. 采集时间 血液中的许多被测成分有昼夜节律变化，某些成分在一天内高低甚至相差上百倍，如血钾峰值期为 14：00—16：00，谷值期为 23：00—1：00，变化范围是日均值的 5%～10%；生长激素于入睡后 21：00—23：00 会出现短时高峰期，谷值时间是 1：00—21：00，变化范围是日均值的 300%～400%；肾上腺皮质激素峰值期为 6：00—10：00，低值期为 00：00—4：00，变化幅度为 150%～200%；胆红素、血清铁以清晨最高；血浆蛋白在夜间降低；血 Ca^{2+} 往往在中午出现最低值。在临床上血液生化指标参考值的调查与界定，通常以空腹血样的检测值为统计样本，因此，生化检验血液标本的采集原则上必须是在清晨（7：00—9：00）空腹时或进食 12 h 后采集。需要注意的是，一般情况下，输液完毕后至少 1 h 方可采集血液标本，不可边输液边采血，更不可在输液的同侧采血。特殊标本，要严格按照标本采集要求的时间段进行采集，如儿童生长激素测定的标本采集，应该在晚上入睡后的 21：00—23：00 进行。

二、饮食、嗜好的影响

饮食结构、饮酒、吸烟、节食、不规律的作息时间都会影响体内各种物质的检测。不同的饮食结构，可导致体内的物质代谢存在很大的差异。如非素食者的饮食特点是高蛋白质或高嘌呤，其尿素（Urea）、尿酸（UA）的水平比素食者高；富含鱼油的饮食会降低血清中 TG 和极低密度脂蛋白胆固醇（VLDL-C）的水平；饮用咖啡可使血淀粉酶（AMY）、AST、ALT、ALP、Glu、促甲状腺激素（TSH）等检测结果升高；饮酒可使 Glu 降低，UA、TG、γ- 谷氨酰胺转肽酶（γ-GT）、高密度脂蛋白胆固醇（HDL-C）升高；嗜烟可使儿茶酚胺、胃泌素、皮质醇、生长激素、一氧化碳血红蛋白等升高；患者空腹时间超过 16 h，也可使葡萄糖和蛋白质检验结果偏低而胆红素则升高。

另一方面，目前许多生化检验项目都是用比色、比浊等分析方法进行的，进食后血中脂质特别是 TG 的增加，可导致血清或血浆呈乳白色样浑浊，干扰比色、比浊，从而影响检验的准确性。因此临床生化检验原则上必须坚持空腹采血，采血前禁食、禁烟、禁酒和各种饮料，并保持规律的作息时间。

三、药物影响

不同药物对检验结果可造成不同程度的影响，药物对检验的影响非常复杂，在采样检查之前，以暂停各种药物为宜，如某种药物不可停用，则应了解可能对检验结果产生的影响。

微课：标本因素对检验结果的影响

第二章考点提示

第二章在线测试

1. 影响被测物浓度　当药物影响的正好是被测物浓度时，这是临床需要的信息，医生可根据被测物浓度的变化来实施诊疗活动。如果药物影响的是非观察对象，临床医生在分析检验结果时应考虑到这种因素的影响，必要时停止用药几天后再检验。

2. 影响检验方法　某些药物可从检测原理上影响检验结果，如维生素C可对氧化还原法的试验造成影响。某些药物还可改变血清颜色或使反应体系变浑浊，影响基于比色反应或浊度分析的检验结果。

3. 输液的影响　输液可使体内的某些成分发生较大变化，如单纯输电解质可使血钾、血钠、血镁升高；输葡萄糖可使血液中葡萄糖的含量升高，但钾、磷、淀粉酶、胆红素含量降低；输右旋糖酐可使凝血酶原时间缩短。但是在某些急诊情况下，为了争取抢救时间，接诊后需立即进行治疗，且同时需要进一步生化检查以判断病情的发展和预后，此时应该注意输液及药物对生化检验结果的影响，尽量在输液及药物治疗开始之前采取标本并立即送检。

思 考 题

1. 如何理解危急值？危急值应该怎样报告？
2. 检验报告单发放的注意事项是什么？

（杨雅麟）

第三章 生物化学检验常用分析技术与仪器自动化

学习目标

1. 掌握：分光光度技术、离子选择电极分析技术、离心技术、干化学分析技术、电泳分析技术的基本原理和相关仪器的使用方法。

2. 熟悉：各种分析方法的影响因素和有关注意事项。

3. 了解：各种常用技术的临床应用；实验室信息管理系统和实验室自动化的概念。

4. 具有正确操作分光光度计、电解质分析仪、干化学分析仪、离心机、电泳仪等仪器的能力。

第三章
思维导图

掌握生物化学检验技术是做好医学检验工作的重要基础，是顺利完成生物化学检验工作的技术保障。本章主要介绍常用生物化学检验技术的基本原理及相关仪器的临床应用。

第一节 常用分析技术

一、光谱分析技术

光谱分析技术是利用物质具有发射光谱、吸收光谱或散射光谱的特征，对物质进行定性、定量分析的一种方法。

光谱分析的种类很多，依据光谱特征可分为吸收光谱分析、发射光谱分析和散射光谱分析三大类。基于吸收光谱分析的方法主要有紫外－可见分光光度法、原子吸收分光光度法和红外吸收光谱法等；基于发射光谱分析的方法主要有火焰光度法、原子发射分光光度法和荧光分光光度法等；基于散射光谱分析的方法有散射免疫比浊法和透射免疫比浊法等。光谱分析技术在生物化学检验中是最基本和最常用的，它因具有灵敏度高、操作简便、选择性好和应用范围广等优点而被广泛使用。

（一）吸收光谱分析

1. 光的基本性质　光是一种电磁波，具有波动性和粒子性。波动性的特征是波长和频率。光的波长（λ）单位常用纳米（nm）表示。基于粒子概念的光量子能量与基于波动概念的频率或波长的关系可用以下公式表示，即

$$E = h\nu = hc/\lambda$$

式中，c 为速度；ν 为频率；λ 为波长；E 为每个光子的能量；h 为普朗克常量，其数值为 6.626×10^{-34} J·s。

波长越长或频率越低，则光子具有的能量越小；光的波长越短，其能量越大。

人的眼睛所能感受到的波长为 400～760 nm，故 400～760 nm 波长的光波称为可见光，小于 400 nm 的为紫外光，大于 760 nm 的为红外光。

2. 紫外－可见分光光度法　紫外－可见分光光度法（ultraviolet-visible spectrophotometry）是根据物质对紫外光（200～400 nm）及可见光（400～760 nm）的特征吸收而建立起来的分析方法，其定量分析的依据是光的吸收定律，即朗伯－比尔定律。

朗伯－比尔定律：当一束平行单色光通过均匀的非散射样品时，吸光度与溶液层厚度和溶液浓度成正比。其表达式为

$$A=KLc$$

微课：光
谱分析
技术

式中，A 为吸光度；K 为比例常数，称为吸收系数；L 为溶液层厚度，称为光径；c 为溶液浓度。

根据朗伯－比尔定律，当溶液层厚度单位为 cm，浓度单位为 mol/L 时，吸光系数 K 称为摩尔吸收系数（κ）。其含义是在溶液层厚度为 1 cm，物质浓度为 1 mol/L 时，溶液对某一特定波长光束的吸光度值。

3. 分光光度法在生物化学检验中的应用　分光光度法是生物化学检验中应用最广泛的一类分析技术，任何物质只要在紫外－可见光波段中有吸收，就可以用该方法来进行定性和定量分析。该技术检测浓度范围在 10^{-5}～10^{-2} mol/L，灵敏度高。

（1）对未知化合物进行定性分析：对于分子结构完全相同的未知化合物，在实验条件完全相同时，它们的吸收光谱一样，包括吸收光谱形状、最大吸收波长（$\lambda_{\max}$）、摩尔吸收系数（κ），以此和标准品相比较，可以对未知化合物进行定性分析。

（2）对待测物质进行定量测定：

1）标准曲线法：根据朗伯－比尔定律，在溶液层厚度、测定波长和其他测试条件保持不变时，在一定浓度范围内，测得的吸光度与溶液中待测物质的浓度成正比。因此，可以用标准曲线法（也称校正曲线法或工作曲线法）进行定量。

标准曲线法是配制一系列不同浓度的标准溶液，以不含被测组分的空白溶液作为参比，按标本处理方法作相同处理，在特定波长下测定各标准溶液的吸光度 A，绘制 A-c 曲线，这种曲线就是标准曲线。在相同条件下测定样品的吸光度，从标准曲线上就可找到与之对应的样品浓度，如图 3-1 所示。

2）比较法：用已知浓度的标准品与标本作同样处理，使用相同的空白管，同时测定标准管和标本管的吸光度，根据测定的吸光度及标准品浓度，可直接计算出标本中待

测物的浓度，计算公式为

$$c_x = \frac{c_s A_x}{A_s}$$

式中，c_x 为标本管浓度，A_x 为标本管吸光度，A_s 为标准管吸光度，c_s 为标准管浓度。用标准品定量时，标准品的浓度应尽量和标本管浓度相近。

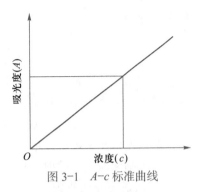

图 3-1 A-c 标准曲线

其他分析方法包括差示法、多组分混合物分析法和利用摩尔吸收系数分析法等。

（二）发射光谱分析

发射光谱法（emission spectrometry，ES）是物质通过光致激发、电致激发或热致激发等激发过程获得能量，变为激发态原子或分子，当激发态原子或分子返回基态时将所获能量以光的形式释放产生发射光谱。通过测量物质发射光谱的波长和强度进行物质定性和定量分析的方法称发射光谱分析法。通常有原子发射光谱法（火焰光度法）、荧光分光光度法等。

1. 火焰光度法

（1）基本原理：火焰光度法（flame photometry）是指在一定条件下，以火焰作为激发源提供热能，使样品中待测元素原子化，由于原子能级的变化，产生特征的发射谱线。在一定范围内，发射光强度与物质（元素）浓度成正比，由此可进行定量分析。不同种元素都有其自身特有的发射光谱，这些谱线还可作为鉴别元素的依据，对元素作定性分析。

（2）临床应用：火焰光度法主要用于血清及尿液样品中钠、钾的测定。

2. 荧光分光光度法

（1）基本原理：荧光是分子吸收光能量被激发后，从激发态的最低振动能级跃迁返回基态时所发射出的光。同一种分子结构的物质，用同一波长的激发光照射，可发射相同波长的荧光，但其所发射的荧光强度随着该物质浓度的增大而增强。利用这些性质对物质进行定性和定量分析的方法，称为荧光光谱分析法，也称为荧光分光光度法。

（2）临床应用：荧光分光光度法在生化检验领域的应用非常广泛，如氨基酸、蛋白质、核酸、酶和辅酶、嘌呤、嘧啶、卟啉、维生素等，都可采用荧光分光光度法进行分析测定。当化合物含量太少，一般分析方法灵敏度不够时，使用荧光分析技术就能解决测定问题，如血液中肾上腺素、多巴胺、胆碱等含量的测定，体液中某些甾体激素（如性激素和皮质激素等）及其代谢产物的测定等。

（三）散射光谱分析

光在媒质中进行传播，并不完全沿着原来的方向传播，而是向四面八方进行传播，这种现象称为光的散射。散射光谱分析方法主要是测定光线通过溶液后的光吸收或光散射程度的一种免疫浊度定量分析方法。以其测定方式区分，可分为散射免疫比浊法和透射免疫比浊法。

1. 散射免疫比浊法

（1）基本原理：一定波长的光沿水平轴照射，通过溶液时，遇到抗原抗体复合物粒子，光线被粒子颗粒折射，发生偏转，光线偏转的角度与发射光的波长、抗原抗体复合物粒子大小和多少密切相关，光强度与抗原抗体复合物粒子的含量成正比。在散射免疫比浊法中，通常增加抗原抗体复合物粒子的大小、减小入射光的波长、扩大散射夹角等，都可使检测的灵敏度增加。

（2）临床应用：散射免疫比浊法是免疫比浊分析中最常用的一种方法。

2. 透射免疫比浊法

（1）基本原理：当光线通过一定体积的溶液时，由于溶液中存在抗原抗体复合物粒子对光线的反射和吸收，引起透射光的减少，透射光的透光率和抗原抗体复合物粒子的量成反比。通过测定透射光的透光率来反映抗原抗体复合物粒子的量的方法即透射免疫比浊法。

但由于抗原抗体复合物的形成有时限变化，当抗原、抗体相遇后立即结合成小复合物，几分钟到几小时才形成可见的复合物，如果在反应体系中加入聚合剂（或促聚剂），小复合物在聚合剂的作用下则很快形成可见的复合物，目前聚合剂多用聚乙二醇（PEG 6000～8000，含量约为 4%）。当反应液中保持抗体适当过量且含量固定的情况下，形成的抗原抗体复合物随抗原量增加而增加，反应液的浊度也不断增强，与一系列的标准品对照，即可计算出标本中待测抗原的含量。

（2）临床应用：透射免疫比浊法操作简便、灵敏度高、变异系数小，而且能在全自动生化分析仪上检测，常用于生化指标的检验。

二、离心技术

离心现象是指物体远离圆心运动的现象，也称离心运动。应用离心沉降进行物质分析和分离的技术称为离心技术（centrifugal technique），实现离心技术的仪器是离心机。离心技术主要用于各种生物样品的分离、纯化和制备，并随着分子生物学研究对分离设备日益增多的需要而有了很大的进展。

（一）离心技术的原理

离心是利用离心机产生的强大离心力来分离具有不同沉降系数的物质。粒子在重力场下移动的速度与粒子的大小、形态、密度、重力场的强度及液体的黏度有关。如红细胞粒子，直径为数微米，可以在重力作用下观察到它们的沉降过程。同时，物质在介质中沉降时还伴随有扩散现象（扩散是由于粒子的热运动而产生的质量迁移现象，主要是由于密度差引起的）。对小于几微米的粒子如病毒或蛋白质等，它们在溶液中呈胶体或半胶体状态，仅仅利用重力是不可能观察到沉降过程的，因为粒子越小沉降越慢，而扩散现象则越严重。如果加大重力就可能克服扩散现象的不利影响，实现生物大分子的分离。

1. 离心力　由于物体旋转而产生的脱离旋转中心的力即为离心力（centrifugal force，F_c）。当物体所受外力小于运动所需的向心力时，物体将向远离圆心的方向运动。离心作用是根据在一定角速度下做圆周运动的任何物体都受到一个向外的离心力进行的。离心力（F_c）的大小等于离心加速度（$\omega^2 r$）与粒子质量（m）的乘积，即

$$F_c = m\omega^2 r$$

式中，ω 是旋转角速度；r 为转头半径；m 是粒子质量。

2. 相对离心力　相对离心力（relative centrifugal force，RCF）是指在离心场中，作用于粒子的离心力相当于地球重力的倍数，单位是重力加速度 "g"（约等于 980 cm/s^2）。即把离心力值除以重力加速度 g 得到离心力是重力的多少倍，称作多少个 g，用"数值 $\times g$"表示，如 20 000$\times g$，表示相对离心力为地球重力的 20 000 倍。因此，只要 RCF 值不变，一个样品可以在不同的离心机上获得相同的分离效果。一般情况下，低速离心时相对离心力常以转速 "r/min" 来表示，高速离心则以 "g" 表示。相对离心力 RCF 由下式计算：

$$RCF = 1.119 \times 10^{-5} N^2 r$$

式中，r 为离心转子的半径距离，以 cm 为单位；N 为转子每分钟的转数以 r/min 为单位。

3. 沉降速度　指在强大离心力作用下，单位时间内物质运动的距离。

4. 沉降时间　在离心机的某一转速下把溶液中某一溶质全部分离出来所需的时间即沉降时间。

5. 沉降系数　粒子在单位离心力场下的沉降速度，其单位为秒。沉降系数与样品粒子的分子量、分子密度、组成、形状等有关，样品粒子的质量或密度越大，它所表现的沉降系数也越大。

（二）离心技术的方法

根据离心原理，对不同样品的分离应选择不同的离心方法。临床实验室常用的离心方法大致有平衡离心法、等密度区带离心法、经典式沉降平衡离心法三类。平衡离心法是根据粒子大小、形状不同进行分离的方法，包括差速离心法和速率区带离心法。等密度区带离心法（又称等比重离心法）是以粒子密度差进行分离的方法。等密度区带离心法和速率区带离心法结合称为密度梯度离心法。经典式沉降平衡离心法主要用于对生物大分子进行分子量的测定、纯度估计、构象变化分析等。

1. 差速离心法　是平衡离心法中的一种，又称分步离心法，是根据被分离物的沉降速度不同，采用不同的离心速度和时间进行分步离心的方法。该方法主要用于分离大小和密度差异较大的粒子，实验室主要用于提取组织或细胞中的成分。

离心时需要把经破碎的组织或细胞加入离心管中，先低速离心取出上清液，弃去大的组织碎片及沉淀物，将上清液放入离心机高转速离心，将小的粒子分离出来，直到达到所需的分离纯度为止。

差速离心法的优点是操作简便，可用于大量样品的初步分离，离心后用倾倒法即可将上清液与沉淀分开，主要适用于分子量或沉降系数差别较大、不稳定、易变性、易受梯度介质损伤的粒子。其缺点是分离复杂样本及纯度要求较高时，离心次数较多；对沉淀的多次溶解和再沉淀，容易引起组分的丢失，回收率会明显下降；实际操作中，由于

离心时对流、扩散和收取沉淀时的振动等会对离心的分辨率产生较大影响，所以对于沉降系数相差不大的组分难以进行完全的分离提纯。

微课：速率区带离心法

2. 密度梯度离心法　密度梯度离心法又称为区带离心法，是样品在一定惰性梯度介质中进行离心沉淀或沉降平衡，在一定离心力下把粒子分配到梯度液中某些特定位置上，形成不同区带的分离方法。按不同的离心分离的原理又可分为速率区带离心法和等密度区带离心法。

（1）速率区带离心法：根据样品中不同组分粒子所具有的不同体积大小和不同的沉降系数将混合样品进行离心分离提纯的离心方法。离心结束后，混合样品中的不同组分分别处于不同的密度梯度层内形成几条分开的样品区带，达到彼此分离的目的。这样只需通过一次离心就可以把混合样品中的各组分分离提纯，其纯度和回收率可达 100%。

速率区带离心法的优点是分辨率高，组分的沉降系数相差 20% 以上的样品即可选用此法。缺点是由于梯度材料的限制，样品液浓度不能太高，否则操作条件很难控制。临床实验室常用 Percoll、Ficoll 及蔗糖分离液等对静脉血中的单个核细胞进行分离，用于淋巴细胞的免疫功能测定。

（2）等密度区带离心法：当不同粒子存在浮力密度差时，在离心力场中，粒子或向下沉降，或向上浮起，一直沿梯度移动到它们密度恰好相等的位置上（即等密度点）形成区带，故称为等密度区带离心法。

待分离的样品铺在梯度液表面或与梯度液先混合，离心开始后，梯度液由于离心力的作用逐渐形成一个从管底到液面密度逐渐递减的连续密度梯度，与此同时，原来分布均匀的粒子也发生重新分布。当管底介质的密度大于粒子的密度时，粒子便上浮；梯度液顶部的密度一般较小，样品组分因密度大于梯度密度而表现为下沉运动。最终各组分在与其密度相等的梯度液柱中因达到受力平衡而停留，相同密度的组分在对应的等密度液柱处形成一个区带层，此时即使延长离心时间亦不会再移动。如果样品中有几个密度不同的组分，它们将分别集中于对应的密度梯度液柱中，形成不连续的区带，从而达到分离提纯的目的。

微课：等密度区带离心法

密度梯度离心法的优点是分辨率高，分离效果好，一次离心即可获得较纯的粒子；适用范围广，既能分离沉淀系数差的粒子，也能分离有一定浮力密度的粒子；被分离粒子不会积压变形，既能保持粒子活性，还能防止已形成的区带由于对流而引起不同区带的混合。其缺点是离心时间较长，需要制备梯度液，操作严格复杂等，因此在临床检验实验室用得较少。

三、电化学分析技术

微课：电化学分析技术

电化学分析技术是利用物质的电化学性质，测定化学电池的电流、电位、电导、电荷量等物理量的变化，从而测定物质组成及含量的分析方法。它将被测溶液作为化学电池的一个组成部分，根据化学电池的某些参数（如电流、电导、电荷量和电位等）及其变化进行测定。根据测定方式不同，电化学分析可分为三类：第一类是根据被测物浓度与化学电池电极电位、电阻、电流、电压曲线的关系进行分析；第二类是以上述参数的突变点作为终点指示点的滴定分析；第三类是通过电极反应将溶液中的被测组分转变为金属或氧化物析出，根据析出物的量得出被测组分的含量。临床上常用第一类方式。

电化学分析具有设备简单、操作方便、分析灵敏度高、分析速度快和自动化程度高等优点，在电解质分析和血气分析中广泛使用，其共同的工作基础是离子选择电极分析法。

离子选择电极（ionselective electrode，ISE）分析法是利用电极电位和离子活度的关系进行测定的一种电化学分析法。

（一）离子选择电极分析法的基本原理

离子选择电极是一类用特殊敏感膜制成，对溶液中某种特定离子具有选择性响应的电化学传感器。一般由敏感膜、内参比电极、内参比溶液和电极管组成，既可测定 pH，也可测定 Na^+、K^+、Cl^-、Ca^{2+}、Mg^{2+} 等离子活度或浓度。通常以离子选择电极作为指示电极，饱和甘汞电极作为参比电极，插入被测溶液中构成原电池，通过测量原电池的电动势来求得被测离子活度或浓度。

当电极置于溶液中时，敏感膜和溶液界面间发生离子交换及扩散作用，从而改变两相界面原有电荷分布，产生膜电位。由于内参比电极电位固定，内参比溶液的相关离子活度恒定，所以离子选择电极的电位只随溶液中待测离子的活度变化而变化，两者关系符合能斯特方程：

$$E_{ISE} = K \pm \frac{2.303RT}{zF} \cdot \lg a_x$$

式中，K 为常数（测量条件恒定时）；+ 代表阳离子选择电极；− 代表阴离子选择电极；R 为气体摩尔常数；T 为热力学温度；z 为离子电荷数；F 为法拉第常数；a_x 为离子活度。

（二）常用的离子选择电极

按照膜电位的响应机制、膜的组成和结构特点，离子选择电极可分为基本电极和敏化电极。基本电极包括晶体膜电极和玻璃膜电极；敏化电极包括气敏电极、酶电极及生物电极等。

1. 玻璃膜电极　敏感膜由玻璃材料制成。由于玻璃的组成不同，可制成 H^+、K^+、Li^+ 和 Ag^+ 等离子选择电极。例如，pH 电极的玻璃组成为 72% SiO_2、22% Na_2O 和 6% CaO；钠电极的玻璃组成为 71% SiO_2、11% Na_2O 和 18% Al_2O_3；钾电极的玻璃组成为 67% SiO_2、27% Na_2O 和 5% Al_2O_3。

最常见的玻璃膜电极为 pH 玻璃电极，它的敏感膜是由特殊成分玻璃制成的玻璃球，球内盛有内参比溶液，为 0.1 mol/L HCl 溶液。内参比电极为 Ag/AgCl 电极，插入内参比溶液。pH 玻璃电极广泛用于溶液的 pH 测定。

2. 气敏电极　气敏电极是基于界面化学反应对气体敏感而设计的一类敏化电极。它由指示电极、参比电极、透气膜和内电解质溶液装于一个基管内，组成一个化学原电池。指示电极通常采用玻璃电极，作用是对待测气体的浓度或分压的变化做出选择性响应。参比电极一般选用 Ag/AgCl 电极。透气膜是由疏水性高分子材料制成的薄膜，将管内电解质与标本溶液隔开。透气膜紧靠选择电极的敏感膜，当气敏电极与待测溶液接触时，待测溶液中的气体能通过透气膜扩散到内电解质溶液中并建立新的平衡，此时指示电极与参比电极组成的电池电动势发生变化，根据电动势值可计算出待测气体的浓度。

氨气敏电极是一种常见的气敏电极，其内电解质为 0.1mol/L NH_4Cl 溶液，透气膜的材料为聚四氟乙烯，指示电极为 pH 玻璃电极。当氨气敏电极浸入待测溶液中，待测溶液中的 NH_3 经透气膜进入内电解质中，NH_3 和水反应生成 NH_4^+ 和 OH^-，使溶液中的 pH 发生改变，指示电极可测定其变化，变化的程度和溶液中氨的浓度成正比，从而可得出氨的浓度。

3. 酶电极　酶电极是另一种敏化电极，其原理是将含酶的凝胶涂布于离子选择电极的敏感膜上组成酶电极，当酶电极浸入溶液时，溶液中的待测物与酶接触产生化学反应，生成产物经凝胶层扩散至离子选择电极的敏感膜上，从而引起相应的电位变化，根据电极电位的变化与溶液中待测物的浓度成正比，可计算出待测物质的浓度。由于酶的特异性较强、催化效率高，所以酶电极可广泛用于氨基酸、葡萄糖、胆固醇、尿酸、尿素和乳酸等物质的测定。

（三）离子选择电极分析法测定的影响因素

离子选择电极对任何标品的测量，都可能存在离子强度、络合剂及干扰物质的影响，不同的分析方法其影响的大小不同。用离子选择电极测定的结果均为离子活度并非浓度。对于极稀溶液，活度可以代表浓度，然而在浓溶液中活度不能代表浓度。因此，通常在标准溶液及标品溶液中加入与待测离子无干扰的浓度较大的电解质溶液，作为总离子强度调节缓冲液（total ionic strength adjustment buffer，TISAB）。TISAB 可保持较大且相对稳定的离子强度，使活度系数恒定；维持溶液在适宜的 pH 范围内，满足离子电极的要求；还能掩蔽干扰离子。

空气湿度太大、温度太低可引起离子选择电极的斜率降低，造成测试线性不好，有时也影响电极的重复性。

不同的离子选择电极还有不同的影响因素。例如，水杨酸盐对 Cl^- 电极响应有干扰，维生素 C 对 K^+ 电极响应有干扰等，在应用中应具体分析。

四、电泳分析技术

微课：电泳分析技术

电泳（electrophoresis）是指带电荷的溶质或粒子在电场中移动的现象。电泳技术（electrophoresis technique）是利用电泳现象将多组分物质中各组分进行分离的技术。

（一）电泳技术的基本原理

1. 溶液中粒子的带电荷状态　许多物质如蛋白质、核酸、氨基酸等在溶液中有两性电离的特性，因而在溶液中成为带电荷粒子。在不同 pH 溶液中其电离方式不同：在酸性溶液中，酸性基团的电离受到抑制，粒子带正电荷；在碱性溶液中，酸性基团电离增多，粒子带负电荷。物质的这一性质叫两性电离，这些物质被称为两性电解质。

如果在某一 pH 溶液中，粒子所带的正、负电荷相等，即净电荷为零，该溶液的 pH 称为该物质的等电点（pI）。pI 是物质的特征常数。例如，要分离一组等电点不同的蛋白质，只要选择一个合适的 pH，使各种蛋白质在该 pH 时的净电荷差异最大，就可以用电泳的方法达到满意的分离效果。

2. 电泳迁移率 带电荷粒子的电泳速度除了与其带电荷状态和电场强度有关外，还与分子的大小、形状及介质的黏度等有关。在单位电场强度下，带电荷粒子的移动速度称为电泳迁移率（electrophoretic mobility），是物质的特征常数。混合物各组分的电泳迁移率不同时，即可以在电场中彼此分离。

3. 影响电泳的因素

（1）分子的形状与性质：电泳速度与粒子本身特性相关，如电荷的正负和大小、粒子的大小和形状、解离趋势、两性性质、水化程度等。一般来说，粒子所带的净电荷越多，粒子越小，形状越接近球形，则在电场中粒子运动速度越快；反之则越慢。

（2）电场强度：电场强度越大，带电荷粒子受到的电场力越大，泳动速度越快，反之越慢。根据电场强度的差异，可将电泳分为两类。①常压电泳（2～10 V/cm）：电压一般为 100～500 V。适合分离蛋白质、核酸等大分子物质，分离时间较长，从数小时到数天。②高压电泳（50～200 V/cm）：电压一般为 2 000～10 000 V。多用于分离小分子物质，如氨基酸、多肽、核苷酸、糖类等，所需电泳时间很短，甚至只需几分钟。

（3）电泳缓冲液：电泳缓冲液起着决定粒子带电荷性质和电荷量的作用，同时起着导电的作用，电泳时对缓冲液的化学组成、pH 和离子强度都有一定要求。

1）缓冲溶质：对缓冲液的要求是化学性质稳定、缓冲容量大、电导率低、离子移动性好。在选择缓冲溶质时，应优先选用 1 价的正、负离子移动速度相近的电解质，使缓冲液在电泳时离子分布均匀，保证电泳区带的整齐。缓冲对的组成常选用弱酸 / 弱酸盐、酸式盐 / 次级盐，如巴比妥 / 巴比妥钠、柠檬酸 / 柠檬酸钠等。

2）pH：溶液的 pH 决定被分离物质的解离程度和带电荷性质及所带净电荷量。pH 与 pI 差值越大，粒子带电荷量越多。以血清蛋白为例，在缓冲液 pH 为 8.6 时，蛋白质组分带电荷量由大到小的顺序为清蛋白、α_1- 球蛋白、α_2- 球蛋白、β- 球蛋白、γ- 球蛋白。虽然加大 pH 与 pI 的差值可增加粒子电荷量，使电泳速度加快，但是缓冲液不能过酸、过碱，以免使蛋白质发生变性，pH 一般在 4.5～9.0 为宜。

3）离子强度：电泳技术还要求缓冲液不仅要能够维持溶液 pH 的稳定，而且还要具有一定的导电能力。缓冲液的导电能力可用离子强度表示。缓冲液的离子强度影响缓冲容量、电泳速度和产热效应。离子强度大，缓冲容量大，pH 稳定；反之，缓冲容量小，pH 不稳定。离子强度大，缓冲溶质离子所载分电流大，标品所载分电流小，标品电泳速度慢；反之则标品电泳速度快。离子强度大，电流强度大，产热多，蒸发快；离子强度小，则电流强度小，产热少，蒸发慢。

电泳速度过慢，会导致电泳时间过长、标品扩散；电泳速度过快，会导致区带不整齐、分辨率下降。为了得到较好的电泳结果，对于上述效应需要综合考虑，将缓冲液离子强度设置在一个合适的范围，一般设在 0.05～0.1 mol/L 为宜。

（4）吸附作用：支持介质的表面对样品具有一定的吸附作用，可以滞留待分离的物质而降低电泳速度，从而导致样品的拖尾现象，降低分辨率。

（5）电渗作用：电场中液相对固相的相对移动称为电渗。当支持介质不是绝对惰性物质时，常常使靠近支持介质的溶液相对带电荷，溶液移动的同时携带粒子一起移动。因此，带电荷粒子的表观泳动速度是粒子本身泳动速度与溶液携带粒子泳动速度的矢量和，二者方向一致时加快粒子的泳动速度，方向相反时则降低粒子的泳动速度。

（6）蒸发：蒸发对薄膜电泳的影响较大。电泳时产热导致水分蒸发，使支持介质中缓冲液浓缩，离子强度加大，标品分电流减小，电泳速度减慢。支持介质中水分蒸发还会使虹吸作用加强，两边电泳槽中缓冲液沿着支持介质由两端向中间对流，使标品区带向中间集中并弯曲，导致分辨率下降。为减少蒸发，电泳槽密闭性要好，电流强度不宜过大，必要时开启冷却循环装置。

（二）常用电泳技术的分类

电泳技术分类方法有多种，目前倾向于按电泳方式将电泳分离系统分为 3 种形式，即移动界面电泳、区带电泳和稳态电泳（或称置换电泳）。

1. **按电泳方式分类**

（1）移动界面电泳：移动界面电泳是通过观察界面的移动来测定带电荷粒子的移动速度，该法已成为历史，目前已被支持介质的区带电泳取代。

（2）区带电泳：指带电荷的粒子在具有渗透能力的介质上的迁移。因所用支持介质的种类、粒度大小和电泳方式等不同，其临床应用的价值也各有差异。目前，固体支持介质可分为两类：一类是滤纸、醋酸纤维素薄膜、硅胶、矾土、纤维素等；另一类是淀粉、琼脂糖和聚丙烯酰胺凝胶。区带电泳是临床检验领域中应用最广泛的技术，尤其是新技术在区带电泳的应用，更扩大了其应用范围，提高了检测技术。

（3）稳态电泳：其特点是粒子的电泳迁移在一定时间后达到稳态，如等电聚焦电泳和等速电泳等。

2. **按有无固体载体介质分类**　根据是否在固体载体介质上进行，电泳可分为自由电泳（无固体支持介质）和支持介质电泳（有固体支持介质）两大类。前者包括：①显微镜电泳（或细胞电泳），即在显微镜下直接观察细胞或细菌的电泳行为；②柱电泳，即于层析柱中利用密度梯度保持分离区带不再混合，或再结合 pH 梯度则为等电聚焦柱电泳；③移动界面电泳；④等速电泳等。

（三）电泳技术在临床检验中的应用

电泳技术在临床检验领域的应用非常广泛，主要有血清蛋白电泳、血红蛋白电泳、糖化血红蛋白电泳、血清脂蛋白电泳、尿蛋白电泳、脑脊液蛋白电泳、乳酸脱氢酶同工酶电泳、肌酸激酶同工酶电泳、肌酸激酶同工酶亚型电泳等。

1. **血清蛋白电泳**　人血清含有 100 种以上的蛋白质，如载体蛋白、抗体、酶、酶抑制剂、凝血因子等。新鲜血清经醋酸纤维素薄膜或琼脂糖凝胶电泳、染色后，通常可见清蛋白和 α_1- 球蛋白、α_2- 球蛋白、β- 球蛋白、γ- 球蛋白 5 条电泳带。血清蛋白电泳图谱能辅助某些疾病的诊断及鉴别诊断。例如，慢性肝病或肝硬化时清蛋白显著降低；急性时相反应或急性炎症时常以 α_1- 球蛋白、α_2- 球蛋白区带加深为特征；妊娠时，α_1- 球蛋白区带峰增高的同时伴有 β- 球蛋白区带峰的增高；肾病综合征、慢性肾小球肾炎时呈现清蛋白下降，α_1- 球蛋白、β- 球蛋白升高；缺铁性贫血因转铁蛋白的升高而呈现 β- 球蛋白区带峰增高；多发性骨髓瘤会出现异常的 γ- 球蛋白区带。

微课：醋酸纤维素薄膜电泳

2. 尿蛋白电泳　尿蛋白电泳检测的目的是确定尿蛋白的来源，以及了解肾病的严重程度（区分选择性与非选择性蛋白尿），从而协助临床判断肾的主要损害，有助于肾病的诊断和预后。尿蛋白电泳出现中、高分子蛋白区带时主要反映肾小球病变；出现低分子蛋白区带见于肾小管病变或溢出性蛋白尿（如本周蛋白）；混合性蛋白尿中可见到各种分子量区带，提示肾小球和肾小管均受累。

3. 血红蛋白电泳　用于鉴别患者血液中血红蛋白（hemoglobin，Hb）的类型和含量，辅助临床鉴别贫血类型。HbA_2 增高见于 β- 轻型地中海贫血，而 HbA_2 降低见于缺铁性贫血及其他合成障碍性疾病（如 α- 地中海贫血）。血红蛋白电泳发现异常 Hb，如 HbC、HbD、HbE、HbK 和 HbS 等时，可诊断为相应的 Hb 分子病。

4. 糖化血红蛋白电泳　在酸性条件下进行血红蛋白电泳，可将糖化血红蛋白的不同组分 HbA_{1a}、HbA_{1b} 和 HbA_{1c} 分离开来，HbA_{1c} 的形成与红细胞内葡萄糖有关，可特异地反映患者测定前 6~8 周内葡萄糖的平均水平。

5. 免疫固定电泳　免疫固定电泳可对各类免疫球蛋白（Ig）及其轻链进行分型，最常用于 M 蛋白的分型与鉴定。一般用于单克隆 Ig 增殖病、单克隆 Ig 病、本周蛋白和游离轻链病、多组分单克隆 Ig 病、重链病、脑脊液寡克隆蛋白鉴别、多克隆 Ig 病的诊断和鉴别诊断。

6. 同工酶电泳　临床上同工酶电泳常用于乳酸脱氢酶同工酶和肌酸激酶同工酶的检测。乳酸脱氢酶（LD/LDH）同工酶可分离出 5 种同工酶区带（LD_1~LD_5），主要用于急性心肌梗死（AMI）（$LD_1 > LD_2$）及骨骼肌疾病（LD_5 升高）的诊断和鉴别诊断。恶性肿瘤、肝硬化时可见 LD_5 明显升高，或在胸、腹腔积液中出现一条异常 LD_6 区带。肌酸激酶（CK）同工酶可分离出 3 种 CK 同工酶。

五、干化学分析技术

干化学（dry chemistry）分析是指将液态样品如血浆、血清、尿液等置于含有试剂的固相载体上发生反应，依照反应结果定量测定样品中特定成分的浓度或活度的一项技术。干化学分析仪是一种专门使用固相载体试剂进行临床化学检验的分析仪，包括半自动和全自动干化学分析仪，它通过反射光度法、差示电位法等方法定量测出样品中特定成分的浓度或活度。

微课：干化学分析技术

目前，应用干化学分析技术测定的生化项目多达近百个，已包括常规生化项目、特定蛋白、药物、毒物等各个领域，虽然目前干化学分析仪主要用于急诊检验，但其涵盖的项目已完全可以满足常规临床检验的需要。

（一）干化学分析技术的基本原理

干化学分析技术普遍采用多层膜固相试剂技术，即干式化学的多层膜试剂载体，它集中现代化学、光学、酶工程学、化学计量学和计算机技术于一体，已使其作为定量方法达到常规湿化学法测定的水平，对有些项目的测定甚至可与参考方法相媲美，如胆固醇测定。

根据多层膜测定方法不同，可将多层膜分为 3 种类型，一种是基于反射光度法的多层膜；另一种是基于差示电位法的离子选择电极的多层膜；还有一种是近年发展起来的基于荧光技术和竞争免疫技术的荧光反射光度法多层膜。

1. 反射光度法　固相化学涉及的反射光度法主要为漫反射，它的特点是因显色反应发生在固相载体，对透射光和反射光均有明显的散射作用，因此不遵从朗伯－比尔定律（Lambert-Beer law），采用库贝尔卡－蒙克理论（Kubelka-Munk 理论）。库贝尔卡－蒙克理论指出：光反射率与固相层的厚度、单位厚度的光吸收系数及固相反应层的散射系数有关，当固相层厚度和固相反应层的散射系数固定时，光吸收系数同待测物的浓度成正比。如果固相反应膜的上下界面之间存在多重内反射时，则需对库贝尔卡－蒙克理论加以修正，推导出 Williams-Clapper 公式。各厂家根据自身干片的多层膜特点选用相适应的计算公式。此法主要用于常规生化项目的测定。

图 3-2 是基于反射光度法的多层膜干片结构示意图。在干片试剂中，多种反应试剂被固化在一张透明聚酯膜上，上面覆以多孔的扩散层，然后被夹在一个塑料结构中，共有 5 个功能层，从上至下依次为：样本扩散层、反射层、辅助试剂层、试剂层和支持层。

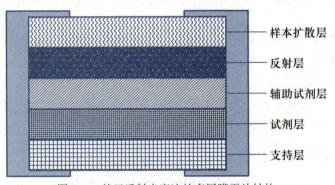

样本扩散层
反射层
辅助试剂层
试剂层
支持层

图 3-2　基于反射光度法的多层膜干片结构

2. 差示电位法　差示电位法是基于传统湿化学分析的离子选择电极原理，用于测定无机离子。差示电位法干片也为多层膜结构，但其内有两个离子选择电极，它们分别是指示电极和参比电极。每个电极从上至下依次为离子选择敏感膜、参比层、氯化银层、银层和支持层 5 层，两个电极以盐桥相连。这类基于离子选择电极原理的差示电位法的测定对象主要是无机离子，如 K^+、Na^+、Cl^- 等。

测定时取等量的血清与参比液分别加入两个并列而又分开的加样槽内，即可由电位计来测定两电极的差示电位。由于参比液中的离子浓度已知，可通过电位计测定电位差。差示电位法干片电极属于直接离子选择电极，可以直接测定未经稀释血清或血浆中的离子浓度，不受标本中血脂、蛋白质的影响，检验结果更准确可靠。每张电位法干片采用一次性可抛弃电极，消除了其他同类电极存在交叉污染、漂移等问题，同时不会出现通常使用情况下的电极老化和"蛋白质中毒"等缺点，减少繁琐的清洗保养程序。

除此之外，还有利用此原理测定半抗原的多层膜法。

（二）干化学分析技术的影响因素

干化学分析技术的所有试剂均以固相的形式固定在干片中，操作者"看不见，摸不着"，一旦失控，无法对试剂进行任何处理。鉴于干化学的特殊性，决定其质控效果的因素是仪器的性能和配套干片的条间和批间的一致性，后者由生产厂家的技术决定，操作者应注意干片试剂的保存条件与失效日期。此外，还应注意工作的环境温度、湿度及仪器校准频度等。

（三）干化学分析技术在临床检验中的应用

经过近 30 年的发展，干化学自动分析仪已广泛应用于检验医学的各个方面，检验的项目已多达 70 余项，包括常规生化、内分泌激素、毒素、药物浓度分析及特种蛋白等免疫学检验。

（四）干化学分析仪的分类

目前，市场上多见的干化学自动生化分析仪有两种类型，一种采用试纸条的反射光度法系统，另一种采用胶片涂层技术的化学分析系统，两者的区别是前者使用试纸条，后者则使用试剂片或块状剂。另外还有干试剂包进行临床化学分析的袋式分析仪。

1. 反射光度法系统　该系统采用反射光度法原理，使用的是试纸条，每一个检验项目都有各自专用的试纸条，由 3 个主要部分组成，如图 3-3 所示。①密码磁带：位于试纸条背面，存储检验项目的全部检测程序及全部方法学资料，包括英文缩写符号、测试范围、波长选择、反应时间、换算因数和误差自检等，插入后即可传送给计算机。②血浆运输层：位于试纸条正面下部并标以红色，由玻璃纤维和纸层组成，用于阻断红、白细胞。③反应层：位于试纸条的正面上部。

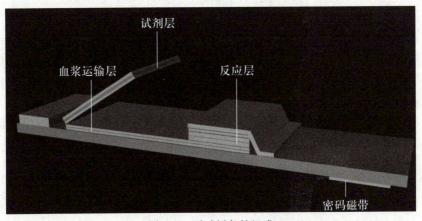

图 3-3　干试纸条的组成

试纸条日常储存在密封的盒内，每条的表面贴有一层锡箔，使用时再揭去。测定时将肝素化的血标本加在红色的血浆运输层上，血液通过玻璃纤维层，红、白细胞被阻截，血浆被过滤到血浆分离区，血浆溶解渗透辅助试剂层后，通过转移介质层将血浆运送到反应区的底部。仪器给反应区施加 400 Pa 的压力，此时，试剂层 2、试剂层 1 和透明片相继平贴于转移介质层（亦称血浆池）之上。血浆中的待测物与干试剂相作用而呈色并显示检验结果，全部过程均在接受密码信号后的计算机控制下完成。

2. 胶片涂层技术分析系统　它采用的是胶片涂层技术，各种反应都在试剂片（多层膜片）内进行。测试方式有对单个干片进行测试，也可对数十个单个干片进行连续测试。干片按临床化学检测方法分为 3 类：① 终点比色定量干片，如葡萄糖、尿素氮等；②速率法酶活性定量干片，如 ALT、AST 等；③电解质定量干片，如 K^+、Na^+、Cl^-。原理为：应用涂层技术制作胶片基础的感光乳剂，将其均匀呈层状地涂布在支持层或下层上，如图 3-4。胶片涂层共有 4 个功能层，即支持层、分布层、中介层和指示剂层。其中，分布层接受样品，中介层改变样品的物理化学性质，指示剂层对待测物进行定量。在该干片中，多涂层被置于一张透明聚酯片基上，然后夹在一个塑料壳中间。其层数视所采用的分析方法而定，干片的大小与一枚邮票大致相同，指示剂层呈现的颜色深浅随待测物的浓度变化而变化。

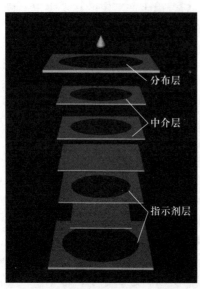

图 3-4　临床化学干片简图

3. 袋式分析仪　采用袋式的干试剂包进行临床化学分析，袋式试剂包由透明的双层塑料薄膜制成，100 mm × 80 mm 大小，每个袋均有不同的测定项目英文缩写标记。测定时将试剂包放进仪器，样品及其稀释液由探针刺孔注入包内，在反应过程的不同阶段，试剂小袋经破裂器击碎，试剂经混合及保温，然后透明小袋经机械碾压形成比色杯用于测定反应后的吸光度，最后通过计算机系统换算结果并发出报告。

（五）干化学分析法的特点

1. 脱离了传统的分析方法，所有的测定参数均存储于仪器的信息磁场块中，当编有条形码的特定试验的试纸条、试纸片或试剂包放进测定装置后，即可进行测定。

2. 速度快，灵敏度和准确度与典型的分离式仪器接近。

3. 超微量，操作简单，不需要日常校正，占用空间小，使用过程中灵活，机动性强。

六、自动生化分析技术

自动生化分析技术是指自动化的仪器设备模仿代替手工操作，即将生化分析过程中的加样、加试剂、混合、保温反应、检测、结果计算、显示、打印及清洗等步骤自动化。它具有灵敏、准确、快速、微量和易于标准化等优点，不仅提高了工作效率，降低了劳动强度，而且减少了人为误差，提高了检验质量。

自动生化分析仪是集电子学、光学、计算机技术和各种生物化学分析技术于一体的临床生物化学检验仪器，不仅广泛应用于血液、尿液、脑脊液等标本的常规项目检验，而且还可对药物成分、毒物、血液中乙醇浓度、多项免疫学指标等进行分析，在疾病诊断、治疗监测、预后判断和健康评估等方面发挥了重要作用。

微课：自动生化分析技术（1）

（一）自动生化分析仪的类型

自动生化分析仪种类繁多，根据不同的分类标准，可分成不同的种类。①根据其自动化程度不同，分为全自动化和半自动化。②根据可同时测定项目的数量，分为单通道和多通道，单通道每次只能检测一个项目，但项目可以更换；多通道每次可以同时检测多个项目。③根据仪器的复杂程度，分为小型、中型、大型和超大型。④根据仪器的反应装置不同，可分为连续流动式或管道式、离心式、分立式和干化学式四类，这也是最常用的分类方法。目前，连续流动式和离心式自动生化分析仪已很少见，本节着重介绍分立式和干化学式自动生化分析仪。

1. 分立式自动生化分析仪　分立式自动生化分析仪（discrete automatic biochemical analyzer）是按人工操作的方式编排程序，并以有序的机械操作代替手工操作，按程序依次完成加样、加试剂、搅拌、反应杯保温孵育、吸光度检测等各项操作。仪器由样本和试剂处理系统、反应系统、测定系统、清洗系统和计算机控制系统组成（图3-5）。

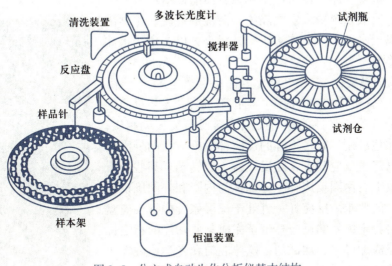

图3-5　分立式自动生化分析仪基本结构

（1）样本和试剂处理系统：

1）样本盘或样本架：样本盘和样本架均用来放置样本杯或直接放置离心后的样本采集管，里面可以盛装常规或急诊患者样本、校准品、质控品，以及用于做空白或稀释用的纯水等，校准品、质控品和纯水往往被设置在样本盘或样本架中某些特定位置。采

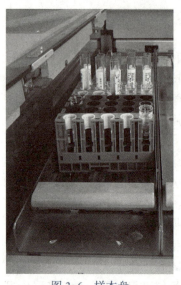

图 3-6 样本盘

血管或样本杯外壁可贴上包含样本信息的条形码，仪器即能读取样本信息如编号、患者资料、样本类型、检测项目等（图 3-6）。

2）试剂盘和试剂瓶：试剂盘跟样本盘一样为圆盘状，安装在具有冷藏功能的试剂仓内。试剂盘可放置一定形状的试剂瓶，不同分析仪试剂瓶的容量和形状不同。试剂盘转动使试剂瓶到达特定的位置吸取试剂。也有试剂仓按试剂架形式设计，放置大容量任意形状的试剂瓶，试剂瓶不能转动，但由每个试剂瓶内引出一条试剂管路及其喷嘴，因而不同试剂间无交叉污染。大型分析仪通常有第一和第二试剂仓，便于对同一检测项目添加两次试剂，个别分析仪还具有加入第三试剂的功能。

3）取液装置：样本和试剂的吸取由带定量吸液器和样品针或试剂针的机械臂完成，根据计算机指令，机械臂转动到指定样本或试剂处，由吸液器准确吸取，加入反应杯中。样品针和试剂针具有多种功能：①液面感应功能，自动感应液面水平，调整试剂针和样品针下降的高度，还具有检测试剂瓶中试剂剩余量的作用，样本量不足时有些分析仪会报警，提示哪些项目未能检测；②防撞功能，遇到障碍时自动停止运动并报警，避免损伤操作者和损坏机械臂；③阻塞报警功能，当样品针遇到凝血块等物质阻塞时，仪器会报警、冲洗样品针，并跳过当前样本对下一个样本加样。取液系统采取空气隔绝、清洗剂清洗、化学惰性液和去离子水冲洗等措施防止交叉污染，以去离子水冲洗最常见（图 3-7）。

（2）反应系统：

1）反应盘和反应杯：是样本与试剂混合并发生反应的场所，一般选择透光性能好的硬质塑料或石英玻璃制成，同时兼作比色杯用。数量不等的反应杯沿反应盘的外沿围成一圈，固定在反应盘上，随反应盘一起转动。某些分析仪的反应盘上有两圈反应杯（分别称为内圈和外圈）以满足快速测试的要求。反应杯一直处于恒温系统中，反应盘通过转动将特定编号的反应杯带至完成某些功能的指定位置，分别完成加样本、加试剂、搅拌混匀和光学检测等操作。一个测试完成后，全自动生化分析仪会自动清洗反应杯、检测杯空白吸光度，并在后续测试中继续使用合格的反应杯，否则仪器会发出警报或停止工作，提示操作人员手工清洗或更换反应杯。

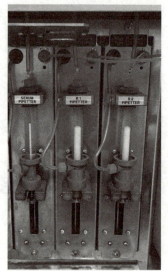

图 3-7 自动生化分析仪自动
取样和加试剂系统

2）混匀装置：在反应杯中加入样本与试剂后仪器自动混匀。混匀的方式有机械振动、搅拌和超声混匀等，目前多采用搅拌方式，搅拌棒为扁平棒状或扁平螺旋状，外表面的疏水材料能防止携带反应液。超声混匀可杜绝携带污染，极大程度减少泡沫产生。

3）恒温装置：为反应提供稳定的温度环境，常用的反应温度为30℃和37℃。分析仪一旦选定某一反应温度后，则该仪器上的所有反应均在这个温度下进行，大多数实验室选择37℃作为反应温度。恒温介质较多，一般选用水浴，其优点是温度可准确控制，温度恒定波动小，波动范围一般在0～1℃。此外，也有使用空气浴及特殊恒温液的分析仪。

（3）测定系统：

1）光路系统：由光源、比色杯和分光元件（滤光片、棱镜或光栅）等组成。理想的光源应在检测波长范围内产生恒定强度的光，噪声低，不需预热，长期稳定。目前，多数生化分析仪采用卤钨灯作为光源，工作波长为325～850 nm，在部分紫外区和整个可见光范围内产生较强的连续光谱，噪声低，漂移小，但使用寿命较短，一般只有1 000～1 500 h。部分仪器采用氙灯，工作波长为285～750 nm，因其为冷光源，寿命长，24 h开机可工作数年。比色杯（反应杯）光径为0.5～1 cm，光径小的比色杯节省试剂、减少样本用量。分光元件（多采用光栅）将复合光分解为单色光，生化分析仪按生化检测项目的光谱分析要求，不同品牌的分析仪在340～850 nm波长内选择10～16种固定的单色光。分光方式有前分光和后分光两种，前分光的光路系统为光源分光元件→单色光→反应液→信号检测器。后分光的光路系统为光源→反应液→分光元件→单色光→信号检测器，分光后取该分析仪所有的固定单色光，同时通过各自的信号传送通路（如光导纤维）传输到对应的信号检测器。目前，仪器多采用后分光，其优点是可同时选用双波长或多波长进行测定，这样可降低杂散光的干扰，提高检测精度，同时不需移动任何部件，减少故障率。

2）信号检测器：光路系统产生的光信号由信号检测器接收，转换成电信号并加以放大，再通过模数转换电路将模拟信号转换成数字信号，传送到微处理器，后者按各测定项目的分许参数选择其中一个（单波长）或两个波长（双波长）的吸光度值，用于计算样本结果。

（4）清洗系统：在检验过程中，样品针、试剂针和搅拌棒在用于下一个样品和试剂或反应杯前都要进行清洗，多数为用去离子水冲洗。在完成一批样本的检测后，则自动使用清洗剂彻底清洗。分析仪也有比色杯冲洗装置，反应杯在完成一次化学反应和吸光度检测后被清洗，具体步骤如下：由废液针吸走反应杯内废液，加入清洗剂洗涤并抽干，再经数次去离子水冲洗、抽干，然后做该空白杯的吸光度检查，若通过检查则此反应杯可继续循环使用。每一步清洗都非常重要，其效果直接影响检测的准确度（图3-8）。

（5）计算机控制系统：自动生化分析仪配置的计算机具有多种处理功能，包括自动开关机、系统自检、样

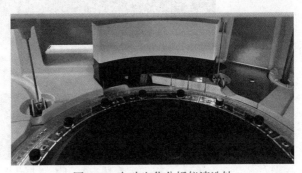

图3-8 自动生化分析仪清洗针

本和试剂识别、分析测定、结果计算、数据储存和输出、自动维护和保养等。部分操作系统固化了检测程序，所有参数均无法更改，也有部分操作系统采用开放式设计，用户可自行设置分析参数，故可根据自己的需求选择试剂，以及在分析仪上增加一些新项目。

2. 干化学式生化分析仪　干化学式生化分析仪（dry chemistry automatic biochemical analyzer）与配套干片试剂组成一个检验系统，采用的是干化学分析技术，即将生化检验所需的试剂固定在具有多层复合膜结构的载体上，形成固相试剂，称为干片试剂。在干片试剂上滴加液态样本，样本中的水将固化于载体上的试剂溶解，再与样本中的待测成分发生化学反应。

（1）干化学式生化分析仪主要结构：其主要结构包括取样装置、干片试剂、恒温装置、检测系统、计算机控制系统。仪器的检测原理多为反射光度法、荧光反射光度法和差示电位法，灵敏度和准确度达到甚至优于分立式自动生化分析仪，在使用时不需配制试剂，而是使用厂家已经配备好的干片试剂，操作简便，速度快。

（2）干片试剂的基本结构：干片试剂最早只有简单的二层膜，后来改进为三层膜，目前发展至比较完善的多层膜。多层膜按检测原理分为三种类型：基于反射光度法的多层膜、基于差示电位法的离子选择电极多层膜、基于荧光技术和竞争免疫技术的荧光反射多层膜。

多层膜的基本结构：下层为支持层，起承载和支持功能；中间各层根据检测原理不同分别固定多种试剂或荧光标记的抗体或抗原，或离子选择电极及电极液等；上层为扩散层，能使标本均匀分布，并过滤大分子，将溶血、脂血及胆红素血的干扰降到最低（图3-9）。

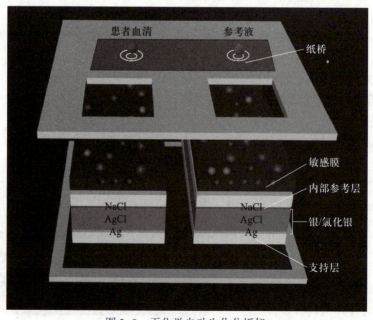

图3-9　干化学自动生化分析仪

（3）干化学式生化分析仪的独特性能：干化学式生化分析仪具有很多独特的性能。首先，一次性吸样头的使用有效避免湿化学法中使用同一样品针带来的样本间携带污染，试剂固定在干片上避免因加样带来的试剂间的交叉污染，使检测结果更加准确可靠，并使所需硬件设施变得简单，无须使用去离子水，仪器还省去了装载试剂、比色杯、搅拌器、冲洗等装置，使管路系统变得简单，提高了分析速度。其次，干化学式生化分析仪由于结构较为简单，其保养维护工作也简单了很多；同时无废液排出，具有高环保节能效果。最重要的特性是能够消除可能干扰目标化学反应的物质，所有干片试剂都有滤出大分子蛋白质和脂质的能力，还有一些干片试剂增加了额外的过滤步骤，能消除维生素 C 等对化学反应的干扰。但是由于干片试剂对环境要求比较高，尤其是空气的温度和湿度对检测结果影响很大，而且干片试剂成本相对高很多，因此，目前多用于大、中型医院的门诊和急诊。

微课：自动生化分析技术（2）

（二）自动生化分析仪的分析方法

实验室普遍使用的分立式自动生化分析仪其分析方法仍然是基于常规生物化学实验室的基本方法。除离子选择电极模块外，化学模块的检测系统分别采用分光光度法和透射比浊法分析待测物浓度，其反应模式包括终点法（平衡法）和连续监测法，各自又可分为吸光度升高的正向反应和吸光度下降的负向反应。固定时间法可以看成终点法的特殊形式。

1. 终点法　终点法又称平衡法，是实验室最常用的方法之一。反应混合物经一定时间的恒温反应后达到反应终点，此时反应的底物和产物处于动态平衡，不再有量的改变，因此以底物或产物为基础的吸光度也不再变化。通过检测终点处吸光度即可求出被测物质的浓度或活性，这种方法称为终点法。根据测光点的个数不同，终点法又分为一点终点法（one point end assay）和两点终点法（two point end assay）。

（1）一点终点法：指在反应达到终点后选择一个时间点测定吸光度（测光点），从而求得待测物浓度或活性的方法。为了正确判断反应是否真正达到终点，分析仪通常在反应终点附近连续读取相邻两个时间点的吸光度（A），根据相邻两点吸光度的差别判断反应是否真正达到终点，并以两点吸光度的平均值计算结果。在自动生化分析仪中常用该法的检验项目有血清（浆）总蛋白、清蛋白、葡萄糖氧化酶法测葡萄糖等。传统的手工操作多使用一点终点法，但只读取一个时间点的吸光度。一点终点法使用简便，易于操作，但容易受试剂颜色和样本自身情况干扰（如黄疸、溶血和脂浊等）。一点终点法反应进程曲线与测光点见图 3-10。

（2）两点终点法：在触发实质性反应发生的试剂（往往为第二试剂）加入以前，选择某一时间点读取吸光度（A_1），加入触发实质性反应发生的试剂后，经一定时间反应

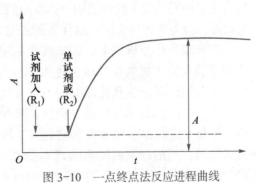

图 3-10　一点终点法反应进程曲线与测光点示意图

到达终点（平衡），再选择第二个时间点读取吸光度（A_2），根据两个时间点吸光度之差计算结果，这种方法称为两点终点法。其中，A_1 主要由样本本身及第一试剂与样本的非特异反应引起，相当于样本空白，A_2 与 A_1 之差才是被测物与试剂反应所引起吸光度的真实变化。两点终点法用两者之差计算结果，有效地消除了试剂颜色、样本颜色（溶血、黄疸）、样本浊度（脂浊）及内源性干扰物带来的影响，这是其比一点终点法优越之处。在使用双试剂的测试中，A_1 的读取点选择在第一试剂加入后，第二试剂加入前，由于读取 A_1 和 A_2 时的反应液总体积不一样，所以此时需进行液量校准；如果是单试剂的测试，则 A_1 的读数选择在样本与试剂混合后的反应延滞期（见图 3-11 中虚线箭头），不需进行液量校准。两点终点法的反应进程曲线与测光点见图 3-11。

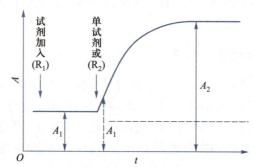

图 3-11　两点终点法反应进程曲线与测光点示意图

2. 固定时间法　终点法中有一种特殊情况称为固定时间法，指在时间 - 吸光度曲线上选择两个计算点，此两点既非反应初始吸光度，亦非终点吸光度，这两点的吸光度差值用于结果计算，称为固定时间法（fixed time assay）。计算公式为

$$C=（A_2-A_1）\times K$$

K 为校准系数。

在样本中含有明显干扰待测物反应的物质时，固定时间法能有效去除这些干扰物，提高特异性。某些干扰物比待测物更快与试剂发生反应（称为快反应干扰物），还有一些干扰物在待测物反应完全后才开始发生反应（称为慢反应干扰物），分别选择快反应干扰物已完全消耗而待测物才刚刚开始反应的时间点作为第一测光点，选择待测物已经反应完全而慢反应干扰物刚刚开始反应的时间点作为第二测光点，两个测光点吸光度的差值即为待测物的吸光度，这样就能去除大部分的干扰物质。

在自动生化分析仪上，苦味酸法测定肌酐采用的即是固定时间法，丙酮酸、乙酰乙酸等快反应干扰物在 30 s 内绝大部分与碱性苦味酸发生反应；30～80 s 内碱性苦味酸主要与肌酐反应，且此段时间 - 吸光度曲线的线性较好（故也可用连续监测法测定肌酐）；在 80～120 s 及以后，碱性苦味酸可与蛋白质及其他慢反应干扰物反应，故分析仪选择反应的 30 s 和 80 s 为测光点。固定时间法还用于溴甲酚绿法测定血清清蛋白。清蛋白与溴甲酚绿染料结合的速率很快，在 10 s 时达到终点，而 α- 球蛋白、β- 球蛋白的结合缓慢，从 10 s 开始反应至 10 min 结束，因此，清蛋白的测光点为 0 s 和 10 s。

3. 连续监测法　连续监测法（continuous monitoring assay）又称速率法（rate

assay），在酶活性测定或偶联酶反应测定代谢物浓度时广泛使用。速率法是在酶促反应零级反应期（简称零级期，又称速率恒定期、线性反应期），间隔一定时间连续读取多个吸光度，根据单位时间内吸光度的变化（$\Delta A/t$），即吸光度的变化速率来计算结果。本法的依据是在酶促反应的零级期，反应速率与待测物的活性或浓度成正比。速率法的反应进程曲线与测光点见图 3-12。

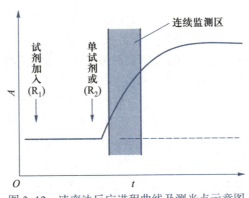

图 3-12 速率法反应进程曲线及测光点示意图

速率法在单位时间内连续读取吸光度，并根据 $\Delta A/t$ 自动选择零级期计算酶活性或浓度，大大提高了检测的准确度和分析速度，这是手工操作无法完成的。根据计算酶活性所选测光点多少的不同，速率法又分为两点速率法和多点速率法，两点速率法是根据零级期内两点吸光度来计算酶活性或浓度，而多点速率法是根据零级期内连续多点（每隔 2～30 s）吸光度的变化，求出单位时间内吸光度的改变（$\Delta A/t$），计算酶活性或浓度。多点速率法的计算方法有最小二乘法和多点 δ 法。

4. 比浊法 比浊法是通过测定反应混合物对光透射（或散射）能力的改变来计算待测物浓度的方法。该法测定的是浊度，而不是对光的吸收，但也可视为终点法的一种。自动生化分析仪一般只能做透射比浊，如要散射比浊则需配备另外的设备。比浊法主要用于特种蛋白质的测定，常见的有载脂蛋白、免疫球蛋白、补体、前清蛋白、类风湿因子、C 反应蛋白和抗链球菌溶血素"O"等，它们均使用透射比浊法进行测定。

（三）自动生化分析仪的参数设置

分析参数是仪器工作的指令，自动生化分析仪在测定分析前，需要设置各项目的分析参数（analysis parameter），如样本和试剂用量、温度、反应时间、测定波长、检测方法等。某些分析仪使用配套试剂时，其分析参数已经固定在程序中，用户不能更改甚至不可见，这些分析项目称为封闭通道，而允许用户修改或设定分析参数的分析项目称为开放通道分析仪的分析参数，分为基本分析参数（也称通用分析参数）和特殊分析参数（或称质量保证参数）。

1. 试验代码 按顺序以数字编号。
2. 试验名称 试验名称也称通道名称，常以项目的英文缩写或数字来表示。

3. 分析方法　有终点法、两点速率法、连续监测法等，根据试剂盒说明书选择其中一种。

4. 反应温度　一般仪器都有25℃、30℃和37℃三个温度供选择，用户可根据试剂盒说明书进行设置，目前多数检验项目设置为37℃。

5. 波长　波长的正确选择有利于提高测定的灵敏度和准确度，光度法有单波长和双波长之分，有的仪器还有三波长或多波长。单波长测定易受标本性状如溶血、脂血或黄疸等的影响，双波长可减少或消除这些影响，提高结果的准确性。

双波长法是指在测定时选择主波长和副波长，主波长用于待测物质的测定，副波长用于消除可能产生的干扰。副波长的选择原则为干扰物质在主波长和副波长的光吸收基本接近，而待测物质有最小的吸光度，两波长不能相隔太近，一般副波长大于主波长。一般试剂盒说明书都提供了波长参数，用户直接按说明书的要求设置即可。

6. 反应类型　有正向反应和负向反应两种，正向反应是吸光度增加的反应，负向反应是吸光度减小的反应。根据试剂盒的说明书要求设置。

7. 样本量与试剂量　分析仪设置的样本量、第一试剂和第二试剂量，需按照各种分析仪的可加样或试剂体积范围、反应液总体积范围及试剂样本体积比来确定。各种分析仪的最小反应液总体积为80～350 μL不等，样本量和试剂量由样本体积分数（sample volume fraction，SVF）来决定。SVF是样本体积（V_s）与反应总体积（V_T）的比值，即 SVF = V_s/V_T。SVF越大灵敏度越高，但线性范围越窄。因此要将SVF设定在一个合适的值，不宜随意修改，否则会影响检测灵敏度和检测上限。

8. 试剂的选择

（1）单试剂法：反应体系中只加一种试剂的方法称为单试剂法。常见单试剂法有以下几种。①单试剂单波长法：该法在选定的温度、波长情况下，读取反应一定时间的吸光度。这种方法最常见，反应温度常选择37℃；反应时间以不超过仪器的一个分析周期为佳。②单试剂双波长法：该法的主要目的是消除检验体系或样品的浑浊，常用于终点分析。③样品空白法：该法使用单波长或双波长均可，当使用双波长法仍不能消除浑浊、脂血、色素的干扰时，常用本法。

（2）双试剂法：为了消除一些干扰和非特异性反应，提高检测结果的准确性，在反应过程中试剂分开配制和加入反应体系。常见双试剂法有以下几种。①双试剂单波长一点法：不宜采用单试剂时可采用此法，即检测试剂分成两部分加入，只读一次吸光度。②双试剂两点法：在加入第一试剂后读取吸光度 A_1（此时试剂与标本不发生反应，吸光度为试剂或标本所产生），再加入第二试剂，反应定时间后再读取吸光度 A_2，以两次吸光度之差（A_2-A_1）计算结果。目前全自动生化分析仪的点分析均采用此法。③双试剂双波长法：有的仪器用双波长，有的可自行设置，因此，实际工作中视情况而定。

9. 分析时间　分析时间的设定是参数设置中最关键的环节，其设定直接影响检测结果的准确性。试剂盒说明书一般都会给出方法的反应时间，应按照其要求进行设置。分析时间设置的一般原则如下。

（1）终点法：分析时间应设定为待测物质反应完成时进行测定，过早反应还未完成，过迟可能会因有其他物质参与反应而产生干扰。

（2）两点法：第一点分析时间应选择在标本和第一试剂混合后或第二试剂加入前，第二点分析时间应选择在加入第二试剂并完成反应之后，两点的吸光度之差可消除或降低标本空白及内源性物质的干扰。

（3）速率法：时间点应选择在酶促反应的零级反应期内（线性期）。

10. 线性范围 当反应吸光度处于线性范围内时，检测结果与吸光度变化成正比，能准确地反映待测物质的浓度。如果吸光度设置过小，则非线性出现机会会增多，或观察时间延长，工作效率降低；如吸光度设置过大，则失去了判断线性的意义。线性范围应定于数据收集窗时间内吸光度变化的允许范围，对于全自动生化分析仪而言，主要是设定吸光度的最大值和最小值。

（四）自动生化分析仪的操作流程

1. 仪器运行前操作程序 生化分析仪检测前需完成如下基本设置。

（1）试验项目设置：对试验组合、试验轮次等的设置。

（2）试验参数设置：除各测定项目外，还有试验项目间比值、结果核对等参数的设置。

（3）试剂设置：根据有关试验参数，设置试剂的试剂位、试剂瓶规格，必要时设定试剂批号、失效期等。

（4）校准品设置：对校准品的浓度、数量和位置等进行设置。

（5）质控设置：根据质控要求，设置质控物个数、质控规则、质控项目及相应质控参数等。

（6）样品管设置：包括样品管类型、残留液高度（死体积）、识别方式等。

（7）其他设置：如数据传输方式、结果报告格式、复查方式与复查标准等。

2. 常规操作程序 开机（自检、预热）→设置开始条件（日期时间索引、轮次、样品起始号等）→根据需要设校准、质控和患者测定项目（包括架号、杯号或顺序号）→装载校准品、质控物和患者标本→核对仪器起始状态（未应用条码系统，采用顺序识别样品时，尤其要核对测定起始编号是否与样品号和申请号相符）→定标和质控测定→检查定标和质控结果→患者标本测定→测定过程监测（试剂检查、结果观察分析）→数据传递（打印报告，向检验管理系统传输，包括工作量统计、贴条统计、患者情况追踪、质控分析等）→测定后保养。

3. 测定结果检查分析和报告单审核 仪器操作者要非常熟悉仪器各种警示符号的含义与作用，根据警示符号来发现问题和解决问题；能熟练运用仪器的相关操作界面，如反应过程监测、反应时间进程曲线、校准追踪、统计分析数据编辑等；充分利用仪器的功能设置校准检查、监测校准曲线图形、各校准点吸光度计算 K 值等的波动情况，并与以往的结果进行比较；根据反应时间进程曲线及数据、临床资料及疾病诊断等分析患者的检验结果，并按报告单审核要求，对每一张检验报告单进行认真、仔细、严格的审查，确保结果准确无误后才能签发。

第二节 实验室信息管理系统与仪器自动化

一、实验室信息管理系统和管理流程

（一）实验室信息管理系统

临床实验室信息系统（LIS）又称为实验室信息管理系统（laboratory information management system，LIMS），是对患者样本识别、检验申请、结果报告、质量控制，以及样本分析各方面相关数据进行综合管理的信息系统。LIS 主要由软件系统和支持其运行的计算机硬件系统构成，主要功能包括检验申请、样本采集、样本核收、样本检验、报告审核、报告发布、报告查询、报告打印、质控管理、统计分析和辅助功能，贯穿于整个检验过程。和分析仪器等一样，LIS 是现代临床实验室不可或缺的信息基础设施，也是实验室最重要的组成部分之一。LIS 能对临床检验工作实行标准化、智能化、自动化规范和监督、及时提醒，减少医疗差错，降低医疗风险，更重要的是还能提高检验科工作的质量和效率。

（二）实验室信息管理系统管理流程

LIS 的工作模式是通过计算机网络使所有检验仪器相连接，数据集中存储，集中处理，使检验有关各部门分散的业务联成一个共同整体，并将检验工作的整个流程置于计算机的实时监控之下，加强检验科室的内部管理。LIS 的基本功能包括检验申请输入、检验结果数据自动采集或手工录入、检验结果审核、检验报告单生成、检验费用、质量控制、试剂出入库、临床实验室管理的各种文件统计报表和工作登记表等环节的信息化管理。LIS 的功能模块一般分为患者信息工作站、医生工作站、护士工作站、计费工作站、实验室工作站等。

1. 患者信息工作站　一般由医院挂号处或住院登记处完成。患者在挂号或住院登记时建立相关信息库，内容至少包括患者姓名、性别、出生年月、籍贯、家庭住址、工作单位、职业、联系方式及病历号等，有些还包括患者的身份证号码及其他信息。

2. 医生工作站　LIS 允许在医院范围内的任何地点生成电子检验报告单，包括病区、门诊医生工作站、护士工作站、患者服务工作站、检验标本收检工作站等。申请检验项目时，申请者可以通过患者的姓名、身份证号、病历号、收费号等多种快捷方式获得并使用患者的相关信息，并从检验项目选项中选择患者所需申请的检验项目。LIS 在获得授权的情况下，将审核后的结果反馈给申请站点，各申请站点可对所管辖患者的历史结果查询，可用多种方式对历次的检验结果进行对比；可对"危急值"用危急信号进行提示，自动记录"危急值"报告时间、阅读者及阅读时间，还可以获得各种检验项目的临床意义等信息。

3. 护士工作站　护士工作站就是原始标本采集工作站，一般由临床护士、医生、专门设立的采血窗口或检验科标本收检处完成，患者自留的标本也在相应的站点完成收集。护士工作站在接到医嘱命令后，依照下列程序完成原始标本的采集工作：选择合适的容器、打印并粘贴带有完整信息的条形码或标签、采集标本、核对、签字、送检。护士可以从检验帮助栏获得标本容器的选择、标本采集方法、注意事项及各种检验项目的临床意义等多种信息。

4. 计费工作站　LIS 支持多种形式的计费：生成医嘱时、实验室收到检验申请单后、标本检验完毕、检验完成后、医院信息系统（HIS）计费等。通常情况下，住院患者一般在实验室收检完标本的同时计费，门诊患者是在采集标本前由财务系统的窗口收费。

5. 实验室工作站　实验室工作站又分为标本接收站、标本处理站、检测工作站、库房管理工作站、检验报告发送站、管理和系统站共 6 个站点。

（1）标本接收站：临床医护人员向实验室提出的检验申请或各标本采集站点采集标本后的信息都可通过 HIS 直接输入实验室的 LIS，实验室根据 LIS 显示的信息与送达的检验申请单对标本进行逐一核对，按照标本验收程序收检，对不符合检测要求而拒收的标本或需要标注信息的标本，收检人员可以直接标注在计算机患者的相应栏中，这些信息通过网络直接反馈给实验室或临床相关人员。

（2）标本处理站：LIS 有自动识别标本信息并自动完成标本的处理工作，也可以由人工按照标本处理程序手工完成标本的处理工作。

（3）检测工作站：一般的大型仪器设备都具有双向通信功能，这种功能是靠仪器识别条形码的功能完成的。计算机根据 LIS 的信息命令仪器对某个标本完成相应检测，并自动接收检测结果。检测完毕，系统可自动将质控数据生成质控图，有些 LIS 还能帮助操作者对质控数据进行分析，提示违背了哪个质控规则、可能是什么原因造成的、建议采取哪些措施等；有的 LIS 甚至对没有放置质控品的分析批、质控测定值、失控后操作者没有采取措施等情况下提出报警或终止下一步操作，只有在得到授权人的命令后才能进行；LIS 还能用"输入原因"的方式对特急患者的检验结果进行审核；可在限定的时间提示完成设定的维护操作，如未完成设定的维护操作，警定该部门的所有工作站，特殊情况下可在有关人员授权下输入原因后，将以上维护操作延期；LIS 可调用患者的历史数据或生成对比图形，纵向观察指标变化；LIS 能按条件检索到检验结果的排序列表、各种形式的图形显示、多项统计数据以及多种查询方式；系统显示整个流程中的各种时间，如申请时间、测定时间、采集标本时间、收检时间、报告时间等，监督工作人员按照程序完成任务；有些 LIS 甚至能阅读住院患者的病历资料。

（4）库房管理工作站：是一个完整的库房管理系统，显示所有的库存品种信息，如各种试剂消耗品的进货及出库时间、出库顺序、试剂有效期、消耗与支出核算、库存报警、库存位置查询等。

（5）检验报告发送站：LIS 支持用多种方式发送检验报告，如直接在实验室打印发放、通过 HIS 在护士工作站或医生工作站站点打印、报告单查询打印站、其他远程打印机打印发放，也可以通过自动传真或 Internet 网发给远程用户。

（6）管理和系统站：包括系统参数设置、数据维护、系统初始化、系统权限管理、系统设备管理等；系统中各种事务管理，如取消申请、取消审核、"危急值"设置、修正报告、收检过期标本等。

二、实验室自动化系统

（一）实验室自动化系统的基本概念

实验室自动化系统（laboratory automation system，LAS）是将多个检测系统与分析前、分析后处理系统进行系统化的整合，通过检测系统和信息网络连接来完成检验及信息自动化处理过程的系统组合。系统中的样本通过自动化运送轨道在不同的子系统中流转，形成覆盖整个检验过程的流水作业，达到全检验过程自动化的目的，有时也称为检验流水线（图3-13）。

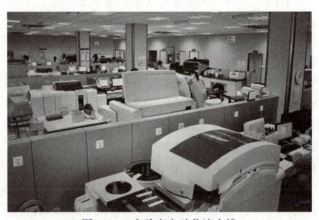

微课：检验系统流水线操作

图3-13 实验室自动化流水线

（二）实验室自动化系统的分类

实验室自动化的发展与科学技术的发展密不可分，是一个循序渐进的发展过程，主要经历了以下几个阶段。

第一阶段：系统自动化，即分析的自动化。1957年，美国Skeggs博士首先提出了气泡隔离连续流动分析原理，发明了世界上第一种临床化学分析自动化仪器，从此，临床化学自动化分析仪发展迅速，成为临床实验室自动化分析的开端。

第二阶段：模块自动化，在分析系统自动化的基础上增加相同或类似的分析单元或标本处理单元，并由一个控制中心统一协调控制，功能得到进一步的提升。这些分析、处理单元也称为模块，可选择性地对模块进行增减、组合。例如，增加分析模块可提升分析速度或能力；增加前处理模块可完成自动离心、开盖、分杯等功能。模块由同一厂商提供，不同的模块组合后称为工作站，如血清工作站可进行生化和（或）免疫项目检测。

第三阶段：全实验室自动化，各种类型的仪器或模块分析系统（如生化、血细胞、血凝、尿液、免疫分析仪等）通过轨道连接起来，进一步整合而构成流水线，充分发挥各检测子系统的最大功能，可进行线上任一项目的检测，便构成全实验室自动化（total laboratory automation，TLA）。因加入了分析前和分析后处理系统，可实现标本前处理、传送、分析、存储的全自动化过程，使实验室的检测速度和质量都得到极大的提升，是未来临床实验室发展的方向。

它的基本组成如下。①样本传送系统（conveyor system）或传送带（conveyor belt）；②样本处理（sample handing）系统；③自动化分析仪（automated analyzer）；④分析测试过程控制（cess control）系统；⑤实验室信息系统（laboratory information system，LIS）。

（三）实验室自动化系统的临床应用优势

实验室自动化系统的应用使实验室工作呈现自动化、标准化、系统化、一体化和网络化的特点，并给临床实验室对于上述问题的改善带来明显效果。实验室自动化系统的优势体现如下。

1. 提高临床实验室管理水平　LAS的临床应用有利于加强检验质量管理，减少操作环节，降低差错率，充分发挥条形码技术和实验室信息系统的优势。通过LAS减少了操作环节，避免或减少了人为出错的机会，可提高检验结果的准确性，为临床提供高效优质的检验结果。

2. 简化样本的检验步骤　LAS检测样本速度快，极大地减轻了劳动强度，快速的样品前处理系统可大幅度提高工作效率与样本的检测速度，缩短测定周期（TAT），也意味着缩短了患者候诊时间，使患者花费同等检验费用而得到更高质量的医疗服务。

3. 降低实验室生物安全风险　样本从送样、离心、分杯、检测、复查及保存等均可通过自动化系统完成，减少了检验技术人员与标本直接接触的概率，有效避免了标本对操作者感染的机会。

第三章
考点提示

4. 完善了检验流程与管理　LAS最大限度地优化了检测工作流程和实验室的管理模式，有利于自动化系统的日常操作、检验、仪器维护与检验结果的质量管理。

5. 良好的样本管理体系　LAS可实现样本自动化精准管理，减少分类检验的用量。

6. 节约人力资源　LAS应用可节省人员，降低工作强度。

第三章
在线测试

思 考 题

1. 选择电泳缓冲液应考虑的因素有哪些？
2. 生化分析仪的基本分析参数有哪些指标？
3. 实验室自动化系统基本构成有哪些？

（赵永娜）

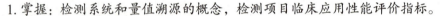

第四章　实验方法的选择与检测系统

第四章
思维导图

学习目标

1. 掌握：检测系统和量值溯源的概念，检测项目临床应用性能评价指标。

2. 熟悉：临床实验方法评价的指标。

3. 了解：实验方法的分级和选择。

4. 具有检测系统的概念和量值溯源的意识。

5. 能做到对实验方法的正确选择与评价。

生物化学检验的目的是得到准确的检验结果，并及时提供给临床，而实验方法的选择和检测系统的性能评价验证是得到准确检验结果的基础。实验室工作人员应该对实验方法进行严格的筛选，并对所使用的检测系统通过方法评价试验进行系统性能的评价，保证检测系统的持续有效性，判断其是否满足临床需求。

第一节　实验方法的选择

生物化学检验要结合其目的、要求等，选择适当的实验方法，这是得到准确可靠信息的前提，是检验质量的重要保障。实验方法是否适合于临床，必须进行严格的选择和评价。

一、实验方法和参考物质的分级

（一）实验方法的分级

临床生物化学实验方法有很多，根据其精密度与准确度两种性能指标的不同，国际临床化学学会（IFCC）将其分为决定性方法、参考方法和常规方法三级。

1. 决定性方法（definitive method）　指准确度最高，系统误差最小，经过详细研究，没有发现产生误差的原因的方法。该方法测得的结果与"真值"最为接近，用于评价参考方法与一级校准品。该方法技术要求太高，费用昂贵，因此不直接用于鉴定常规方法的准确性。主要方法有重量分析法、中子活化法、同位素稀释－质谱分析法（ID-

MS）等。国际上研究该类方法的实验室很少，主要集中在美国、法国、德国和丹麦等国家。

2. 参考方法（reference method） 指准确度与精密度已经被充分证实，且经公认的权威机构（包括国家主管部门、相关学术团体和国际性组织等）颁布的方法。这类方法干扰因素少，系统误差很小，灵敏度和特异性适当，分析范围较宽，线性良好，重复测定中的随机误差可以忽略不计。参考方法可再分为公认的参考方法和推荐的参考方法两类。参考方法可以在生产厂家和临床实验室使用，能在条件优越的实验室作常规分析，但主要应用于对常规方法的鉴定，评价其误差大小、干扰因素并决定是否可以被接受；鉴定二级校准品和定值质控血清；评价商品试剂盒的质量；产生二级参考测量程序等。

3. 常规方法（routine method） 指具有足够的精密度、准确度、特异度和适当的分析范围，性能指标符合临床或其他目的需要的实验方法。由于其经济实用性，是目前临床实验室应用最为广泛的常规分析方法。根据准确度的确定与否分为偏差已知的常规方法和偏差未知的常规方法两种。常规方法在作出评定以后，经有关学术组织认可，可以作为推荐方法。随着生物化学检验技术的不断优化，更多的检验方法用于常规检验，大大提高了检验方法的性能，保证了常规检验的正确度。

临床生化检验部分项目的决定性方法、参考方法和常规方法见表4-1。

表4-1 临床生化检验项目的决定性方法、参考方法和常规方法

项目	决定性方法	参考方法	常规方法
钾	ID-MS、中子活化法	火焰光度法	火焰光度法、离子选择电极法
钠	中子活化法	火焰光度法	离子选择电极法、火焰光度法
氯	ID-MS、中子活化法	电流滴定法	硫氰酸汞法、离子选择电极法
钙	ID-MS	原子吸收分光光度法	邻甲酚酞络合酮法、MTB法
镁	ID-MS	原子吸收分光光度法	MTB法
磷	ID-MS	—	米吐尔直接法、孔雀绿试剂法
清蛋白	—	免疫化学法	溴甲酚绿法
总蛋白	—	凯氏定氮法	双缩脲法
肌酐	ID-MS	离子交换层析法	苦味酸比色法
尿素	ID-MS	尿素酶法	二乙酰一肟法、脲酶波氏法
尿酸	ID-MS	尿酸酶法（紫外）	磷钨酸比色法
胆红素	—	重氮反应法	J-G法
葡萄糖	ID-MS	己糖激酶法	葡萄糖氧化酶法
胆固醇	ID-MS	Abell-Kendall法	L-B反应直接法、酶法
三酰甘油	ID-MS	酶法	氯仿提取变色酸显色法

续表

项目	决定性方法	参考方法	常规方法
AST	—	MDH-NADH 法	赖氏法
ALT	—	LDH-NADH 法	赖氏法
GGT	—	动力学连续监测法	γ-L-谷氨酰-α-萘酚比色法
CK	—	NAD⁺偶联法	比色法

（二）参考物质的分级

参考物质（reference material，RM）是一类充分均匀、具有一个或多个确定的特性值的材料或物质，用于校准测量系统、评价测量程序或为材料赋值。参考物质在进行方法评价、仪器校正、常规分析的质量控制等中发挥至关重要的作用，是保证检验结果准确性的基础。

1. 分类　参考物质具有校准和评价测量系统两项主要功能，因此参考物质又可分为校准物和正确度质控物。

（1）校准物（calibration material 或 calibrator）：在校准函数中其值被用作自变量的参考物质，常用来校准测量系统或给材料赋值。

（2）正确度质控物（trueness control material）：评价一种测量系统的测量偏差的参考物质。

一种参考物质在一个测量程序或测量系统中可以用作校准物，或可以用作正确度质控物，但不可同时用作校准物和正确度质控物。

2. 分级

（1）一级参考物质（primary reference material）：具有最高计量学特性的参考物质，测量不确定度最小。可由一级参考测量程序直接定值，也可通过可靠的杂质分析间接定值。一级参考物质属有证参考物质，用于校准二级参考测量程序。

（2）二级参考物质（secondary reference material）：由二级参考测量程序定值，一般与实际样品具有相同或相似的基质。二级参考物质在临床检验试剂溯源性的建立中发挥作用。

（3）工作校准品（working calibrator）：分为厂家工作校准品和厂家生产校准品，分别由厂家选择的测量方法和厂家工作测量方法定值。

二、实验方法的选择

（一）实验方法选择的原则

任何一个检验项目都可能有多种检验方法，实验室要从实际出发，结合临床需求，根据实验室的条件和检测要求确定适当的方法。条件优越的实验室可以建立和选择参考方法，以利于对常规方法的评价和标准品的定值；临床化学实验应考虑仪器设备、技术力量、实验成本等限制因素，主要选择常规分析方法和使用方便的参考方法。

选择常规分析方法时，尽量选用国内外通用方法或推荐方法，便于方法的规范化和质量控制，要重点考虑实用性和可靠性两方面的性能指标。对于某一项具体的指标，应该根据实验目的决定。我国实验室所使用的分析仪器和试剂，应具有国家食品药品监督管理总局（SFDA）核发的相应文件。

1. 实用性

（1）微量快速：检测所需的样本量少，适合批量成套分析；检测速度快，便于急诊，检测速度是指一份标本操作一次所需时间，以及在常规条件下单位时间内所能处理的标本数量。

（2）方法简便：操作容易开展，试剂种类少，易于自动化分析。

（3）费用低廉：无须昂贵试剂和仪器，可行性较强。

（4）应用安全：试剂无毒，腐蚀性小，操作人员无须特殊防护措施。

2. 可靠性 所选方法应具有较高的精密度、准确度、特异性和稳定性，有较大的检测能力及有较宽的测量范围，保证检验结果的准确性能符合方法允许误差限度的要求。

（二）实验方法选择的步骤

新的实验方法的选择是为了满足临床需要而提供新的检测方法，改进原有方法或提供更好的精密度和准确度，实验方法的选择是实验室的重要任务，也是保证检验结果的前提。

1. 广泛搜集资料 根据实验方法选择的要求，广泛、仔细查阅国内外已发表的相关文献，翻阅相关文件条例；条件允许时还可以进行实验室之间的交流、现场考察、专业会议等，也可参照国外或国内实验室间质评和能力验证的反馈信息；根据相关仪器和试剂公司提供的技术材料等，结合实验方法选择的目的和要求对各种实验方法进行比较和检验，充分了解各实验方法的科学依据和真实使用价值，仔细分析方法的特点，进行初步筛查。

2. 选定候选实验方法 根据实验室的设备条件、技术人员业务素质、工作量等具体情况，选择适合于本实验室具体条件的实验方法作为候选方法。有些反应条件可能还需要验证、探讨和调整，主要包括实验方法的吸收曲线与检测波长的选择、呈色的稳定性、反应温度和时间、样本和试剂的体积比、试剂的最佳配方、缓冲体系的种类及实验方法的线性范围。

候选实验方法确定后，应明确该法的检测原理、所用仪器、试剂来源、校准物来源、试剂纯度、标本收集要求、详细的操作规程、结果计算分析、参考范围、注意事项等，还应考虑候选实验方法的性能指标、临床应用价值、成本费用及安全防护措施等。

3. 初步评价试验 对候选实验方法应作初步评价试验。初步评价试验包括：①标准曲线的线性范围及其重复性；②进行质控血清和新鲜标本的重复试验，考查所选实验方法的精密度；③分析不同浓度的标本，并与公认的参考方法的结果对比，考查所选实验方法的正确度；④评价所选试剂和仪器是否符合国家有关规定及安全防护措施。

通过对候选实验方法的初步评价，使实验室人员熟悉有关技术，掌握各分析步骤要点，判断能否适合本实验室条件要求，操作是否可以优化。根据初步评价所获得的资料确定是否有必要做进一步研究。

第二节　临床实验方法的评价和检验项目临床应用性能评价

近年来，随着实验室质量意识的不断提高，管理体系不断完善，以及 ISO 15189 管理体系的不断深入推广，性能验证逐渐被实验室重视起来。在 ISO 15189 评选标准和三级医院考核检查中，都对实验室的性能认证提出了明确的要求。我国《医疗机构临床实验室管理办法》第三章第二十四条规定：医疗机构临床实验室应当保证检测系统的完整性和有效性，对需要校准的检验仪器、检验项目和对临床检验结果有影响的辅助设备定期进行校准。

一、临床实验方法的评价

实验方法评价是通过实验途径来评价候选方法的性能。临床实验室每种检验项目都有多种检测方法，检测仪器、检测人员技术水平和实验室管理的差异，造成检测系统的多样性，结果也不尽相同。因此在临床工作中必须对实验方法进行性能评价，观察实验方法的基本性能是否能够满足预期的质量要求，是否能够达到临床使用标准。

应用实验方法评价对检测仪器、配套校准品、实验室环境等性能进行评价是重要的评价手段。当实验室建立新的检验方法或检测系统前、改进原有检验方法后、检测仪器重要参数发生变化、更换新的试剂盒等时，都应进行系统性能评价。实验方法评价的过程就是对实验误差的测量。

（一）实验误差

实验误差简称误差（error），是测量结果与被测物质客观真值之间的差异。标本中被测物质的真实浓度为真值，它是客观存在的，由于误差的存在，不可能求得真值，只是理想化的数值。在实际工作中，往往采用严格的实验条件和最准确精密的方法，以多次重复测量所得测量值的平均值代表相对意义的真值，即约定真值。

1. 实验误差的分类　按照变化性质不同，误差可分为系统误差和随机误差两大类。

（1）系统误差（systematic error，SE）：指在相同条件下，对同一被测物质测量多次所得结果的平均值（$\bar{x}$）与真值（T）之差，系统误差相当于不准确度（inaccuracy）或偏倚（bias）。系统误差具有单向性，没有随机性，常有一定的大小和方向（符号），或总是偏高，或总是偏低，一般由恒定的因素引起，增加测量次数也不能消除。当找到引起误差的原因，采取一定措施即可纠正，消除系统误差能提高测量的准确度。

$$偏倚 = \bar{x} - T$$

系统误差按照变化规律又分为恒定系统误差和比例系统误差。恒定系统误差

（constant error，CE）是指由干扰物引起的测量值与真值存在恒定大小的误差，该误差大小与被测物浓度无关，而与干扰物浓度相关，因此有正负之分。比例系统误差（proportional error，PE）又称线性系统误差，是指相对于被测物浓度的变化而呈比例变化的误差，误差的绝对量与被测物浓度成正比。

引起系统误差的主要原因有以下两种。①方法误差：这是生化检验中最严重而又最难避免的误差，主要是由于实验方法的分析性能存在固有的缺陷所致，如特异性低、标本中存在干扰物等，可以通过实验方法的选择和评价减小误差。②仪器和试剂误差：常见于仪器波长未校准，量器不准，试剂质量差等原因，可以通过校准仪器和更换试剂减小误差。

（2）随机误差（random error，RE）又称偶然误差：指在实际工作中，测量某一物质时引起的误差。误差可正可负，没有一定的大小和方向，具有不可预测性，不可避免，但可控制在一定范围内。分析步骤越多，造成这种误差的机会越多，但若增加测量次数，数据呈正态分布，其算术平均值就越接近于真值。随机误差相当于不精密度（imprecision）或绝对偏差（d_i），即某次测量值（x）与重复测量的均值（$\bar{x}$）之差。常用标准差（S）、变异系数（CV）表示随机误差。

引起随机误差的主要原因有技术人员的操作不规范和测量仪器、试剂、环境等实验条件的突然改变等。

引起随机误差和系统误差的原因是相对的，有时引起系统误差的因素可以引起随机误差，相反引起随机误差的因素也可引起系统误差，随机误差和系统误差在一定条件下能相互转化。

2. 实验误差的表示方法 根据误差性质不同，主要有以下几种不同的方法来表示实验误差。

（1）绝对误差：指测量值与真值间的差值，绝对误差有正值和负值。

$$绝对误差 = 测量值（x）- 真值（T）$$

（2）相对误差：指绝对误差与真值的百分比值。

$$相对误差 = \frac{测量值(x) - 真值(T)}{真值(T)} \times 100\%$$

（3）绝对偏差：指测量值与测量均值间的差异。

$$绝对偏差 = 测量值（x）- 测量均值（\bar{x}）$$

（4）相对偏差：指绝对偏差与测量均值的百分比值。

$$相对偏差 = \frac{测量值(x) - 测量均值(\bar{x})}{测量均值(\bar{x})} \times 100\%$$

（5）平均误差：指一组测量值中，测量值与均值之差的平均值，即算术平均偏差，用 d_m 表示。

$$d_m = \Sigma |d_i| / n = \Sigma |x - \bar{x}| / n$$

（6）标准差：即标准偏差（standard deviation，S），是方差（S^2）的平方根值，用 S 表示，标准差的单位和原始数据单位相同。它是表示精密度较好的指标，测量次数一般要求 20 次以上。

$$S = \sqrt{\frac{\Sigma(x-\bar{x})^2}{n-1}} = \sqrt{\frac{\Sigma x^2 - \frac{(\Sigma x)^2}{n}}{n-1}} = \sqrt{\frac{\Sigma d_i^2}{n-1}}$$

（7）变异系数（coefficient of variation，CV）：指样本标准差与样本均数的百分比值，主要用于比较各组数据间的离散情况，没有单位。CV 值越大，反应测量值离散度越大，精密度越差。

$$CV = \frac{\text{标准差}(S)}{\text{测量均值}(\bar{x})} \times 100\%$$

（二）实验方法评价指标

实验方法评价的主要指标通常包括精密度评价、正确度评价、可报告范围评价、检出限的验证、参考区间验证。

1. 精密度评价　精密度（precision）是指在规定检验条件和同一测量程序下，对同一样本进行重复多次测量，所得测量值之间随机误差的大小，用以观察各数值之间的接近程度。通常用标准差或变异系数的大小即不精密度来描述。标准差或变异系数越小，表明测量值之间离散程度越小，精密度越好；标准差或变异系数越大，测量值之间的离散程度越大，精密度越差。评价精密度的常用方法为重复性试验，包括批内精密度试验和批间精密度试验。

（1）基本方法：

1）批内重复试验：将同一实验样本随机插入常规样本中，在相同条件下并且在尽可能短的时间内，做多次重复性测量，一般测量 20 次，记录结果。计算均值、标准差和变异系数。

2）批间重复试验：将不同批次实验样本随机插入常规样本中，在相同条件下，做多次重复性测量，一般测量 20 次，记录结果。计算均值、标准差和变异系数。

（2）注意事项：

1）实验条件要稳定：精密度评价是检测各测量值之间的一致性。因此，保证实验条件的稳定是评价的前提。要尽量在同样检测系统（同一检测仪器、同一检测人员、同一测量程序、同一实验环境等）下及在相同实验条件下并且在规定时间内完成，每次实验过程均应有质量控制。

2）实验样本应与真实标本有同样的基质：实验样本可用正常人的血清，也可以使用稳定的冷冻血清或血浆，还可选用稳定性好、以血清为基质的校准品或质控品，根据用途而定。

3）检测系统应处于良好状态：进行重复性试验的被测样本浓度宜选择在医学上具有决定性意义的浓度水平，通常选择 2~3 个不同浓度水平的实验样本。

4）评价前准备：应熟悉评价对象和方案，实验前要进行初始精密度评价，为正式实验时判定并剔除离群值做准备。

（3）判断标准：将计算得到的标准差参比国家行业标准（WS/T 403—2012《临床生物化学检验常规项目分析质量指标》）或与美国实验室改进法案（CLIA'88）规定的总允许误差（表 4-2）进行比较，批内不精密度 CV 应以小于 CLIA'88 允许误差的 1/4 作为评价标准，批间不精密度 CV 应以小于 CLIA'88 允许误差的 1/3 作为评价标准。

表 4-2 CLIA'88 临床化学质量控制允许偏倚范围（T 为靶值）

项目	允许偏倚	项目	允许偏倚
碱性磷酸酶	$T \pm 30\%$	ALT	$T \pm 20\%$
清蛋白	$T \pm 10\%$	AST	$T \pm 20\%$
淀粉酶	$T \pm 30\%$	PO_2	$T \pm 3s$
胆红素	$T \pm 20\%$	PCO_2	$T \pm 8\%$
钙（总）	$T \pm 0.25$ mmol/L	pH	$T \pm 0.04$
氯	$T \pm 5\%$	HDL-C	$T \pm 30\%$
胆固醇	$T \pm 10\%$	CK	$T \pm 30\%$
葡萄糖	$T \pm 10\%$	Cr	$T \pm 15\%$
铁	$T \pm 20\%$	LDH	$T \pm 20\%$

2. 正确度评价 正确度（trueness）是大批检验结果的均值与真值的一致程度；准确度（accuracy）是一次检验结果与真值的一致程度。正确度通常用偏倚表示，已经消除了不精密度的影响，偏倚又可用系统误差表示。准确度没有具体数值表示，多量化为不准确度，实际反映的是分析总误差。准确度与正确度和精密度有关。在临床实验室工作中，检测的样品是源自人体标本，成分和结构复杂，多从不同角度进行评价，因此对正确度的评价可以采用多种方法。常用的方法有回收试验、干扰试验和方法比对试验。回收试验是评价其比例系统误差；干扰试验是评价恒定系统误差；方法比对试验是评价系统误差的性质 [恒定或（和）比例误差]。

（1）回收试验：回收是指分析方法正确测量加入常规分析样品中的纯分析物的能力，目的是测定比例系统误差，以衡量待评价方法的正确度。

回收试验（recovery test）是指在已知浓度的样本中，加入不同浓度的包含被测物质的标准液制成回收样本，加入相同体积的不含被测物质的标准液制成基础样本，用被评价方法或被评价的检测系统测量被测物质的浓度，最后计算回收样本与基础样本的差值，即回收量。回收量与加入分析样本中纯分析物浓度之比为回收率。回收试验方法如下。

1）实验样本的制备：将正常人混合血清样本分为三份，在其中两份中分别加入不同浓度的被分析的纯品标准液作为分析样本，在另一份样本中加入相同体积的无分析物的溶液作为基础样本，并保证三份样本的总体积相同。然后用被评价的方法或被评价的检测系统对样本进行四次重复测量，最后计算回收量。

微课：检测系统性能评价方法精密度

2）计算：回收浓度＝分析样本测得平均浓度－基础样本测得平均浓度

$$加入浓度=\frac{加入的标准液量（mL）}{混合血清样本量（mL）+标准液量（mL）}×标准液浓度$$

$$平均回收率=\frac{回收浓度}{加入浓度}×100\%$$

$$比例系统误差 =100\% - 平均回收率$$

3）判断标准：比例系统误差小于国家行业标准（WS/T 403—2012）或 CLIA'88 规定的总允许误差标准，则该检测方法或检测系统正确度性能可接受，否则为不可接受。

4）注意事项：①样本最好选用正常人新鲜混合血清。②被测物必须先配制适当浓度的溶液后才能加入实验样本中，而且加入的量不宜多，一般不超过总体积的 10%。③样本总浓度必须在实验方法的分析范围之内，一般加入高、中、低的浓度水平，而且各浓度层次加入量必须一致，最后计算平均回收率。④加入标准液后的样本浓度中应该有医学决定水平，并且必须在本实验方法的线性范围内。⑤试剂的配制必须准确，稍有不准就会影响结果，加之多方面因素的影响，一般应多做几次实验后作出结论。

（2）干扰试验：干扰试验（interference experiment）是定量检测样本中干扰物质的量，目的是评价恒定系统误差，以衡量被评价方法（候选方法）的正确度。

临床试验过程中，干扰物质是测量误差的重要来源，按来源可分为内源性和外源性（加入标本中的）两大类。内源性干扰物质是标本中存在的，主要包括血清中固有的物质，病理情况下的代谢产物和标本采集过程中形成的物质，如溶血、黄疸、脂血、咖啡因等；外源性干扰物质是后加入标本的，主要包括抗凝剂、防腐剂、稳定剂等，以及采集和处理标本过程中的一些污染物质。由于干扰物质的种类很多，影响因素非常复杂，到目前为止，实验室只能对极少数干扰物质作出评价。

干扰试验是指在已知浓度的样本中加入包含干扰物质的溶液制成干扰样本，加入相同体积的不含干扰物质的溶液制成基础样本，用被评价方法或检测系统检测干扰物质的浓度，最后计算干扰样本与基础样本的差值，即干扰值。干扰物质在样本检测过程中通过参与反应进行干扰，使检验结果出现偏差，但是干扰物质引起的误差通常是恒定系统误差，与分析物浓度无关。干扰试验方法如下。

1）可疑干扰物质的选择：根据候选实验方法的原理和条件等，结合厂家建议和试剂说明书，查阅相关资料，选用合适的干扰物质。

2）实验样本制备：收集血清标本一份（常选择患者标本）作为实验样本。一分为三，在其中一份中加入一定量的不含任何干扰物质的溶剂作为基础样本，另两份中分别加入同等量但浓度不同的可疑干扰物质作为干扰样本。

3）计算：用被评价方法或检测系统对每份样本重复测量 2～3 次，计算干扰值。干扰值 = 干扰样本测量值 - 基础样本测量值。

4）判断标准：比例系统误差小于国家行业标准（WS/T 403—2012）或 CLIA'88 规定的总允许误差标准，则该候选方法或检测系统正确度性能可接受，否则不可接受。

5）注意事项：①干扰物质的量应控制在实验样本总体积的 10% 以内，保证稀释过程的准确性。②干扰物质的浓度尽可能达到病理标本的最高浓度值，才具有价值水平；当确定影响后还应该明确干扰物质影响临床应用价值的最低浓度值。③消除干扰的常用方法包括采用物理、化学方法分离去除干扰物质；做空白对照试验，校正样本所测值；采用双波长或多波长检测排除干扰；当误差较大又无法消除时应改进或更换新的检测方法或检测系统。

（3）方法比对试验：方法比对试验（method comparison experiment）是选择参考方法作为待评价方法（候选方法）的对比，从测量结果间的差异了解待评价方法检测结果的偏倚。常用于临床实验室引进新的检测方法或检测系统后，对其进行评价，衡量其正确度。如果偏倚在允许误差范围内，说明候选方法可以被采用。方法比对试验主要用于检测候选方法的系统误差，包括恒定系统误差和比例系统误差。

1）方法：选择患者的新鲜血清一份，要求此血清所含的分析物浓度分布于实验方法的整个线性范围，然后将这份血清一分为二，其中一份选择待评价方法测量，另一份选择比对方法测量，待评价方法的测量值与比对方法的测量值之差即为偏倚值。每天测量 8 个样本，共测量 5 天，得到 40 个偏倚值，计算其平均偏倚值。如果偏倚值小于厂家声明的偏倚值，说明该实验方法可以被采用。

2）注意事项：①比对方法最好选择参考方法，这样在分析结果时可认为误差来源于待评价方法，如果没有参考方法，应选择偏倚值已知的，与待评价方法计量单位一致的方法。②由于应用两种方法检测样本，所以样本数量至少 40 例，样本浓度应该包含整个分析的范围。

3. 可报告范围评价　分析测量范围（analytical measurement range，AMR）是指样本在不经过任何稀释、浓缩或其他预处理，直接应用检测系统测量样本的范围。在此范围内，测量值与预测值（真值）呈线性比例关系。线性范围（linear range）是指覆盖检测系统的可接受线性关系的范围。可报告范围（reportable range）是指实验室在检测系统的准确度范围内所得到的检测结果的量值范围。分析测量范围、线性范围、可报告范围是不同组织或专业团体对检测系统或检测方法在一定范围内给出可靠检测结果能力的描述，表达方式不同但内在含义一致。临床可报告范围，是样本经过稀释、浓缩或其他预处理，得出可以向临床报告的检测范围，是分析测量范围的延伸。可报告范围评价是通过线性范围评价来实施了解其最高检测值和最低检测值。

（1）样本选择：

1）患者混合血清。

2）在患者血清中加入分析物，制成高值样本。

3）对混合血清做预处理，如加热、透析、层析等，制成低值样本。

4）对高值样本和低值样本进行多次重复测量，分别以平均浓度作为样本浓度。将高值样本与低值样本按 4∶1、3∶2、2∶3、1∶4 的比例混合制成 4 个样本，加上高值样本和低值样本共 6 个样本，也可根据条件配制若干分析样本。

（2）样本检测：上述所配制的样本采用待评价方法按照随机顺序进行检测，每个样本重复检测 4~5 次，一天内完成，最后计算平均值。

微课：检测系统性能评价方法正确度

（3）统计学分析：

1）直接法：样本稀释后进行检测，将检测结果绘制成一条线，观察检测值和预期值之间是否有线性关系。

2）平均斜率法：若实验点存在直线关系，应求出直线回归方程，观察回归方程截距（b_0）和斜率（b_1）值，来确定可报告范围。

3）多项式回归法：用多项式回归法将所得数据进行回归曲线统计学处理，以统计预期值与检测值之间的差异。

（4）注意事项：线性范围评价最理想的样本是患者新鲜血清标本，实际上这种标本往往不容易收集到，因此多采用人工方法制备。为保证人工制备的样本与实际患者样本基质的一致性，多以混合血清作基质。样本浓度应覆盖待评价线性范围，上、下限还应包含医学决定水平和常见疾病的检测值。

4. 检出限的验证　检出限（limit of detection，LOD）也叫检测限、检测低限，是指在给定的显著性水平内能够检测出分析物的最低浓度。空白限（limit of blank，LOB）指在规定条件下检测出空白样本的最大值，实验室应对所用检测系统和检测方法的检出限进行验证，确保检测系统和检测方法能满足 LOD 的需要。

（1）实验样品：

1）空白样品：不含有分析物。

2）检测限样品：在空白样品中加入分析物配制而成。

（2）样本检测：对各样本进行至少 20 次的重复测量，并在数天内完成检测。对空白样品进行重复测量估计 LOB。若使用厂家的 LOB，检测结果中应少于 3 个超出 LOB 的测量值。若对已知 LOD 浓度的检测限样品进行重复测量，应估计其结果超过 LOB 的比例数。以比例和预期值在 95% 置信区间内，判定 LOD 是否符合检测系统或检测方法。

（3）注意事项：

1）检出限是定性检测，不能进行准确定量。

2）理想的空白样品应与患者的检测样品具有相同或相似的基质。

3）实验过程中，如果 LOB 和 LOD 值未知，应建立自己的 LOB 和 LOD 数值。

5. 生物参考区间的验证　生物参考区间（biological reference interval）是指某项检查结果在正常人群中的分布范围，是解释检测结果、分析检测信息的一个基本尺度和依据。因此临床实验室开展项目之前必须首先制定合理的参考区间。长期以来，国内实验室多引用国家权威机构或权威刊物颁布的生物参考区间，或直接引用试剂生产厂家提供的生物参考区间。但由于国度、年龄、性别、民族、居住地、生活习惯等的不同，引用的参考区间与本地区居民实际的参考区间之间可能会有一定差异。除此之外，由于各实验室的检测系统和检测环境不同等原因，可能会导致检测结果之间的差异。因此，实验室应建立自己的生物参考区间或对选定的生物参考区间进行验证。

2012 年，原卫生部发布了执行标准 WS/T 404.1—2012《临床常用生化检验项目参考区间》第 1 部分（表 4-3），并给出了应用原则：临床实验室应首选本文件的参考区间；使用此参考区间应按 WS/T 402 有关规定进行必要的验证和评估。验证方法按如下进行。

表 4-3 中国成年人群血清 ALT、AST、ALP 和 γ-GT 参考区间

项目	男性参考区间 /(U·L^{-1})	女性参考区间 /(U·L^{-1})
ALT	9～50	7～40
ALT$^{\#}$	9～60	7～45
AST	15～40	13～35
AST$^{\#}$	15～45	13～40
ALP	45～125	35～100 (20～49 岁)；50～135（50～79 岁）
γ-GT	10～60	7～45

注：① $^{\#}$ 试剂中含有 5′-磷酸吡哆醛。

（1）实验前准备：

1）选择评价对象：选择无任何已知疾病，近期内未用任何药物的健康志愿者 20 名。必要时，可按不同的年龄段和性别进行分组，每组至少 20 名。

2）采集样本：采集样本时应排除影响检测结果的一些因素。验证的检验项目和检测方法不同，样本采集的要求也不同，如血液样本采集应禁食 8～12 h，采血前不能饮用任何饮品、不能服用任何药物，禁烟，避免剧烈运动等，合理选择采血时间、采血方法、采血次序、加入抗凝剂的类别等。

（2）样本测定：根据实验室制定的《标准操作规程》检测。

（3）结果评价：按适当方法检查并剔除离群值（另选参考个体补足）后，若实验对象的测量值有 95% 以上在所选的参考值范围内，那么所选用的参考区间可以接受，即若 20 例实验对象中超出所选参考区间的测定值少于 2 例，所选用的参考区间通过验证则可以使用。若有 2 例及以上在参考区间以外，应另选 20 例观察对象重新进行验证，验证结果若符合要求可直接使用参考区间，否则应查找原因或考虑重新制定实验室参考区间。

二、检验项目临床应用性能评价

通过方法学评价可以得知待评价方法的误差，解决样品与检测方法的问题。但是一个试验在临床上的应用价值，还要与临床诊断相结合，解决待评价方法和临床受试者的关系，主要包括试验的诊断敏感度、特异度、预测值、似然比和 ROC 曲线等指标。

诊断试验指用于某种疾病诊断的临床试验检查方法。它的应用范围很广，包括估计疾病的严重程度、疗效评价、不良反应监测和预后分析等。广义上讲，诊断试验不仅包括各种实验室检查、仪器诊断和影像诊断，也包括一些病史及临床检查提供的资料。

（一）诊断试验和金标准

所谓"金标准"是指当前临床医学界公认的诊断疾病最可靠的方法。使用金标准的目的就是准确区分受试对象是否为某病患者。较为常用的金标准有活检、手术发现、微生物培养、尸检、特殊检查和影像诊断，以及长期随访的结果等。

研究一种用于诊断的新的试验诊断方法，就诊断目的而言，只有相应的两类人（有病的和无病的）和两种检测结果（阳性和阴性）。在分界点以上的样本为阳性。假定100个有病的人和100个无病的人用某种检测方法检测，可建立一个2×2列联表（表4-4）。

表 4-4　评价一个诊断试验真实性资料的归纳表

检测结果	疾病状态（金标准）		合计
	有病	无病	
试验阳性	TP(a)	FP(b)	TP + FP($a + b$)
试验阴性	FN(c)	TN(d)	FN + TN($c + d$)
合计	TP + FN($a + c$)	FP + TN($b + d$)	$a + b + c + d$

1. 真阳性（true positive，TP）　指以金标准为确诊标准诊断为某病且诊断试验检出同为某病的患者数目。

2. 假阳性（false positive，FP）　指以金标准为确诊标准诊断为非某病且诊断试验检出为某病的患者数目。

3. 真阴性（true negative，TN）　指以金标准为确诊标准诊断为非某病且诊断试验检出同为非某病的患者数目。

4. 假阴性（false negative，FN）　指以金标准为确诊标准诊断为某病且诊断试验检出为非某病的患者数目。

（二）敏感度

敏感度（sensitivity）又称灵敏度、真阳性率（true positive rate，TPR），指在用"金标准"确诊的患者中，应用诊断试验检查得到同为某病患者的百分比。灵敏度反映诊断试验正确识别患病者的能力，灵敏度的理想值是100%。

$$敏感度 = \frac{a}{a+c} \times 100\% = \frac{TP}{TP + FN} \times 100\%；$$

$$1- 敏感度 = 假阴性率$$

灵敏度高的诊断试验通常用于以下情况：①拟诊为严重但疗效好的疾病，以防漏诊。②拟诊为有一定治疗效果的恶性肿瘤，以便早期确诊及时治疗。③存在多种可能疾病的诊断，可排除某一诊断。④普查或定期健康体检，能筛选某一疾病，以防漏诊。

（三）诊断效率

诊断效率（diagnostic efficiency，DE）又称总符合率、诊断准确度（accuracy，AC），是指在被检人群中，用诊断试验能准确划分患者和非患者的百分比。诊断效率反映诊断试验正确诊断患者与非患者的能力。理想的诊断准确度为100%。准确度高，真实性好。

$$诊断准确度 = \frac{a+d}{a+b+c+d} \times 100\% = \frac{TP+TN}{TP+FP+FN+TN} \times 100\%$$

（四）特异度

特异度（specificity）又称特异性、真阴性率（true negative rate，TNR），指用"金标准"诊断的非某病患者中，应用诊断试验检查得到同为非某病患者的百分比。特异度反映诊断试验正确鉴别非患病者的能力，理想值为 100%。

$$特异度 = \frac{d}{b+d} \times 100\% = \frac{TN}{FP+TN} \times 100\%$$

$$1- 特异度 = 假阳性率$$

特异度高的诊断试验常用于以下情况：①拟诊患有某病的概率较大时，以便确诊；②拟诊疾病严重但疗效与预后均不好的疾病，以防误诊，尽早解除患者的压力；③拟诊疾病严重且根治方法具有较大损害时需确诊，以免造成患者不必要的损害。

（五）预测值

预测值（predictive value，PV）也称预告值或诊断价值，包括阳性预测值和阴性预测值，分别表示诊断试验结果确定或排除某种疾病存在与否的诊断概率。预测值受流行率的影响，不同流行率的人群中疾病的预测值不同。

1. 阳性预测值（positive predictive value，PPV 或 +PV） 表示在诊断试验结果患某病的人数中，真正患某病人数所占的百分率，也叫诊断试验后患病的可能性。理想诊断试验的阳性预测值为 100%。

$$阳性预测值 = \frac{a}{a+b} \times 100\% = \frac{TP}{TP+FP} \times 100\%$$

阳性预测值主要受流行率的影响，流行率越高，阳性预测值越高。临床医生结合某病的流行率和诊断试验的确诊人数就能预测就诊者患某病的可能性大小。当流行率一定时，诊断试验的特异性越高，阳性预测值越准确。

2. 阴性预测值（negative predictive value，NPV 或 -PV） 表示在诊断试验结果未患某病的人数中，真正未患某病人数所占的百分率，也叫诊断试验后非患病的可能性。理想诊断试验的阴性预测值为 100%。

$$阴性预测值 = \frac{d}{c+d} \times 100\% = \frac{TN}{TN+FN} \times 100\%$$

当流行率一定时，诊断试验的敏感性越高，则阴性预测值越高。

3. 流行率（prevalence，P） 表示在受检人群的总人数中，真正患病者所占的百分率，也叫患病的诊断试验前可能性或患病率。

$$流行率 = \frac{a+c}{a+b+c+d} \times 100\% = \frac{TP+FN}{TP+FP+TN+FN} \times 100\%$$

诊断试验的预测值与诊断试验的敏感度、特异度及受试人群中所研究疾病的流行率有关。三者有下列关系：①特异性越高，假阳性率越低，阳性预测值越高；②敏感度越高，假阴性率越低，阴性预测值越高；③受检人群研究疾病流行率越高，假阳性率越低，阳性预测值越高，阴性预测值越低。

$$阳性预测值 = \frac{流行率 \times 敏感度}{流行率 \times 敏感度 + (1 - 流行率) \times (1 - 特异度)}$$

$$阴性预测值 = \frac{(1 - 流行率) \times 特异度}{(1 - 流行率) \times 特异度 + 流行率 \times (1 - 敏感度)}$$

可以看出，即使诊断敏感度和特异度都达到99%，只有在流行率达到50%时，才有较高的阳性预测值。所以在临床诊断中应先询问病史，后对可疑的人做诊断试验检查。

（六）似然比

预测值和流行率随检查人群的不同而改变，诊断敏感度和特异度虽不随检查人群中患病者与非患病者的不同比例而改变，但无法直接判断检查人群的患病可能性，因而用似然比（likelihood ratio，LR）来反映诊断试验的真实性。

似然比是某一特定水平的诊断试验结果在患病者中出现的概率与在未患病者中出现的概率之比，性质稳定，不因流行率的改变而改变。似然比包括阳性似然比和阴性似然比。

1. 阳性似然比［positive likelihood ratio，+LR 或 LR（＋）］ 指用诊断试验检测患病人群的阳性率与非患病人群的阳性率之间的比值，即真阳性率与假阳性率之比，可用于描述诊断试验阳性时，患病与不患病的机会比。LR（＋）提示正确判断为阳性的可能性是错误判断为阳性的可能性的倍数。LR（＋）数值越大，提示能够确诊患有该病的可能性越大。因真阳性率为敏感度，假阳性率与特异度成互补关系，所以阳性似然比也可表示为敏感度与（1－特异度）之比。真阳性率越高，则阳性似然比越大。

$$阳性似然比 = \frac{敏感度}{1 - 特异度} = \frac{TP率}{FP率}$$

2. 阴性似然比［negative lidelihood ratio，-LR 或 LR（－）］ 指用诊断试验检测患病人群的阴性率与非患病人群的阴性率之间的比值，即假阴性率与真阴性率之比。可用于描述诊断试验阴性时，患病与不患病的机会比。LR（－）提示错误判断为阴性的可能性是正确判断为阴性的可能性的倍数。LR（－）数值越小，提示能够否定患有该病的可能性越大。阴性似然比也可表示为（1－敏感度）与特异度之比。

$$阴性似然比 = \frac{1 - 敏感度}{特异度} = \frac{FN率}{TN率}$$

似然比可直接判断一个诊断试验的好坏。LR（＋）＞1.0，当试验结果为阳性时，提示患病可能性增高，LR（＋）= 2.0～5.0认为试验效果不太好，LR（＋）＞10.0认为试验效果是好的。相反，LR（－）＜1.0，当试验结果为阴性时，提示患病可能性降低，LR（－）= 0.2～0.5认为试验效果不太好，LR（－）＜0.1认为试验效果是好的。

（七）ROC曲线

1. 受试者工作特征曲线的概念 受试者工作特征曲线（receiver operator characteristic curve，ROC曲线）又称为感受性曲线，是以真阳性率（敏感度）为纵坐标，假阳性率（1-特异度）为横坐标，并将相对应的点连接起来所形成的曲线，即ROC曲线（图4-1）。传统的诊断试验评价方法根据临界值将试验结果分为阳性和阴性，ROC曲线可以根据多个临界值进行系统的分类评价，使假阳性和假阴性之和最低，试验结果允许多个有序分类，包括正常、大致正常、可疑、大致异常和异常5个等级，或者多个分段计量结果。

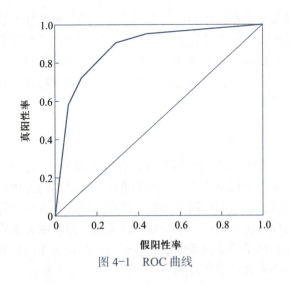

图4-1 ROC曲线

2. ROC曲线主要作用

（1）ROC曲线能很容易地查出任意界限值时对疾病的识别能力：ROC曲线图上的每一点代表某一分界值的一对敏感度和特异度，它能反映不同界限值时两者的变化。

（2）选择最适的诊断阈值（界限值）：ROC曲线是表示敏感度与特异度之间互相关系的一种曲线，所得的曲线可以确定最佳临界值。最靠近左上角的值即为最佳临界值，以该值作为区别正常或异常的临界点。一般多选择曲线转弯处，即敏感度与特异度均较高的点为分界值。一个完美的试验（病与非病两个分布没有重叠）的ROC曲线通过左上角，其真阳性率为1.0或100%，即所有患者均显阳性；假阳性率是0或特异性为100%，即正常人均为阴性。

（3）比较两种或两种以上不同诊断试验对诊断同种疾病的可靠性，ROC曲线围成的面积越大，诊断性能越好。

（八）诊断指数

诊断指数又称正确指数，为敏感度与特异度之和减去1所得的数值，可以用于两种诊断方法的比较，理想的诊断指数为100%。其计算公式如下：

$$诊断指数 =（敏感度 + 特异度 -1）\times 100\%$$

诊断指数表示诊断试验发现真正患某病和非患某病的总能力，其值在 0～1 之间波动，其值越大表明诊断试验的真实性越好。

第三节　检测系统及量值溯源

一、检测系统性能的验证与确认

新购置的检测设备在常规应用前应对检测系统中的各种性能参数进行评估，主要包括参数设置、校准品溯源性分析及校准等程序。如果与性能参数配套的组成检测系统的其他因素（分析仪配套的试剂、校准品、工作用水的质量以及具体的操作人员等）不符合相关标准或要求，仍会影响仪器的分析结果。因此，必须对新建立的检测系统进行验证、确认后才能应用于临床。

（一）检测系统性能的验证

如果实验室采用的分析系统具有溯源性，即除仪器外，与仪器配套的试剂校准品、质控品、消耗品等完全按照仪器生产厂商的要求建立，产品的分析性能已经过厂商详细评价，所有分析性能资料已被原产国有关监督机构认可并获得生产许可，且已获得我国国家市场监督管理总局的进口许可，实验室用该系统对患者的标本检测前，需对该检测系统进行验证，用实验结果验证该系统能够达到与厂商报告相一致的水平。验证内容至少应包括精密度、正确度和可报告范围。

（二）检测系统性能的确认

实验室如果要自建检测系统或对厂商完整的检测系统中的任何一个组分做出改变（除非有充分证据证明这种改变对该分析系统的性能没有影响），都必须对该系统的性能进行全面确认，用确认实验的结果来确认该系统的预期水平和应用要求。确认内容主要包括精密度、正确度、检出限、可报告范围、生物参考区间等。

检测系统在使用过程中，由于机械部件磨损、材料变质，检测系统的组成发生变化或检测系统的运行环境发生改变时，各种性能也会随之发生变化。为了保证检测系统的持续有效性，实验室应根据情况对其性能进行定期或不定期的验证或确认。以下情况发生时应进行系统性能的验证与确认：新项目在应用于临床之前；仪器停用一段时间经过修复以后再次使用之前；仪器的关键参数或量值发生改变时；更换其他厂家试剂，原试剂生产厂家试剂盒的方法发生改变或其中的成分或浓度发生重要调整时。除此之外，检测系统即使在运行完全正常的情况下也要最少每年进行一次性能的验证或确认。

二、检测系统与量值溯源

（一）检测系统与量值溯源

检测系统是指完成一个检验项目的测量所涉及的仪器、试剂、校准品、操作程序、设备维护程序等的组合。如果是手工操作，还应包括具体的操作人员。通过一条具有规定不确定度的、不间断的传递链（或实验室间的比对等），使测量结果或标准值能够与规定的参考标准（通常是国家或国际标准）联系起来的特性，使得测量结果的准确性得到保证和验证，称为量值的溯源性。测量结果和参考标准的联系可以是直接的，也可以通过中间测量程序和校准物间接进行，即溯源链可长可短。通过校准为检测系统确定标准值，以保证检验结果的准确性和一致性，也可通过实验室间的比对，实现一定程度的可溯源性。

（二）量值溯源的基本原理

量值溯源可以提高检验结果的准确性，提高不同实验室检验结果的可比性，是提高检验质量的重要手段，检验结果的溯源性将可能会成为临床实验室检验工作和检验试剂生产的重要质量指标。

临床检验的量值溯源可以有不同模式，但其中心内容是使各测量方法的测量值与公认的标准发生联系（图 4-2）。

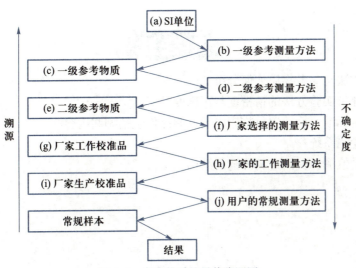

图 4-2 参考物质的量值溯源图

一个样品或参考物质的测量结果的溯源性是通过一系列对比测量而建立，对比测量中的测量过程和校准物质的计量学等级由低到高组成一条连续的链（溯源链）。链的顶端是国际单位制（SI）单位（基本或导出单位），SI 单位国际通用，不随时间和空间的变化而变化，因此它们是溯源链的最高等级。用决定性方法根据国际单位的定义，对样品进行检测，就获得了一级参考物质，再用一级参考物质去标化二级参考方法，然后用二级参考方法去校对样品检测，就得到二级参考物质，用二级参考物质去标化厂家自建的首选测量方法，然后对样品检测就得到了厂家工作校准品，然后厂家为用户提供商用校准品，对用户检测系统进行校准。这样就保证了检测标准的一致性，从下往上实现可溯源性，从而为实现样本的准确检验提供了必要的条件。

　　溯源链自上而下各环节的溯源性逐渐降低，而不确定度则逐渐增加，因此量值溯源过程应尽量减少中间环节。从计量学角度上讲，理想的情况是用一级参考测量方法直接测量样品，省去所有中间环节，这在临床检验中显然是不可能的。因为临床实验室条件无法达到参考实验室的要求，而只能依赖所使用的商品试剂盒、校准品所赋值的溯源等级，而商品试剂盒的生产厂商可以提供校准品的计量学溯源链。

微课：检测系统的量值溯源

第四章考点提示

第四章在线测试

（三）量值溯源的意义

　　参考物质通过公认的参考方法进行标化，其量值可溯源到上级参考方法或参考物质。在临床实际工作中使用该参考物质校准常规的检测系统，测定出实验样品的分析物含量接近使用参考方法测定所获得的结果。因此，通过溯源的参考物质校准常规方法，测定实验样本结果的准确性可溯源到参考方法。建立和保证检验结果的溯源性是实现检验结果准确性的有效手段，是实验室之间检验结果具有可比性和一致性的前提。又因为参考物质是处理过的样本，与实验样本的基质有差异，使参考方法的准确度不能完全通过参考物质传递给实验样本，所以在使用时对参考物质的量值可能有一定的调整。

思考题

1. 实验方法与参考物质如何分级？
2. 如何评价实验方法的精密度与正确度？
3. 何为金标准？检验项目临床应用性能评价包括哪些内容？
4. 何为检测系统？
5. 何为量值溯源？简述溯源链的结构。

（沈　超）

第五章　酶学分析技术

学习目标

1. 掌握：酶活性单位的表示方法和计算，酶活性测定的终点法、定时法和连续监测法，代谢物的酶学测定，血液中酶的来源。

2. 熟悉：酶促反应进程，酶促反应动力学，酶活性测定的直接法与间接法，酶活性测定的影响因素。

3. 了解：同工酶的产生机制和测定方法，酶活性单位的校准，空白管与对照管的区别。

4. 具备运用酶学分析技术检测体液代谢物及酶活性的能力。

5. 根据酶学分析技术的要求，能正确控制影响检验结果的因素。

第五章
思维导图

酶（enzyme）是由活细胞产生的对特异底物具有高效催化作用的蛋白质，属于生物催化剂，是临床酶学分析技术的主体。酶学分析技术是用于检测标本中酶活性或以酶作为试剂测定某待测物浓度的分析方法。自20世纪70年代发展以来，随着现代免疫学技术的渗透和自动生化分析技术的广泛使用，酶学分析在临床医学上进入了一个崭新的时期，目前临床酶学分析在临床生化实验室常规工作量中所占的比例大幅提高，是临床生物化学检验的一项重要内容。

人体内绝大多数代谢反应都是在酶的催化作用下进行的，当酶的编码基因变异或表达异常，可导致酶分子缺陷，引起疾病；组织细胞病变，也可导致酶的质和量（或活性）及代谢物浓度改变，因此，酶学分析在临床诊断上具有重要意义。

第一节　酶学分析技术基本知识

酶学分析的重要内容之一是对酶进行测定，包括酶绝对质量测定和相对质量（酶活性）测定两种方式。酶绝对质量测定是将酶作为一种蛋白质，对其酶蛋白质量进行定量测定的方法；酶活性测定（相对质量）是将待测酶作为一种催化剂，对其催化反应速率进行定量，以间接代表酶含量的测定方法。由于大部分酶在血液中含量极微（在μg/L甚至ng/L水平），故直接测定酶的绝对质量比较困难，除少数酶如肌酸激酶同工酶（CK-MB）、α_1-抗胰蛋白酶等少数可用免疫方法直接测定其质量外，绝大多数都是根据酶具有高效催化活性的特点测定酶的活性，相对简单且方便，因此临床上广泛采用酶活性测定用于间接代表酶的含量。

一、酶测定的基础知识

（一）酶活性的概念

微课：酶学分析技术基本知识（1）

酶活性（enzyme activity）又称酶活力，用于表示酶催化底物的能力。对某一酶促反应来讲，单位时间内底物消耗量越大或产物的生成越多，就表示此酶活性越大；反之，则越小。酶活性一般用酶促反应速率来表示，即在规定条件下，单位时间内底物（substrate，S）的减少量或产物（product，P）的生成量。

$$v = \Delta[P]/t \text{ 或 } -\Delta[S]/t$$

式中，v 为反应速率；$[P]$ 为产物浓度；$[S]$ 为底物浓度；t 为反应时间。

在实际测定时，底物设计往往浓度大且过量，难以准确测定其消耗量，而产物从无到有，测定方便，因此以测定单位时间内产物的生成量较多用。

（二）酶活性单位

酶活性大小通常用酶活性单位多少来计量。酶活性单位是指在一定条件下，单位时间内催化生成一定量的产物或消耗一定量的底物所需的酶量。酶活性单位有 3 种表示方法，即惯用单位（一定的反应量/一定的反应时间）、国际单位（$\mu mol/min$）和 Katal 单位（mol/s）。

1. 惯用单位　20 世纪 50 年代以前常用，由酶活性测定方法的建立者所规定的单位。如碱性磷酸酶（ALP）的金氏单位（King）、氨基转移酶的卡门氏单位（Karmen）等。由于各单位对反应条件及物质量的定义不同，彼此难以比较，给临床诊断带来困难，现在已极少使用。

2. 国际单位（IU）　1963 年国际酶学委员会（International Enzyme Commission，IEC）推荐采用国际单位（international unit，IU）作为统一标准，即在规定条件下（25℃，最适底物浓度，最适 pH），每分钟催化 1 μmol 底物转变成产物所需的酶量，即 1IU = 1 $\mu mol/min$。为了便于不同地区应用，以及加快反应速率，目前临床测定酶活性时，温度大多选择 37℃，故常省略"国际"二字，将 IU 简写为 U。

3. Katal 单位（催量）　为了与国际单位制（SI）相接轨，国际生物化学协会于 1979 年提出 Katal 单位（也称催量，可简写为 Kat）。1 Katal 指在规定条件下，每秒钟催化 1 mol 底物的酶量，即 1 Katal = 1 mol/s。由于 Katal 单位相对于血清中的酶量而言其单位太大，可用 nKatal 表示。1 Katal = 10^9 nKatal。

国际单位与 Katal 单位之间的关系：

$$1 \text{ U} = 1 \text{ }\mu mol/min = 1 \times 10^{-6} \text{ mol}/60 \text{ s} = 16.67 \text{ } n\text{Katal}$$

（三）酶活性浓度及其计算

酶活性浓度是指单位体积样本中的酶活性单位。近些年来，我国及世界各地的临床实验室习惯使用 IU/L（或 U/L）来表示体液中酶活性浓度，Katal/L 较少用。

在计算酶活性浓度之前，首先应明确测定方法的酶单位定义，确定物质量、体积和时间的单位，然后进行计算。

1. 标准比较法　同时测定标准管和样品管吸光度，根据标准液浓度，即可求出样品反应体系中产物的生产量（或底物的消耗量），再按下列公式计算样品的酶活性单位。

$$U/L = \frac{产物的生成量}{每一酶单位规定的产物生成量} \times \frac{每一酶单位所规定的温育时间}{酶反应温育时间}$$

$$\times \frac{1\,000\,mL}{酶反应时样品的实际用量(mL)}$$

$$U/L = \frac{A_u - A_c}{A_s - A_b} \times 标准液含量 \times \frac{1}{酶反应温育时间}$$

$$\times \frac{1\,000\,mL}{酶反应时样品的实际用量（mL）}$$

式中，A_u 表示样本管吸光度；A_c 表示对照管吸光度；A_s 表示标准管吸光度；A_b 表示空白管吸光度。

2. 吸光系数法　在分光光度法测定中，也可利用底物或产物的摩尔吸收系数加以计算，无须作标准管或标准曲线。摩尔吸收系数（κ）是在特定条件下，光径为 1.00 cm 时，1.00 mol/L 吸光物质对特定波长光的吸光度。根据朗伯-比尔定律，有如下关系：

$$c = \frac{A}{\kappa \cdot L}(mol/L)$$

根据国际单位的定义，样品中酶活性浓度（U/L）计算公式如下：

$$U/L = \frac{\frac{A}{\kappa \cdot L} \times 10^6 \mu mol/L}{1\mu mol} \times \frac{酶单位规定的保温时间}{实际保温时间} \times \frac{V_T}{V_S}$$

式中，A 表示吸光度；κ 表示摩尔吸收系数 [L/（mol·cm）]；L 表示光径（cm）；V_T 表示反应体系总体积（mL）；V_S 表示样品体积（mL）。

在实际工作中，特别是自动化分析测定同一种酶时，条件固定，从理论上来讲，V_T、V_S 和 L 均为固定值，κ 为常数，上述公式可简化为：

$$K = \frac{10^6}{\kappa} \times \frac{V_T}{L \times V_S}$$

$$U/L = \Delta A / t \times K$$

K 亦称计算因数值（Factor，F 值），常用于临床酶活性测定的计算与校准。如连续监测法测定血清 LDH 活性浓度，已知 NADH 的 κ 为 6.22×10^3（L·cm^{-1}·mol^{-1}），血清 50 μL，底物液 1 mL，比色杯光径 1 cm，则 $K=$（$10^6 \times 1.05$ mL）/（6.22×10^3 L·cm^{-1}·mol^{-1} × 1 cm ×

0.05 mL）= 3 376 mol/L。

系数 K 对酶的测定具有十分重要的意义。K 过高，虽然测定的线性范围较宽，但重复性差；K 过低，虽然精密度较好，但检测线性范围窄。因此应根据实际情况进行合理的设置，同时还应考虑被测酶的参考区间上限及测定时间两个方面，以保证测定结果的可靠和实用。

通常自动分析仪吸光度噪声都需控制在 0.001，即保证对同一溶液反复测定时，吸光度测量误差控制在 0.001 左右。如 K 为 8 000，每分钟测定吸光度如有 0.001 的微小变化，根据上式将出现 8 U/L 左右的误差，这对参考值较低的酶如转氨酶来说显然太大。如测定时间只有 0.5 min 时，K 一般不超过 4 000。改变 K 最简单的方法是改变样本的稀释度，稀释倍数越大，K 越大。

在酶活性测定试剂盒的说明书中，一般都标明了指示物的理论 κ，有些还直接给出了系数 K，其系数 K 是根据测定程序中样品用量和反应液体积比例，以理论摩尔吸收系数 κ 计算而来，称之为理论 K。各厂家虽然设置是同一测定项目的同一方法，但由于设置的样本与试剂体积比不同，K 也有较大差别。因此，理论 K 仅供用户求实测 K 时的参考。

常用指示物的 κ 与用途见表 5-1。

表 5-1 常用指示物的摩尔吸收系数与用途

指示物	主波长/nm	$\kappa/(L \cdot cm^{-1} \cdot mol^{-1})$	次波长/nm	$\kappa/(L \cdot cm^{-1} \cdot mol^{-1})$	用途
NADH	340	6.22×10^3	380	1.33×10^3	测 ALT、AST、LDH、α-HBD 等
NADPH	340	6.22×10^3	380	1.33×10^3	测 G6PD、CK
对硝基苯酚	405	18.5×10^3	476	0.20×10^3	测 ALP
对硝基苯胺	405	9.9×10^3	476	0×10^3	测 γ-GT
5-硫代-2-硝基苯甲酸	405	13.6×10^3	476	2.80×10^3	测 ChE

（四）正常上限升高倍数

正常上限升高倍数（upper limit of normal，ULN）是指样本酶活性测定结果与其参考范围上限的比值。酶活性浓度是一个相对的概念，与测定方法及测定条件有关，影响因素很多，各实验室之间测定结果难以比较，参考范围也难以统一。为了直观地反映酶含量的变化，将测定值转化成 ULN 更容易为临床医生所接受，在相应校准品、测定方法尚未完全统一时，使用 ULN 也有一定好处，但要考虑到性别、年龄的差异。

二、酶活性单位的校准

酶活性测定的影响因素很多，以至于同一样本用相同的试剂在不同的仪器上，或同一方法用不同厂家的试剂盒在同一仪器上测定时，结果都会有较大的差异。为使结果有可比性，在试剂制备时从影响因素上进行统一较为困难，而在试剂制备及样本测定后进行校准（校正、定标）则相对简单、实用。

酶活性测定的校准常用两种方式：一是用实际测定的摩尔吸收系数 κ 进行校准，二是用酶校准物进行校准。

1. 用实际测定的 κ 校准　在一个固定的测定系统内，即用同一厂家生产的仪器与配套试剂盒测定时，用速率法测定酶活性的计算公式中的计算因数 K 是一个常数，此时可采用厂家给定的 K（亦即理论摩尔吸收系数 κ 和理论 K）。但实际上很难固定一个测定系统，且测定条件（如 pH、温控的准确性、仪器波长的准确性、加样系统状况、比色池光径及磨损与清洁度、存在杂光等）变化时，若不符合要求或发生变化都会影响指示物的 κ，κ 发生变化，则 K 就会发生变化。因此，需要用实际测定的 κ 来计算真实的 K。

实测 κ 校准即是用实际测定的 κ 确定 K（实测 K）。使用已知浓度的指示物标准品（如 NADH、4-NP、4-NA 等）或底物（如葡萄糖）等作为样本进行酶活性测定，根据测出的吸光度计算出真实摩尔吸收系数 κ，然后根据实测 κ 得出实测 K。该法简单、实用，可消除或减少测量系统的系统误差，提高测定结果的准确性，很多常规实验室采用此法。

例：己糖激酶（HK）法测定葡萄糖 NADPH 的 κ 与 K 校准。

已知葡萄糖校准液浓度为 5.56×10^{-3} mol/L，校准液体积为 5 μL，HK 法试剂量为 450 μL，在 340 nm 处，光径 1 cm，用空白管调零后测得吸光度为 0.353，求 NADPH 的真实 κ 和 K。

解：根据 Lambert-Beer 定律

NADPH 的真实摩尔吸收系数 $\kappa = (A \times V_T)/(c \times L \times V_S)$

$= (0.353 \times 455 \text{ μL})/(5.56 \times 10^{-3} \text{ mol/L} \times 1 \text{ cm} \times 5 \text{ μL}) \approx 5.778 \times 10^3 (\text{L} \cdot \text{cm}^{-1} \cdot \text{mol}^{-1})$

NADPH 的真实 $K = (10^6 \times V_T)/(\kappa \times L \times V_S)$

$= (10^6 \times 455 \text{ μL})/[5.778 \times 10^3 (\text{L} \cdot \text{cm}^{-1} \cdot \text{mol}^{-1}) \times 1 \text{cm} \times 5 \text{ μL}]$

$\approx 1.575 \times 10^4$ mol/L

用实测的 κ 校准，即为用实测的 K 校准。

2. 用酶校准物校准　用实测的 κ 校准的测定环境与用样本加至试剂后的真实环境不一样，存在基质效应。因此，IFCC 指出使用公认的酶校准物来校准常规方法，以增加酶活性测定的可靠性。

利用稳定的、定值准确的酶校准物或酶参考物进行校准后得到 K 值，目前国内外推荐有证参考物（certified reference material，CRM）、标准参考物（standard reference material，SRM）和酶参考物（ERM）用于酶学测定的校准。这些物质的定值可溯源各自的参考方法或推荐方法。该方法代表了目前国际上临床酶学标准化的一个新途径。

可用作酶活性测定的校准物分为两类。一类是产物的基准物质，如对硝基苯酚、对硝基苯胺等，可用于校准仪器的摩尔吸收系数；产物 NAD（P）H 的摩尔吸收系数可以用葡萄糖测定试剂（己糖激酶法）来校正。另一类称酶校准物，多用人血清或动物血清作介质，目的是与标本基质接近。在实际工作中，使用酶校准物的优点如下：①改进方法间的符合程度；②缩小方法内因保护剂、原材料等试剂配方不同等造成的差异；③校正试剂稳定性稍有下降造成的误差；④校正仪器的某些系统误差，如波长、温度、加样误差等。但需注意的是，酶校准物无法补偿分析系统自身的性能缺陷，而且不同的检测系统应使用不同的校准物。

对同一个样本来说，一个有良好精密度的测定系统，速率法测定酶活性国际单位的计算公式中 $\Delta A/t$ 在校准前后应是相同的，即使出现偏差，也应是在系统本身的不精密度所造成的误差范围内。设酶校准物的活性浓度测定值为 U_L，理论 K 为 K_L，酶活性浓度校准值为 U_J，校准 K 为 K_J，根据公式 $U = \Delta A/t \times K$，可得出校准 K。

$$\frac{U_J}{K_J} = \frac{U_L}{K_L} \quad 则 \quad K_J = K_L \times \frac{U_J}{U_L}$$

例：生化分析仪 K 的校准。在 K 为 3 000 μmol/L 的某生化分析仪上测定 80 U/L 的某酶校准物及某一未知酶样本，测定结果分别为 100 U/L、200 U/L。假定其恒定系统误差可以忽略不计，求校准后 K 和患者样本校准后的酶活性浓度。

解：将酶校准物当成样本检测，即 U_L=100 U/L，已知 K_L=3 000 μmol/L，U_J=80 U/L，根据公式，校准 K 为

K_J=（3 000 μmol/L×80 U/L）/100 U/L = 2 400 μmol/L

已知患者样本测定值为 U_L = 200 U/L，校准后的酶活性浓度为

U_J=（2 400 μmol/L×200 U/L）/3 000 = 160 U/L

此方法是一种理想校准方法，实际操作简便，可对酶测定中仪器、试剂及反应条件等差异造成的偏差进行校准，还可促进方法间的一致性和增加常规酶测定方法的可靠性，可使不同实验室之间的测定结果相对统一。但由于酶制品提纯难、不稳定，且提纯酶与血清酶反应性不一定一致，所以此校准方法长期未解决。近年来各种动物源性、人源性酶制品，特别是源于基因工程的酶制品已相继研制成功，将为该方法学提供巨大的发展空间。

三、酶促反应动力学

微课：酶学分析技术基本知识（2）

酶促反应动力学（kinetics of enzyme-catalyzed reaction）主要研究的是酶促反应速率规律及其影响因素。这些因素包括底物浓度、酶浓度、温度、pH、激活剂和抑制剂等。通过酶促反应动力学研究，可以掌握酶促反应速率的规律，指导选择酶作用的底物种类、确定底物浓度，确定酶作用的最适温度、pH、激活剂和抑制剂类型和含量等，从而准确测定酶活性或代谢物浓度。

（一）中间复合物（络合物）学说和米–曼氏方程

1903 年 Henri 通过蔗糖酶水解蔗糖的实验发现，在酶浓度不变的情况下，酶促反应速率与底物浓度之间呈矩形双曲线关系（图 5-1）。即随着底物浓度的增加，酶促反应依次经过一级反应、混合级反应和零级反应三个阶段。

根据实验结果，Henri 和 Wurtz 提出了中间复合物学说。该学说认为，当酶催化某一化学反应时，酶首先与底物结合形成中间复合物（ES），然后生成产物（P），并释放

出酶。反应用下式表示：

$$E + S \rightleftharpoons ES \longrightarrow E + P$$

式中，E 代表酶，S 代表底物，ES 代表中间复合物，P 代表产物。

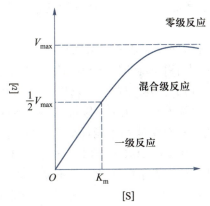

图 5-1 酶促反应速率与底物浓度的关系

中间复合物学说指出，酶浓度和底物浓度是决定酶促反应速率的两个关键因素。当底物浓度较低时，酶分子未被底物饱和，中间产物随着底物浓度的增加而增加，反应速率与底物浓度成正比，该阶段为一级反应；随着底物浓度的增加，大部分酶分子已被底物饱和，自由酶分子很少，不能使中间产物成正比增加，反应速率与底物浓度不成正比，该阶段为混合级反应；当底物浓度达到一定量时，所有酶分子已被底物充分结合达到饱和状态，再增加底物浓度也不能增加中间产物浓度，反应速率达到最大值，该阶段为零级反应。在零级反应阶段，反应速率不受底物浓度的影响，只与酶活性浓度成正比。

1913 年 Michaelis 和 Menten 根据中间复合物学说进行数学推导，得出了单底物的酶促反应速率（v）与 [S] 关系的公式，即著名的米-曼氏方程式，简称米氏方程：

$$v = \frac{V_{max} \times [S]}{K_m + [S]}$$

式中，v 代表酶促反应速率，V_{max} 代表最大反应速率，[S] 代表底物浓度，K_m 代表米氏常数。

（二）K_m 的含义及应用

由米氏方程可知，当 $v = 1/2 V_{max}$ 时，$K_m = [S]$。因此，K_m 值为反应速率达到最大反应速率一半时的底物浓度，单位是 mol/L，与底物浓度的单位一样。K_m 是酶的特征性常数之一，只与酶的结构、底物性质及反应条件（如温度、pH、离子强度等）有关，而与酶浓度无关。

1. 鉴别酶的种类 K_m 是酶的特征性常数。同一种酶的 K_m 值相同，不同种类的酶 K_m 值不同，同工酶对同一底物的 K_m 值也不相同。对于一种未知的酶，可在规定条件下测定其 K_m 值来判断是否为不同的酶。

2. 反映酶与底物的亲和力　酶与底物亲和力与 K_m 成反比。由米氏方程可见，K_m 越大，酶与底物亲和力越小，K_m 越小，酶与底物亲和力越大。可直接用 $1/K_m$ 表示酶与底物亲和力的大小。

3. 选择酶的最适底物　当酶有几种不同的底物存在时，K_m 最小的底物为该酶的最适底物或天然底物。酶活性测定时，应优先选择酶的最适底物，使酶促反应更容易进行，并节省底物用量。

4. 计算不同底物浓度时酶促反应速率与最大反应速率的比率，设计适宜的底物浓度　由米氏方程计算得出：当 [S]=1K_m 时，v=0.5V_{max}；当 [S]=9K_m 时，v=0.90V_{max}；当 [S]=19K_m 时，v=0.95V_{max}；当 [S]=99K_m 时，v=0.99V_{max}。由此可以计算出不同底物浓度时酶促反应速率相当于最大反应速率的比率，以推算酶的活性中心被底物饱和的分数。

酶促反应进程曲线表明，只有初速率才能真正代表酶活性。为了使酶反应的初速率接近 V_{max}，一般要求 [S] 设计在 10～20K_m，此时 v 相当于 V_{max} 的 90.9%～95.2%、底物消耗率为 1%～5%，这样既可近似表示酶活性，又不至于使底物浓度过高而造成浪费。

5. 判断可逆反应的速率　对于可逆反应，如测得该酶催化正逆两个方向底物的 K_m 值及底物浓度，基本上可推测其催化反应的方向及催化速率。

6. 判断酶偶联反应的限速反应　在多个工具酶催化的连锁反应体系中，各工具酶的 K_m 值是不相同的，一般 K_m 值最大的酶所催化的反应是该酶系反应中的限速反应，该酶则为限速酶。

7. 计算工具酶的用量　在利用工具酶测定代谢物浓度或酶活性时，可根据米氏方程来计算工具酶的用量。

（三）V_{max} 的含义及应用

1. V_{max} 的含义　酶促反应的最大反应速率（V_{max}）是指酶完全被底物饱和时的反应速率，与酶活性浓度成正比。在一定的酶活性浓度和测定条件下，对于特定的底物，V_{max} 也是一个常数。

2. V_{max} 的应用　如果已知酶量，则可用 V_{max} 计算酶的转化率（turnover number，TN），即当酶被底物充分饱和时，单位时间内每分子酶可将底物转变成产物的分子数。计算公式如下，单位是（s^{-1}）。

$$TN = \frac{V_{max}}{[E]} = \frac{底物转化量(mol \cdot L^{-1} \cdot s^{-1})}{酶量(mol/L)}$$

例如，10^{-4} mol/L 碳酸酐酶溶液 2 s 催化生成 0.6 mol/L 碳酸，则 TN = $(0.6/2)/10^{-4} s^{-1}$ = $3 \times 10^3 s^{-1}$。

TN 代表酶的催化效率，TN 越大，酶的催化效率越高。大多数酶的 TN 在 10^1～10^4 s^{-1} 范围内。

（四）K_m 和 V_{max} 的测定

如果用 v 对 [S] 作图所得的双曲线求 K_m 和 V_{max} 不够现实，因为根据米氏方程计算可知，要使 v=99%V_{max}，则 [S] 要达到 99K_m，如此高浓度的底物已超过底物的溶解度，而且实验成本高，实际上是做不到的，况且 V_{max} 是一个渐近值，不可能从实验中直接得到。如果将双曲线的米氏方程转换成直线方程，然后根据直线的斜率或用外推法处理，则可以方便地求得 K_m 和 V_{max}。最常用的方法为 Linweaver-Burk 双倒数作图法。

将米氏方程作两侧同时取倒数，得

$$\frac{1}{v} = \frac{K_m + [S]}{V_{max}[S]} = \frac{K_m}{V_{max}} \cdot \frac{1}{[S]} + \frac{1}{V_{max}}$$

令 $1/v = y$，$K_m/V_{max} = b$，$1/[S] = x$，$1/V_{max} = a$，上式可改写为 $y = bx + a$，即直线方程。以 $1/v$ 为纵坐标，$1/[S]$ 为横坐标作图可得一条直线。纵轴截距为 $1/V_{max}$，斜率为 K_m/V_{max}，横轴截距为 $-1/K_m$（图 5-2）。根据 $1/K_m$ 和 $1/V_{max}$ 的数值即可求得 K_m 和 V_{max}。

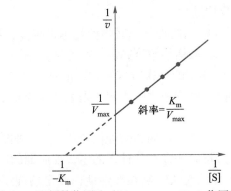

图 5-2 双倒数作图法（Lineweaver-Burk 作图法）

四、酶促反应进程

酶促反应不同于一般的化学反应，反应不能瞬间完成。一个典型的酶促反应过程一般包括延滞期、线性期、非线性期三个阶段。如果将酶促反应过程中的产物生成量（或底物消耗量）对反应时间作图，可得到酶促反应时间进程曲线（图 5-3）。

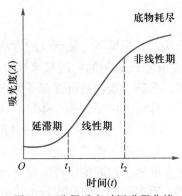

图 5-3 酶促反应时间进程曲线

从酶促反应时间进程曲线可以看出，酶促反应各期具有以下特点。

1. 延滞期　对单一酶促反应，在过量的底物存在下，底物与酶结合启动酶促反应。由于温度、酶与底物分子及激活剂等结合（混匀）程度的影响，致使反应速率一开始时较慢，底物或产物的变化量与时间不成正比，称为延滞期。此期时间从数秒到数分钟，通常为 1～3 min。

2. 线性期　经过延滞期后，酶与底物分子结合增多，反应速率达到并保持恒定速率进行反应的时期，称为线性反应期（liner phase）。此时，反应速率（v）与底物浓度〔S〕的零次方成正比，又称为零级反应期（zero order）。即反应速率不受底物浓度的影响，而只与酶活性浓度成正比，是酶活性测定的最佳时期，一般为 1～5 min。

此期底物虽有部分消耗，但未明显改变酶促反应速率，为反应初速率，初速率是指底物消耗量小于 5% 时的反应速率。

3. 非线性期　随着反应时间的推移，底物消耗越来越多，酶促反应速率明显下降，偏离线性期，进入非线性期。酶活性浓度越高，线性期就越短。若为单底物反应，此时反应速率（v）与底物浓度〔S〕的一次方成正比，故称为一级反应期（first order），如果反应速率受两种或两种以上底物浓度的影响，则为二级或多级反应。此期的酶促反应速率不再与酶活性成正比。

因此，代表酶活性大小的是线性期的酶促反应速率。要准确测定酶活性，必须找出酶促反应的线性期，即在过量底物存在条件下的零级反应期的速率，而避开延滞期和非线性期。传统的手工分析技术无法准确在线性期内测定酶促反应速率，故结果不够准确。自动生化分析仪能方便准确地找到线性期，结果准确可靠。

第二节　酶活性测定方法

微课：酶
活性测定
方法

按照检测时段的不同，酶活性测定方法可分为定时法（fixed time assay）和连续监测法（continuous monitoring assay）两大类。

一、定时法

定时法又称终点法、两点法，是早期测定酶活性的方法。通过测定酶促反应开始后一段时间内（t_1～t_2）产物的生成量或底物的消耗量来计算酶活性。该方法一般需要在反应进行到一定时间后用强酸、强碱、蛋白质沉淀剂等终止反应。

定时法酶促反应的进程有三种可能情况（图 5-4）。

从 t_1 到 t_2 三种反应虽然所生成的产物量相同，但实际反应有很大区别。曲线 1 说明酶促反应已接近终点，速率已经减慢；曲线 2 说明在反应早期存在延滞期；曲线 3 完全处在线性期，可以用定时法准确测定代表酶活性的反应速率。

定时法的优点是操作简单，因最后测定时酶促反应已被终止，故比色时无须保温设备，显色剂的选择也不用考虑对酶活性的影响。缺点是如果不做预试验则难以确定酶促反应进程（t_1～t_2）是否处于线性期（零级反应），难以确保测定结果的准确性。理论上

讲，用此方法测定酶活性应先做预试验找出酶促反应速率恒定的时期，确定线性时间，

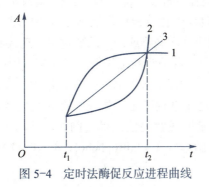

图 5-4 定时法酶促反应进程曲线

然后在这段时间进行测定，以避开延滞期和非线性期。

实际测定时，延滞期很短并难以确定，对酶活性测定产生的影响可以忽略不计。随着保温时间的延长，酶变性失活加速；随着底物的减少和产物的增多，逆反应也加强。因此，定时法时间段的预定，一般从保温一开始就计时（t_1），至终止时间（t_2）不宜过长，一般以 30 min 左右为宜。

二、连续监测法

连续监测法又称为速率法、动力学法，是指在酶促反应的线性期（零级反应期）每间隔一定时间测定一次产物或底物的变化量，根据其变化量间接计算酶活性浓度的方法（图 5-5）。

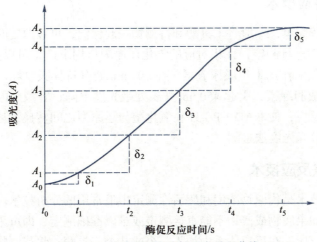

图 5-5 连续监测法酶促反应进程曲线

连续监测法的优点是即时观测反应进程，可将多点测定结果绘图连线，快速、直观地查看反应进程，很容易找到反应的线性期，结果准确可靠，标本和试剂用量少，可在短时间内完成测定。与定时法不同的是无须终止酶促反应进程，不需要添加其他显色

试剂。

连续监测法要求准确地控制温度、pH 和底物浓度等反应条件，并具有恒温装置及自动监测功能，半自动或全自动生化分析仪都能满足这些要求。自动生化分析仪能自动间隔一定时间（10～60 s）测定一次底物或产物的变化量，连续测定多点，以测定结果对时间作图，绘制反应速率曲线，自动判断是否偏离线性期，因而可以选择线性期来测初速率从而计算酶活性，其结果远比定时法所测平均速率准确，在高浓度标本时尤为明显。

连续监测法要求不显色而直接测定产物或底物的变化量，因此，在方法学设计上，可以选择紫外吸收法或色素原底物显色法等。例如，利用 NAD（P）H 在 340 nm 波长紫外吸收的改变、利用对硝基酚（p-nitrophenol，4-NP，PNP）在 405 nm 波长光吸收的变化等。

第三节　代谢物酶学分析技术

代谢物酶学分析技术是指用酶学分析的方法来测定人体内的代谢物或代谢产物浓度的技术。此法因反应条件温和、安全、样品不需预处理可直接测定，方法特异性和灵敏度高等优点，已被广泛应用于体液中各种有机物的测定，如葡萄糖、尿素、肌酐、胆红素、尿酸、胆固醇、三酰甘油、胆汁酸、乳酸、丙酮酸、酮体、唾液酸、氨等，也可以用来测定无机离子和微量元素如钾、钠、氯、无机磷、碳酸氢根、铜、锌、镁等。

在代谢物酶学分析技术中，分光光度法是最常用的测定手段。根据测定方法的原理不同，一般将其分为单酶反应和酶偶联反应两种技术。

一、单酶反应技术

单酶反应比较简单，一般将工具酶和待测物一起保温，可按照定时法或连续监测法对待测产物或底物进行测定，在相对应的氧化还原酶作用下产生可以直接检测的信号。如尿酸在尿酸氧化酶作用下生成尿囊素，在 293 nm 处有特异吸收峰；胆红素在胆红素氧化酶作用下生成胆绿素，引起 450 nm 波长处吸光度下降；乳酸、丙酮酸、酮体、乙醇等经氧化还原反应，使 NAD（P）H 在氧化型与还原型之间转换，从而引起吸光度的变化，很容易用分光光度法检测。

二、酶偶联反应技术

酶偶联反应技术是代谢物浓度和酶活性测定中最常用的分析技术。在待测物浓度或酶活性测定中，如果底物或产物不能直接测定或难以准确测定，即可采用酶偶联反应技术测定。酶偶联反应是在反应体系中加入一个或几个工具酶，将待测物或待测酶催化生成的某一产物转化为可直接测定的产物，从而实现对代谢物浓度或待测酶活性的测定。

微课：工
具酶分析

（一）工具酶

在酶学分析技术中，作为试剂用于测定代谢物浓度或酶活性的酶称为工具酶。常用的工具酶多为氧化还原酶类，因其产物容易被直接监测。以 NAD（P）H 为辅酶或辅基的脱氢酶和过氧化物酶（POD）是常用的酶偶联反应的工具酶。常用工具酶的名称及缩写符号见表 5-2。

表 5-2　常用工具酶的名称及缩写符号

名称	缩写符号	名称	缩写符号
乳酸脱氢酶	LDH	己糖激酶	HK
苹果酸脱氢酶	MDH	肌酸激酶	CK
葡萄糖 -6- 磷酸脱氢酶	G6PD	丙酮酸激酶	PK
谷氨酸脱氢酶	GLDH	甘油激酶	GK
葡萄糖氧化酶	GOD	脂蛋白脂肪酶	LPL
胆固醇氧化酶	COD	胆固醇酯酶	CE
磷酸甘油氧化酶	GPD	脲酶	-
过氧化物酶	POD	肌酐酶	-

酶偶联反应技术是目前临床酶活性和代谢物浓度测定最常用的技术，有时偶联的工具酶不止一个。例如：

$$A \xrightarrow{E_x} B \xrightarrow{E_a} C \xrightarrow{E_i} P$$

式中，A 为底物，B、C 为中间产物，P 为终产物（必须能直接测定），E_x 为待测酶，E_a、E_i 为工具酶。C → P 为指示反应。按照工具酶的作用不同，E_a 又称为辅助酶，E_i 又称为指示酶。

在一系列利用工具酶的反应中，工具酶和底物应适当过量，故工具酶应便宜易得、来源广。一般在富含这些工具酶的生物组织中提取，力求方法简单、快速、产量高。对工具酶试剂中的杂质（杂酶、抑制剂等）的含量也要有一定限制，减少或避免干扰测定的副反应。表 5-3 列举了临床用酶偶联反应测定的常用酶与工具酶。

表 5-3　常用酶偶联反应测定的酶

待测酶	测定方法	辅助酶	指示酶	指示系统
丙氨酸氨基转移酶（ALT）	IFCC 推荐方法	无	LD	NAD（P）H
天冬氨酸氨基转移酶	IFCC 推荐方法	LD	LD、MD	NAD（P）H
肌酸激酶（CK）	IFCC 推荐方法	HK	G6PD	NAD（P）H
5′- 核苷酸酶（5′-NT）	5′-AMP 作底物	腺苷酸脱氨酶	GLD	NAD（P）H
	ADA-GLDH 法			
5′- 核苷酸酶（5′-NT）	5′-IMP 作底物	核苷磷酸化酶	POD	NAD（P）H
	NP-XOD-PO 法	黄嘌呤氧化酶		
脂肪酶（LPS）	GK-GPO-PO 法	GK、GPO、共脂酶	POD	H_2O_2

（二）酶偶联反应

1. 酶偶联反应原理　如测定某待测酶（E_x）活性时，根据酶的性质可设计如下反应：

$$A \xrightarrow{E_x} B \xrightarrow{E_i} C$$

待测酶（E_x）催化的反应称为始发反应；反应产物（B）被偶联酶 E_i 催化，产生能被检测的产物 C（如 NADH），故称此为指示反应，此偶联酶 E_i 称为指示酶（indicator enzyme）。利用双试剂，用酶偶联反应实际测定酶活性浓度时，酶促反应进程存在四个时期。①预孵育期：先将 E_i（试剂1）加入样本（含 E_x）中保温，以使内源性底物 A 和产物 B 耗尽，指示反应不检测；②延滞期：加入底物 A（试剂2）启动反应，在启动后一段时间内，产物 B 开始出现并逐渐增加，但仍处于较低水平，指示酶反应速率也较慢，不能代表测定酶的反应速率；③线性反应期（稳态期或恒态期）：随着产物 B 的生成速率等于转化为 C 的速率，E_a 和 E_i 的反应速率相同，反应达到动态平衡，线性期的速率代表真实的酶活性；④偏离线性期（非恒态期）：反应后期，底物已经大部分消耗，反应速率减慢，进入非恒态期。图 5-6 为酶偶联反应双试剂测定 ALT 时吸光度变化曲线。

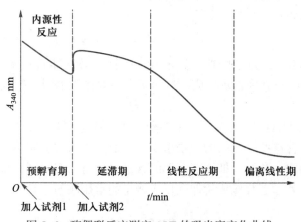

图 5-6　酶偶联反应测定 ALT 的吸光度变化曲线

微课：酶
学反应
技术

2. 常用指示酶及其指示反应　许多项目的测定均有工具酶参与，即所谓共同（或通用）反应途径。近年来在临床生化检验中，最常用的酶偶联指示系统有两个，即脱氢酶指示系统和过氧化物酶指示系统。

（1）偶联 NAD（P）$^+$ 或 NAD（P）H 的脱氢酶指示系统（紫外吸收法）：用作工具酶的脱氢酶（DH）都是以 NAD（P）H 为辅酶的脱氢酶。其反应式如下：

$$P+NAD(P)H+H^+ \xleftrightarrow{DH} PH_2 + NAD(P)^+$$

式中，P 代表待测酶产物。还原型的 NAD（P）H 在 340 nm 波长处有吸收峰，而氧化型的 NAD（P）$^+$ 没有此吸收峰，另外二者在 260 nm 波长处均有吸收峰，这是因为分子中含有腺嘌呤（图 5-7）。因此，测定 340 nm 波长处吸光度的变化可以反映反应体系中

NAD（P）H 量的增减量。另外，NAD（P）H 除了可用紫外吸收分光光度法测定以外，还可采用荧光分析法进行测定，即用波长为 365 nm 的紫外光激发 NAD（P）H，使其在 460 nm 波长处发射强烈荧光加以测定。

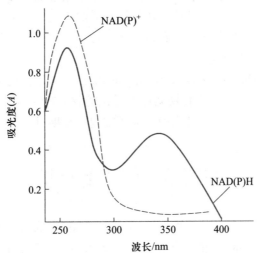

图 5-7 NAD（P）$^+$、NAD（P）H 紫外吸收曲线

目前，运用此类反应测定各种酶活性及代谢物浓度的方法已经成为应用最为广泛的一类方法。如 LDH、MDH、G6PD、GLDH、葡萄糖、尿素、三酰甘油、血氨、β-羟丁酸、ALT、AST、CK、异柠檬酸脱氢酶（ICD）、醛缩酶（ALD）等。但该方法也有几个不足之处。①仪器要求：须使用具有紫外光区的分光光度仪器，如紫外分光光度计等，限制了其应用；②费用较高：要求使用高纯度的酶和辅酶；③灵敏度低：因为 NAD（P）H 的摩尔吸收系数只有 6.22×10^3 L·cm^{-1}·mol^{-1}。

（2）偶联 H_2O_2 的过氧化物酶指示系统（色原显色法）：在临床化学测定中，可利用葡萄糖氧化酶、尿酸氧化酶、胆固醇氧化酶、甘油氧化酶、丙酮酸氧化酶等工具酶分别氧化葡萄糖、尿酸、胆固醇、甘油、丙酮酸等代谢物产生 H_2O_2，再在过氧化物酶（peroxidase，POD）催化下，H_2O_2 与 4-氨基安替比林（4-amino antipyrine，4-AAP）和酚（phenol）反应（POD、4-AAP 和酚统称为 PAP），生成红色醌亚胺，反应如下：

$2H_2O_2$ + 4-氨基安替比林(4-AAP) + 酚 $\xrightarrow{\text{POD}}$ 醌亚胺(红色) + $4H_2O$

Trinder 在 1969 年提出，故称为 Trinder 反应。后来提出了很多酚类或苯胺的衍生物来代替酚，如 2,4-二氯酚、2,6-二氯酚、2-羟基-3,5-二氯苯磺酸、邻联甲苯胺（OT）、四甲基联苯胺（TMB）、邻联茴香胺（ODA）等，极大地提高了生色基团的稳定性和溶解度，以及产物的灵敏度和色泽的稳定性。后来的方法虽然色原成分有所改变，但是仍称为 Trinder 反应。

该系统优点在于：①在可见光范围，便于推广应用；②对酶的纯度要求不高，酶制剂生产方便，价格相对低廉；③灵敏度较脱氢酶指示系统高。该法的主要缺点是容易受维生素 C、尿酸、胆红素、谷胱甘肽等还原性物质的干扰，严重时测定结果可出现假性负值。目前一般多采用双试剂剂型，在试剂 1 中加入抗坏血酸氧化酶、亚铁氰化钾等来消除维生素 C 和胆红素的干扰。

此外，还有酶循环法（enzymatic cycling method），采用催化可逆反应的工具酶来催化底物与产物之间的循环反应（底物循环），使被测物放大扩增，从而使检测灵敏度提高。目前酶循环法测定总胆汁酸已应用于临床常规检验项目。

第四节　同工酶分析

同工酶（isozyme）是指同一种属中由不同基因或等位基因所编码的多肽链单体、纯聚体或杂化体，具有相同的催化功能，但其分子组成、空间构象、理化性质、生物学性质，以及器官分布和细胞定位不同的一类酶。迄今已发现百余种同工酶，且 50% 以上的酶分子都发现有同工酶的存在。

同工酶在体内呈现组织器官或细胞内区域化分布，具有组织特异性，因而同工酶的测定具有很大的临床诊断价值。如测定 LDH 和 CK 的同工酶，其临床疾病诊断意义超过总酶活性测定。体内一些重要的同工酶见表 5-4。

表 5-4　体内一些重要的同工酶

名称（符号缩写）	同工酶种类	相关疾病
肌酸激酶（CK）	CK-MM，CK-MB，CK-BB	心肌梗死，肌病，颅脑损伤，肿瘤
乳酸脱氢酶（LDH）	LDH_1，LDH_2，LDH_3，LDH_4，LDH_5	心肌梗死，肌病，肺梗死，脑病，肿瘤
碱性磷酸酶（ALP）	肝型，肠型，骨型，胎盘型，肾型	肝、胆疾病，骨病，妊娠，肠炎，肿瘤
γ- 谷氨酰转肽酶（γ-GT）	$\gamma\text{-}GT_1$，$\gamma\text{-}GT_2$，$\gamma\text{-}GT_3$，$\gamma\text{-}GT_4$	肝病，梗阻性黄疸
淀粉酶（AMY）	胰型，唾液型	胰腺炎，腮腺炎
丙氨酸氨基转移酶（ALT）	ALT_S，ALT_M	心肌梗死，肝病
天冬氨酸氨基转移酶（AST）	AST_S，AST_M	心肌梗死，肝病
酸性磷酸酶（ACP）	红细胞型，前列腺型，溶酶体型	前列腺癌，血液病，骨肿瘤

一、同工酶产生的机制

根据产生酶分子不同结构形式的原因，可将同工酶分为以下几类。

（一）基因性同工酶

基因性同工酶（genetic isozyme）或原级同工酶（primary isozyme）是由不同基因所编码的多肽链所组成的酶蛋白。不同基因可以是不同染色体或在同一染色体的不同位点上。如 LDH 同工酶是由 H 亚基和 M 亚基组成的四聚体，分别是 H_4（LDH_1）、H_3M_1（LDH_2）、H_2M_2（LDH_3）、H_1M_3（LDH_4）、M_4（LDH_5）。编码 H 亚基的是 a 基因，位于第 12 号染色体，编码 M 亚基的是 b 基因，位于第 11 号染色体。两种亚基分子量相同，均为 135 000，但氨基酸组成不同，其理化性质也不相同。

（二）次生同工酶

次生同工酶或转译后同工酶是由同一基因、同一信使 RNA 转录生成原始的酶蛋白，再经过不同的化学修饰，如磷酸化、肽链断裂、糖链上的糖基增减等形成不同结构的酶蛋白，它们的免疫性往往相同。按照同工酶的定义，该类同工酶不是真正意义的同工酶，它们与遗传因素无关，只是在多肽链上进行化学修饰后形成的多分子形式，即所谓同工酶亚型（同工型）。在遗传学领域中，以研究原级同工酶为主。尽管如此，同工型在电泳分离时也会出现不同条带，并且与基因编码的同工酶用一般方法难以区别，在临床诊断上也具有重要的意义。如 CK 同工酶分为两个亚型，即 $CK-MB_1$ 和 $CK-MB_2$，正常人含量为 $MB_1>MB_2$，发生急性心肌梗死（AMI）时 $MB_2>MB_1$，并且此变化早于 CK 和 CK-MB 的升高。

二、同工酶的测定方法

同工酶的一级结构互不相同，因此其在电荷、溶解度、吸附性、生物学特性、动力学性质、分子量及分子形状等方面均有差异，这就为同工酶的分离与鉴定提供了理论基础。按照检测原理及方法特点分类，同工酶的测定主要有电泳法、色谱法、免疫法、光谱法四大类。

微课：同
工酶分析

（一）电泳法

由于各型同工酶氨基酸组成不同，所带电荷不同，在电场中的电泳迁移率也就不同，据此可对同工酶进行电泳分离鉴定。目前的电泳方法可分为显微电泳、区带电泳和自由界面电泳，其中以区带电泳在临床上应用最广。区带电泳分为谱带分离、活性显色、定量检测三个步骤。

谱带分离是利用电泳原理将同工酶各组分分离，方法与其他蛋白质电泳相似。

活性显色是选择合适的显色系统使谱带呈色。常用的显色系统如下。①偶氮染料：水解酶作用于人工合成的萘酚或萘胺衍生物后产生的萘酚或萘胺，可与偶氮染料如固蓝B、固蓝 BB 等生成深蓝色、紫色重氮化合物。如 ALP、γ-GT 等同工酶的测定。②电子传递染料：脱氢酶催化底物脱下的氢由 NAD⁺ 传递给吩嗪二甲酯硫酸盐（PMS），再由 PMS 传递给硝基四氮唑蓝（NBT），生成不溶性的紫褐色的甲臜。如 LDH 同工酶测定。③荧光染料：水解酶作用于人工合成的荧光色素底物后产生荧光，如 ALP 同工酶测定；或脱氢酶反应后产生的 NAD（P）H 直接在紫外光 365 nm 波长照射下产生荧光，如 ALT、AST、CK 等同工酶测定。

定量检测是将染色后的谱带经光密度扫描仪、荧光计等直接对谱带扫描进行定量分析，或将谱带切下洗脱比色测定。

电泳法简便、快速、分离效果好，并且一般不会破坏酶的天然状态，是临床常规实验室应用最广泛的方法。但用电泳法测定同工酶时，要特别注意酶与免疫球蛋白或其他蛋白质形成的复合物（又称为巨分子酶）的影响，如 CK-BB-IgG、CK-MM-IgA、LDH-IgA 等出现的新的谱带。如果患者同工酶图谱显示的区带数与同工酶数不一致时，要特别注意巨分子酶的存在，最好用其他方法再测定同工酶，以免出现误差。

（二）色谱法

色谱法（层析法）是利用同工酶分子电荷量、亲和力及分子量的不同，可用离子交换色谱法加以分离。此法往往用于同工酶的提纯和制备，方法费时繁琐，通常不适用于临床同工酶的常规检测。

（三）免疫法

同工酶的一级结构不同，因而免疫学性质也不相同。可将同工酶分离纯化后制备抗血清，用于同工酶的分离鉴定。常用的方法有免疫抑制法、免疫沉淀法和免疫化学法。

免疫抑制法是向标本中加入特异性抗体，与该抗体结合的同工酶的活性受到抑制，其他同工酶的活性则不受影响，据此对同工酶加以鉴定。该法简单、快速，适用于急诊及批量样本的自动化测定。免疫沉淀法是向标本中加入特异性抗体，抗体与相应的同工酶形成抗原 - 抗体复合物沉淀，离心后测定上清液中其他型别的酶活性，如 PACP 和胎盘 ALP 的测定。免疫化学法不适用于等位基因编码的同工酶，仅适用于不同基因位点编码的同工酶，因其酶蛋白氨基酸组成差异较大，抗原特异性较强。

（四）光谱法

光谱法是控制酶促反应条件，用光谱光度分析进行酶活性测定的方法。可分为选择性抑制法、底物特异性分析法、热失活法、最适 pH 控制法等。

1. 选择性抑制法　利用一些化学抑制剂对同工酶的选择性抑制的特性，对同工酶进行测定的方法。如前列腺释放的 ACP 受 L- 酒石酸的抑制，而破骨细胞、红细胞等组织来源的 ACP 则不受 L- 酒石酸的抑制，称为抗酒石酸 ACP。将待测样本在不含 L- 酒石酸的基质中测定，得到的是 ACP 总活性，在含 L- 酒石酸的基质中测定，得到的是抗酒石酸 ACP，两者活性之差即为前列腺 ACP 的活性。

2. 底物特异性分析法　利用同工酶对底物的 K_m 及亲和力的差别，对同工酶进行鉴定的方法。如 AST 同工酶的鉴定，在用 L- 天冬氨酸作底物时，细胞质 AST 的 K_m 为

5.07 mmol/L，线粒体 AST 的 K_m 为 0.7 mmol/L，两者差别很大，据此可通过测定它们的 K_m 值加以鉴定。

3. 热失活法　利用各型同工酶对热的稳定性差异的分析方法。如 ALP 同工酶中，ALP_4 耐热而其他同工酶不耐热，将温度升高至 56℃ 保持 15 min，ALP_4 仍有足够的活性，其他同工酶都被灭活，此时测定的就是 ALP_4 的活性。

4. 最适 pH 控制法　利用同工酶的最适 pH 的差异进行分析的方法。如 AST 的最适 pH 为 7.4，将 pH 调至 6.5 时细胞质 AST 的活性明显降低，而线粒体 AST 的活性无明显改变。

第五节　酶活性测定的影响因素

测定酶活性浓度的方法所选择的测定条件应是酶促反应的"最适条件"，即满足酶促反应速率达到最大反应速率所需的条件。主要包括：①合适的底物及底物浓度；②理想的缓冲液及最适离子强度；③最适温度；④最适 pH；⑤合适的辅因子、激活剂浓度；⑥酶偶联反应中合适的指示酶和辅助酶的种类和浓度；⑦合理的测定时间；⑧合适的样本与反应试剂的比例；⑨足够的检测范围；⑩尽量除去各种抑制剂等。在某些情况下，为使最终测定系统达到最大的测定重复性，可考虑对最适条件进行适当修改。下面从样本采集和处理、试剂因素、方法学因素、仪器因素四个方面进行具体分析。

一、样本采集和处理

1. 样本采集　酶在细胞内外浓度差异明显，且其活性远高于血清（或血浆），只要轻微溶血即可引起血清中酶活性明显升高。如红细胞内的 LDH、AST 和 ALT 活性分别较血清中高 100 倍、15 倍和 7 倍左右，故测定这些酶时，样本应避免溶血。另外，溶血时红细胞释放的血红蛋白在 300～500 nm 可见光波段能使吸光度明显升高，从而干扰光谱分析。因此，溶血标本不能用于血清酶的测定。

2. 处理　在静脉采血后的 1～2 h 内应及时离心分离出血清（浆），并及时测定，避免血细胞因膜能量不足、通透性增加而导致血细胞内酶释放入血或因其他因素影响造成误差。如 ACP 因血中 CO_2 丧失极快，可使 pH 在 15 min 内由 7.4 增至 8.0，因而对碱性敏感的 ACP 活性急剧下降；CK 可因吸收蓝光而引起酶发生不可逆地失活，其失活程度与光照时间的长短成正比。

大多数抗凝剂在一定程度上会影响酶活性，应加以注意。如草酸盐、柠檬酸盐和 EDTA 等抗凝剂为金属螯合剂，可抑制需 Ca^{2+} 的 AMY，也可抑制需 Mg^{2+} 的 CK 和 5′-NT；草酸盐即可与丙酮酸或乳酸发生竞争性抑制，又能与 LDH 及 NADH 或 NAD^+ 形成复合物，从而抑制催化的还原或氧化反应。柠檬酸盐、草酸盐对 CP、ChE 均有抑制作用；EDTA 还能抑制 ALP；氟化物也可抑制 ChE。故用上述抗凝剂分离的血浆一般不宜做酶活性测定。肝素是黏多糖，对 ALT、AST、CK、LDH 和 ACP 无影响，适用于急诊时迅速分离血浆进行测定，但可使 γ-GT 含量升高，AMY 含量下降。

3. 保存　由于血清清蛋白对酶蛋白有稳定作用，如无细菌污染，某些酶如 AST、γ-GT、ALP 等，可在室温保存 1~3 d，其活性不受影响。但有些酶极不稳定，如血清前列腺 ACP，在 37℃放置 1 h，活性可下降 50%。大部分酶在低温中比较稳定，因此当天不能测定时，应在血清分离后置 0~4℃冰箱中冷藏。不同温度下酶的稳定性见表 5-5。

表 5-5　不同储存温度时体液酶的稳定性（活性变化小于 10%）

酶	室温（25℃）	冷藏（0~4℃）	冰冻（-25℃）
LDH	1 周	1~3 d[§]	1~3 d[§]
γ-GT	2 d	1 周	1 月
ALD	2 d	2 d	不稳定[★]
ALT	2 d	5 d	不稳定[★]
AST	3 d	1 周	1 月
CK	1 周	1 周	1 月
ChE	1 周	1 周	1 周
ALP	2~3 d	2~3 d	1 月
ACP	4 h[※]	3 d[#]	3 d[#]
5'-NT	24 h	1 周	3 月
AMY	1 月	7 月	2 月
LPS	1 周	3 周	3 周
LAP	1 周	1 周	1 月

注：§ 与同工酶类型有关；★ 酶不耐融化；※ 标本未酸化；# 标本加柠檬酸和醋酸至 pH 5.0。

4. 样本与试剂的体积比　样本与试剂的体积比与方法检测的灵敏度和检测上限有关，与测定的误差也有关。如样本所占比例过小，则使稀释倍数加大，会降低方法的灵敏度，还可使测定误差加大；样本所占比例过大，则会使测定线下降，样本要稀释后复检的机会增多。同时，体液样本本身就是缓冲液，体积比影响整个反应体系的 pH，从而影响酶活性测定结果。因此，应当严格控制样本与试剂的体积比，一旦确定，就不能随意改变。一般推荐样本与试剂的体积比为 1∶10。

二、试剂因素

1. 底物的种类　对于专一性不强的酶，在选择底物时应注意以下几项原则：①一般选择 K_m 最小的底物；②底物应有足够的溶解度；③酶对底物有较高的特异性；④底物的稳定性好。

2. 底物的浓度　对于单一底物的酶促反应，根据米氏方程，一般酶测定时底物浓度最好为 K_m 的 10~20 倍，此时反应速率可达最大反应速率的 90% 以上。不少酶促反应中有两种或两种以上的底物参加反应，双底物反应的可能机制有乒乓机制（如 ALT、AST）、有序反应（如 LDH、GLDH）、随机反应（如 CK）三种。有关双底物酶促反应的米氏方程和底物浓度的选择可参考相关论著。例如，可先将其中的一种酶的底物浓度选得很高，使酶饱和，然后求出另一底物的表观 K_m，反之亦然，最后按上述规律决定两底物的浓度。

3. 缓冲液的种类、pH 和离子强度　酶与底物结合的能力、酶的催化活性，会受溶液 pH 的影响，只有在最佳缓冲系统内才能发挥最佳催化活性。

各种酶在一定条件下都有其特定的最适 pH，即酶促反应达到最大时的 pH。多数酶在最适 pH 的一定范围内相对恒定，故测定酶活性时一定要选择在最适 pH 处。一般来说，植物和微生物酶的最适 pH 多在 4.5～6.5，动物酶的最适 pH 多在 6.5～8.0。但 ACP 反应的最适 pH 为 4.0～7.0，而 ALP 则为 9.0～10.0。最适 pH 并非酶的特征性常数，易受缓冲液的种类、离子强度、底物浓度、反应温度、样本与反应试剂的比例等不同因素的影响。

临床酶学测定时发现，用不同种类缓冲液配制相同 pH 介质中所测的酶活性并不相同，因此，选择合适的缓冲液种类，是酶活性测定的必要保障。理想的缓冲液应具备以下条件：①有足够的缓冲容量；②纯度高，不含有抑制酶活性的杂质；③受温度影响小，即 pH 不易受温度的变化而变化；④对酶活性表达有促进作用则更好；⑤对酶有稳定作用。常用缓冲液分为活性缓冲液、惰性缓冲液和抑制性缓冲液三大类。活性缓冲液含有对酶有激活作用的氨基，如 GOOD 缓冲液（Good's 缓冲液或称两性离子缓冲液）、三羟甲基氨基甲烷（Tris）、三乙醇胺（triethanolamine，TRA）、二乙醇胺（diethanolamine，DEA）、2-氨基-2-甲基-1-丙醇（2-amino-2-methyl-1-propanol，AMP）；惰性缓冲液对酶的活性既无激活作用也无抑制作用，如碳酸盐缓冲液、巴比妥缓冲液；抑制性缓冲液对酶具有一定的抑制作用，如甘氨酸缓冲液等。磷酸盐缓冲液（PBS）有时为活性惰性缓冲液，有时为抑制性惰性缓冲液，现已越来越少用。酶活性测定时应尽量选用活性或惰性缓冲液，不宜选用抑制性缓冲液。

缓冲液的离子强度也能影响酶活性。研究表明，离子强度过高的电解质干扰酶与底物的结合，酶活性将逐步下降；离子强度过低也会抑制酶活性。一般选择与生理环境的体液比较接近的离子强度。

4. 辅因子　一些金属离子和维生素类辅酶是结合酶的辅因子，是酶发挥活性所必需的非蛋白质部分，按其与酶蛋白结合的紧密度又分为辅基和辅酶。如 Zn^{2+} 是羧基肽酶的辅基，Mo^{6+} 是黄嘌呤氧化酶的辅基，NADH 是不需氧脱氢酶的辅酶等。结合酶离开它们的辅基或辅酶就不能表现活性，因此在酶活性测定时，要保证辅基或辅酶的供给。例如，测定 ALT 时加入磷酸吡哆醛（PLP）为辅酶时，其测定值比不加 PLP 时明显增高。

5. 激活剂　能提高酶活性的物质都称为酶的激活剂，其中大部分是无机离子或简单的有机化合物。如 N-乙酰-L-半胱氨酸（NAC）、Mg^{2+} 是 CK 的激活剂，Cl^- 是 AMY 的激活剂等。

6. 抑制剂　凡是能降低酶的活性但又不引起酶分子变性失活的物质统称为酶的抑

制剂。在设计和选择酶的测定方法时，应设法避免抑制剂对酶促作用的影响。例如，脲酶测定时，一般可先通过透析、凝胶色谱或超滤等方法将尿中一些小分子抑制剂与酶分开，以使测定结果更准确可靠。

三、方法学因素

1. 方法等级的选择　方法等级的选择主要由实验室条件所决定。如在条件许可的情况下，测定酶活性时尽可能采用速率法，少用或不用定时法。

在一些基层单位，由于不具备分析仪，某些酶采用定时法测定也可得到比较准确的结果。如 ALP 酶活性的测定，在酶促反应条件不变的情况下，加入不影响测定准确性的终止液，并加做样品空白，两法的结果准确性相当。

2. 检测底物或产物的选择　在酶活性测定时，为了使酶能全部与底物结合，底物浓度设计往往过量，且测定的是酶促反应的初速率，反应时间短，底物消耗量不明显，如测定底物消耗量则误差较大。而产物是从无到有，反应显色明显，检测灵敏度和准确度较高。因此，原则上应选择测定产物的生成量而不是底物的消耗量。现除部分测定 NADH 减少可以采用测底物消耗量外，已很少采用测定底物消耗量的项目。

3. 启动模式的选择　酶促反应的启动模式有两种形式：底物启动模式（底物启始反应、底物起始反应）与样本启动模式（样本启始反应、样本起始反应）。

底物启动模式（IFCC 推荐采用）是指样本先与缺乏某种底物的试剂 1 预孵育一定时间后，再加入含这种底物的试剂 2，开始启动样本中的待测酶的酶促反应。这种模式需要双试剂剂型。其优点在于待测酶促反应之前，可以除去某些干扰物，包括内源性干扰物和外源性干扰物。

样本启动模式是指反应所需的试剂先混合在一起，然后加入样本，依靠样本中的待测酶来启动酶促反应。该模式采用单试剂剂型，只是在延滞期能消除部分干扰物。需要注意的是，某些双试剂剂型是基于试剂稳定性考虑，并没有将底物单独作为第二试剂，也起不到消除干扰的作用。

4. 正向反应与逆向反应的选择　正向反应是测定产物的生成量即测定吸光度的增加值，在生化分析仪上描述为正向、向上或（+）；逆向反应是测定底物的消耗量，描述为负向、向下或（-）。一般根据测定底物或产物的难易程度来决定。除原则上选择对底物亲和力大、酶转换率高的方向外，还应考虑内源性干扰、底物价格和稳定性等诸多因素。例如，CK 的测定普遍采用逆向反应，因其逆向反应是正向反应的 6 倍，而且不受 ATP 酶、ALP 和内源性丙酮酸的干扰。

但是，LDH 测定的选择目前尚有争议。国内多采用正向反应（L→P，从乳酸到丙酮酸），与 IFCC 在 2001 年发表的操作手册一致。原因是正向反应有利于 LDH_1 的活性表达，同时试剂成本低廉，稳定性好。而以前国外常用方法却是逆向反应（P→L，从丙酮酸到乳酸），其理由是逆向反应速率是正向反应的 3 倍。

四、仪器因素

1. 反应温度　温度对酶活性影响具有双重性，温度升高，酶促反应速率加快，灵敏度高，延滞时间和测定时间都可能缩短，有利于提高工作效率，但同时酶的变性失活也增加。不同的酶其最适温度不同，相同的酶在不同的温度时的活性不同，因此，酶活性测定时要注意测定温度。

早期曾推荐使用 25℃为酶的测定温度，其优点为接近室温，反应体系很容易平衡到此温度。但温度过低反应太慢，加之地区差异，当室温超过 25℃时，还需使用降温系统很不方便，目前已很少有实验室采用此温度。

1986 年，IFCC 推荐酶活性测定的温度为 30℃，因为纯镓的熔点为 29.77℃，镓作为此温度的基准物质，保证了测定仪器在 30℃的高准确性。在此温度下既保证了一定的酶促反应速率，又不至于使酶变性失活。

2001 年，IFCC 正式发表了"37℃下检测酶催化活性浓度的 IFCC 一级参考方法操作手册和参考制品认可系统"，包括 CK、LDH、ALT、AST、γ-GT 五种酶在内。目前常规实验室越来越多使用 37℃。

由于酶反应受温度影响很大，在测定时间内，反应体系的温度变化应控制在 37℃ ± 0.1℃内。目前所使用的各类型全自动生化分析仪都能精准控制到这一温度。

2. 反应时间　酶促反应进程曲线包括延滞期、线性期和非线性期。其中，与酶活性测定相关的时间是延滞时间和线性期监测时间。

不同样本的酶活性不同，所存在的介质中内源性干扰物和抑制剂不同，因此不同样本中同一种酶作用的延滞期和线性期不同。延滞期的确定可通过多观察浓度不等、病理情况不同的样本，选择延滞期最长者作为确定值，选择线性期最短的作为监测时间的确定值。

对线性期时间的确定主要是通过读数次数和读数间隔来决定。在一定的反应时间区段内，每隔一定时间读取一次吸光度值，读数不少于 4 次，读数间隔按一般仪器要求 30 s 就足够，线性期在 2 min 即可。中华医学会检验学会规定酶活性测定要求线性期不短于 2.5 min，其测得酶活性的最高浓度就是该法的测定上限。

第六节　诊断酶学在临床的应用

酶是由组织细胞合成的，可通过细胞的分泌和胞吐作用进入血液、脑脊液、尿液及羊水等体液中，若出现组织器官损伤、组织再生或修复异常、肿瘤、梗阻等情况时，体液中的某些酶的含量将发生变化，检测体液中酶含量的变化有助于疾病诊断、病情分析等。

一、血液酶的来源

根据酶的来源及其在血浆中发挥催化功能的情况，可将血液中的酶分成血浆特异酶和非血浆特异酶两大类。

（一）血浆特异酶

在血浆中发挥特定催化作用的酶称为血浆特异酶，也称为血浆固有酶。如凝血酶原及一些凝血因子、纤溶酶原、胆碱酯酶（ChE）、卵磷脂胆固醇脂酰转移酶（LCAT）、铜蓝蛋白、脂蛋白脂肪酶（LPL）等。血浆特异酶大多数在肝合成，当肝实质性病变时，该类酶在血中的浓度明显下降，故常作为肝功能检验的重要项目。

（二）非血浆特异酶

正常情况下血浆中浓度很低，且在血浆中基本不发挥催化作用，有外分泌酶和细胞内酶两类。

1. 外分泌酶　来源于消化腺或其他外分泌腺的酶。如胰淀粉酶、胰蛋白酶、胰脂肪酶、胃蛋白酶、前列腺酸性磷酸酶等。它们在血液中的含量与相应的外分泌腺的功能与疾病有关。

2. 细胞内酶　指存在于组织细胞中发挥催化作用的酶类，该类酶极少进入血液，细胞内外浓度差异悬殊。在组织细胞病变、细胞膜通透性增加或细胞坏死等病理状态下，细胞内酶可大量进入血液，导致血浆酶活性显著增高。这类酶常用于临床诊断，如转氨酶、LDH、CK等。

二、血液中酶浓度的变化机制

正常情况下，血清酶的胞内合成、胞外释放的速率与酶在血清中失活、降解的速率几乎保持动态平衡，因此血清酶活性水平也相对恒定。但在病理情况下，平衡被打破，血清酶活性可出现病理变化，对疾病的诊断具有重要的意义。

（一）酶合成异常

1. 合成减少　肝损害时酶的合成能力下降，血液中相应的酶减少，慢性肝病（如肝硬化）更为明显。如肝病时因凝血酶原合成不足，导致凝血时间延长或发生出血倾向等。另外，酶基因变异时也可引起酶合成减少，如肝豆状核变性（Wilson病）患者血中铜氧化酶明显下降。

2. 合成增多　细胞对血清酶的合成增加或酶的诱导作用是血清酶活性升高的重要原因。增生性疾病如成骨性疾病可因成骨细胞增多，ALP合成和分泌增加，引起血清酶浓度升高。一些恶性肿瘤细胞也可因酶合成增多引起血清酶浓度增高，如前列腺癌患者，血ACP明显增高。此外，一些药物如巴比妥类、哌替啶类等也可通过诱导酶的合成引起血清酶浓度的升高。

（二）酶释放增加

当细胞损伤或病变时，大量细胞内酶释放入血是引起血清酶增高的主要机制。研究表明，炎症、缺血、缺氧、供能物质缺乏、坏死和创伤等是细胞释放大分子酶蛋白的重要原因。细胞酶释放速率和数量还受下述一些因素的影响。

1. 细胞内外酶浓度的差异　酶在细胞内外的浓度差异影响血清酶浓度增加速率，特别是非血浆特异酶，只要有少量细胞受损，酶从细胞中释出，就可使血液中酶浓度明显升高。如肝细胞内LDH是细胞外液的3 000倍以上，只要有少量肝细胞坏死或轻度病变，血液中的 LDH 就明显升高。但对于血浆特异酶而言，细胞内外浓度差异较小，细胞病变时血液中酶浓度变化不明显。

2. 酶的分子量　酶的分子量大小是影响细胞内酶释出的关键，酶从细胞内释出的速率与酶的分子量成反比，分子量越小的酶从细胞内释出的速率越快。如在 AMI 时，血液中最先升高的 CK 其分子量为 85 000，而分子量为 135 000 的 LDH 升高的时间明显滞后。

3. 酶的细胞定位与存在形式　细胞病变时存在于细胞质中的酶较易逸出，而存在于细胞器中的酶较难逸出，除非细胞病变加重累及细胞器膜。如肝细胞中 AST 的绝对量超过 ALT，AST 大部分存在于线粒体，ALT 则存在于细胞质，因此，急性肝炎时，由于细胞病变较轻，血液中 ALT 往往超过 AST。而在肝硬化时，由于肝细胞坏死，AST_m 大量逸出，血液中的 AST 大于 ALT。

（三）酶的清除异常

血清中酶的清除方式与其他血浆蛋白质相似，通常以半衰期来表示酶从血液中清除速率的快慢。血清酶及其同工酶之间半衰期差异较大，半衰期长的酶，在血清中持续时间长，这有助于了解同一疾病不同酶升高持续时间的差异。常用酶的半衰期与分子量见表 5-6。另外，酶的排出异常，也可导致血液中浓度的变化。如胆道梗阻时由于梗阻区 ALP 的合成加强，ALP 排泄受阻而逆流入血。

表 5-6　常用酶的半衰期与分子量

酶	半衰期	分子量
ALT	37～57 h	110 000
AST	12～22 h	—
AST_s	约 14 h	120 000
AST_m	约 6 h	100 000
CK	约 15 h	—
CK_1（CK-BB）	约 3 h	88 000
CK_2（CK-MB）	约 10 h	87 000
CK_3（CK-MM）	约 20 h	85 000
LDH	—	—
LDH_1	53～173 h	135 000
LDH_5	8～12 h	135 000
ALP	3～7 d	120 000
肠 ALP	<1 h	—
骨 ALP	约 40 h	—
胎盘 ALP	约 170 h	—

续表

酶	半衰期	分子量
GLD	约 16 h	350 000
AMY	3～6 h	—
LPS	3～6 h	48 000
γ-GT	3～4 d	—

微课：诊断酶学在临床中的应用（1）

（四）其他影响

病理情况下，一些药物或毒物对酶活性的影响，如有机磷中毒时血清 ChE 下降，是因为有机磷对 ChE 的不可逆抑制导致酶活性降低，而并非酶含量下降。

三、酶在临床诊断中的应用

微课：诊断酶学在临床中的应用（2）

人体内已知的酶有 2 000 余种，大多数酶分布于机体各组织细胞中，不具备组织器官特异性；而有些酶呈区域化分布，具有组织器官特异性，能反映来源组织器官的病变，具有临床诊断价值。目前，血清酶学分析已成为临床诊断和治疗疾病的一个非常重要的手段，占生化检验常规工作量的 25%～55%。几种常见疾病血清酶的组织来源见表 5-7。

表 5-7 常见疾病血清酶的组织来源

血清酶	符号	组织来源	主要疾病
丙氨酸氨基转移酶	ALT	肝、肾、心	肝炎等
天冬氨酸氨基转移酶	AST	心、肝、骨骼肌	肝炎等
γ-谷氨酰基转肽酶	γ-GT	肝、胆、肾、小肠	肝胆梗阻性疾病
碱性磷酸酶	ALP	小肠、胎盘、肝、肾	肝胆梗阻性疾病
单胺氧化酶	MAO	肝、肾、脑	肝纤维化疾病
肌酸激酶	CK	骨骼肌、心、脑	心肌梗死、肌病
乳酸脱氢酶	LDH	心、肾、骨骼肌、肝、肺	病种广泛
淀粉酶	AMY	胰、唾液腺	胰腺炎
脂肪酶	LPS	胰	胰腺炎
酸性磷酸酶	ACP	前列腺、红细胞、血小板	前列腺疾病等

第五章
考点提示

第五章
在线测试

思 考 题

1. 酶学测定标本的采集、处理与储存的注意事项有哪些?
2. 酶活性测定的速率法与终点法有何不同?

(陈武哲)

第六章 生物化学检验的质量控制

学习目标

1. **掌握**：全过程质量控制及室内质量控制的概念，检验前和检验后阶段的质量控制要素，Levey-Jennings 质控图绘制方法及应用。

2. **熟悉**：室内质控品的选择，Z-分数图绘制方法及应用，Westgard 多规则质控的常用质控规则的含义。

3. **了解**：室内质控常见的失控原因分析及处理措施，实验室内部比对及室间质量评价的作用。

4. 具有绘制 Levey-Jennings 质控图和 Z-分数图能力。

5. 能正确应用常用质控规则进行分析判断并进行失控原因分析。

第六章
思维导图

微课：质
量控制
导学

临床生物化学检验结果的可靠性直接影响医疗质量，而质量控制（quality control，QC）是检验工作的重要环节，涉及检验过程的每一个步骤，通过分析有关的各个环节，检测分析过程中的误差，找出并控制或消除产生误差的原因，其目的就是确保检验结果的准确可靠。

第一节　全过程质量控制

全面质量控制是指全体人员参加的，以数理统计为手段，充分发挥组织管理与专业技术的作用，建立从收集标本到发出报告（或从原材料到产品）完整的质量控制系统。全面质量控制的内容主要包括标本检验前、检验中和检验后的三个主要过程的质控。只有检测和控制这三个过程中各环节的误差，才能保证最后检测结果的质量。

临床生物化学检验流程是从临床医生开出检验申请单开始至检验报告单发回临床的全过程，一般由医生申请、患者准备、标本采集、标本标识与核对、标本运送与验收、标本处理、标本检测、结果审核、报告单发放、标本储存与复检、质量信息反馈等步骤组成。按照时间先后顺序，可将此过程分成检验前、检验中、检验后三个阶段。标本送至实验室以前的工作流程一般由临床医护人员完成，称之为检验前过程；标本送至实验室后至报告单发出以前的工作流程完全由检验人员完成，称之为检验中过程；报告单发出后的工作为检验后过程，也由检验人员完成。为了确保检验结果准确性，必须进行全过程的质量控制。

一、检验前质量控制

检验前过程是从临床医生进行检验申请、患者准备和识别、原始样本采集、标本运送，直到实验室内传递的过程。检验前过程是原始标本的产生阶段，所以对检验结果至关重要，任何一个较小的差错都可能对临床检验产生影响，如采错标本、标本采集不符合检测要求、标本标识错误等，从而使后面的检验工作都失去意义。因此，检验前质量控制是全面质量控制的前提，对这个阶段实施有效管理至关重要，已经成为实验室质量管理的主要内容。

但是，由于检验前阶段的大部分工作是在实验室以外由临床科室完成的，涉及的人员多、范围广，已远远超出实验室的管理范围，从而造成实验室质量管理诸多困难，目前已经成为影响检验质量的一个主要因素。据权威资料报道，在临床实验室所有的差错中，检验前的差错几乎占到总差错的60%以上。

（一）检验项目申请

检验项目申请是实验室检验的第一步，项目的选择主要由医生根据患者的病情需要确定，为了使临床医生能够合理地选择检验项目，实验室应该为其提供开展检验项目的清单、实验原理与方法、结果报告时间、生物参考区间及临床意义等信息。

1. 申请单　检验申请单是重要的医疗文书之一，分为纸质申请和电子申请等形式，其信息的规范性与完整性对后续检验流程十分重要。一份完整的检验申请单至少应包括以下内容：条码号、住院号或门诊号，患者姓名、性别、年龄，申请科室、病室及床位号、临床诊断、检验项目、标本类型、是否急诊、有关治疗（用药）情况、申请日期、申请医生（签名）等。标本采集完成后，还应在检验申请单上注明采血者、标本采集时间及接收时间等。

2. 申请原则　临床医生在选择检验项目时要考虑以下一些因素。

（1）针对性：根据不同的诊疗目的有针对性地选择检验项目。如怀疑甲状腺功能亢进时，可申请甲状腺素、三碘甲状腺原氨酸、促甲状腺激素测定；如需了解患者免疫功能情况，可申请甲状腺刺激性免疫球蛋白测定、甲状腺球蛋白抗体测定等；如需了解患者机体代谢功能状态，可申请血糖、血脂等检测；如需了解垂体－甲状腺轴调节功能，可申请T_3抑制试验等。

（2）有效性：应首先考虑检验项目的临床应用价值，主要考虑该项检验对某种疾病诊断的灵敏度（sensitivity，Sen）和特异性（specificity，Spe），应根据不同的需要选择不同的检验项目，因为不同检验方法的灵敏度和特异性都不同，因此，如果用于健康评价或为了筛查某种疾病，应考虑灵敏度较高的检验项目，避免漏诊。但是如果为了明确诊断，则应选用特异性较高的试验，避免误诊。

（3）时效性：不同的检验项目有不同的出报告时间，医生应根据患者的病情缓急选择检验项目，通常情况下选择"常规检验"，病情危急时可选择"急诊检验"，特急情况下甚至还要对相同检验项目的不同方法进行选择，如疑似"急性心肌梗死"时为了尽快明确诊断，可选择检测速度特快的免疫层析法检测肌钙蛋白。

（4）经济性：一般情况下，医生的检验诊断资料以"够用"为原则，以减轻患者的经济负担，避免不必要的检查。当然也应避免为了单纯减少患者的经济费用而漏检或不检，短时间看患者的费用减少了，但延长了患者的诊疗时间，经济负担并没减轻，有时甚至会影响患者的最佳诊疗时机。因此，医生应在保证诊疗需要的基础上尽量减少患者的经济负担，"有的放矢"地选择检验项目。

（二）患者准备

合格的标本是保证检验结果准确性的前提，医护人员、标本采集人员、检验人员应了解标本采集前患者的状态要求和影响结果的非疾病性因素，并将相关的要求和注意事项告知患者，要求患者给予积极配合，使所采集的标本尽可能地减少非疾病因素的影响，保证所采集的标本能客观真实地反映当前疾病状态。患者准备的控制要点如下。

（1）做好解释工作：医生应向患者说明该项检验的目的及注意事项，消除其在标本采集时的恐惧和紧张心理，使之能较好地配合。

（2）避免生物学因素的影响：如生物周期、情绪、年龄、性别、种族、妊娠、季节、海拔高度等引起的体内部分物质的含量发生变化。

（3）避免因患者生活习性不同对检验结果产生影响：如运动、饮食、饥饿、饮酒、吸烟、饮茶和咖啡，以及服用某些药物等。

（4）患者自己留取标本：要告知其留取方法及注意事项，并做好指导和收检工作，如 24 h 尿液标本留取。

（三）标本采集

标本采集是质量管理要素中最重要的环节之一。标本采集时应尽可能地避免一切干扰因素，严格按照要求采集各类型的标本，详见第二章第二节内容。

（四）标本运送和收检

标本运送和收检人员应具备相应的知识，上岗前应先接受专业培训。标本收检时应注意的重要事项及不合要求标本的处理原则，详见第二章第二节有关内容。

此外，标本接收时应与标本运送人员履行交接手续并签字，内容至少包括患者姓名、科室、床号和病历号、申请项目、标本收取时间等。物流送达的标本也应由专人验收并及时与发送科室核对并记录。

标本运送人员要保证标本送达实验室的及时性和安全性，标本在运送途中要避光、避高温、避冷冻，避免标本外溢或污染环境，保证标本质量不受影响，如果发生外溢等意外情况时能采取合理措施。外送的标本或送往委托实验室的标本应有相应的标本运送设备。

微课：检
验前质量
控制

二、检验中质量控制

检验中过程是从接收标本开始，包括维护仪器、准备试剂及分析过程中质量控制等，直至检验结果出来。标本检测是在实验室完成的，实验室是由人员、环境、仪器、技术、信息、外部供应等多种因素构成的相互间存在交叉关系和因果关系的技术实体，最终的产品是为服务对象及时提供准确可靠的检验结果。任何一个因素不能得到有效控制都会影响最终的检验质量。因此，实验室必须建立一套科学有效的质量管理体系，与检验质量有关的每一个要素都要进行控制。

（一）环境管理要素

实验室的场地、空间、设施及条件应满足工作需要，布局要合理，能够满足工作流程的要求。尽量集中设置和集中管理，标本收检窗口尽可能地方便门诊患者。实验室要进行封闭式的管理，非本室工作人员未经允许，不得进入实验室。污染区、半污染区、清洁区要有明显标识，避免交叉污染。

实验室的设施与环境应满足工作人员的健康要求和安全防护的需要，以实验室要求最严格的仪器建立环境控制限，使照明、能源、水质、消毒、通风、灰尘、网络、电磁干扰、辐射、温度、湿度、声级和震级等完全符合实验室的规定要求。实验室应有对环境条件监测和控制的手段，并实施记录，当环境条件发生改变时，应积极采取应对措施，如果影响到检验质量且一时无法解决时，应停止一切检验工作。

（二）检验流程管理要素

1. 标本收检　实验室工作人员应对接收的标本认真核查，其中包括实验室内部标本转送的收检核查，交接双方均应履行交接签字手续，核查内容包括患者信息、标本种类、标本外观及标本数量等。

2. 标本检测　检测前，对于离心后的血液标本应再次观察其性状，严重溶血的标本应退回重新采集；黄疸和乳糜血标本应在检验报告单中加以备注；由于餐后或饮酒后引起的重度乳糜血应推迟几天后重新采集标本。检测前，检测仪器是否处于备用状态，试剂是否充足。检验过程中应严格按照作业指导书操作，严格遵循室内质量控制程序，对失控的分析批必须分析原因，采取相应的纠正措施后才可进入报告单发放程序。精密度和准确度是评价检验结果的两个重要指标，实验室应通过室内质量控制来监测分析批结果的精密度，通过室间质量评价和室间比对来评价检验结果的准确度。

3. 检测数据确认　一般由检验操作人员完成。检测系统运行完毕，检验者应首先分析质控品测定值是否在控。如果在控，再对标本的每一个测定值进行确认后逐个发出报告；当质控品测定值失控时，经过查找原因采取纠正措施后再对标本的检测结果进行确认，最后，将"确认"后的数据交给具有审核权限的人员进行"审核"。

4. 检测数据审核　审核实际上是对检验者确定的数据做进一步的审查，其目的是减少或避免差错事故的发生，审核的内容主要包括对检验者的分析过程和分析技术的审核及检验结果与临床资料符合性的审核两个方面。审核者有权对检验者的检验过程实施监督，当检验过程不符合检验程序或监测数据不符合客观实际时，有权要求检验者对个别标本或整个分析批进行重新检测。

（三）检测系统管理要素

一般认为，完成一个检验项目的测定所涉及的仪器、试剂、校准品、消耗品、操作程序、质量控制程序等的组合称为检测系统。因此，检测系统实际上是完成一个检验项目所需的全部要素，检测系统管理要素主要包括以下内容。

1. 仪器的安装、签收与校准　新购置的仪器和设备在安装好后，首先应由仪器生产厂家对设备的各种参数进行设置并对检测系统进行校准，由工程师出具仪器校准报告以表明仪器进入正常运行状态。同时应为实验室提供详细的仪器使用说明书，进口设备必须同时提供原版说明书和中文说明书。然后对实验室工作人员进行设备的使用、维护和保养的系统培训，使其通过笔试和现场操作考核，获得相应的任职资格证书，在检验科主任的授权下上岗。实验室根据仪器说明书的承诺对检测系统的各种性能参数进行验证，全部符合要求后方可履行仪器签收手续。

实验室应根据仪器使用说明书的要求制定详细的校准、验证、使用、维护、保养计划，并对仪器进行定期或不定期的校准或核查，保证仪器的各种性能持续满足质量要求，当仪器有下列任何情况之一时应进行校准：新购置的仪器在投入使用之前；仪器停用一段时间以后经过修复再次使用前；仪器的某些参数发生调整后；标准物质的测定值发生改变并可排除其他因素时。除此之外，仪器在正常运行的情况下，每年仍需进行一次全面的保养和校准。仪器校准时应做好记录，校准完毕时要写出完整的校准报告，并附有原始数据或其他材料。校准完毕，记录校准修正因子，及时更新备份因子。实验室对硬件、软件、参考物质、质控品、消耗品、试剂等均应设防，避免因系统调整或人为篡改而使检验结果失真。校准后的仪器要通过室内质量控制、室间质量评价或室间比对的方法进行验证。

2. 外部供应品　实验室应制定与检验质量有关的外部供应品的申请、审批、领用、报废等制度，并形成文件认真实施。在使用过程中，要适时监控、评价和验证，保证供应品持续符合检验质量要求。

（1）试剂盒：实验室所用的试剂盒必须有生产许可证和注册登记证，没有以上两证的试剂盒不能在实验室使用。使用已经在我国注册登记或在我国取得生产许可证的国外试剂盒时，实验室应先对试剂盒的正确度、精密度、可报告范围和生物参考区间进行确认，必要时还需增加特异性和分析灵敏度。如果生产厂家已经提供了这些数据，实验室要对这些参数逐一验证，在与厂家提供的数据相符合以后才能在临床使用。

（2）参考物质：又称标准物质、校准品或标准品。国际标准化委员会（ISO）对参考物质的定义为具有一种或几种理化性质已经充分确定的特性，用以校正仪器、评价测定方法或给材料赋值的材料或物质。参考物质包括校准物质和正确性控制物，参考物质主要用于方法学评价、仪器校正等，是保证检验结果准确性的基础。

实验室在申请、购买和使用标准物质时应根据仪器生产商的说明书或权威机构的要求选择和使用，如果实验室自主选用，必须有实验根据说明所选择的标准品不影响检验结果的准确性和可靠性。实验室在使用标准物质时，要仔细阅读使用说明书，了解量值特点、化学组成、稀释方法和测定条件，必须严格按照作业指导书或有关要求操作。

（3）质控品：主要用于常规质量控制，即控制患者标本检测过程中的误差，而不能用于标定仪器和方法。因此，质控品不同于校准品，绝不能把质控品当成校准品使用，在实际使用中应加以区别。在临床生物化学反应中，相同的反应原理、相同的试剂和反应过程会因基质的不同产生不同的基质效应。人血清质控品因为加工、处理、加入添加剂及存放时间等原因，其原有的人血清基质的本质实际上也改变了。

（4）检测系统：各实验室之间，由于组成检测系统的各因素之间存在较大差异，所以即使使用完全相同的仪器和试剂，如果使用的校准品、质控品、消耗品不同，或以上供应品完全相同但操作程序和质量控制方法不同，其检测系统也不一样。为了给临床提供诊断和治疗依据，要求各实验室的检测系统的检验结果之间必须有可比性。为了达到这一目的，要求各实验室无论建立哪种检测系统，其检验结果都必须可以溯源到一个共同的量化标准。

1）检测系统的完整性：检测系统的完整性指完全按照有关要求使用指定的标准品、试剂和其他消耗品，根据生产厂家和国家有关标准要求建立操作和质量控制等程序，并对该检测系统进行核实证明检验结果符合有关标准和要求；或者根据国家的有关标准和要求自建检测系统，并经过评估证明自建的检测系统完全符合有关标准和要求。检测系统在运行过程中，实验室应根据需要对其进行校准和验证，使之持续符合质量要求。如果实验室的检测系统具有溯源性，并且已经被许多实验室广泛应用，实验室只需核实该检测系统已经被认可的性能。核实实验只需要做精密度和准确度两个实验即可，其目的是要说明该检测系统可以得到与厂商报告相一致的精密度和正确度水平，并与使用该检测系统的其他用户的性能相一致。如果实验室购置的检测系统在国内刚刚推出，而产品的分析性能已经由生产厂商进行了详细的评价，并且所有的分析性能资料已被生产厂商所在的有关监督机构认可且获得了生产许可证，那么实验室在对患者标本检验前应先对检测系统的精密度、正确度和可报告范围等进行确认。一个新的检测系统或原有检测系统有任何变化时，实验室都必须对该系统的性能进行全面评价。内容包括精密度、正确度、可报告范围、检出限、分析特异性和参考区间六个项目，这样的评估也可由生产厂商承担，但实验室对生产厂商提供的结果也要进行确认或核实。

2）检测系统的持续有效性：检测系统在日常工作的运行中，仪器部件的磨损、改变检测方法、试剂成分的质量发生改变、运行环境发生变化、仪器维护保养维修甚至更换部件都是不可避免的事，这些变化都可能会引起检测系统的性能发生变化。为了保持检测系统的持续有效性，实验室应建立保证检测系统的运行环境，保持恒定的有效机制，经常对仪器的易损部件进行持续跟踪、观察、监测和评价。在仪器更换了主要配件、室内质控间断失控、改变检测方法等情况时，应随时对其性能进行评价或验证，即使检测系统运行完全正常，室内质控和室间质量评价表现优良时，实验室也应该对其性能进行定期或不定期的评价或验证，一般要求每年最少进行一次。其目的是保证检测系统的各种性能持续有效，保证检测系统的检验结果持续符合质量要求。

（四）室内比对和室间比对

室内比对的目的是保证在一个实验室出示检验报告的一致性。室间比对的目的是保证检验结果的准确性。

1. 室内比对　在一个实验室，同一检验项目如果用两个或两个以上的相同的或不同的检测系统对其进行检测，实验室必须定期评估这些检测系统的检验结果之间是否有可比性，即是否有相似的检验结果。常用的方法是如果其中一个检测系统有溯源性，且在规定的时间内实验室对该检测系统的性能进行过核实并符合要求，其他的检测系统校准的目标就是向该检测系统靠拢，与该检测系统进行比对。如果没有一个可溯源的检测系统，则应选择其中一个检测系统根据量值溯源程序进行量值溯源并实施室间比对活动，然后再将其他检测系统与该系统比对，最后判断不同的检测系统间的系统误差或相对偏差，确定临床可接受范围。当比对结果临床不可接受时，应查明原因后对检测系统重新校准。当仍不可接受时，应考虑停止该检测系统在临床的应用。

2. 室间比对　包括室间质量评价（external quality assessment，EQA）和无 EQA 计划的室间比对。如果实验室的检验项目没有参加 EQA 计划或者无 EQA 计划可参加，实验室必须有一套确认本实验室检验结果准确性和可靠性的办法。常用的办法是按照预先规定的条件，由两个或多个实验室对相同或类似被测物品进行检测，最后评价本实验室的检验结果的准确性。最可靠的办法是将自己实验室的结果与参考实验室的结果进行比对。

微课：检验中质量控制

三、检验后质量控制

检验后过程是指患者标本检验后结果的发出直至临床应用的所有过程，包括对检验结果的审核、规范报告格式和解释、授权发布、结果报告、结果传输、检验后标本的储存与处理、咨询服务以及质量信息反馈等。检验后的质量管理是全过程质量控制的最后环节，是全面质量控制的进一步完善和检验工作服务于临床的延伸，这一阶段的质量管理要素主要有检验结果的审核与正确发放、检验标本的储存与处理、咨询服务及与临床沟通。

（一）检验结果的审核与发放

1. 检验结果的审核　检验报告是临床实验室工作的最终产品，检验结果的审核是检验报告发出前的最后环节，检验结果的正确和及时发出是检验后质量管理的核心。因此，必须严格审核发放检验报告单，以保证发出的检验结果"完整、准确、及时、有效"。

审核实质上是对检验者确认的检验数据做进一步的审查，一般由专职人员完成，其目的是减少或避免差错事故的发生，审核的内容主要包括对检验者的分析过程和分析技术的审核及检验结果与临床资料符合性的审核两个方面。审核者有权对检验者的检测过程实施监督，当检验过程不符合检验程序或检测数据不符合客观实际时，有权要求检验者对个别标本或整个分析批进行重新检测。

（1）对分析过程和分析技术的审核：① 审核检测系统的运行环境是否在控，如检测时室内温度和湿度、电压、水质状况等。② 检测系统的某些因素是否发生了改变，如仪器是否进行了维修或保养，仪器是否重新进行了校准，质控品或试剂的批号是否发生了更改等。③ 某些人为因素是否发生了改变，是否更换了操作人员，检验者近期的情绪如何，工作时精力是否集中等。④ 质控数据是否在控，如果失控，失控原因分析是否准确，采取的纠正措施是否正确等。

（2）结合临床资料进行审核：分析检测结果与临床资料的吻合性，有下列情形之一时，审核者有权要求检测者对整个分析批或个别结果进行复检。① 可疑结果或有争议的结果。② 与临床诊断不相符合的结果。③ 与以往检验结果相比，无原因的相差过大。④ 同一报告单中结果之间互相矛盾，或不能解释的结果。⑤ 与其他功能检查（如超声诊断、影像诊断等）结果不符的结果。

2. 检验报告单的发放　详见第二章第一节相关内容。

（二）标本储存与处理

检验后的标本应根据不同检验项目进行标本保存，并保证所存标本的信息如患者姓名、标本类型、标本编号等与原始标本完全一致。保存标本的目的主要是为了满足标本复检、差错核对及出现医患纠纷时实验室证据保全的需要，因此，标本保存也是实验室工作的一项重要内容，一般标本要求在2～8℃保存一周，特殊标本要求置于低温保存两年或长期保存。保存到期的标本要按照"标本处理操作规程"进行处理，严禁生物污染并做好登记。

（三）咨询服务

临床检验工作者不仅要为临床及时、准确、经济地提供检验信息，还应面向临床医护和患者提供检验医学咨询服务。咨询服务的内容包括对检验项目的合理选择（包括重复检验的频率及所需样本类型）、标本的正确采集、检验结果的解释，并为进一步检验提供建议。咨询服务是为了使检验信息在临床诊断、治疗及健康评估中发挥更大作用，这也对检验人员提出了更高的要求。

（四）实验室与临床科室的沟通

实验室与临床科室的信息沟通在检验后的质量保证中具有重要作用，实验室与临床科室必须定期进行多种形式的沟通，主动征求临床医护人员和患者的意见，不断改进服务态度和提高质量水平，不断满足服务对象的需求，这也是提高检验质量的重要手段。

微课：检验后质量控制

第二节　室内质量控制

室内质量控制的全称是实验室内部质量控制（internal quality control，IQC），简称室内质控，它是全面质量管理体系中一个重要的环节。室内质控的目的是通过对质控结果的统计判断，推定同分析批患者检验结果的可靠性。精密度和准确度是判断检验结果准确可靠的两个重要指标。目前，临床实验室主要通过室内质量控制来控制检验结果的精密度，通过室间质量评价或室间比对等办法来控制检验结果的准确度，提高常规工作中批间或批内标本检测结果的一致性。

一、室内质量控制的基础知识

1. 实验误差　实验误差简称误差（error），是量值的给出值与其客观真值之差。给出值包括测量值、标称值等，具有广泛性。标本中待测物的真实浓度为真值，它是客观存在的，但在有限次的测定中，不可能求得真值。在实际工作中，采用严格的实验条件和最准确精密的方法，多次重复测定所得测定值的平均值代表相对意义的真值。

按照误差来源的性质，实验误差可分为随机误差和系统误差两类。

随机误差（random error，RE）又称偶然误差，指在重复性条件下，对同一物质进行无数次测量时产生的误差，常用精密度来表示。随机误差是客观存在的，没有一定的大小和方向，可正可负，数据呈正态分布；具有不可预测性，不可避免、消除，但可控制在一定范围内；分析步骤越多，造成这种误差的机会越多；随测定次数增加，其算术平均数就越接近于真值。随机误差是由测定仪器、试剂、环境等实验条件的改变，以及分析人员操作习惯不同等因素而引起的。

系统误差（systematic error，SE）是指在重复性条件下，同一被测物质无限多次测量所得结果的平均值与被测物质的真值之差。系统误差具有单向性，而没有随机性，常有一定的大小和方向；一般由恒定的因素引起，并在一定条件下多次测量中重复出现，当找到引起误差的原因后，采取一定措施即可纠正，消除系统误差能提高测定的准确度。系统误差可分为恒定系统误差（constant error，CE）和比例系统误差（proportional error，PE）。前者是指由干扰物引起的使测定值与其真值存在恒定大小的误差，误差大小与被测物浓度无关，而与干扰物浓度相关。后者是指相对于被测物浓度有相同的百分比误差，误差的绝对量与被测物浓度成正比。

引起系统误差的主要原因有两个。一是方法误差，这是生化检验中最严重、最难避免的误差，是由方法的分析性能固有的缺陷所致，如特异度不高、标本中干扰物的存在等，可以通过方法的选择和评价，减小误差。二是仪器和试剂的误差，常见于仪器波长未校准、量器不准、试剂质量差等。引起随机误差和系统误差的原因是相对的，有时引起系统误差的因素可以引起随机误差，引起随机误差的因素也可引起系统误差，随机误差和系统误差在一定条件下能相互转化。

2. 准确度、正确度与精密度的关系　准确度（accuracy）是指测量值与真值之间的符合程度，它反映了测量中所有系统误差和随机误差的综合。由于真值实际上也是一个近似值，所以准确度往往用不准确度来表示。正确度是大批测量结果的均值与真值的一致程度，反应系统误差的大小程度。精密度（precision）是指在测量中所测得的数值重现性的程度，可以反映随机误差的大小程度，随机误差小，则精密度高。精密度常用标准差（S）或变异系数（CV）来表示。不精密度指特定条件下各独立测量结果的分散程度。

如果将数次检验结果偏离靶值的情况比作打靶的话，可形象地理解准确度、正确度与精密度的关系。图 6-1 中描述了三种打靶的结果，其中靶心可比作真值，弹孔与靶心的距离比作不准确度，弹孔与弹孔之间的密度比作不精密度。

图 6-1a 中的弹着点都向一侧偏离靶心，但比较集中，这反映检测值随机误差较小而系统误差较大的情况，说明精密度高但正确度低。图 6-1b 的弹着点平均值比较接近靶心但比较分散，这反映了随机误差较大而系统误差较小的情况，说明正确度高但精密度低。图 6-1c 的弹着点比较集中，而且都聚集在靶心附近，这反映了随机误差和系统误差都比较小的情况，说明正确度和精密度都很好，随机误差和系统误差都很小，总误差小，准确度高。

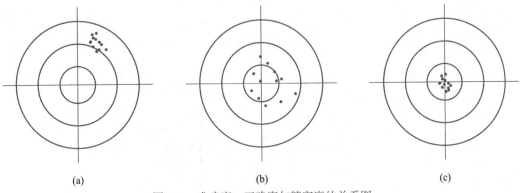

(a)   (b)   (c)

图 6-1　准确度、正确度与精密度的关系图

3. 算术平均数（average） 简称"均值"，是用来说明一组同质计量资料的集中趋势、中心位置或平均水平，常以 $\bar{x}$ 表示。设一组数据为 x_1、$x_2 \cdots x_n$，简单的算术平均数的计算公式如下：

$$\bar{x} = \frac{x_1 + x_2 + \cdots + x_n}{n} = \frac{\sum_{i=1}^{n} x_i}{n}$$

式中，$\sum$ 为总和符号，表示从第一个观察值 x_1 累加到第 n 个观察值 x_n，若在意义上已明确时，简记为 $\sum x$。均值与正确度或系统误差有关。

4. 标准差 标准差也被称为标准偏差，或者实验标准差，表示一组正态分布资料的离散程度。假设有一组数值 x_1，x_2，x_3，$\cdots$，x_n（皆为实数），则标准差（S）公式如下：

$$S = \sqrt{\frac{\sum_{i=1}^{n}(x_i - \bar{x})^2}{n-1}} \quad \text{或} \quad S = \sqrt{\frac{\sum x^2 - \frac{(\sum x)^2}{n}}{n-1}}$$

简单来说，标准差是一组数据平均值分散程度的一种度量。一个较大的标准差，代表大部分数值和其平均值之间差异较大；一个较小的标准差，代表这些数值较接近平均值。标准差与精密度或随机误差有关。

5. 正态分布（normal distribution） 也称高斯分布，理想的正态分布表现为呈对称的钟形曲线。当重复多次测量同一样本时，所得到的该组结果不可能全部一样，而是呈现出"两头低、中间高、左右对称"的正态分布规律。标准差和均数是分析变量资料的主要参数，常用正态分布曲线来描述。将正态分布曲线下的面积设定为 1 或 100%，理论上 $\bar{x}\pm1S$ 占总面积的 68.27%，换言之，对于符合正态分布的一组数据，约 68.27%的数据点应落在 $\bar{x}\pm1S$ 之间；$\bar{x}\pm1.96S$ 占总面积的 95.00%，即 $\bar{x}\pm1.96S$ 的范围内应包含约 95.00%的数据点；$\bar{x}\pm2.58S$ 占总面积的 99.00%，即 $\bar{x}\pm2.58S$ 的范围内应包含约 99.00%的数据点，如图 6-2 所示。

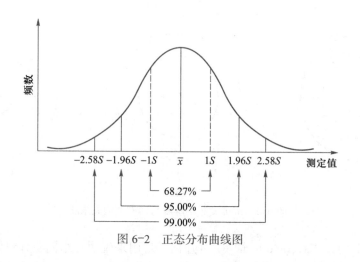

图 6-2　正态分布曲线图

目前，临床实验室的 Levey-Jennings 室内质量控制法和 Westgard 多规则质量控制法的理论基础都是来自正态分布曲线。正态分布规律是质量控制工作的统计基础。

6. 变异系数　变异系数（coefficient of variation，CV）是衡量资料中各观测值变异程度的统计量。当进行两个或多个资料变异程度的比较时，如果度量单位与平均数相同，可以直接利用标准差来比较。如果单位和（或）平均数不同时，比较其变异程度就不能采用标准差，而需采用标准差与平均数的比值（相对值）来比较。标准差与平均数的比值称为变异系数。变异系数可以消除单位和（或）平均数不同对两个或多个资料变异程度比较的影响。在定量检测中，往往用变异系数来表示检测方法的不精密度。变异系数是对于均值的相对标准差，以百分值表示。

$$\mathrm{CV}=\frac{S}{均值}\times100\%$$

7. 参考值与参考范围　判断一个检验结果是正常还是异常，需要有一个参考标准。以前这一参考标准称为正常值或正常值范围，这个范围是通过某地区选定一群健康人采用标准化方法测定某项指标，经统计学处理求出均值（$\bar{x}$）和标准差（S），将 $\bar{x}$ 定为正常值，$\bar{x}\pm2S$ 定为正常值范围。由于正常值的概念易使人产生误解，在应用过程中常常受到质疑。以健康人群的 95%分布在正常范围，存在 5%的正常人在此范围之外；在疾病发生、发展过程中，患者的指标并不一定出现明显异常，有时在正常范围内。除此之外，正常值还会受到年龄、性别、地区、个体、生理等差异的影响，这些都给结果的解释带来不少的问题。因此，1969 年 Grasbeck 等提出以参考值代替正常值，参考范围代替正常范围的概念。1978 年 IFCC 提出了一套有关参考值的概念、建立和使用方案的理论。从按若干标准规定的参考人群中选定一定数量的参考个体，通过检验所得结果，经统计学处理求得均值（$\bar{x}$）和标准差（S），均值（$\bar{x}$）即为参考区间，而上述结果的 95% 的分布区间 $\bar{x} \pm 2S$ 即为参考范围。这种概念目前已被医学界认可。

制定参考范围应考虑以下因素。

（1）选择合适的群体：选择群体时应规定一定条件，如年龄、性别、民族、职业，女性的月经、妊娠和哺乳期等。

（2）标本采集时间：应根据检验项目的生理因素确定。

（3）保证一定的受检人数：一般应不少于 100 例，若指标分布呈偏态时应在 120 例以上。

（4）测定方法应标准化：保证测定结果的可靠性和可比性。

（5）根据专业知识确定单、双侧位界：严格按照统计要求进行测定结果的处理。

8. 医学决定水平　以参考值及参考范围为依据来解释某一试验的结果时，虽能区分被检者的结果是正常还是异常，但不能完全排除或判断被检者是否患病，临床上还需要确定该诊断试验在不同病情时的变化，需要有治疗及判断预后的界值。为此，1968 年 Beknett 首先提出了医学决定水平的概念。所谓医学决定水平，就是对临床诊治疾病具有决定性作用的被分析物质的浓度，是临床上按照不同病情给予不同治疗方案而确定的阈值。

医学决定水平是一阈值，某一生化成分可有数个阈值。例如，血清蛋白有三个决定水平，20 g/L 表示肝病患者预后严重，35 g/L 为低清蛋白血症的界值，52 g/L 可排除许多假阳性；血糖有四个决定性水平，低于 2.5 mmol/L 表示出现低血糖症状，空腹时达到 6.6 mmol/L 表示确定为糖尿病水平，10 mmol/L 表示出现尿糖，超过 16.5 mmol/L 则出现高血糖昏迷。不同生化成分的医学决定水平见表 6-1。

表 6-1　临床生化检验指标的医学决定水平

成分	医学决定水平		
	水平 1	水平 2	水平 3
钠 /（mmol·L^{-1}）	115	135	150
钾 /（mmol·L^{-1}）	3.0	5.8	7.5
氯 /（mmol·L^{-1}）	90	112	—
二氧化碳 /（mmol·L^{-1}）	6.0	20	33
钙 /（mmol·L^{-1}）	1.75	2.75	3.38
镁 /（mmol·L^{-1}）	0.6	1.0	2.5
无机磷 /（mmol·L^{-1}）	0.48	0.81	1.61
尿素 /（mmol·L^{-1}）	2.1	9.3	17.9
肌酐 /（μmol·L^{-1}）	177	707	946

续表

成分	医学决定水平		
	水平 1	水平 2	水平 3
肌酸 / (μmol · L^{-1})	118	472	631
胆固醇 / (mmol · L^{-1})	2.3	6.20	6.7
三酰甘油 / (mmol · L^{-1})	0.45	1.69	4.52
葡萄糖 / (mmol · L^{-1})	2.5	6.7	10.0
铁 / (μmol · L^{-1})	9	39.4	71.7
胆红素 / (μmol · L^{-1})	24.1	42.8	342
清蛋白 / (g · L^{-1})	20	35	52
总蛋白 / (g · L^{-1})	45	60	80
碱性磷酸酶 / (U · L^{-1})	50	150	400
丙氨酸氨基转移酶 / (U · L^{-1})	20	60	300
天冬氨酸氨基转移酶 / (U · L^{-1})	20	60	300
肌酸激酶 / (U · L^{-1})	100	240	1800.0
乳酸脱氢酶 / (U · L^{-1})	150	300	500
淀粉酶 / (U · L^{-1})	50	120	200
γ – 谷氨酰转移酶 / (U · L^{-1})	20	50	150
癌胚抗原 / (μg · L^{-1})	25	100	200

微课：
医学决定
水平

二、Levey–Jennings 室内质量控制法

Levey–Jennings 室内质量控制法是和临床实验室手工操作技术相适应的第一代室内质量控制技术，最早由美国学者休哈特（Shewhart）于 1924 年提出，将数理统计的原理和方法应用于工业生产，预测生产过程的变动，预防产品质量的波动。19 世纪 40 年代，临床检验还没有一个科学有效的质量控制方法，人们只能凭借工作经验、重复性实验或者用几个人的检验结果进行互相比较等办法来估计检验结果的准确性。1947 年，Belk 和 Sundeman 首先调查了不同临床实验室的分析结果，发现相互之间有惊人的差异。1950 年，Levey 和 Jennings 将工业质量管理上的质量控制图移植到检验医学中来，用于临床化学检验的质量控制，取得了很好效果。从此，Levey–Jennings 质控图法逐渐成为临床生物化学检验质量控制广泛接受的方法。在以后的实践中，人们又将该法应用于几乎所有的临床检验的定量检测中，并在实践中不断完善，使 Levey–Jennings 质控图法更趋科学合理，使之仍为目前医学实验室室内质量控制的主要方法之一。

（一）Levey–Jennings 室内质量控制法的理论依据

临床生物化学检验方法很多，其中应用较多的是光谱分析技术，常用的分光光度法

见表 6-2。

表 6-2 临床生物化学检验的分光光度法

加入物体积 /mL	空白管	标准管	质控管	标本管 1	标本管 2	标本管 U
蒸馏水	√	—	—	—	—	—
标准液	—	√	—	—	—	—
质控液	—	—	√	—	—	—
标本 1	—	—	—	√	—	—
标本 2	—	—	—	—	√	—
标本 U	—	—	—	—	—	√

$$测定结果 = \frac{标本管吸光度}{标准管吸光度} \times 标准液浓度$$

由表 6-2 可知，在对患者标本进行检测时，如果没有质控管（专门用于室内质量控制的测定管），当检测过程有影响测定的因素时，根本无法知道这些因素的存在，更无法对其进行监测和控制。

为了对分析过程中的各种因素进行控制，目前实验室采用在分析过程中插入质控血清的办法进行质量控制，即将一个数量庞大的质控血清样本分成若干份，在重复性条件下反复多次测定后求出均值（$\bar{x}$）和标准差（S）并画出控制图；在对患者标本进行检验时，将同批号的质控品样本随机插入患者标本中一起检测，然后根据质控品测定值分析该分析批是否在控，做出患者标本的测定结果是否可以发出的结论。

Levey-Jennings 室内质量控制法的理论依据来源于正态分布曲线。在医学实验室，如果在重复性条件下对同一质控品进行无数次检测时，由于存在着随机误差，每次的检验结果不可能完全一样。当测定次数无限多时，如果以测定值为横坐标，以测定值出现的频率为纵坐标，可以得到一条近似正态分布的曲线。

用标准差（S）来描述：假设曲线下的面积为 100%，根据上节所讲正态分布理论可知，$\bar{x} \pm 1S$，$\bar{x} \pm 2S$，$\bar{x} \pm 3S$ 的分布分别为一个恒定值，其中约 95% 的测定值落在 $\bar{x} \pm 2S$ 范围内，约 99% 的测定值落在 $\bar{x} \pm 3S$ 范围内。Levey-Jennings 源于这个原理，将正态分布曲线转化为今天的 Levey-Jennings 质量控制图。必须指出，以上描述的是在重复性条件下绘制的 Levey-Jennings 质量控制图，当检测条件、检验方法或检验技术等发生改变时，随机误差和系统误差随之会发生改变。当随机误差增大时，会有较多的测定值频频接近或超出 $\bar{x} \pm 2S$ 和 $\bar{x} \pm 3S$ 控制限，见图 6-3。有系统误差存在时，各测定值分布会偏离均值，有较多的测定值频频接近或超出 $\bar{x} - 2S$、$\bar{x} - 3S$ 或 $\bar{x} + 2S$、$\bar{x} + 3S$ 控制限，见图 6-3。

因此，医学实验室在对任何一个检验项目进行检验时，必须对影响检验结果的各种因素进行有效控制。当检测条件发生改变时，在仪器维修以后重新启用时，在更换了检验人员或检测程序发生改变时，均表明重复性条件发生了改变，这些改变可能会影响到检测系统的精密度或准确度，并在质量控制图中表现出来。检验人员应能够及时发现这

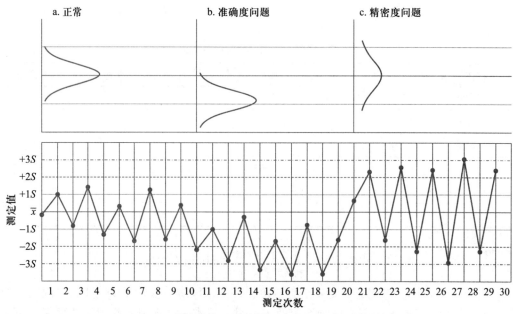

图 6-3　精密度、准确度发生变化后的质量控制图

些异常变化，正确分析这些误差产生的原因，找出解决问题的办法，保证检验结果的准确可靠，必要时应重新绘制质量控制图。

（二）Levey-Jennings 质量控制图的制作流程

Levey-Jennings 质量控制图制作流程一般要经过质控前准备、暂定均值和质控限、累积均值和质控限、常规均值和质控限的建立四个程序。

1. 质控前准备

（1）仪器准备：对检测仪器进行检查、校准，使其处于最佳工作状态。

（2）试剂、校准品的选择及选购：选择质量可靠、批间变异小、稳定性好的试剂和校准品，如果检测系统是自动化分析系统，最好选择仪器生产厂商建议的试剂和校准品，一旦选定，除非有特殊情况，一般不要轻易更换。

（3）质控品的选择和选购：理想的质控品至少应具备以下条件，如人血清基质分布均匀，添加剂和调制物的数量少、无传染性，瓶间变异小，稳定性要好；在规定的条件下至少可以保存 1～2 年，冻干品复融后稳定，2～8℃保存稳定不少于 24 h，−20℃保存不少于 20 天。

质控品与待测标本最好有同样的基质，其分析范围应包括正常浓度和病理浓度，一般要求有两个或三个浓度水平。我国卫生部门要求，三级医院建议使用至少两个浓度水平的质控品，二级医院和一级医院至少使用一个浓度水平的质控品，最好是医学决定水平的质控品。

质控品有定值和不定值两种，定值质控品标有预期的浓度水平，价格比较昂贵。实验室在使用定值质控品时，不要以标有的预期的浓度水平作均值，应该在本实验室的实际条件和技术水平下重新确定均值，预期的浓度水平的标定值只可作为参考。

（4）质控物的使用：质控物一般有液体和粉剂两种类型。如果为液体，将质控物放置在室温下一定时间后即可使用。如果为粉剂，应先将其溶解后再使用，溶解过程如下：将质控物从冰箱取出使其完全恢复至室温，小心取下瓶盖，使瓶盖朝上（当心瓶盖上黏附的冰冻粉末掉落）。用容量吸管准确吸取蒸馏水或去离子水（根据试剂说明书要求）加入质控瓶中（尽量保持每次加入量的一致性），小心盖上瓶盖后，置室温下约15 min，再倒置15 min，然后温和转动瓶子，切忌剧烈振摇（避免产生气泡），使瓶内冻干物完全溶解。取样前，再次颠倒瓶子数次，确保均一。

注意：质控品要在与患者相同测定条件下进行测定。

2. 暂定均值和质控限　当原批号质控品的剩余量还可用1个月时，为了避免室内质控中断，应尽快绘制新批号质控品质控图。绘制方法如下：每天开启一瓶质控品，将其随机插入患者标本中一起测定，最少测定20天，然后将这些质控品测定数据进行离群值检验（剔除超过$\bar{x} \pm 3S$数据），计算均值和标准差。以$\bar{x} \pm 2S$为警告限、以$\bar{x} \pm 3S$为失控限作为暂定均值和暂定质控限绘制 Levey-Jennings 暂定控制图，作为该项目下月室内质量控制的暂定质控图。

3. 累积均值和质控限　取与暂定均值和质控限相同的质控品，用暂定 Levey-Jennings 质控图对本月内所有分析批进行质量控制，基本方法如下。

（1）将质控品随机插入待检标本中，在与被检标本完全相同的条件下进行检测。

（2）检测完毕，将质控品测定值标记在暂定 Levey-Jennings 质控图的相应位置，并与上一分析批同浓度质控品的测定值用短线相连接，最后形成一条质量控制曲线。

（3）根据质控规则判断该分析批是否在控，如果在控，进入报告单发放程序。如果失控，及时查找原因，采取有效的纠正措施后进入报告单发放程序。

（4）本月结束，将本月同一浓度质控品测定值与前20个质控数据累加在一起，对数据进行离群值检验（剔除超过$\bar{x} \pm 3S$的数据）后，重新计算均值和标准差，确定质控限绘制 Levey-Jennings 累加暂定质控图，作为第三个月室内质控的暂定均值和质控限。

（5）重复以上步骤，使质控品测定值达100个左右，绘制常规质量控制图。

如果实验室标本量较大，每天分析批较多时，质控数据累积时间可相应缩短。

4. 常规均值和质控限的建立　以最初20个数据和随后3～5个月中的在控数据计算均值和标准差，作为质控品有效期内的常规均值和标准差，由这两个参数绘制的 Levey-Jennings 质量控制图作为本项目的常规质量控制图。个别在有效期内的质控品其浓度水平不断变化的项目，则需不断调整中心线（均值）。

（三）Levey-Jennings 质量控制图的绘制及应用

1. Levey-Jennings 质量控制图的绘制　绘制方法如下。

（1）填写表格：取一张空白的 Levey-Jennings 质量控制图，根据表中的要求逐项填写有关内容，包括检验项目、单位、起止时间、仪器型号、分析方法、波长、质控来源及批号、质控品分析浓度、质控品测定均值（$\bar{x}$）、标准差（S）和变异系数（CV）等。

111

（2）绘制质控图：根据收集的质控数据绘制质控图。质控图横坐标表示分析批，纵坐标表示质控品测定值，纵坐标的中心线表示均值（$\bar{x}$）所在位置，在均值线的上下对应位置分别画出 $\bar{x} \pm 2S$ 和 $\bar{x} \pm 3S$ 四条线段，$\bar{x} \pm 2S$ 两条线段表示警告限，$\bar{x} \pm 3S$ 两条线段表示失控限。为了计算和画图方便，标准差之间一般设定为 10 个小方格，每一小方格代表 1/10 标准差。最后，将 $\bar{x} - 3S$、$\bar{x} - 2S$、$\bar{x}$、$\bar{x} + 2S$ 和 $\bar{x} + 3S$ 的量值分别填写在纵坐标各线段的相应位置（图 6-4）。

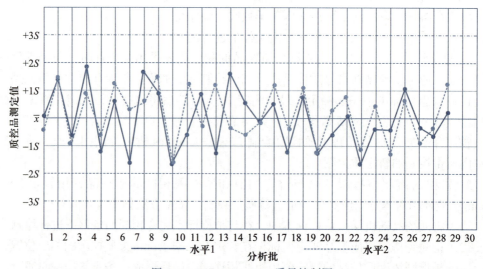

图 6-4　Levey-Jennings 质量控制图

由于每张 Levey-Jennings 质量控制图只能用于一个浓度水平的质量控制，当一个检验项目有两个或三个浓度水平时，需要绘制两张或三张 Levey-Jennings 质量控制图。

2. Levey-Jennings 质量控制图的应用

（1）标记质控品测定值：日常检测工作中，将同批号质控品随机插入患者标本中进行检测。检测完毕，用下面公式计算出质控品测定值在质控图中的位置后，将其"点"标记在质控图中并与上一分析批的测定值的点连线。然后在质控图下方相应栏中记录分析批的测定值和测定时间，并由检验者签字。最后，根据质控规则对质控数据是否在控进行分析。

$$质控品测定值在质控图中的位置 = \frac{测定值 - 均值}{标准差} \times 10$$

结果如果为正值表示所标示的"点"在均数线的上方，反之在下方。例如，某实验室于 2020 年 9 月 13 日测定血清钾时，其质控品测定值为 4.14 mmol/L，其 $\bar{x}$ 为 4.01 mmol/L，S 为 0.11 mmol/L，根据上式求得质控品测定值在质控图中的位置为 11.8，表明该测定点应在均值线上面 11.8 格的位置。

（2）Levey-Jennings 质控图分析：

1）分清检验工作中的误差类型：在检验工作中的误差有随机误差、系统误差和过失误差三种类型。在实际过程中，要根据误差的特点、规律和来源分清误差的类型。对不同类型的误差采取不同的处理方法。对随机误差要严密监测和控制，使其限制在临床允许的范围之内，并逐步使之缩小；对系统误差则要尽快发现，及时校正。因每一个检验结果中都不可避免地含有随机误差，而其他类型的误差总是在随机误差存在的前提下存在，常常容易被随机误差所掩盖。所以质控图图形分析的主要任务是在分析随机误差的大小及其变化的同时，想方设法减少随机误差的掩盖作用，及时发现非随机误差，并进一步分析其发生的原因，及时采取有效措施。

2）通过观察质控图图形的规律性变化对误差进行分析：单纯随机误差是一种典型的正态分布，符合正态分布曲线规律，当质控品测定值违背正态分布规律时，检验者应考虑是否存在着非随机误差。由于各种误差在 Levey-Jennings 质控图上有各自的特点和规律，检验者通过对质控图图形分析，可以及时发现这些误差并鉴别误差类型，然后分析误差产生的原因和采取正确的纠正措施，使误差得到及时纠正。常见的规律性变化有以下几种。

① 质控曲线漂移：质控图出现"漂移"现象提示存在系统误差，表示检测系统的正确度发生了一次性的向上或向下的改变。这种变化往往是由突然出现的新情况引起的。如校准品的生产厂家及批号的更换、试剂批号的改变和仪器操作人员的变换等。在寻找非随机误差因素时，应将重点放在突然出现"漂移"现象的前后发生了哪些变动的因素，见图 6-5。

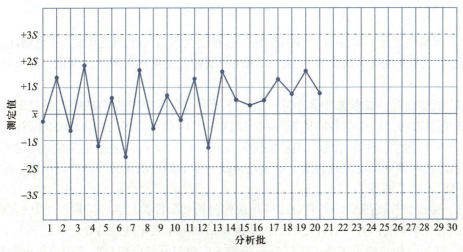

图 6-5 曲线漂移

② 质控图呈趋势性变化：质控图呈向上或向下发展的趋势性变化表明检测的准确度发生了渐进性的变化。这种变化往往是由于一个逐渐改变的因素造成的，如质控品保存条件不当引起逐渐变质、试剂慢慢蒸发或慢慢析出沉淀、波长逐渐偏移、检测系统光源逐渐老化等。发生趋势性变化时，即使更换校准品和更换操作者，该趋势性变化也不会得到纠正，见图 6-6。

③ 质控图连续多点分布在均值线一侧：若质控品测定值连续 9 天或 9 天以上出现

在均值线的同一侧，根据统计学分析，出现这种情况的可能性小于0.38%，不符合随机误差规律，应考虑有可能存在非随机误差因素。出现这种情况时，如果测定值与均值线偏离并不太大，不会给临床带来很大影响时，一般检验报告可以照常发出，但应迅速查找原因，采取纠正措施，争取尽快使之恢复围绕均值线随机分布的状态。在分析误差原因时，用定值质控品与在用质控品同时测定，可以分析和证明质控品的质量是否发生了改变。必要时，检验者应重新建立质控图的均值线和质控限。

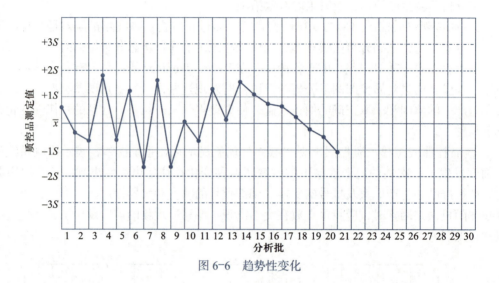

图6-6　趋势性变化

④ 周期性变化：即循环出现的变化，这种变化没有一个固定模式，检验者应及时发现这个规律并能找出其中的原因，采取相应措施。变化有周规律性变化、隔天规律性变化。

⑤ 概率分析：根据统计学分析，正常情况下，应有68%左右的质控品测定值落在 $\bar{x} \pm 1S$ 范围之内，27%左右的质控品测定值在 $\bar{x} \pm 1S$ 和 $\bar{x} \pm 2S$ 之间，$\bar{x} \pm 3S$ 以外的测定值几乎为零。均值两侧的测定值应各占50%且呈随机排列，越接近均值则测定值越密集，越远离均值则测定值越稀疏，如果均值线一侧的测定值比另一侧明显偏多，应考虑均值可能发生了偏移。

3）通过质控图图形的资料对比进行误差分析和阶段性总结：阶段性总结是室内质量控制的一个重要内容，有月度总结、季度总结和半年或年度总结等。

① 比较分析：当月工作结束以后，检验者应对当月各个项目的质控数据进行统计，求出当月同一浓度质控品测定值的 $\bar{x}$ 和 S，与以往各月所求得的 $\bar{x}$ 和 S 进行比较。如果当月 $\bar{x}$ 与其他各月 $\bar{x}$ 有明显改变，表明本月测定的准确度发生了偏差；如果 $\bar{x}$ 没有变化而 S 变大，表明准确度没有变化但随机误差增大，即精密度发生了变化；如果 $\bar{x}$ 与 S 均有变化，表明本月测定的准确度和精密度均发生了变化。无论是哪种变化，都应引起检验者注意，查找原因并采取纠正措施，避免类似的情况在下月发生。

② 排序分析：阶段性工作结束后，检验者将同一项目同一浓度的 $\bar{x}$ 和 S 按时间顺序排序，分析 $\bar{x}$ 和 S 的变化趋势，如果 $\bar{x}$ 逐月上升或下降，应考虑质控品的稳定性欠佳

或逐渐变质。如果各月 $\bar{x}$ 基本一致，但 S 逐渐变大，则提示常规工作的精密度下降，应考虑试剂、仪器及管理等方面是否存在问题并认真分析原因采取相应的干预措施。

微课：Levey-Jennings 室内质控法

三、Westgard 多规则质量控制法

Westgard 等人在 Levey-Jennings 室内质量控制法的基础上，创建了 Westgard 多规则质量控制法，该法和 Levey-Jennings 质控图的制作非常相似，只是用于判断的质控规则有所不同。该法采用两个或两个以上不同浓度的质控品和多个质控规则对分析批进行质量控制，在很大程度上提高了误差检出的灵敏度和特异性，是目前自动分析技术的主要质量控制方法，又称为第二代室内质量控制法。

（一）Westgard 多规则质量控制法质控图

Westgard 多规则质量控制法临时质控图和常规质控图的建立与 Levey-Jennings 室内质量控制法基本相同，同样要经过质控前准备、暂定均值和控制限、累积均值和质控限、常规均值和质控限的建立四个阶段。其质控图仍可选用 Levey-Jennings 质控图，也可选用 Z- 分数质控图。

1. Levey-Jennings 质控图　制备过程与 Levey-Jennings 室内质量控制法完全相同。由于每张质控图只能表示一个浓度水平，当一个检验项目采用两个浓度水平或多个浓度水平的质控品进行质量控制时，由于不同浓度水平的质控品的均值线和标准差不同，需要绘制两张或多张 Levey-Jennings 质控图。检验者在分析质控结果时，要在两张或多张质控图中进行观察、分析和判断。由于 Westgard 多规则质量控制法采用多种质控规则，判断时比 Levey-Jennings 室内质量控制法复杂得多，所以在实际工作中很不方便，且容易造成误判。Z- 分数质控图可弥补这一缺陷。

2. Z- 分数质控图

（1）Z- 分数：指质控品测定值与本系列质控品平均数之差，再除以本系列质控品的标准差，结果用正负号表示，如果质控品的测定值大于均值，求得的 Z- 分数为正数，反之为负数。因此，Z- 分数的符号实质上是表示质控品测定值偏离均值的方向，Z- 分数值表示偏离均值的大小。因此，Z- 分数是一个相对数，表示某批质控品测定结果（x_i）与平均数（$\bar{x}$）之差是标准差（S）的多少倍。

$$Z-分数=\frac{x_i-\bar{x}}{S}$$

（2）Z- 分数控制图：Z- 分数质控图横坐标为分析批，以 Z- 分数为纵坐标绘制的质控图，纵坐标刻度一般为 0、±1、±2、±3，0 表示均值所处位置，如质控品测定结果等于平均数，此时的 Z- 分数为 0。−1、+1、−2、+2、−3、+3 六个点分别表示相应的 Z- 分数值，然后从每个点分别引出一条直线，七个点共引出七条平行线段，分别表示 Z- 分数控制限，±2 和 ±3 线段可用不同颜色或不同线段类型（如实线或虚线）加以区别，见图 6-7。

（3）Z- 分数质控图的应用：检测系统运行完毕，将质控品测定值根据以上公式分别计算出 Z- 分数值，然后将其标记在 Z- 分数图的相应位置，用规定的线段将本次的

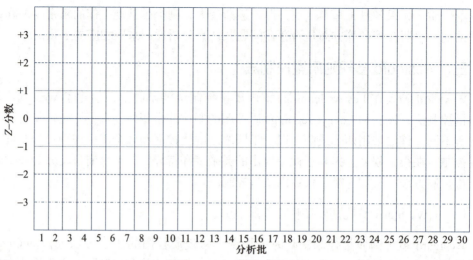

图 6-7 Z- 分数质控图

Z- 分数值与上一个分析批同一浓度质控品求得的 Z- 分数值连接。最后形成两条不同浓度的 Z- 分数质控线。为了区别不同浓度，可以自定区别方式，如不同的颜色、不同线段标识、不同形状点的标记等。

Z- 分数质控图判断直观，便于在同一分析批不同的质控物浓度之间、不同的分析批相同的质控物浓度之间、不同的分析批不同的质控物浓度之间进行观察和分析。

（二）Westgard 质量控制规则

质控规则（quality control rule）是解释质控数据和判断分析批是否在控的标准，常以符号 A_L 表示，其中，A 表示测定质控品的数量或超过控制限（L）的质控测定值的个数，L 表示控制限。例如，1_{2S}（$A = 2$，$L = 2S$）表示的含义是有 1 个质控测定结果超过 $2S$。控制方法的核心是由检出随机误差和系统误差的控制规则组成。

不同的质控方法有不同的质控规则，Westgard 质控规则有很多种，其中常用的六个质控规则为 1_{2S}、1_{3S}、2_{2S}、R_{4S}、4_{1S}、$10_{\bar{x}}$，其中 1_{2S} 为警告规则，其他为失控规则，1_{3S}、R_{4S} 对随机误差敏感，2_{2S}、4_{1S}、$10_{\bar{x}}$ 对系统误差敏感。由于选择的这些规则其单个的假失控概率都很低（0.01 或更小），而且其联合规则的假失控概率也很低。这些规则的组合对随机误差和系统误差均敏感，这样可提高误差检出概率。

1. 1_{2S} 规则　警告规则，指同一分析批中高、低两个浓度质控品测定值中任意一个测定值超过 $\bar{x} - 2S$ 或 $\bar{x} + 2S$ 的值（不包括正好在 $\bar{x} + 2S$ 和 $\bar{x} + 3S$ 限上的值）。该分析批究竟是在控还是失控分别用后面的五个质控规则来判定，见图 6-8。

2. 1_{3S} 规则　失控规则，指任一浓度质控品测定值超出 $\bar{x} + 3S$ 或 $\bar{x} + 3S$，该规则主要对随机误差敏感，见图 6-9。

3. 2_{2S} 规则　指同一浓度质控品测定值连续两个分析批超出 $\bar{x} + 2S$ 或 $\bar{x} - 2S$（同方向）限值，见图 6-10；或者同一分析批中高低两个浓度质控品测定值同方向都超出 $\bar{x} + 2S$ 或 $\bar{x} - 2S$（同方向）限值，为失控规则，该规则对系统误差敏感，见图 6-11。

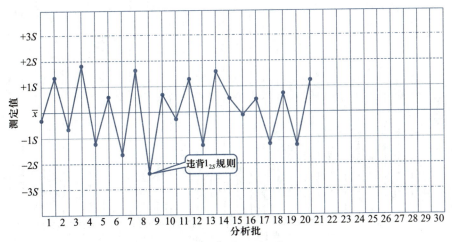

图 6-8 违背 1_{2S} 规则

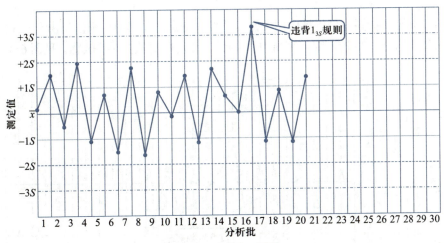

图 6-9 违背 1_{3S} 规则

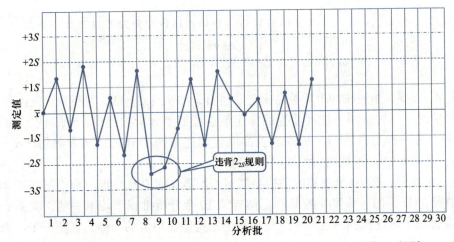

图 6-10 同一浓度质控品测定值连续两个分析批超出 $\bar{x} - 2S$，违背 2_{2S} 规则

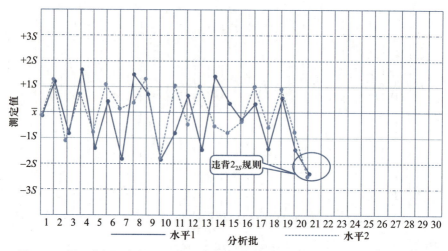

图 6-11　同一分析批高低两个浓度质控品测定值同方向超出 $\bar{x}+2S$，违背 2_{2S} 规则

4. R_{4S} 规则　指同一分析批中两个浓度质控品测定值，其中一个值超出 $\bar{x}+2S$ 控制限，另一个值超出了 $\bar{x}-2S$ 控制限，判断为"失控"。该规则对随机误差敏感，见图 6-12。

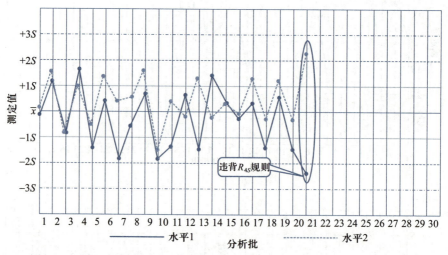

图 6-12　同一分析批高低两个浓度质控品测定值之差大于 $4S$，违背 R_{4S} 规则

5. 4_{1S} 规则　指连续四个质控品测定值超出 $\bar{x}+1S$ 或 $\bar{x}-1S$，判断为"失控"。其中有两种情况：一种是同一浓度质控品测定值连续四个分析批超出 $\bar{x}+1S$ 或 $\bar{x}-1S$，见图 6-13；另一种是高低两个浓度质控品测定值连续两个分析批同方向超出 $\bar{x}+1S$ 或 $\bar{x}-1S$，见图 6-14。该规则对系统误差敏感。

6. $10_{\bar{x}}$ 规则　指 10 个连续的质控品测定值均落在均值的一侧，为"失控"，其中有两种情况：① 是同一浓度质控品测定值连续 10 个分析批偏于均值一侧，见图 6-15；② 是高低两个浓度质控品连续 5 个分析批的测定值在均值的一侧，见图 6-16。该规则对系统误差敏感。

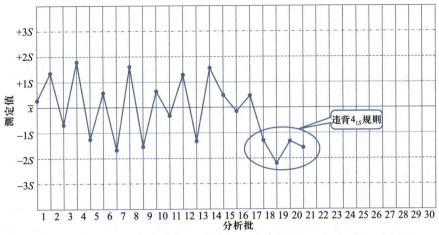

图 6-13　同一浓度质控品测定值连续四个分析批超出 $\bar{x} - 1S$，违背 4_{1S} 规则

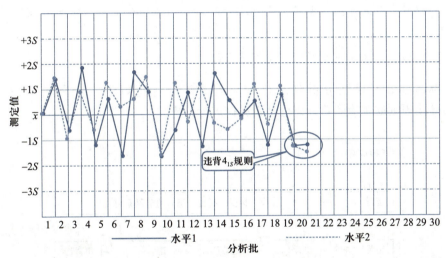

图 6-14　高低两个浓度质控品测定值连续两个分析批同方向超出 $\bar{x}-1S$，违背 4_{1S} 规则

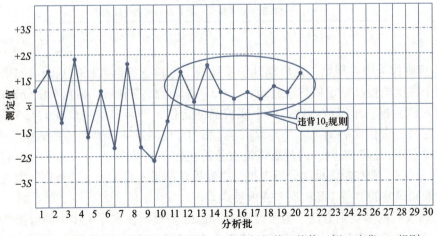

图 6-15　同一浓度质控品测定值连续 10 个分析批偏于均值一侧，违背 $10_{\bar{x}}$ 规则

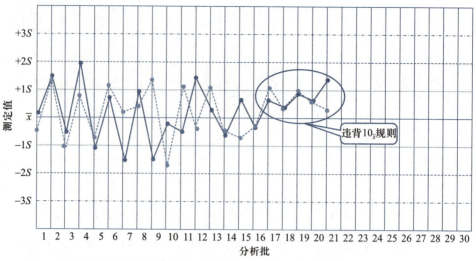

图 6-16　高低两个浓度质控品测定值连续 5 个分析批在均值的一侧，违背 $10_{\bar{x}}$ 规则

（三）Westgard 多规则质量控制法判断方法

1. Westgard 多规则分析判断步骤　质控数据标记好后，根据图 6-17，应用 Westgard 多规则的逻辑图对分析批是否在控进行分析。

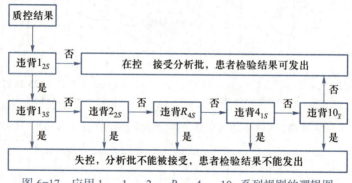

图 6-17　应用 1_{2S}、1_{3S}、2_{2S}、R_{4S}、4_{1S}、$10_{\bar{x}}$ 系列规则的逻辑图

1_{2S} 规则作为警告规则，是启动其他质控规则来检查控制数据的基础。如果该分析批中两个浓度质控品测定值均没有超过 $\bar{x}+2S$ 或 $\bar{x}-2S$ 控制限，则判断该分析批在控，可以进入检验报告单发放程序。两个质控品测定值，如果其中一个在 $\bar{x}+2S$ 或 $\bar{x}-2S$ 控制限之外，应依次启动 1_{3S}、2_{2S}、R_{4S}、4_{1S} 和 $10_{\bar{x}}$ 规则进一步判断质控数据是否在控，如果均没有违背这些规则，则判断该批次分析在控；如果违背 1_{3S}、2_{2S}、R_{4S}、4_{1S} 和 $10_{\bar{x}}$ 中的任一规则，则判断该批次分析失控，患者检验结果不可发出，并根据违背规则的情况初步推断误差的类型（随机误差或偶然误差）。

2. 修改后的多规则方法　为了改善 Westgard 多规则在实际工作中的可操作性和实用性，目前大部分实验室将 4_{1S} 和 $10_{\bar{x}}$ 规则修改为警告规则，用于启动预防性维护过程。

修改后的多规则质控方法见图 6-18。

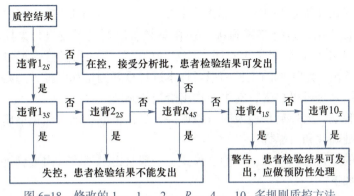

图 6-18　修改的 1_{2S}、1_{3S}、2_{2S}、R_{4S}、4_{1S}、$10_{\bar{x}}$ 多规则质控方法

　　分析时应特别注意在不同分析批之间、不同质控物浓度之间、同一分析批不同浓度之间、不同分析批不同浓度之间进行比较，总结分析判断其规律性，避免遗漏其中的任何一个分析因素。失控后应及时查找原因，采取正确的纠正措施后才可进入报告单发放程序。

　　3. 与质控规则相关的质控方法性能评价　理想情况下，期望所选用的质控规则及组合既能完全正确地识别"真失控"，又不误报"假失控"。但实际上任何质控规则及组合都存在不同程度的"假失控"或"假在控"。

　　（1）误差检出概率（probability for error detection，Ped）：指在常规分析中分析误差发生时，质控规则及组合能有效发现或检出的概率，相当于临床诊断试验的灵敏度。理想的质控方法 Ped 应为 1.000，即可以 100% 地检出有误差的分析批次，在临床检验质控的实际工作中，一般认为 Ped 在 90%～99% 是可以接受的。

　　（2）假失控概率（probability for false rejection，Pfr）：当分析过程正确进行时，除了方法的固有误差外，在没有其他误差加入的情况下，如果质量控制规则判断为失控，称为"假失控"，假失控出现的可能性称为假失控概率。这相当于临床诊断试验的特异性。理想的质控方法 Pfr 应为 0，即所选质控规则对无误差分析批次均判定为在控。在临床检验质控实际工作中，Pfr 小于 5% 是可以接受的。

　　研究质量控制方法的目的就是最大限度地提高误差检出概率，降低假失控概率。应充分了解和熟悉各失控规则的特性，结合行业标准和实验室自身对质量控制的要求，设计出本实验室的质量控制方法，持续提高检验质量，在不断修正质量控制方法的基础上提升质量控制效率。

微课：
Westgard
多规则质
控法

四、失控后原因分析与处理

　　实验室以自己制定的质控规则和方法为依据，判断质控结果是否在控。当发现失控结果违背控制规则时，应按照自己实验室制定的质控失控处理流程进行处理。一般失控处理工作流程包括以下主要内容：①立即停止该分析批次报告的审核、发布和打印。

② 查找分析失控原因，根据违背的质控规则大致判断误差来源和类型，有针对性地处理。③ 处理后再次做质控验证，直至质控结果在控为止。④ 填写失控及处理记录表，交专业组组长或预先指定高年资工作人员审核、签字。⑤ 审核者查验处理流程和结果，对处理方式和最终结果进行签字确认。⑥ 由审核者决定是否发出与失控同批次的患者检验报告。⑦ 由审核者决定是否收回失控发现前已发出的患者检验报告，以及是否根据随机原则挑选出一定比例的失控前患者标本进行重新测定和验证，并根据既定标准判断失控前测定结果是否可接受，对失控作出恰当的判断。

在医学实验室，失控后均应及时查找原因，尽快采取正确的纠正措施，否则会影响到检验结果的准确性和可靠性。

失控原因的查找过程并无一个固定模式。一般是由易到难、由近到远查找。常用查找原因的方法如下。

（一）分析原始数据

"原始数据"是指没有经过计算或换算的检测数据，如分光光度法检测中标准管和空白管的吸光度；全自动检测系统中校准管、标准管、空白管、质控管等的吸光度值等。因为原始数据是最直接、最真实的第一手资料，通过分析这些数据，往往可以估计出失控原因的大体方向，使查找工作更有重点。

先检查校准管的吸光度读数与平时的读数是否一致，如果一致，提示该分析批没有明显的系统误差。如果不一致，再观察质控管和空白管的吸光度读数与平时是否一致，如果一致，提示该分析批无明显系统误差，应将查找原因的重点放在校准品上，其原因主要有三种情况，即校准品本身因素、放置校准品的管子因素和对校准品的检测不当（即个体因素）等。检验者可通过不同手段逐一排除，如仔细观察放置校准品的标签，是否更换了厂家、批号或已经接近失效期，如果有这些情况发生，检验者可以按平时常见校准品吸光度读数重新计算质控品测定结果，使失控恢复到在控范围。如果校准品没有什么改变，与平时完全一样，失控原因多可能是由对校准品检测时某种因素造成，也可按平时常见校准品吸光度计算质控品测定结果，使失控状态得到纠正。

（二）分析检测系统

如果校准管、质控管和空白管的吸光度读数均与平时的读数不一致，提示失控原因可能为系统误差所致，应将分析原因的重点放在试剂、仪器或操作过程上。观察同一台仪器检测的其他项目的质控结果是否异常。如果异常，失控原因多由仪器所致，可以分析近一段时间的质控数据，观察曲线是渐变型还是突变型，根据这一个思路去查找原因。如果同一台仪器其他项目的质控结果没有异常，失控原因多由试剂或操作等造成。试剂变质或污染是最常见的原因之一，查找原因时应从当天或前一天有差别的试剂上入手。如果没有发现所用的试剂与前一天有明显差别，则应从那些稳定性较差或容易发生变质的试剂开始，逐一更换试剂，进行复查。如果从试剂方面找不出原因，应重新校准仪器或用另一台同类仪器进行复查，如果仍然查不出原因，可更换操作者或请有关专家帮助解决。

（三）对检测过程回顾分析

按照检测过程的先后顺序由近到远，反复回顾和仔细检查整个检测过程中有无特殊情况的发生，如电压是否稳定、温度是否符合监测系统要求、使用的容器或量器是否需要校准、仪器有无变动、波长旋钮是否移动了位置、检测过程中周围环境是否受到意外干扰。除此之外，还要检查校准品、试剂、质控品是否变更了生产厂家、生产批号是否接近失效期、结果计算是否出现错误，重新回顾检查上述操作逐一排除。

（四）选择性复查标本

为了验证上述的初步分析是否正确，应对失控批中部分患者的标本进行选择性复查。复查时最好选择结果异常的标本、已知病情的标本、近期曾做过该项检查的标本并随机性抽查几个患者的标本。复检时最好将下列样本放入其中一同进行复检：失控时所使用的质控血清；一瓶新打开的相同批号的质控血清；失控时所使用的校准品；一支新打开的相同批号的校准品；一瓶新开启的定值质控血清。多数情况下，通过上面的复检可以查出原因，并能对患者的标本的检验结果提出较为妥善的处理意见。失控处理及原因分析流程见图 6-19。

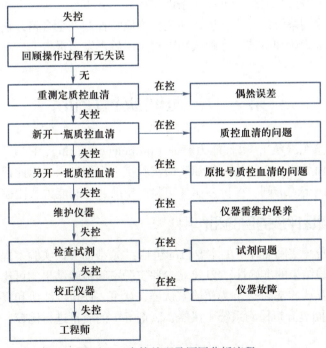

图 6-19　失控处理及原因分析流程

由检测程序可知，室内质量控制的基本原理实质上是对质控标本的反复检测，通过质控规则对分析批是否在控做出判断。虽然质控样本与患者标本的测定是在同一反应条件下完成的，但就每一个标本而言有许多影响检验质量的因素，仅凭室内质控是无法控制的。质量控制只是对分析批反应条件的控制而不是对每一个标本的控制，当一个分析批质控品测定值在控时，并不代表每一个患者的标本的测定值一定准确可靠。因此，室内质量控制存在着一定的局限性，主要表现在以下几个方面。

1. 不能控制检验前的标本流程　一个标本从采集到报告单发出要经过许多程序，检测程序只是其中的一部分。在临床检验工作中，由检验前引起的质量问题数不胜数，据权威资料统计，目前已经占到临床实验室全部差错的 60% 以上。特别是标本的采集、标志、转运等引起的标本质量问题尤其突出，如倒错标本、抗凝剂使用错误、标本放置过久被测物消耗或成分发生改变等，室内质量控制是根本无法控制的。

2. 不能控制标本中某种物质的干扰　如某些治疗药物、溶血或脂血对检验方法的干扰。

3. 不能控制某些特别异常的被测物　例如，用速率法测定某血清酶时，如果被测物浓度特高，在未进入线性期底物就已经耗尽，此时的检测结果显示患者的血清酶不但没有增高反而偏低或正常。即使采用稀释后用检测结果乘以稀释倍数的办法也存在误差，因为血液、稀释液及试剂的比例发生了变化。实质上此时的标本与质控物的反应条件已经不完全一致，其反应环境中 pH、离子浓度、反应介质及干扰物等已经与规定的环境有了较大变化，所以其测定值的误差也会随之增大。

因此，质量控制仅是对分析批反应条件的控制，并不能对每一个患者的检验结果进行质控。当一个检测系统运行完毕后，即使室内质量控制完全合格，仍应对每个标本的检验结果进行逐个确认和审核，当确认和审核无误后再发出报告。

第三节　室间质量评价

室间质量评价（EQA），也称能力验证（proficiency testing，PT），是多家实验室分析同一标本，并由外部独立机构收集和反馈实验室上报的结果，以此评价实验室操作的过程。按照预先制定的准则，评价参加者实验室校准、检测能力及监控其持续能力。

一、室间质量评价的目的和作用

室间质量评价（室间质评）的主要目的包括：①帮助参评实验室提高检验质量，改进工作，提高检验结果的准确性；②建立参评实验室间检验结果的可比性和一致性，是区域性检验结果互认的基础；③为实验室认证、认可、评审、注册和资质认定等提供依据；④对市场上同类分析检测系统（仪器、试剂等）的质量进行比较，并协助生产单位改进质量等。

微课：室间质评的目的和作用

虽然很多实验室长期参加室间质量评价活动，但部分实验室对该活动的作用和用途了解不清，因此不能有效利用它来解决实际工作中存在的问题。室间质量评价的主要作用如下。

1. 评价实验室的检测能力，识别实验室间检验结果的差异　EQA 报告不仅可以帮助实验室管理人员和技术人员正确判断本实验室的检测能力，还能说明参评实验室在相同条件下其结果所处的位置，及时发现本实验室与总体检测水平的差异，客观地反映出该实验室的检测能力。

2. 发现问题并采取相应的改进措施 通过 EQA 报告发现问题，并采取相应的改进措施以提高检验质量。如果本实验室的检验结果与靶值（或公认值）存在显著差异，甚至 EQA 成绩未通过，则表明本实验室的检测系统可能存在问题，需要认真分析原因，找出可能存在的问题并有针对性地采取改进措施。

3. 为实验室改进实验方法分析能力提供参考 当实验室在选用新的实验方法或选购新仪器，以及拟改变实验方法时，可以从 EQA 总体信息中找到参考依据。通过分析 EQA 对不同方法、仪器、试剂的统计资料，可以帮助实验室选择更适合于本实验室要求的实验方法或仪器。

4. 确定重点投入和培训需求 EQA 报告可以帮助实验室确定哪部分检验项目需要重点关注，加强培训和考核工作。

5. 实验室质量保证的客观证据 EQA 结果可以作为实验室质量稳定与否的客观证据，实验室可以将参加 EQA 计划作为本实验室的质量保证手段之一，并以获得满意的成绩来证明实验室检测系统的准确性和可靠性。

6. 支持实验室认可 EQA 成绩越来越受到认可组织的重视，是实验室认可（如 ISO 15189 认可）活动中重要的参考依据。

7. 增加实验室内部人员和实验室用户的信心 满意的 EQA 成绩不仅可以树立实验室管理者和技术人员的信心，还可以鼓励实验室的用户（医生和患者）充分利用实验室提供的检测信息帮助临床诊断和治疗。

8. 实验室质量保证的外部监督工具 EQA 成绩可作为各级卫生行政管理部门对实验室质量实施监督的重要工具。

二、室间质量评价方法

（一）室间质量评价工作流程

EQA 的工作流程分为组织者内部工作流程和参评实验室工作流程两部分。

1. 组织者内部工作流程 包括质评组织的计划和设计、邀请书的发放、质评物的选择和准备、质评物的包装和运输、检验结果的接受、检验结果的录入、检验结果的核对、靶值的确定、报告的发放和与参加者的沟通等。每个被调查的质评项目每次活动至少 5 个样本，其浓度包括高、中、低三个浓度范围。

2. 参评实验室工作流程 包括接受质控品、收到质控品后将接收单传真给组织者、按规定日期检测质评物、上报检测结果、查收组织者的评价报告、分析评价报告、决定是否采取纠正措施、评价采取措施的效果等。

（二）参评实验室对质评物的检测要求

参加 EQA 的实验室必须根据组织者的要求对质评物进行检测，主要内容如下。

1. 检测时间和发送报告时间 必须根据组织者的要求进行，既不能提前，也不可推迟，检测后的结果要及时向组织者报送。

2. 检测质评物时的条件　必须与检测患者标本的条件完全相同，包括样本处理流程、检测方法、检测试剂、检测环境、检测人员等，不准有任何特殊对待，也不可反复多次测定后拟定一个值报告。

3. 对质评物测定要做详细记录　实验室在对质评物测定时，每一个步骤都应做详细记录，包括样本处理的过程、检测系统的运行环境、所用方法、试剂、质控品、质控数据、质控图趋势等内容，作为实验室室间质评回顾总结和质量管理体系记录的重要资料。

4. 质评物检验结果　检测后的结果在向 EQA 组织者报告以前，不得在各实验室之间互相交流检验结果，更不得修改本实验室的检验结果或将组织单位发放的质评物交其他实验室代检。

5. 实验室主任和样本检测人员必须在由 EQA 组织者提供的质评表上签字　表明室间质评的样本是按常规标本处理和检测的，没有违反 EQA 组织者的相关要求。

（三）室间质量评价结果反馈信息分析

目前，我国国家卫生健康委员会临床检验中心组织的 EQA 内容有常规化学、脂类、心肌标志物、凝血、核酸检测、尿液化学分析等 70 多个类别 300 多个项目，不同的调查内容有不同的反馈形式。

参评实验室在接收到组织者的反馈意见后要认真分析，即使是成绩合格的检验项目，为了保持或取得更好的实验质量，实验室仍要组织专业人员分析。观察本实验室每个被调查项目中各个浓度的测定值与靶值偏差的大小，检验结果是否都在靶值的一侧，某些结果是否已经接近控制限，是否存在趋势性变化等。对质评成绩不合格的参评项目，实验室管理者要组织有关人员进行讨论，仔细阅读记录文件，认真分析偏差产生的原因。

实验室在工作中要通过查找原因，采取相应的改进措施，建立一套整改和评价本实验室工作质量的体系，使检验质量得到提高。某一轮次室间质量评价计划的合格表现可以代表这一次的能力，但不能反映出持续的能力；同样，在一轮次室间质量评价计划中的不合格表现，也许反映的是参加者偶然地偏离了正常的能力状态。正因如此，不能将室间质量评价作为唯一的手段。

微课：室间质控的评价方法 VIS 法

微课：室间质控的评价方法 PT 法

第六章考点提示

第六章在线测试

思 考 题

1. 全过程质量控制有哪几个环节，分别由哪些要素参与？
2. 简述 Levey-Jennings 室内质量控制法的基本依据。
3. 简述 Levey-Jennings 质量控制图的制作流程。
4. 简述 Westgard 多规则质量控制法的质控规则及其意义。
5. 简述室内质量控制方法的局限性。
6. 什么是室间质量评价？

（董　立）

第七章　糖代谢紊乱的生物化学检验

学习目标

1. 掌握：血糖测定及口服葡萄糖耐量试验的概念、试验原理、操作方法和临床应用；糖尿病概念、诊断标准和临床应用；糖化血红蛋白的测定方法、原理和临床应用。

2. 熟悉：血糖的来源、去路及调节机制；胰岛素及胰岛素释放试验的临床应用；C肽及C肽释放试验的临床应用。

3. 了解：低血糖的概念、病因和临床分型；糖代谢先天异常。

4. 具备独立对糖尿病常用指标的评价和检测能力；能正确采集血液、尿液及其他体液标本，熟悉各种标本处理要求。

5. 具有与患者沟通交流能力，并根据患者情况提出相关检验项目检验前患者的准备要求；具有综合分析检验结果并对糖代谢紊乱疾病初步诊断的能力，能解释检验结果的临床意义。

第七章
思维导图

人体内的糖类主要是糖原和葡萄糖，糖原主要存在于肝和肌肉组织中，是糖类的储存形式。葡萄糖则广泛存在于各组织细胞和体液中，是糖类的运输和利用形式。糖类的主要生理功能包括：① 为机体提供能量，正常情况下，人体所需能量的50%～70%来自葡萄糖；② 作为组织细胞的结构材料；③ 转变为其他物质。

糖代谢紊乱主要指血糖浓度过高或过低，还包括一些糖代谢过程中由于酶先天性缺陷所导致的单糖或糖原在体内的累积。测定体液（血液、尿液、脑脊液等）中葡萄糖的含量，对糖代谢紊乱的诊断和治疗有重要意义。临床常见的糖代谢紊乱是糖尿病。本章将重点阐述糖尿病及其相关代谢紊乱的生物化学检验。

动画：糖
尿病报告

第一节　糖代谢调节

一、血糖的来源和去路

血糖（blood glucose，BG）指血液中的葡萄糖。血糖含量的高低是反映体内糖代谢状况的重要指标。其含量会随进食、运动等变化而有所波动，但正常人空腹血糖

（FPG）浓度相对恒定，一般维持在 3.9～6.1 mmol/L，这对保证人体各组织特别是脑组织正常的功能活动有极其重要的作用。

1. 血糖来源　血液中葡萄糖的主要来源：① 食物中的糖类物质，在胃肠道中经消化后以单糖的形式被吸收进入血液中，是血糖的主要来源。② 肝储存的糖原分解成葡萄糖入血，是空腹时血糖的直接来源。③ 糖异生作用，在禁食或饥饿情况下，肝可将甘油、某些有机酸及生糖氨基酸等非糖类物质通过糖异生作用转变成葡萄糖以补充血糖。

2. 血糖去路　血糖的去路是被组织细胞摄取和利用，包括：① 氧化分解供能，通过有氧氧化和无氧分解产生 ATP，是血糖的主要去路。② 肝和肌肉等组织将葡萄糖合成糖原而储存。③ 转变为非糖类物质，如脂肪、非必需氨基酸等。④ 转变成其他糖类及糖类衍生物，如核糖、脱氧核糖、氨基多糖等。⑤ 当血糖浓度过高，超过了肾糖阈（约 9.0 mmol/L）时，葡萄糖即随尿排出，出现糖尿。血糖的来源与去路总结见图 7-1。

动画：血糖来源与去路

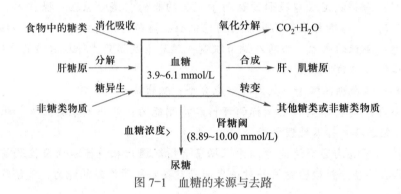

图 7-1　血糖的来源与去路

二、血糖浓度的调节

正常情况下成人空腹血糖浓度相对恒定，要维持血糖浓度的相对恒定，必须保持血糖来源和去路的动态平衡。这需要体内神经系统、激素和组织器官三方面的协同作用。

（一）神经系统的调节作用

神经系统对血糖浓度的调节作用主要通过下丘脑和自主神经系统控制其所控激素的分泌，后者再通过调节糖代谢关键酶的活性来实现。

（二）激素的调节作用

调节血糖浓度的激素有两类。

1. 降低血糖的激素　胰岛素是降低血糖浓度的主要激素，是由胰岛 B 细胞分泌的一种蛋白类激素，是由 51 个氨基酸残基组成的两条多肽链结构。主要的靶器官是肝、肌肉和脂肪组织。其对糖代谢的作用：① 使肌肉和脂肪组织细胞膜对葡萄糖的通透性增加，促进葡萄糖通过肌肉和脂肪细胞的转运速率加快，使组织摄取葡萄糖增多；② 诱导葡萄糖激酶、磷酸果糖激酶和丙酮酸激酶的合成，促进葡萄糖磷酸化和氧化分解；③ 抑制磷酸化酶和糖异生关键酶而使糖异生减少；④ 激活糖原合成酶和丙酮酸脱氢酶系，促进葡萄糖合成糖原，促进葡萄糖转变为蛋白质和脂肪。以上作用的总效应是使血糖去路增加，来源减少，血糖水平降低。

胰岛素发挥作用的机制：首先要与靶细胞膜表面的特异性受体结合，触发产生第二信使（cAMP），通过第二信使系统导致细胞内一系列的化学改变，最终达到降低血糖的目的。所以，胰岛素的生物活性效应取决于四个方面：① 靶细胞膜上胰岛素受体的绝对或相对数目。② 到达靶细胞的胰岛素浓度。③ 胰岛素与靶细胞膜受体的亲和力。④ 胰岛素与受体结合后的细胞内改变情况等。

此外，具有降血糖作用的还有胰岛素样生长因子（insulin-like growth factor，IGF），又称生长调节素 C，是细胞生长和分化的主要调节因子之一。其化学本质是一种多肽，在结构上与胰岛素相似，具有类似于胰岛素的降糖作用和促生长作用。IGF 主要有 IGF-1 和 IGF-2 两种，IGF-2 的生理作用尚不清楚。血液中仅有 IGF-1，浓度约比胰岛素高 1 000 倍，但大部分以与蛋白质结合的形式存在，只有少量（约 10% 以下）以游离形式存在，因此血液中 IGF 活性极低。IGF-1 主要在生长激素的调控下由肝产生并分泌入血，通过靶细胞特异 IGF 受体或胰岛素受体发挥作用；其他许多组织也可产生 IGF-1，但并不进入血循环，仅在局部发挥作用。

IGF 在正常糖代谢中的作用尚不清楚，但外源性注入 IGF 可导致低血糖，缺乏可引起生长迟缓。胰腺外肿瘤时可导致 IGF 生成过多，患者可出现饥饿性低血糖。测定 IGF-1 浓度可评价生长激素的缺乏或过量，监测机体的营养状况。

2. 升高血糖的激素　胰高血糖素、肾上腺素、皮质醇及生长激素等几种激素生理作用与胰岛素相反。通过促进肝糖原分解和糖异生，抑制葡萄糖的利用而升高血糖。其中，胰高血糖素最为重要。当缺乏胰高血糖素时，主要是肾上腺素起作用，而其他几种激素作用较小。

（1）胰高血糖素（glucagon）：由胰岛 A 细胞分泌的含有 29 个氨基酸残基的多肽。主要的靶器官是肝，通过与特异受体结合，增加细胞内 cAMP 和 Ca^{2+} 浓度，促进肝糖原分解和糖异生，同时促进肝生成酮体；次要的靶器官是脂肪组织，促进机体的脂肪动员。

胰高血糖素的分泌主要受血糖浓度调节，血糖降低可刺激其分泌，升高则抑制其分泌。长期患糖尿病将会削弱胰岛 A 细胞对低血糖的反应性，增加低血糖的发生率。应激及运动亦可诱导其释放。而胰岛素可抑制胰高血糖素的基因表达，减少其生物合成和释放。若胰岛素不足又继发胰高血糖素浓度升高，将增加高血糖症和酮症酸中毒发生的危险性。

（2）肾上腺素（epinephrine）：肾上腺髓质分泌的儿茶酚胺类激素，可以促进肝糖原分解而升高血糖，降低血糖的利用。肾上腺素可以刺激胰高血糖素的分泌，抑制胰岛素分泌。肾上腺素在胰高血糖素分泌受损时（如 1 型糖尿病患者），是上调血糖水平的关键激素。运动或应激可以促进肾上腺素分泌，提高血糖水平以供能。肾上腺髓质肿瘤可通过分泌过量的肾上腺素、去甲肾上腺素引起高血糖症。

（3）生长激素（growth hormone）：由垂体分泌的一种多肽，其主要作用是促进糖异生和脂肪分解，并且拮抗胰岛素的促组织细胞摄取葡萄糖。

（4）皮质醇（cortisol）：在促肾上腺皮质激素的刺激下由肾上腺皮质分泌，可以促进糖异生和糖原分解、促进蛋白质和脂肪分解。如果肾上腺皮质功能亢进患者血浆中皮质醇含量增加，可致高血糖症；相反肾上腺皮质功能减退，由于皮质醇减少，可致低血糖症。

此外，甲状腺激素（thyroid hormone）也可刺激糖原分解，促进小肠吸收葡萄糖，但它并不直接参与糖代谢的调节。生长激素释放抑制激素（growth hormone release inhibiting hormone，GIH）又称为生长抑素，是由胃肠道和胰岛 δ 细胞分泌的 14 个氨基酸残基组成的多肽，它可抑制生长激素释放。生长抑素还可调节胰高血糖素和胰岛素的分泌。

（三）肝的调节作用

微课：糖代
谢及调节

肝内糖代谢的途径很多，而且有些代谢途径为肝所特有，含有许多糖代谢的特异酶，所以肝被认为是调节血糖浓度最主要的器官。当机体需要时，通过神经体液的作用，使肝细胞内这些酶的活性发生改变，引起一系列糖代谢变化，从而达到维持血糖浓度相对恒定的目的。肝对糖代谢具有双向调控功能。当血糖浓度偏低时，肝通过特有的葡萄糖 -6- 磷酸脱氢酶将储存的肝糖原分解，同时肝内糖异生作用也加强，使血糖浓度升高；当血糖浓度偏高时，肝组织摄取葡萄糖增加，肝糖原的合成作用加强，并抑制肝糖原的分解，促进糖类转变为脂肪，同时肝内糖异生作用减弱，使血糖浓度降低。故肝功能受损时，可能影响糖代谢，易出现血糖的波动。

第二节　糖代谢紊乱

神经系统功能紊乱、内分泌失调、肝肾功能障碍及先天性某些酶的缺陷等，均可引起糖代谢紊乱，出现低血糖、高血糖、糖尿等病理现象。

一、高血糖与糖尿病

高血糖症（hyperglycemia）是指空腹血糖浓度超过 7.0 mmol/L。若血糖浓度高于肾糖阈值 9.0 mmol/L，则出现糖尿。高血糖有生理性和病理性之分。生理性原因如情绪激动、饮食等所致的高血糖，其特点是血糖呈暂时性升高，但空腹血糖正常，没有临床意义。临床上最常见的病理性高血糖是糖尿病（diabetes mellitus，DM）。

糖尿病是一组由于胰岛素分泌不足或（和）胰岛素作用低下引起的代谢紊乱综合征，其典型病例可出现"三多一少"症状，即多尿、多饮、多食、体重减轻。以高血糖为其主要特征，伴有糖类、蛋白质、脂肪、水和电解质等一系列代谢紊乱，长期的高血糖可引起机体多功能紊乱、多器官损害甚至衰竭。病情严重或应激时可发生多种急性代谢性紊乱，如酮症酸中毒及非酮症性高渗综合征等而危及生命。另外，在糖尿病人群中冠心病、缺血性或出血性脑血管疾病、失明、肢端坏疽等严重并发症的发生率均明显高于非糖尿病人群。因此，糖尿病及其并发症已成为严重威胁人们健康的世界性公共卫生问题，早诊断、早治疗的意义重大。

（一）糖尿病的分型

世界卫生组织（WHO）推荐根据病因将糖尿病分为四种类型。

1. 1 型糖尿病（type 1 diabetes mellitus，T1DM） 各年龄段均可发病，但常发生于儿童和年轻人，只占糖尿病患者的 5%～10%，主要病变在于胰岛 B 细胞破坏导致胰岛素绝对缺乏，因而对胰岛素治疗敏感。

2. 2 型糖尿病（type 2 diabetes mellitus，T2DM） 包括胰岛素抵抗伴胰岛素相对不足。该型糖尿病占糖尿病患者的 90% 以上，常见于 40 岁以上的中老年肥胖者，起病缓慢。早期无明显症状，常以并发症出现为首诊。

3. 特殊类型糖尿病（specific types of diabetes） 包括一系列病因比较明确或继发性的糖尿病，主要有以下几类：① 胰岛 B 细胞基因缺陷。② 胰岛素受体基因异常导致胰岛素受体缺失或突变。③ 内分泌疾病（拮抗胰岛素的激素过度分泌），如肢端肥大症、嗜铬细胞瘤等。④ 胰腺疾病。⑤ 药物或化学制剂所致的胰岛损伤。⑥ 感染，如先天性风疹及巨细胞病毒感染等。⑦ 少见的免疫介导性糖尿病。⑧ 其他遗传综合征伴糖尿病。

4. 妊娠糖尿病（gestational diabetes mellitus，GDM） 指在妊娠期间首次发现的任何程度的糖耐量减退或糖尿病发作，不论是否使用胰岛素或饮食治疗，也不论分娩后这一情况是否持续，但不包括妊娠前已知的糖尿病患者。多数 GDM 妇女在分娩后血糖将恢复正常水平，但有约 30% 的患者在 5～10 年后转变成 2 型糖尿病。

（二）糖尿病的诊断标准

1. 糖尿病的诊断标准 目前国际通用的是 1999 年 WHO 糖尿病专家委员会提出的糖尿病诊断标准。① 糖尿病症状 + 随机血糖浓度 ≥ 11.1 mmol/L，典型糖尿病症状包括多食、多饮、多尿和不明原因的体重下降，随机血糖是指末次进食后任意时间点测得的血糖浓度。② 空腹血糖浓度 ≥ 7.0 mmol/L，空腹指持续 8 h 以上无任何热量摄入。③ 口服葡萄糖耐量试验中 2 h 血糖 ≥ 11.1 mmol/L，口服葡萄糖耐量试验采用 75 g 无水葡萄糖负荷。

以上三种方法都可以单独用来诊断糖尿病，但需要另一天采取静脉血重复试验，两次的试验结果有相关性才能确诊。在无明确高血糖时，应通过重复检测来证实诊断标准①、②。

知识拓展

2010 年，美国糖尿病协会（ADA）重新修订了糖尿病的诊断标准，除上述 3 个标准外，又新增加了糖化血红蛋白，即 $HbA_{1c} \geq 6.5\%$ 这一诊断标准，若 HbA_{1c} 在 5.7%～6.1% 可作为可能患糖尿病的高危标志，认为 HbA_{1c} 可以弥补上述标准的不足，是一项既方便又准确的指标。预计在未来可能会纳入 C 肽分泌试验这一诊断指标，将会为糖尿病患者提供更加早期的诊断和治疗。

2. 妊娠糖尿病的诊断标准 对妊娠 24～28 周有糖尿病倾向（肥胖、有妊娠糖尿病史、尿糖阳性、有糖尿病家族史等）的孕妇，可在空腹条件下口服 50 g 葡萄糖，然后测定 1 h 血糖浓度进行妊娠糖尿病筛查，若血糖≥7.8 mmol/L，则为筛查异常，须进一步做葡萄糖耐量试验。妊娠糖尿病的诊断标准见表 7-1。

表 7-1　妊娠糖尿病的诊断标准

方法	时间	血浆葡萄糖浓度 /(mmol·L^{-1})
100 g 葡萄糖耐量试验	空腹	≤5.3
	1 h	≤10.0
	2 h	≤8.6
	3 h	≤7.8
75 g 葡萄糖耐量试验	空腹	≤5.3
	1 h	≤10.0
	2 h	≤8.6

动画：妊娠糖尿病

注：①妊娠糖尿病诊断标准长期未统一，表 7-1 为美国糖尿病学会所推荐。②临床采用 100 g 和 75 g 葡萄糖耐量试验均可，后者较为常用。③以上检验结果每一个试验中如果有 2 项以上阳性，即可诊断，1 项阳性为妊娠糖耐量减退，各项均阴性为正常。

（三）糖尿病的主要代谢紊乱

在正常情况下，人体细胞内能量代谢主要由血糖供给，多余的血糖可转化为糖原、脂肪和蛋白质储存起来。患糖尿病后，由于胰岛素分泌和（或）利用缺陷，人体组织细胞不能有效地摄取和利用葡萄糖，导致血液中的葡萄糖浓度升高。而在生理状态下，人体内的三大营养物质、水、电解质的代谢都在一系列神经内分泌系统的精准调控下处于动态平衡状态，糖代谢的异常改变，就会引发其他代谢的紊乱。

1. 糖代谢 葡萄糖在肝、肌肉和脂肪组织的利用减少，肝糖原分解和糖异生增多，糖原合成减少，引起血糖升高。血糖过高，超过肾糖阈时可出现糖尿，严重者尿中出现酮体，由于尿液中葡萄糖和酮体增加，可产生渗透性利尿，故会引起多尿及水盐丢失。

2. 脂肪代谢 在糖尿病患者中，一方面肝合成三酰甘油（TG）增多，以 VLDL 形式向血液中释放增多，而血液中脂蛋白脂肪酶（LPL）活性降低，VLDL 分解减少，造成高 VLDL 血症；另一方面，生长激素、肾上腺素、去甲肾上腺素增多，使胆固醇合成的限速酶 HMG-CoA 还原酶活性增强，胆固醇合成增多，从而出现高 TG 和高 TC 血症及高 VLDL 血症，即糖尿病性 IV 型高脂血症，同时血中自由脂肪酸（FA）也增多。当胰岛素严重不足时，脂肪组织极度动员脂肪分解产生大量酮体，若超过机体对酮体的氧化利用能力时，酮体堆积形成酮血症和酮尿症，酮体中的乙酰乙酸和 β- 羟基丁酸为中等强度的酸，因此，酮体产生过多时可引起酮症酸中毒，是糖尿病的严重急性并发症。

3. 蛋白质代谢　蛋白质合成减弱，分解代谢加速，可导致机体出现负氮平衡、体重减轻、生长发育迟缓等现象。另外，抗体合成减少是糖尿病时容易发生感染的重要原因。

4. 乳酸酸中毒　正常人血液中乳酸 / 丙酮酸比值为 10:1，处于平衡状态。糖尿病患者由于胰岛素缺乏，糖酵解作用加强，丙酮酸还原成乳酸大量增多，可导致高乳酸血症，甚至引起高渗透性和乳酸中毒性休克。

动画：糖
尿病您知
多少

（四）糖尿病急性代谢并发症

糖尿病患者由于长期高血糖可导致多种并发症的发生，尤其是病程较长，控制较差的患者。按并发症的起病快慢，可分为急性并发症和慢性病变两大类：急性并发症除常见的感染外，还有糖尿病酮症酸中毒昏迷、糖尿病非酮症高渗性昏迷、糖尿病乳酸酸中毒昏迷等；糖尿病的慢性病变主要是微血管病变，如肾病变、眼底病变、神经病变、大血管病变，心、脑、肾等的病变和高血压等。现主要介绍急性并发症。

1. 糖尿病酮症酸中毒昏迷（ketoacidosis diabetic coma）　是糖尿病的严重急性并发症，常见于 1 型糖尿病患者伴应激时。诱发因素为感染、手术、外伤和各种拮抗胰岛素的激素分泌增加。当机体代谢紊乱发展到脂肪分解加速，酮体生成增多，血浆中酮体积累超过 2.0 mmol/L 时称为酮血症。酮体进一步积聚，发生代谢性酸中毒时称为酮症酸中毒，此时可发生一系列代谢紊乱，表现为严重失水、代谢性酸中毒、电解质紊乱和广泛的功能紊乱。除尿酮症呈强阳性外，血酮体＞5 mmol/L、HCO_3^- 浓度降低、血 pH＜7.35，病情严重时可致昏迷，称为糖尿病酮症酸中毒昏迷。

糖尿病酮症酸中毒发病的机制主要是由于胰岛素的绝对或相对不足，拮抗胰岛素的激素如胰高血糖素、皮质醇、儿茶酚胺及生长激素增多，肝糖原分解加速，糖异生加强，导致血糖增加，但机体不能很好地利用血糖，各组织细胞处于血糖饥饿状态，于是脂肪分解加速，血浆中游离脂肪酸增加，导致酮体生成增加而利用减慢，血酮体累积引起酮症。

2. 糖尿病非酮症高渗性昏迷（hyperosmolar nonketotic diabetic coma，HNDC）　特点是血糖极高，没有明显的酮症酸中毒，是一种因高血糖引起高渗性脱水和进行性意识改变的临床综合征。多见于 60 岁以上老年（2 型）轻症糖尿病及少数幼年（1 型）糖尿病患者。常见的发病诱因有口服噻嗪类利尿药、糖皮质激素、苯妥英钠；腹膜透析或血液透析；尿崩症；甲状腺功能亢进；严重烧伤；高浓度葡萄糖治疗引起失水过多和血糖过高；颅内压增高使用脱水剂治疗；降温疗法；急性胰腺炎；各种严重呕吐、腹泻等疾患引起的严重失水等情况。

本症发病机制复杂，未完全阐明。在本症中血浆渗透压升高程度远比糖尿病酮症酸中毒明显，加上本症患者有一定量的内源性胰岛素，故在血糖极高的情况下，一般不易发生酮症酸中毒，而且脂肪分解和胰岛素拮抗激素增高不及酮症酸中毒突出。

3. 糖尿病乳酸酸中毒昏迷（lactic acidosis diabetic coma） 乳酸由丙酮酸还原而成，是糖代谢的中间产物，正常人乳酸／丙酮酸比值为 10：1，处于平衡状态。患糖尿病后，由于胰岛素的绝对或相对不足机体组织不能有效地利用血糖，丙酮酸大量还原为乳酸，使体内乳酸堆积增多。

由于长期高血糖使蛋白质发生非酶促糖基化反应，糖基化蛋白质分子与未被糖化的分子互相结合交联，使分子不断加大，进一步形成大分子的糖化产物，这种反应多发生在那些半衰期较长的蛋白质分子上，如胶原蛋白、晶体蛋白、髓鞘蛋白和弹性硬蛋白等，引起血管基底膜增厚、晶体浑浊变性和神经病变等病理变化。由此引起的大血管、微血管和神经病变，是导致眼、肾、神经、心和血管等多器官损害的基础。

微课：高
血糖与糖
尿病

二、低血糖

低血糖症（hypoglycemia）指血糖浓度低于空腹血糖的参考水平下限，也有专家建议将 2.78 mmol/L 作为低血糖症的临界值。低血糖的临床症状因人而异，缺乏特异性，主要是交感神经兴奋症状，如出汗、神经质、颤抖、无力、眩晕、心悸、饥饿感，以及中枢神经系统症状如意识混乱、行为异常、视力障碍、癫痫等，严重者可出现神志丧失、昏迷甚至死亡。导致这些症状发生的血糖水平有明显个体差异。

1. 病因及临床分型　不同类型低血糖及其病因见表 7-2。

表 7-2　低血糖的类型与病因

类型	病因
新生儿低血糖	早产、母体糖尿病、GDM 和妊娠子痫、呼吸窘迫综合征、其他（冷应激，红细胞增多症等）
婴幼儿低血糖	遗传性代谢缺陷、酮症低血糖、先天性酶缺乏、半乳糖血症
成人空腹低血糖	①内分泌性：胰岛素或胰岛素样物质过多、升高血糖激素缺乏等；②肝源性：严重肝病、重度心力衰竭伴肝淤血、肝酶异常等；③过度消耗、摄入不足：高热、慢性腹泻、长期饥饿、过度饮酒、肾性糖尿、严重营养不良等；④先天性代谢病：如糖原贮积病等
餐后低血糖	原因不明的功能性低血糖、T2DM 早期、胃肠手术后、大量摄入半乳糖或果糖等
糖尿病性低血糖	胰岛素或降血糖药使用过多

2. 低血糖的诊断标准　由于低血糖的临床表现没有特异性，可以根据惠普尔三联征（Whipple 三联征）确诊：①低血糖症状。②发作时空腹血糖浓度≤2.8 mmol/L（60 岁以上老人 3.0 mmol/L）。③供糖后低血糖症状迅速缓解。

三、糖代谢的先天异常

糖代谢的先天异常是指因糖代谢的酶类发生先天异常或缺陷，导致某些单糖或糖原在体内贮积，并随尿排出。此类疾病多为常染色体隐性遗传，包括糖原贮积病、果糖代谢异常及半乳糖代谢异常等，以糖原贮积病最为常见。

（一）糖原贮积症

糖原贮积症（glycogen storage disease，GSD）是由于参与糖原合成或分解的酶缺乏，使糖原在肝、肌肉等脏器中大量堆积，造成这些器官的肥大及功能障碍。由于酶缺乏的种类不同，临床表现多种多样，故糖原贮积病分为许多型。其中以葡萄糖 -6- 磷酸脱氢酶缺乏症（Ⅰ型）最常见，病情最重，也称为 Von-Gierke 病。α- 葡萄糖苷酶缺乏症（Ⅱ型）是 α-1,4- 葡萄糖苷酶缺乏，主要影响心和骨骼肌。此外，还有淀粉 -1,6- 葡萄糖苷酶缺乏症（Ⅲ型）、分支酶缺乏症（Ⅳ型）、肌磷酸化酶缺乏症（Ⅴ型）、肝磷酸化酶或磷酸化酶激酶缺乏症（Ⅵ型）、肌磷酸果糖激酶缺乏症（Ⅶ型）等。

（二）半乳糖血症

半乳糖血症（galactosemia）是机体不能转化利用半乳糖及其中间代谢产物的一种常染色体隐性遗传性疾病，其特征主要是血和尿中半乳糖增高。引起本病的原因是半乳糖代谢的 3 种相关酶，即半乳糖激酶、1- 磷酸 - 半乳糖尿苷转移酶和尿苷二磷酸半乳糖 -4- 异构酶中的任何一种先天缺陷均可致半乳糖血症。典型的半乳糖血症发生于半乳糖代谢的第 2 步，即 1- 磷酸 - 半乳糖尿苷转移酶缺乏，导致其前体 1- 磷酸 - 半乳糖堆积，沉积在肝、肾、晶状体、脑及红细胞等组织细胞中，产生特有的毒性作用。

微课：低血糖及糖代谢的先天异常

第三节 糖代谢紊乱的实验室检查

糖代谢紊乱相关的生物化学实验室检验指标在糖尿病的诊断、分型、病情监控、疗效评估及并发症的诊断和鉴别中都有重要的意义。目前常用的实验室检查项目包括：反映体内血糖水平的体液葡萄糖测定；反映机体对糖负荷的调节能力的餐后 2 h 血糖水平、口服葡萄糖耐量试验、胰岛素测定、胰岛素释放试验、C 肽测定及 C 肽释放试验；反映血糖控制情况的糖化血红蛋白和糖化血清蛋白测定；反映机体代谢状态的酮体、乳酸、丙酮酸测定，以及糖尿病早期诊断及筛查的相关自身抗体检测等。

一、血清（血浆）葡萄糖测定

空腹血糖（fasting plasma glucose，FPG）是在隔夜空腹至少 8～10 h 未摄入任何食物后，早餐前采血所测定的葡萄糖浓度，是反映机体糖代谢状况的一项重要指标，对糖代谢紊乱的诊断、治疗及监测有重要意义。FPG 是诊断糖尿病最主要的依据，若两次重复测定都有 FPG≥7.0 mmol/L，即可确诊为糖尿病，大多数糖尿病患者是依据此标准进行诊断的。

（一）标本采集与处理

1. 标本采集 空腹静脉采血。血清和血浆都可以作为血糖检验的标本，如果用血清标本，最好用带分离胶的真空采血管采血，并迅速分离血清，可防止血细胞对葡萄糖的酵解。如果用血浆标本，最好选择草酸钾－氟化钠抗凝剂，因为氟化物抗凝剂可抑制血细胞（主要是白细胞）对葡萄糖的酵解，稳定全血中的葡萄糖。

2. 标本处理　标本采集后，由于标本中的血细胞仍在继续酵解葡萄糖，室温下每小时可使血糖降低 5%～7%，故采血后应在 1 h 内分离出血清（或血浆），将其置于一干燥洁净的试管中进行检验。如果不能及时检验，可置于 2～8℃冰箱保存，标本中的葡萄糖浓度可稳定 3 天。

（二）测定方法

血糖的测定方法按原理可分为三类：氧化还原法（无机化学法）、缩合法（有机化学法）和酶法（生物化学法）。氧化还原法和缩合法都因特异性差、干扰因素多、试剂有腐蚀性和致癌性等缺点，已经被淘汰。目前临床检验主要采用酶法测定血清（血浆）葡萄糖。常用的有己糖激酶（hexokinase，HK）法、葡萄糖氧化酶（glucose oxidase，GOD）法和葡萄糖脱氢酶（glucose dehydrogenase，GDH）法。其特点是灵敏度高、准确度和精密度好、反应条件温和、操作简单且适用于自动化分析仪。

1. 己糖激酶法

【原理】　己糖激酶催化葡萄糖和 ATP 发生磷酸化反应，生成葡萄糖 -6- 磷酸（G-6-P）与 ADP。前者在葡萄糖 -6- 磷酸脱氢酶（G-6-PD）催化下脱氢，生成 6- 磷酸葡萄糖酸内酯，同时使 $NADP^+$ 还原成 NADPH。反应式如下：

$$葡萄糖 + ATP \xrightarrow{HK} 葡萄糖 - 6 - 磷酸 + ADP$$

$$葡萄糖 - 6 - 磷酸 + NADP^+ \xrightarrow{G-6-PD} 6 - 磷酸葡萄糖酸内酯 + NADPH + H^+$$

NADPH 的生成速率与血液中葡萄糖的浓度成正比。NADPH 在 340 nm 波长处有吸收峰，通过监测其吸光度升高速率，可计算标本中葡萄糖浓度。

【方法评价】　本法的准确度、精密度都非常高，线性范围可达 33.31 mmol/L，且不受轻度溶血（血红蛋白小于 5 g/L）、脂血、黄疸、尿酸、维生素 C、氟化钠、肝素、EDTA 和草酸盐等干扰，适用于自动生化分析仪。目前被认为是血糖测定的参考方法，特别适用于急诊检验使用，但试剂昂贵是其不足。

2. 葡萄糖氧化酶法（GOD-POD 法）　葡萄糖氧化酶法包括氧速率法和比色法，这里主要介绍比色法。

【原理】　葡萄糖氧化酶（GOD）将葡萄糖氧化为葡萄糖酸和 H_2O_2，在过氧化物酶（POD）和色素原性氧受体存在下，将过氧化氢分解为水和氧，同时使色素原性氧受体4- 氨基安替比林和酚去氢缩合为红色醌类化合物，即 Trinder 反应。在 505 nm 有吸收峰，其生成量在一定范围内与葡萄糖的含量成正比，与同样处理的标准管比较，即可求得标本中葡萄糖浓度。反应式如下：

$$葡萄糖 + 2H_2O + O_2 \xrightarrow{GOD} 葡萄糖酸 + 2H_2O_2$$

$$2H_2O_2 + 4 - 氢基安替比林 + 酚 \xrightarrow{POD} 红色醌类化合物$$

【方法评价】

（1）GOD 仅对 β-D- 葡萄糖具有高度特异性，而溶液中的葡萄糖 α 构型和 β 构型分别占 36% 和 64%。要使葡萄糖完全反应，必须使 α- 葡萄糖变旋为 β 构型。某些商品试剂中含有变旋酶，可以加速变旋过程。也可延长孵育时间，通过自发性变旋来转化。

（2）过氧化物酶（POD）的特异性较低，一些还原性物质如尿酸、维生素 C、胆红素和谷胱甘肽等可消耗过氧化氢，使测定结果偏低，添加了抗干扰成分的试剂盒可消除上述物质的干扰。

（3）GOD-POD 法可直接测定脑脊液中葡萄糖的含量，但由于尿液中尿酸等干扰物浓度过高，所以该法不能直接测定尿液中葡萄糖的含量。

（4）本法测定血糖的线性范围可达 19 mmol/L；回收率为 94%～105%；批内变异系数为 0.7%～2.0%，批间为 2% 左右，日间为 2%～3%。其准确度与精密度都能达到临床要求，操作简便，是国家卫生健康委员会临床检验中心推荐的血糖测定的常规方法，也是目前各级医院应用最广泛的方法。

微课：血清葡萄糖测定

3. 葡萄糖脱氢酶法

【原理】 葡萄糖脱氢酶催化葡萄糖脱氢，氧化生成葡萄糖酸内酯，其反应式如下：

$$β-D-葡萄糖 + NAD^+ \xrightarrow{GDH} D-葡萄糖酸内酯 + NADH$$

在反应过程中，NADH 的生成量与葡萄糖浓度成正相关。NADH 在 340 nm 波长处有吸收峰，通过监测其吸光度升高速率，可计算标本中葡萄糖浓度。

【方法评价】 本法对葡萄糖高度特异，常规抗凝剂和血清中的常见物质都不会对本法产生干扰，其检验结果与己糖激酶法的检验结果有很好的一致性。

【参考区间】 空腹血糖 3.9～6.1 mmol/L。

【临床意义】

（1）血糖升高

1）生理性高血糖：常见于高糖饮食后 1～2 h，运动、情绪激动等引起交感神经兴奋可致血糖短期升高，没有临床意义。

2）病理性高血糖：见于① 糖尿病。② 其他内分泌系统的疾病，如垂体前叶功能亢进（巨人症、肢端肥大症）、肾上腺皮质功能亢进（库欣病）、甲状腺功能亢进、嗜铬细胞瘤等。③ 应激性高血糖，如颅内损伤、颅内压增高、脑卒中等。④ 脱水引起的血液浓缩，如呕吐、腹泻、高热等。⑤ 严重的肝硬化，使葡萄糖不能转化为肝糖原储存。⑥ 胰腺病变。

（2）血糖降低

1）生理性低血糖：见于饥饿、剧烈运动等。

2）病理性低血糖：可见于胰岛 B 细胞增生或肿瘤引起的胰岛素分泌过多；对抗胰岛素的激素分泌不足，如垂体、肾上腺皮质或甲状腺功能减退而使生长素和肾上腺素分泌减少；严重肝病使肝的糖异生作用降低或肝糖原储存缺乏，肝不能有效地调节血糖。

（3）药物影响 某些药物可以诱导血糖升高或降低。① 引起血糖升高的药物有噻嗪类利尿药、口服避孕药、儿茶酚胺、吲哚美辛、咖啡因、甲状腺素、肾上腺素等。

② 使血糖降低的药物有降血糖药、中毒剂量对乙酰氨基酚、抗组胺药、致毒量阿司匹林、乙醇、胍乙啶、普萘洛尔等。

知识拓展

餐后 2 h 血糖（2hPG）

餐后 2 h 血糖是在口服 75 g 无水葡萄糖或吃 100 g 面粉制成的馒头（含糖量相当于 75 g 无水葡萄糖，也叫馒头餐试验）后做葡萄糖耐量试验（OGTT）；从进食第一口的时间开始计算，检测 2 h 后的血糖值，了解胰岛的储备功能。正常人餐后 2 h 血糖<7.8 mmol/L。餐后血糖≥11.1 mmol/L 时，诊断糖尿病敏感性更高、漏诊率更低。餐后 2 h 血糖是一个非常有价值的糖尿病病情监测指标：① 反映胰岛 B 细胞的储备功能。② 若餐后 2 h 血糖 > 11.1 mmol/L（200 mg/dl），则易发生糖尿病眼、肾、神经等慢性并发症。③ 较好地反映进食量及使用的降血糖药是否合适，这是仅查空腹血糖所不能替代的。④ 餐后 2 h 血糖测定是诊断糖尿病的另一种重要方法，临床上有不少患者空腹血糖不高，但餐后 2 h 血糖明显升高。而且餐后血糖升高是心血管疾病死亡的独立危险因素。

动画：糖
尿病前期

二、口服葡萄糖耐量试验

（一）葡萄糖耐量

正常人由于体内有一套完善的调节血糖浓度的机制，即使一次摄入大量的葡萄糖，血糖浓度也仅暂时升高，且于 2 h 内恢复到正常血糖水平，而不出现糖尿，此即为耐糖现象或葡萄糖耐量。若调节功能失调，口服或静脉注射一定量的葡萄糖后血糖急剧升高，在一定时限内不能恢复到原有水平，此种现象称为糖耐量降低；反之，给予大量葡萄糖后，血糖升高不明显，或缓慢地轻度上升，称糖耐量增加。

（二）葡萄糖耐量试验

葡萄糖耐量试验（glucose tolerance test，GTT）是指经口服或静脉给予受试者一定负荷量的葡萄糖后，通过测定不同时间血糖浓度，了解受试者的血糖调节能力，包括口服葡萄糖耐量试验（oral glucose tolerance test，OGTT）和静脉葡萄糖耐量试验（intravenous glucose tolerance test，IGTT），临床上常用前者。

（三）口服葡萄糖耐量试验（OGTT）

OGTT 是指口服一定量葡萄糖后，间隔一定时间测定血糖和尿糖浓度，了解受试者胰岛 B 细胞功能和机体对血糖调节能力的试验。OGTT 的适应证见图 7-2。

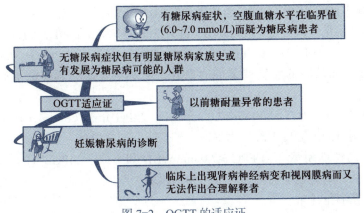

图 7-2　OGTT 的适应证

【试验方法】　WHO 推荐的标准化 OGTT 方法如下。

（1）受试者试验前 3 天停用胰岛素治疗及影响试验的药物，维持正常饮食及活动（每天的食物含糖量不低于 150 g）。试验前应空腹 10～16 h。

（2）空腹静脉取 2 mL 血，抗凝，测定血浆葡萄糖（称空腹血浆血糖，FPG）。

（3）将 75 g 无水葡萄糖溶于 250 mL 水中（妊娠妇女用量为 100 g；儿童葡萄糖用量可按 1.75 g/kg 体重计算，总量不超过 75 g），5 min 内饮完。

（4）从服第一口糖水开始计时，每隔 30 min 取血 1 次，共 4 次，历时 2 h（必要时可延长至 6 h）。采血同时每隔 1 h 留取尿液做尿糖测定。整个试验过程中不可吸烟、喝咖啡、喝茶或进食。

（5）绘制糖耐量曲线。以测定血糖的时间为横坐标（空腹时为 0 时），血糖浓度为纵坐标，绘制糖耐量曲线，见图 7-3。

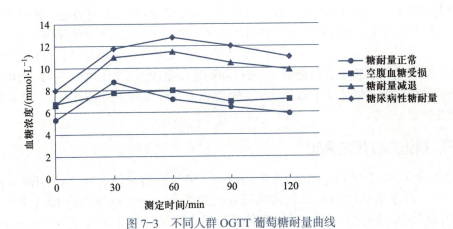

图 7-3　不同人群 OGTT 葡萄糖耐量曲线

【参考区间】　健康成年人正常糖耐量：FPG≤6.1 mmol/L；服糖后 30～60 min 血糖升高达高峰，但一般 FPG＜10.0 mmol/L，2hPG≤7.8 mmol/L；同时测定上述各时段的尿糖均应为阴性。

【结果判断】 OGTT 结合 FPG 可协助诊断糖尿病及相关状态。

（1）正常糖耐量 FPG≤6.1 mmol/L，并且 2hPG<7.8 mmol/L，为糖耐量正常。

（2）空腹血糖受损（IFG） FPG 介于 6.1～7.0 mmol/L，且 2hPG<7.8 mmol/L，说明人体对进食葡萄糖后的血糖调节能力尚好，但对空腹血糖调节能力轻度减退，为 IFG。

（3）糖耐量减退（IGT） PFG<7.0 mmol/L，2hPG 介于 7.8～11.1 mmol/L，说明人体对葡萄糖的调节能力轻度下降，为 IGT。

（4）糖尿病性糖耐量 当 FPG≥7.0 mmol/L，和（或）2hPG≥11.1 mmol/L，说明人体处理进食后葡萄糖的能力明显降低，为糖尿病。

（5）其他糖耐量异常

1）平坦型耐糖曲线：其曲线特征是空腹血糖水平正常，糖负荷后不见血糖以正常形式升高，不出现血糖高峰，曲线表现为低平，较短时间内（一般在 1 h 以内）血糖即可恢复原值。可由于胃排空延迟或小肠吸收不良引起，亦可见于内分泌疾病所致的升糖激素分泌减少或胰岛素分泌过多等引起，此时由于糖异生作用降低，组织对糖类的氧化利用加强而表现为糖耐量增加。

2）储存延迟型耐糖曲线：特点是服糖类后血糖水平急剧升高，峰值出现早，且超过 11.1 mmol/L，2 hPG 低于空腹水平。这是由于胃切除患者肠道吸收葡萄糖加速或严重肝损害患者肝不能迅速摄取和处理葡萄糖而使血糖升高，引起反应性胰岛素分泌增多，肝外组织利用葡萄糖加快所致。

【应用评价】

（1）OGTT 在糖尿病的诊断中并非必须，因此不推荐临床常规应用。大多数糖尿病患者会出现 FPG 水平增加（除 GDM 外），FPG<5.6 mmol/L 或随机血糖<7.8 mmol/L 足可排除糖尿病的可能，所以临床上首先推荐测定 FPG。

（2）虽然 OGTT 比 FPG 更灵敏，但它受多种因素影响且重复性差。除非第一次 OGTT 结果明显异常，否则应该在不同时间做两次 OGTT 测定以判断是否异常。

（3）对某些不宜做 OGTT 的患者（如不能承受大剂量口服葡萄糖、胃切除后及其他可致口服葡萄糖吸收不良的患者），为排除葡萄糖吸收因素的影响，应按 WHO 的方法进行静脉葡萄糖耐量试验（IGTT）。但 50 岁以上者对葡萄糖的耐受力有下降的趋势，不宜做此试验。

微课：口服糖耐量试验

三、糖化血红蛋白测定

正常成人血红蛋白（Hb）通常由 HbA（97%）、HbA$_2$（2.5%）和 HbF（0.5%）组成。HbA 由四条肽链组成，包括两条 α 链和两条 β 链。红细胞内 HbA 中的部分血红蛋白可缓慢地与糖类（主要是葡萄糖）结合而形成糖化血红蛋白（glycosylated hemoglobin，GHb）。这种 Hb 与糖类结合的过程称为糖基化作用。若糖基化位点是血红蛋白 β 链 N 末端的缬氨酸残基，生成的糖化血红蛋白称为 HbA$_1$（包括 HbA$_{1a}$、HbA$_{1b}$、HbA$_{1c}$），其中 HbA$_{1a}$ 由 HbA$_{1a1}$ 和 HbA$_{1a2}$ 组成，两者分别由血红蛋白 β 链与果糖 -1，6- 二磷酸和葡萄糖 -6- 磷酸缩合而成；HbA$_{1b}$ 是由丙酮酸与血红蛋白 β 链 N 末端的缬氨酸残基结合而成；HbA_{1c} 由葡萄糖与血红蛋白的 β 链 N 末端缬氨酸残基缩合而成。若糖基化作用发生在血红蛋白 β 链的其他位点，如赖氨酸残基或 α 链上，所生成的糖化血红蛋白称为 HbA_0，不能根据电荷不同而将其与普通血红蛋白分离。HbA_1 和 HbA_0 统称为糖化血红蛋白（GHb）。

HbA_{1c} 是 HbA_1 的主要组分，占 HbA_1 的 70%～90%，浓度相对稳定，且 HbA_{1c} 是真正的葡萄糖化的血红蛋白，故测定 HbA_{1c} 能更好地反映血糖水平。因此临床上常以 HbA_{1c} 代表 GHb 的水平，也有人将 HbA_{1c} 称为 GHb。

GHb 的形成缓慢且不可逆，一旦形成不再解离。其浓度取决于红细胞寿命（平均120 天）和该时期内血糖的平均浓度，不受短时间内血糖浓度波动的影响，也不受运动和食物的影响，因此 GHb 的浓度可以反映受试者检测前 6～8 周的平均血糖水平（而血糖浓度急剧变化后，在起初两个月 HbA_{1c} 的变化速度很快，在 3 个月之后则进入一个动态平衡状态，HbA_{1c} 半衰期为 35 天），是评价糖尿病患者血糖控制效果的良好指标。对血糖或尿糖浓度波动较大的患者，GHb 浓度测定，对其诊断或追踪病情发展有其独特的临床价值。但此试验不能用于诊断糖尿病和判断短时间内的葡萄糖控制水平，也不能用于取代血液葡萄糖测定。

此外，由于糖化血红蛋白的形成，受红细胞寿命的影响，溶血性疾病或其他原因引起红细胞寿命缩短，可以导致糖化血红蛋白明显减少，同样，若近期有大量失血，新生红细胞的大量产生使糖化血红蛋白结果偏低，糖化血红蛋白仍可用于监测上述患者的血糖控制状况，但其测定值不与参考区间比较，而与自身以前测定值做比较。

动画：血糖与糖化血红蛋白

GHb 的测定方法有多种：① 根据电荷差异：可采用离子交换层析、常规电泳和等电聚焦电泳等方法。② 根据结构差异：可采用亲和层析和免疫测定法。③ 根据化学分析技术：可采用比色法、分光光度法。④ 质谱法：进入 21 世纪，新酶法问世。选择检测方法时需考虑样本体积、样本数量及成本等因素。

常见的离子交换层析法（ion-exchange chromatography）主要包括阳离子交换树脂微柱法，低压液相层析（low pressure liquid chromatography，LPLC）和高效液相层析（high performance liquid chromatography，HPLC）。高效液相层析法也称高效液相色谱法，是 HbA_{1c} 检测的金标准，是目前精密度、准确性最高的方法，分析时间短，$CV <$ 3.5%，是国际临床化学学会（IFCC）推荐的测定糖化血红蛋白的参考方法。目前临床上多采用 HPLC 法和免疫比浊法。

1. HPLC 法

【原理】 用偏酸缓冲剂处理 Bio-Rex70 阳离子交换树脂，使之带负电荷，它与带正电荷的 Hb 有亲和力。HbA 及 HbA_1 均带正电荷，由于 HbA_1 的两个 β 链 N 末端正电荷被糖基清除，正电荷较 HbA 少，两者对树脂的附着力不同。用 pH 6.7 磷酸盐缓冲剂可首先将带正电荷较少、吸附力较弱的 HbA_1 洗脱下来，再用分光光度计测定洗脱液中的 HbA_1 占总 Hb 的百分数。

HPLC 法是基于高效液相层析法原理，使用阳离子交换柱通过与不同带电荷离子作用来将血红蛋白组分分离。利用 3 种不同盐浓度所形成的梯度洗脱液使得包括 HbA_{1c} 在内的血红蛋白中的多种成分很快被分离成 6 个部分，并用检测器对分离后的各种血红蛋白组分的吸光度进行检测。分析结束后，以百分率表示各种血红蛋白组分结果。

【参考区间】 健康成人 HbA_1 5.0%～8.0%（均值 6.5%），HbA_{1c} 3.6%～6.0%。

【方法评价】

（1）环境要求：层析时环境温度对结果有较大影响，规定的标准温度为 22℃，需要严格控制温度。

（2）标本类型及稳定性：抗凝剂 EDTA 和氟化物不影响测定结果，肝素可使结果增高。标本置于室温超过 24 h，可使结果增高，于 4℃冰箱可稳定 5 天。

（3）干扰因素：溶血性贫血患者由于红细胞寿命短，HbA_{1c} 可降低。HbF、HbH 及 Hb Bart's 可与 HbA_1 一起洗脱下来，使结果呈假阳性；有 HbC 和 HbS 的患者，结果可偏低。

2. HbA_{1c} 免疫法 本法是利用抗原－抗体反应直接测定溶血后血液中的 HbA_{1c} 占总 Hb 浓度的百分比。

【原理】 首先用四癸基三甲铵溴化物（tetradecyl trimethyl ammonium bromide，TTAB）作为溶血剂（不溶解白细胞），用来消除白细胞物质的干扰。将处理好的样本先加入抗体缓冲液，样本中的 HbA_{1c} 和抗 HbA_{1c} 抗体反应形成可溶性的抗原抗体复合物，由于在 HbA_{1c} 分子上只有一个特异性的 HbA_{1c} 抗体结合位点，不能够形成凝集反应。然后，加入多聚半抗原缓冲液，多聚半抗原和反应液中过剩的抗 HbA_{1c} 抗体结合，生成不溶性的抗体－多聚半抗原复合物，可用免疫比浊法进行测定。

同时在另一个通道上测定 Hb 浓度。在该通道中，溶血液中的血红蛋白转变为具有特征性吸收光谱的血红蛋白衍生物，用重铬酸盐作标准参照物，进行比色法测定 Hb 浓度。

【参考区间】

（1）IFCC 计算方案：$HbA_{1c} = \dfrac{HbA_{1c}}{Hb} \times 100\%$

健康成年人：HbA_{1c} 2.8%～3.8%

（2）DCCT/NGSP 计算方案（糖尿病控制和并发症试验／美国糖化血红蛋白标准化方案）：$HbA_{1c} = 87.6(\%) \times \dfrac{HbA_1}{Hb} + 2.27(\%)$

健康成年人：HbA_{1c} 4.8%～6.0%

3. 酶法

【原理】 第一步，在蛋白酶的作用下，切断糖化血红蛋白的 β 链 N 末端的糖化甘氨酰谷氨酰胺，通过测定 600 nm 与 800 nm 的吸光度差，求出 Hb 的浓度；第二步，果糖基氨基酸氧化酶（FPOX）作用于糖化甘氨酰谷氨酰胺，在过氧化物酶的存在下，生成的过氧化氢与显色剂产生显色反应，通过吸光度求出 HbA_{1c} 的浓度，进一步计算得出 HbA_{1c}（%）。反应式如下：

$$糖化血红蛋白 \beta 链 \xrightarrow{\text{蛋白酶}} N-糖化甘氨酰谷氨酰胺$$

$$糖化甘氨酰谷氨酰胺 \xrightarrow{\text{FPOX}} H_2O_2$$

【参考区间】 HbA_{1c} 3.6%～6.0%。

【方法评价】 本法有三个特点：① 利用了特异蛋白内切酶特异性酶解血液中的糖化血红蛋白产生糖基氨基酸，血浆中的其他蛋白质，如清蛋白、球蛋白等对结果不能产生干扰。② 利用果糖基氨基酸氧化酶，只与果糖基氨基酸反应。③ 用过氧化物酶替代过氧化氢酶，避免了后者分解色素原引起的副反应。此法提供了一个快速、均一的反应体系，有很好的精密度，CV 为 1%，测定结果与常规 HPLC 法和免疫法的测定值有很好的相关性，适于在全自动生化分析仪上使用，且具有快速、操作简单和成本低的特点。

【临床意义】 糖尿病患者 $HbA_{1c} \geq 6.5\%$；HbA_{1c} 在 5.7%～6.4% 属于糖尿病前期。

（1）是糖尿病近期病情控制好坏的最有效和最可靠的指标。

4%～6%：血糖控制正常。

6%～7%：血糖控制比较理想（多数非妊娠成人合理的控制目标为 <7%，无明显低血糖或其他治疗副作用的患者，建议更严格的控制目标为 <6.5%）。

7%～8%：血糖控制一般。

8%～9%：控制较差，需注意饮食结构及运动，在医生指导下调整治疗方案。

>9%：血糖控制很差，是慢性并发症发生发展的危险因素，可能引发糖尿病性肾病、动脉硬化、白内障等并发症，并有可能出现酮症酸中毒等急性并发症。

一些研究提示，HbA_{1c} 为糖尿病患者心血管事件的独立预测危险因素，HbA_{1c} 水平每增高 1%，对 T1DM 患者而言发生冠心病的相对危险增加 32%，对 T2DM 患者而言危险性增加 18%。

（2）对糖尿病性高血糖和应激性高血糖作出鉴别，前者 GHb 水平多增高，后者正常。

（3）HbA_{1c} 水平低于确定的参考区间，可能表明最近有低血糖发作、Hb 变异体存在或红细胞寿命短，减少或缩短了红细胞暴露到葡萄糖中的时间。当解释此类患者的 HbA_{1c} 结果时应当小心。

（4）GHb 对监测糖尿病微小血管和大血管并发症、慢性并发症的发生和发展都有积极的意义。若 GHb>9% 说明患者有持续性高血糖存在，会发生糖尿病肾病、白内障等，同时也是 AMI、脑卒中死亡的高危因素。

微课：糖化血红蛋白测定

四、糖化血清蛋白测定

糖化血清蛋白是指血液中的葡萄糖与血清蛋白的 N 末端发生非酶促的糖基化反应，形成高分子酮胺化合物，其结构类似果糖胺，总称为糖化血清蛋白。由于 90% 以上糖化血清蛋白是糖化清蛋白（glycated albumin，GA），即葡萄糖与清蛋白链内赖氨酸残基上的 ε- 氨基结合生成，所以 GA 可以反映糖化血清蛋白的总体水平。

清蛋白的半衰期为 17～19 天，比血红蛋白短，转换率快，故可通过测定 GA 水平来反映受试者 2～3 周前的血糖控制情况，是一个短期血糖控制的评价指标，也是自我血糖监测和长期血糖监测指标 HbA_{1c} 的有效补充，不受血红蛋白代谢异常的影响；可用于制定控制糖尿病患者血糖浓度的短期方案，结合 HbA_{1c} 的长期数据，采用更有效的治疗药物，将患者血糖维持在正常范围。但在评估伴有清蛋白异常的疾病如肾病综合征、肝硬化、甲状腺功能异常等的糖尿病患者的 GA 时需慎重。

测定方法 按原理分为三类：① 基于所带电荷不同，分为阳离子交换层析法和电泳法。② 基于糖化基团结构不同，分为亲和层析法和免疫学法。③ 基于化学分析技术，分为比色法和酶法。常用的是果糖胺法和酮胺氧化酶法。

1. 果糖胺法

【原理】 血清中的果糖胺，在碱性环境下能还原硝基四氮唑蓝（NBT）为紫红色甲䐶，在 530 nm 波长处有最大吸收峰，与同样处理的果糖胺标准液进行比较，即可计算出样本中糖化血清蛋白的含量。

【参考区间】 成人果糖胺为 1.9 mmol/L ± 0.25 mmol/L。

【方法评价】 该法经济、快速，适用于自动生化分析仪，但 pH、反应温度和反应时间对本试验影响较大，必须严格予以控制。血液中的胆红素、乳糜和低分子物质会对测定造成干扰。

2. 酮胺氧化酶法

【原理】 用蛋白酶将 GA 分解生成糖化氨基酸，再利用酮胺氧化酶（ketoamine oxidase，KAOD，又称糖化氨基酸氧化酶），将糖化氨基酸分解为葡萄糖酮醛、氨基酸和 H_2O_2，而后 H_2O_2 在色素原 TODB[N, N-bis（4-sulfobutyl）-3-methylaniline disodium salt] 和 4- 氨基安替比林（4-AAP）及过氧化物酶作用下，生成蓝紫色色素，通过测定吸光度来定量 GA；同时采用溴甲酚绿法测定血清总清蛋白的含量，从而计算出糖化清蛋白占总清蛋白的百分比。反应式如下：

$$GA \xrightarrow{\text{蛋白酶}} 糖化氨基酸$$

$$糖化氨基酸 + O_2 + H_2O \xrightarrow{\text{酮胺氧化酶}} 葡萄糖酮醛 + 氨基酸 + H_2O_2$$

$$H_2O_2 + 4 - AAP + TODB \xrightarrow{\text{过氧化物酶}} 蓝紫色色素 + H_2O$$

【参考区间】 成人糖化清蛋白为 10.8%～17.1%（引自 2011 年《中国血糖监测临床应用指南》）。

【方法评价】 本法简便快捷，适用于自动生化分析仪，精密度、准确度优于果糖胺法，而且胆红素、三酰甘油、抗坏血酸、尿酸、血红蛋白及葡萄糖等对其干扰较小。该法与 HPLC 参考方法有极好的相关性。

【临床意义】

（1）评价短期血糖控制情况 清蛋白在体内半衰期较短（约 20 天），且清蛋白与葡萄糖结合的速率比血红蛋白快，故 GA 可有效地反映糖尿病患者近 2～3 周内血糖控制情况，特别适用于住院调整药物的患者。

（2）辅助鉴别应激性高血糖 急性应激如外伤、感染及急性心脑血管事件等发生时，非糖尿病会出现高血糖，与糖尿病难以区分。GA 与 HbA_{1c} 联合测定有助于判断高血糖的持续时间，可作为既往糖尿病病史的辅助诊断。

（3）GA≥17.1% 可以筛查出大部分未经诊断的糖尿病患者，同时测定 FPG 和 GA 可提高糖尿病的筛查率。

【应用评价】

（1）由于测定 GA 是观察短期血糖浓度的改变，所以应与 GHb 结合应用而不是替代。当患者有血红蛋白变异体如 HbS 或 HbC 时，会使红细胞寿命下降，此时测定 GHb 的意义不大，而红细胞寿命和 Hb 变异体不影响果糖胺的形成，此时测定 GA 很有价值。

（2）当清蛋白浓度和半衰期发生明显变化时，会对 GA 产生很大影响。当患者血清 Alb＜30 g/L 或尿蛋白＞1 g/L 时，如肾病综合征、肝硬化、异常蛋白血症或急性时相反应之后的患者，测定结果只能作为参考。

（3）本试验不受临时血糖浓度波动的影响，对糖尿病患者的诊断和较长时间血糖控制水平的观察，以及同一患者前后连续监测结果的比较具有一定的价值。

微课：糖化血清蛋白测定

五、胰岛素测定及胰岛素释放试验

胰岛素（insulin）是胰岛 B 细胞所产生的多肽激素，胰岛 B 细胞在内源性或外源性物质如葡萄糖、乳糖和胰高血糖素等刺激下，由粗面内质网的核糖蛋白体合成前胰岛素原（preproinsulin），很快被酶切去信号肽后，生成胰岛素原（proinsulin），储存在高尔基复合体的分泌小泡内，最后被蛋白水解酶水解成活性胰岛素（51 个氨基酸残基）和含 31 个氨基酸残基的无活性的 C 肽（C- peptide）。胰岛素分子量为 5 800，分泌入血后在体内的生物半衰期为 5～10 min，主要为肝摄取并降解，少量由肾小球滤过后在近曲小管重吸收和降解。

胰岛素的主要作用是促进肝、骨骼肌和脂肪组织对葡萄糖的摄取，促进葡萄糖转换成糖原或脂肪储存，抑制肝的糖异生、刺激蛋白质合成并抑制其分解，总效应是降低血糖。胰岛素是调节血糖浓度的重要激素，多数糖尿病患者由于胰岛素绝对或相对不足，导致血糖升高。

胰岛素测定及胰岛素释放试验（insulin release test）是诊断和治疗糖尿病的两个主要试验。试验方法和测定对象完全相同，但标本的采集方法和观察目的有所区别。通过胰岛素测定，可以了解胰岛 B 细胞的分泌功能。胰岛素释放试验可反映胰岛 B 细胞的储备能力。标本采集方法及注意事项与 OGTT 完全相同，常与 OGTT 试验同时进行，即禁食至少 8 h 后，次日清晨空腹采血，口服 75 g 无水葡萄糖（或用 100 g 标准面粉制作的馒头），分别于 0.5 h、1 h、2 h、3 h 取血，检测空腹及服糖后的血浆胰岛素水平。该试验对糖尿病的早期诊断、分型和治疗有重要的参考价值。

【测定方法】胰岛素检测方法主要分为免疫法和非免疫法两类：免疫法包括放射免疫分析（RIA）、酶联免疫吸附分析（ELISA）、化学发光免疫分析（CLIA），以及电化学发光免疫分析（ECLIA）和时间分辨荧光免疫分析法（TrFIA）；非免疫法包括同位素稀释法（IDA）和高效液相色谱法（HPLC）等，但目前还没有高度准确、精密和可靠的测定方法。

现在多采用 CLIA 或 ECLIA，即标本中的胰岛素和包被于固相磁珠或固相上的单克隆抗体及标记有酶或电化学发光物质的单克隆抗体形成双抗体夹心复合物，通过磁场或冲洗除去未反应的标记单克隆抗体，加入酶底物使之显色或通电使电化学发光物质形成

动画：电
化学发光
检测原理

激发态并在衰减时发射光子，底物显色强度或发光强度与胰岛素含量成正比。

【参考区间】 空腹胰岛素 4.0～15.6 U/L（CLIA 法）；空腹胰岛素 17.8～173.0 pmol/L（ECLIA 法）。

正常人胰岛素分泌常与血糖值呈平行状态，服糖类后高峰在 30～60 min，通常为空腹值的 5～10 倍，达到峰值后的胰岛素水平下降很快，180 min 的测定值只比空腹值略高。

【临床意义】胰岛素测定的主要临床用途如下。

（1）对存在空腹低血糖的患者进行评估。

（2）预测 2 型糖尿病的发展趋势并可评估患者状况，也可预测糖尿病易感性。

（3）通过测定血浆胰岛素浓度和胰岛素抗体水平来评估胰岛素抵抗机制。

（4）糖尿病的早期检测和诊断。糖尿病临床症状出现之前，胰岛素对服用葡萄糖的反应较迟钝。基础条件下或葡萄糖处理后的胰岛素水平可评估胰腺分泌胰岛素的能力，1 型糖尿病患者的胰岛素水平较低，而 2 型糖尿病患者的胰岛素水平是正常或升高的。

（5）鉴别需胰岛素治疗的糖尿病患者和仅靠饮食即可控制的糖尿病患者。如在口服 75 g 葡萄糖后血浆胰岛素水平超过 60 μU/mL 时不可能发生微血管并发症，这时能够靠饮食控制；但如果胰岛素峰值＜40 μU/mL，则需要胰岛素治疗而且很可能发生微血管病变。

微课：胰
岛素及胰
岛素释放
试验

【应用评价】胰岛素释放试验在鉴别糖尿病类型上更特异和敏感：1 型糖尿病空腹胰岛素值低，服糖类后仍无反应或反应低下，呈不反应型；2 型糖尿病空腹胰岛素值正常或增高，服糖类后胰岛素水平增加，峰值出现晚，常在 120 min，甚至 180 min 出现，但该型糖尿病在晚期也可呈不反应型。

六、C 肽测定及 C 肽释放试验

C 肽是胰岛 B 细胞的分泌产物，它与胰岛素有一个共同的前体——胰岛素原。一个分子的胰岛素原在蛋白水解酶的作用下，裂解为胰岛素和含 31 个氨基酸残基的 C 肽，C 肽分子量为 3 600，没有生物活性，但对保证胰岛素的正常结构是必须的。虽然胰岛素和 C 肽等物质的量分泌入血，但 C 肽半衰期（约 35 min）比胰岛素长，在禁食后血浆 C 肽的浓度比胰岛素高 5～10 倍。且 C 肽不被肝破坏，只在肾降解和代谢。特别对用胰岛素治疗 6 周后的患者，由于可产生胰岛素抗体，这时测定胰岛素常不能反映患者体内胰岛素的真实水平，而测血浆 C 肽则能准确反映胰岛 B 细胞合成与释放胰岛素的功能。

【测定方法】主要采用 CLIA 法、ECLIA 法和 TRFIA 法。C 肽及 C 肽释放试验的标本采集与胰岛素及胰岛素释放试验基本相同。这里主要介绍电化学发光免疫分析（ECLIA）法。

【原理】 采用双抗体夹心法测定。将样本、生物素化的抗人 C 肽单克隆抗体和钌复合体标记的抗人 C 肽单克隆抗体一起孵育，形成抗原－抗体夹心复合物。加入链霉亲和素包被的磁性微粒，该复合物通过生物素与链霉亲和素的相互作用与磁性微粒结合。将反应液吸入测量池中，通过电磁作用将磁珠吸附在电极表面。未与磁珠结合的物质被去除。给电极加以一定的电压，使复合体化学发光，发光强度与样本中 C 肽的含量成正比，通过分析仪的定标曲线得到 C 肽的测定结果。

【参考区间】 250.0～600.0 pmol/L（实际应用时可参照商品化试剂说明书）。服糖刺激后 30～60 min 出现峰值，峰值为空腹值的 5～6 倍。

【临床意义】

（1）主要用于评估空腹低血糖 可用于空腹低血糖的诊断与鉴别诊断，特别是医源性胰岛素引起的低血糖；某些 B 细胞瘤患者，尤其是存在间歇性胰岛素分泌过多时，胰岛素检测可正常，但 C 肽浓度都升高；当注射胰岛素导致低血糖发生时，胰岛素水平会很高而 C 肽浓度降低，这是因为药用胰岛素中没有 C 肽存在，且外源性胰岛素会抑制胰岛 B 细胞的分泌功能。

（2）常用于糖尿病的分型 1 型糖尿病由于胰岛 B 细胞被大量破坏，C 肽水平低，对服糖类刺激基本无反应，整个曲线低平；2 型糖尿病 C 肽水平正常或高于正常，服糖类后高峰延迟或呈高反应。

（3）用于指导胰岛素用药的治疗 可协助确定患者是继续使用胰岛素还是只需口服降血糖药或饮食治疗。

（4）检测胰腺手术效果 在全胰腺切除术后，检测不到血清 C 肽，而在胰腺或胰岛 B 细胞移植成功后其浓度应该增加。C 肽测定还可以用于胰腺肿瘤治疗后复发与否的诊断。

（5）其他 C 肽和胰岛素同时测定，还可以帮助了解肝的变化，因为胰岛素每次血液循环都被正常肝降解一半，C 肽很少被肝代谢，测定外周血 C 肽 / 胰岛素比值，可以估计肝处理胰岛素的能力。

【应用评价】测定 C 肽比胰岛素有更多优势：① 由于肝的代谢可以忽略，与外周血胰岛素浓度相比，C 肽浓度可更好地反映胰岛 B 细胞功能。② 不受外源性胰岛素干扰且不与胰岛素抗体反应。但 C 肽对糖尿病患者的常规监测作用不大。③ C 肽主要通过肾排泄，肾病时，血中 C 肽浓度会升高，但尿 C 肽浓度的个体差异大，限制了其作为评价胰岛素分泌能力的价值。

微课：C 肽及 C 肽释放试验

 病例分析

王先生，65 岁，因烦渴、多食、多饮、多尿 2 月余，近 10 天来病情有所加重入院。患者近几天来饮水量明显增加，有时多达 3 000 mL，并伴有明显的乏力。查体见：患者意识清晰，精神尚可，呼吸无烂苹果味。T36.5℃，P79 次 /min，R18 次 /min，BP 130/84 mmHg，BMI 37 kg/m²。呼吸尚平稳，双肺未听到啰音。双下肢无水肿，双侧足背动脉搏动良好。

既往史：无高血压、心脏病史，无肝炎、结核病史。患者姐姐患糖尿病十余年。

请思考

1. 王先生可能患了哪种疾病？

第七章考点提示

第七章在线测试

2. 应给患者做哪些实验室检查?

思 考 题

1. 糖尿病患者的生物化学检测项目有哪些?

2. 试述 GOD-POD 法测定血糖的原理、正常参考范围及临床意义。

3. 简述 WHO 推荐的 OGTT 试验方法、注意事项及其临床意义。

4. 评价糖化蛋白质测定、胰岛素测定及释放试验、C 肽测定及释放试验在糖尿病诊断中的应用。

（柳玉霞）

第八章 脂代谢紊乱的生物化学检验

学习目标

1. 掌握：血脂及血浆脂蛋白的概念、组成和分类；血清总胆固醇、三酰甘油、脂蛋白测定的基本原理，临床意义及实验评价。

2. 熟悉：血浆脂蛋白的基本结构特征；高脂蛋白血症的分型及实验室鉴别方法；脂蛋白代谢紊乱及其与动脉粥样硬化的关系；血清（浆）静置试验在高脂蛋白血症分型上的应用；血清载脂蛋白 AI 及 B 测定的基本原理、方法评价和临床意义。

3. 了解：血脂及血浆脂蛋白的代谢途径；低脂蛋白血症的分类和主要特征。

4. 具有熟练进行血清总胆固醇、三酰甘油、脂蛋白及载脂蛋白测定的技术操作能力。

5. 能够正确地采集血脂标本及对标本进行初步处理。

第八章
思维导图

血脂是血液中脂质（脂类）物质的总称，包括脂肪和类脂两类。脂肪是由一分子甘油与三分子脂肪酸组成的酯，故称三酰甘油或甘油三酯（TG）；类脂主要有游离胆固醇（FC）、胆固醇酯（CE）、磷脂（PL）、糖脂（GL）和游离脂肪酸（FFA）等。血中的脂质主要以与蛋白质结合成脂蛋白（LP）的形式运输和代谢。脂质的生理功能主要包括储能、氧化供能、维持正常生物膜的结构与功能、参与蛋白质和糖类复合物的形成、转变成多种重要的生理活性物质及参与细胞信息的转导等。临床常规血脂和脂蛋白测定项目包括总胆固醇（TC，包括 FC 和 CE）、三酰甘油（TG）、高密度脂蛋白胆固醇（HDL-C）、低密度脂蛋白胆固醇（LDL-C）和载脂蛋白等。血脂、脂蛋白测定可反映体内脂质代谢状况，临床上广泛应用于高脂蛋白血症、动脉粥样硬化（AS）和冠心病等病理改变或疾病的防治。

第一节 血脂及血浆脂蛋白代谢

血液中脂质有两个来源：一是外源性，由脂质食物经消化道吸收入血；二是内源性，由人体内组织自身合成或体内各组织的分解释放入血。血脂含量远不如血糖稳定，易受年龄、性别、饮食、运动及代谢等多种因素的影响，且波动范围较大。但由于血脂的降解和合成能保持动态平衡，所以血脂含量相对稳定。

一、血浆脂质

血液脂质物质不溶于水或微溶于水，血液中除 FFA 与清蛋白结合外，其余都与载脂蛋白（apolipoprotein，Apo）结合形成脂蛋白，血浆脂蛋白是血浆脂质的主要存在形式与运输形式。

脂蛋白具有微团结构（图 8-1）。非极性的 TG、CE 等位于核心，表层覆盖有少量 Apo、FC、PL 等极性基团（不含 FFA），使脂蛋白具有较强的水溶性，能稳定地分散在血浆中，并随血液循环转运至各组织细胞参与代谢。

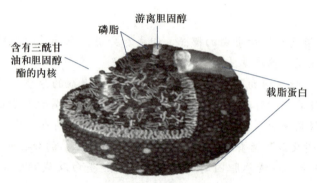

图 8-1　血浆脂蛋白结构

二、血浆脂蛋白的分类、组成

1. 血浆脂蛋白的分类　血浆脂蛋白分类的方法主要有电泳法和超速离心法。

电泳法可将血浆脂蛋白分为 4 条区带：乳糜微粒（CM）、β- 脂蛋白（β-LP）、前 β- 脂蛋白（前 β-LP）和 α- 脂蛋白（α-LP）。正常人空腹血清在电泳图谱上基本无乳糜微粒。

各种脂蛋白含蛋白质和脂质量各不相同，因而其密度也不相同。血浆在特定的盐溶液中进行超速离心时，各种脂蛋白因密度不同可分为乳糜微粒（CM）、极低密度脂蛋白（VLDL）、低密度脂蛋白（LDL）和高密度脂蛋白（HDL）4 大类。在 VLDL 和 LDL 之间会出现中密度脂蛋白（IDL），IDL 是 VLDL 的代谢产物，部分可被肝细胞摄取，部分转化为 LDL。IDL 在正常人中含量很少。用超速离心法还可将 LDL 分为数目不等的亚组分，如小而密 LDL（sLDL）或称为 B 型 LDL，大而轻 LDL 或称为 A 型 LDL。HDL 按密度从小到大也可进一步分为 3 个亚类，即 HDL_1、HDL_2 和 HDL_3，HDL_1 仅在摄取高胆固醇饮食后才在血中出现，正常人血中主要含 HDL_2 和 HDL_3，两者的差别主要在于 HDL_2 中 CE 含量较多，而 Apo 含量则相对较少，后者也常被称为小而密 HDL（sHDL）。此外，在 LDL 和 HDL 区带之间还有一特殊的脂蛋白——脂蛋白（a）[Lp（a）]，正常人体中含量很少。

2. 血浆脂蛋白的组成及特征　各类脂蛋白均含有蛋白质、TG、磷脂、胆固醇及其酯，但组成比例有很大差异（表 8-1）。

表 8-1 血浆脂蛋白的特性与主要功能

脂蛋白	相对密度	电泳位置	颗粒直径 nm	主要脂质	主要载脂蛋白	来源	主要功能
CM	<0.95	原位	80～500	TG	$ApoB_{48}$、ApoA I、ApoA II	小肠合成	将小肠中来自食物的 TG 和胆固醇转运至其他组织
VLDL	0.95～1.006	前 β	30～80	TG	$ApoB_{100}$、ApoA、ApoE、ApoCs	肝合成	将肝内合成的 TG 转运至外周组织，经脂酶水解后释放 FFA
IDL	1.006～1.019	β 与前 β 之间	27～30	TG、TC	$ApoB_{100}$、ApoE	VLDL 中 TG 经脂酶水解后形成	属于 LDL 前体，部分经肝摄取
LDL	1.019～1.063	β	20～27	TC	$ApoB_{100}$	VLDL 和 IDL 中 TG 经脂酶水解后形成	胆固醇的主要载体，经 LDL 受体介导而被外周组织摄取利用，与冠心病直接相关
HDL	1.063～1.21	α	8～10	PL、TC	ApoA I、ApoA II、ApoCs	肝和小肠合成，CM 和 VLDL 脂解后表面物衍生	促进胆固醇从外周组织转运至肝或其他组织再分布，HDL-C 与冠心病呈负相关
Lp(a)	1.04～1.13	β 与前 β 之间	25～35	TC	$ApoB_{100}$、Apo(a)	肝合成后与 LDL 形成复合物	可能与冠心病相关

三、载脂蛋白

脂蛋白中的蛋白质部分称为载脂蛋白（Apo），载脂蛋白在肝和小肠黏膜细胞中合成，具有结合、转运脂质及稳定脂蛋白的结构等作用，在脂蛋白代谢中具有重要的功能。

1. 载脂蛋白的种类与功能　载脂蛋白的种类很多，一般分为 5～7 类，其氨基酸序列大多数已明确。按 1972 年 Alaupovic 建议的命名方法，用英文字母顺序编码，分为 A、B、C、D、E、J 等。由于氨基酸组成的差异，每一型又可分若干亚型。例如，ApoA 可分 A I、A II、A IV；Apo B 可分 B_{48}、B_{100}；ApoC 可分 C I、C II、C III 等。Berg 在研究中发现人血清中有一种新的脂蛋白成分，电泳时位于 β- 脂蛋白和前 β- 脂蛋白之间，当时认为是 LDL 的遗传变异，Berg 称其为脂蛋白（a）。后来的研究发现，Lp（a）的颗粒中含有一种特殊的蛋白质即 Apo（a）。

载脂蛋白的主要功能包括：① 构成并稳定血浆脂蛋白的结构，作为脂质的运输载体。② 调节脂蛋白代谢关键酶的活性，如 ApoAⅠ激活磷脂酰胆碱胆固醇脂酰转移酶（LCAT），ApoCⅡ可激活脂蛋白脂肪酶（LPL）。③ 作为脂蛋白受体的配体，参与脂蛋白与细胞表面脂蛋白受体的识别、结合及其代谢过程，如 $ApoB_{48}$、ApoE 参与肝细胞对 CM 的识别，$ApoB_{100}$ 可被各种组织细胞表面 LDL 受体所识别等。

2. 载脂蛋白的一般特性　各种载脂蛋白在分子量、合成部位及在几种血浆脂蛋白中的分布有很大不同，构成血浆脂蛋白的几种主要 Apo 的特征见表 8-2。

表 8-2　构成血浆脂蛋白的几种主要 Apo 的特征

载脂蛋白	血浆浓度 $(g \cdot L^{-1})$	主要分布	合成部位	主要功能
AⅠ	1.00~1.50	HDL、CM	肝、小肠	HDL 结构蛋白，激活 LCAT
AⅡ	0.35~0.50	HDL	肝	HDL 结构蛋白，抑制 LCAT
AⅣ	0.13~0.16	CM、HDL	肝、小肠	激活 LCAT，参与胆固醇逆转运
B_{48}	0.03~0.05	CM		转运 TG
B_{100}	0.80~1.00	LDL、VLDL	肝、小肠	转运 TG、TC，识别 LDL 受体
CⅡ	0.03~0.05	VLDL、CM、HDL	肝	激活 LPL，抑制肝摄取 CM 和 VLDL
CⅢ	0.12~0.14	VLDL、CM、HDL	肝	抑制 LPL 活性，抑制肝摄取 HDL
E	0.03~0.05	VLDL、HDL、CM	肝、巨噬细胞	促进 CM 残粒和 IDL 摄取，运输 TG
（a）	0~1.0	Lp（a）	肝	抑制纤维蛋白溶酶活性

四、脂代谢有关的酶类与特殊蛋白质

动画：胆固醇酯转运蛋白

　　参与脂质代谢的酶主要有脂蛋白脂肪酶（LPL）、肝脂肪酶（HL 或 HTGL）、LCAT 和羟甲基戊二酸单酰辅酶 A（HMGCoA）还原酶等，这些酶类主要参与 TG 分解、FC 合成和酯化。脂质代谢过程中还有几种特殊蛋白质如胆固醇酯转运蛋白（CETP）、磷脂转运蛋白、微粒体三酰甘油转运蛋白等，参与几种脂蛋白的转换和清除。

五、脂蛋白受体

　　存在于细胞膜上与相应的脂蛋白配体特异结合的一类糖蛋白称为脂蛋白受体。脂蛋白受体在决定脂质代谢途径、参与脂质代谢、调节血浆脂蛋白水平、清除潜在致动脉粥样硬化的脂蛋白等方面起着重要的作用。常见的脂蛋白受体有 LDL 受体、VLDL 受体和清道夫受体等。

　　1. LDL 受体（ApoB、ApoE 受体）　广泛分布于肝细胞、动脉壁平滑肌细胞等细胞膜表面，能特异识别与结合含 $ApoB_{100}$、ApoE 的脂蛋白，故又称 ApoB、ApoE 受体。含 $ApoB_{100}$、ApoE 的脂蛋白如 LDL、VLDL 和 β-VLDL（电泳后处于 β 区的 VLDL）均可与 LDL 受体结合，内吞入细胞使细胞获得脂质（主要是胆固醇）。这种由 LDL 受体介导的，通过细胞膜吞饮作用而摄入 LDL 等含 $ApoB_{100}$、ApoE 的脂蛋白的代谢过程

称为 LDL 受体途径。

2. VLDL 受体（ApoE 受体） 广泛分布于代谢活跃的心肌、骨骼肌和脂肪等组织细胞。VLDL 受体能识别、结合含 ApoE 的脂蛋白，使它们进入细胞内降解，是清除血液循环中 CM 残粒和 β-VLDL 残粒的主要受体，故 VLDL 受体又称残粒受体。

3. 清道夫受体（SR） 主要存在于巨噬细胞及血管内皮细胞表面，介导修饰的 LDL（如氧化型 LDL）从血液循环中清除。该过程中的氧化型 LDL 可导致脂质沉积，促使巨噬细胞形成泡沫细胞，具有强烈的致动脉粥样硬化作用。

正常人血浆 LDL 每天降解量占总量的 45%，其中 2/3 由 LDL 受体途径降解，1/3 由清道夫受体清除。

六、脂蛋白代谢

人体内血浆脂蛋白代谢途径可分为外源性和内源性两种。前者是指饮食摄入的 TG 和胆固醇在小肠中合成 CM 及其代谢的过程；而后者则是指肝内合成三酰甘油、胆固醇和磷脂后进一步合成 VLDL，释放入血后 VLDL 转变为 IDL 和 LDL，并被肝或其他器官代谢的过程。

微课：血脂代谢

1. 乳糜微粒 CM 由小肠黏膜细胞合成。其中 TG 占 CM 的 80% 以上。小肠黏膜细胞将吸收进入细胞内的脂肪酸和单酰甘油等重新组成 TG 及磷脂，连同吸收及合成的胆固醇，再与 $ApoB_{48}$、ApoA 等共同形成新生的 CM，经淋巴进入血液循环，接受 HDL 转移来的 ApoC 及 ApoE 后，同时将部分 ApoA 转移给 HDL，从而形成成熟的 CM。进入血中的 CM，获得 ApoC II 等后，ApoC II 激活肝外的 LPL 使 CM 中的 TG 水解成甘油和脂肪酸，被组织摄取利用，而外源性胆固醇则全部进入肝。随着 TG 的水解，CM 颗粒逐渐变小，其表面过剩的磷脂、胆固醇及 ApoA、ApoC 转移至 HDL 上，最后转变成富含 CE 及部分 TG 的 CM 残余颗粒（CM 残粒），被肝细胞膜上的 ApoE 受体识别摄入肝细胞内进行代谢。

CM 在血浆中代谢速率很快，半衰期仅 5～10 min，正常人饭后 12～14 h 血浆中就不再含有 CM。

2. 极低密度脂蛋白 VLDL 主要由肝合成和分泌。TG 占 VLDL 的 50% 以上，蛋白质主要为 ApoA、$ApoB_{100}$、ApoC、ApoE 等。

肝细胞以葡萄糖、脂肪酸等为原料合成 TG、FC 和 PL，然后与 $ApoB_{100}$、ApoC、ApoE 等共同组成的 VLDL 释放入血液。在肝外的 LPL 作用下，VLDL 中的 TG 被水解，释出甘油和脂肪酸为组织所利用。随着 VLDL 内核的 TG 水解，颗粒逐渐变小，其表面过剩的磷脂、FC 及 ApoC 转移至 HDL 上，同时 HDL 中的 CE 经 CETP 转送给 VLDL。此时，VLDL 的 CE 含量及 $ApoB_{100}$、ApoE 含量相对增加，密度逐渐增大，转变成 VLDL 残粒即 IDL。IDL 主要有两条代谢途径：一部分 IDL 可被肝细胞膜的 ApoE 受体识别、摄取进行代谢；未被肝细胞膜摄取的 IDL 继续被 LPL 作用转变为以胆固醇及 $ApoB_{100}$ 为主的 LDL，经 LDL 受体途经代谢。VLDL 在血中的半衰期为 6～12 h。

动画：VLDL 代谢

3. 低密度脂蛋白 LDL 是正常人空腹时血浆的主要脂蛋白（占 2/3），它是运输肝合成的内源性胆固醇从肝内至肝外的主要形式。

动画：
LDL 代谢

　　LDL 的主要代谢途径为 LDL 受体途径。LDL 与 LDL 受体结合后（肝或肝外细胞），与溶酶体结合，ApoB$_{100}$ 被溶酶体蛋白酶水解为氨基酸，CE 被胆固醇酯酶水解成 FC 及脂肪酸。胆固醇除直接参与形成细胞膜外，还可负反馈地抑制细胞内胆固醇的合成。若发生 LDL 受体缺陷（受体缺乏或减少、受体结构改变或受体与 LDL 的亲和力降低等），可导致血浆 LDL 升高，成为 AS 发生的重要机制。另外，LDL 氧化后生成的氧化型 LDL 经清道夫受体清除。LDL 的半衰期为 2～4 天。

　　4. 高密度脂蛋白　HDL 主要在肝合成，其次是小肠。

　　新生的 CM、VLDL 中的 TG 水解时，其表面的 ApoAⅠ、ApoAⅡ、ApoAⅣ、ApoC 等及磷脂、胆固醇被转移至肝中，形成新生的 HDL，呈圆盘状磷脂双层结构。在血浆 LCAT 作用下，FC 变成 CE，后者转入 HDL 的核心部位。内核的 CE 逐步增加，并接受由 CM 及 VLDL 释出的磷脂和 ApoAⅠ、ApoAⅡ 等，使双脂层盘状的 HDL 被膨胀成单脂层球状的 HDL，同时其表面的 ApoC 及 ApoE 又转出到 CM 及 VLDL 后，即转变为成熟的 HDL。在这一转运过程中，各脂蛋白间相互交换、转化，使脂蛋白和脂质代谢达到一种动态平衡。成熟的 HDL 由肝细胞的 HDL 受体识别而被摄取、降解和清除。HDL 在血中的半衰期为 3～5 天。HDL 的主要功能是参与胆固醇逆向转运，将肝外组织细胞内的胆固醇，通过血循环转运到肝，经酯化后再在肝转化为胆汁酸后排出体外。逆向转运加速组织细胞内胆固醇的清除，故 HDL 具有抗动脉粥样硬化的作用。

　　血浆脂蛋白的代谢场所与途径见图 8-2。

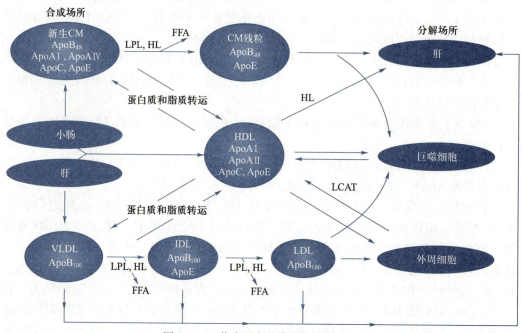

图 8-2　血浆脂蛋白的代谢场所与途径

第二节 脂代谢紊乱与动脉粥样硬化

脂蛋白代谢紊乱包括高脂蛋白血症和低脂蛋白血症，以前者多见。引起血脂水平改变的原因诸多，既可以是遗传的，亦可以继发于其他疾病。许多流行病学调查表明，脂质代谢紊乱是动脉粥样硬化的主要危险因素。

一、高脂蛋白血症及分型

1. 定义 高脂蛋白血症（hyperlipoproteinemia，HLP）系指血浆中 TG 和（或）TC 浓度异常升高。由于血脂在血中以脂蛋白形式运输，所以高脂蛋白血症实际上就是高脂血症（hyperlipidemia）。一般以成人空腹 12～14 h 血清（浆）TG>2.26 mmol/L，胆固醇>6.21 mmol/L，儿童胆固醇>4.14 mmol/L 为高脂血症。

动画：高
脂蛋白血
症概念

2. 分型 1970 年，世界卫生组织（WHO）建议将高脂血症分为五型六类（表 8-3）。该分型的生物化学检验样本为血浆、血清均可，其具体项目包括：① 血浆外观，即血浆静置试验，将盛有空腹采集得来的血浆试管放置 4℃冰箱过夜（或 16～24 h）后，观察血清混浊程度与分层情况，以确定增加的脂蛋白类型。② 血浆 TG、TC 含量。③ 血浆脂蛋白电泳图谱。

表 8-3 高脂血症的分型及特征

类型	脂蛋白变化	血脂变化	血浆外观	电泳图谱特点	发病率
I	CM↑	TG↑↑↑	上层出现"奶油样"，下层清澈透明	CM 明显增多，其他正常	罕见
IIa	LDL↑	TC↑↑	清澈	β-脂蛋白明显增高	常见
IIb	VLDL、LDL↑	TC↑↑，TG↑↑	清澈或微混	β-脂蛋白和前 β-脂蛋白含量均增高	常见
III	IDL↑	TC↑↑，TG↑↑	"奶油样"上层，下层混浊	β-脂蛋白带和前 β-脂蛋白带融合，出现宽 β-脂蛋白带	罕见
IV	VLDL↑	TG↑↑	混浊	前 β-脂蛋白明显增高	常见
V	CM 及 VLDL↑	TG↑↑↑，TC↑	"奶油样"上层，下层混浊	CM 及前 β-脂蛋白深染，尤以 CM 增加明显	较少

注：↑表示升高；↓表示降低；↑↑表示显著升高；↓↓表示显著降低。

此法分型的缺点是过于繁杂。目前从临床上可将高脂血症简易地分为 4 类：① 高胆固醇血症（血清 TC 水平增高）。② 混合型高脂血症（血清 TC 与 TG 水平均增高）。③ 高三酰甘油血症（血清 TG 水平增高）。④ 低高密度脂蛋白血症（血清 HDL-C 水平降低），见表 8-4。

表 8-4　血脂异常的临床分类

类别	TC	TG	HDL-C	相当于 WHO 表型
高胆固醇血症	增高			IIa
高 TG 血症		增高		IV、I
混合型高脂血症	增高	增高		IIb、III、IV、V
低 HDL-C 血症			降低	

　　另外，高脂血症还可按病因分为原发性高脂血症和继发性高脂血症两大类。① 原发性高脂血症：是指由于缺乏脂蛋白代谢的相关酶并有脂蛋白受体、载脂蛋白的遗传性缺陷所致。其特点多具有家族聚集性，有明显遗传倾向。② 继发性高脂血症：是指继发于某些疾病导致的脂蛋白代谢紊乱，以 II、IV 型较常见。临床上较为常见的有糖尿病、某些内分泌疾病和肾病等。

　　高脂血症的上述几种分型只是对异常脂蛋白表现的一些描述缩语，并不提示特定疾病，但其分型有助于选择治疗对策。

微课：脂
蛋白代谢
紊乱（1）

二、低脂蛋白血症

　　一般将血清 TC＜3.33 mmol/L，或 TG＜0.45 mmol/L，或 LDL-C＜2.1 mmol/L，称为低脂蛋白血症。脂质如 TC 和 TG 同时降低，或脂蛋白如 HDL、LDL 和 VLDL 同时降低多见。

　　低脂蛋白血症产生的原因，主要包括某些原因引起的脂蛋白合成减少或者分解代谢过于旺盛。

　　低脂蛋白血症可分为原发性和继发性两大类。

　　1. 原发性低脂蛋白血症　常有 ApoA I 缺乏或变异、LCAT 缺乏症、无 α- 脂蛋白血症（Tangier 病）、无 β- 脂蛋白血症和低 β- 脂蛋白血症等。

　　2. 继发性低脂蛋白血症　多见于内分泌疾病，如甲状腺功能亢进、艾迪生病（Addison's disease）等、重症肝病、各种低营养、吸收障碍和恶性肿瘤等。

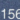

微课：脂
蛋白代谢
紊乱（2）

三、动脉粥样硬化

　　动脉粥样硬化（AS）是指动脉内膜的脂质、血液成分的沉积、平滑肌细胞及胶原纤维增生，并伴有坏死及钙化等不同程度病变的一类慢性进行性病理过程。

　　大量研究证实，AS 的形成有三大主要因素：高脂血症、高血压和吸烟。其中，高脂血症所致的脂蛋白量和质的改变在 AS 斑块形成中起着极其重要的作用。

　　凡能增加动脉壁胆固醇内流和沉积的脂蛋白如 LDL、VLDL、氧化型 LDL 和 Lp（a）等，即为致动脉粥样硬化的因素；凡能促进胆固醇从血管壁外运的脂蛋白如 HDL，即具有抗动脉粥样硬化作用，称之为抗动脉粥样硬化的因素。

　　1. 致动脉粥样硬化的脂蛋白　近年来，有学者提出致动脉粥样硬化脂蛋白谱，包括高 TG、sLDL 增高和 HDL 水平低下，称为脂质三联征。

2. 代谢综合征 又称胰岛素抵抗综合征或 X 综合征（syndrome X），是一个多症状的综合征。其主要特点是高血脂、高血压、高血糖及肥胖，被称为"致命四重奏"。现已证明，它是与胰岛素抵抗相关的代谢综合征，可促进 AS 的形成，增加冠心病发病的危险性。

3. 抗动脉粥样硬化的脂蛋白 目前公认血浆 HDL 水平与动脉粥样硬化性心脑血管疾病的发病率呈明显负相关。美国国家胆固醇教育计划（NCEP）的成人治疗专家组Ⅲ（ATPⅢ）将 HDL-C<1.04 mmol/L 定为低 HDL-C，并认为低 HDL-C 是早发冠心病的一项独立危险因素。HDL 主要通过参与胆固醇的酯化与清除、抑制 LDL 氧化、促进内皮细胞前列环素的合成、抑制氧化型 LDL 引起的单核细胞迁移等而起到抗动脉粥样硬化作用。

微课：胆固醇与动脉粥样硬化

知识链接

脂蛋白（a）的脂质组成及结构与 LDL 相似，但脂蛋白（a）还含有一个特异的与纤溶酶原具有同源性的载脂蛋白——载脂蛋白（a）成分。

脂蛋白（a）直接参与动脉硬化形成，其作用是通过竞争性抑制或减弱纤溶酶原活性，干扰纤溶酶原与纤维蛋白、细胞外基质、内皮细胞、单核细胞和血小板结合，减缓血块溶解，减慢血管壁损伤的修复，从而加速动脉粥样硬化的形成。

目前，临床实验室测定脂蛋白（a）的方法主要有 ELISA 和免疫比浊法。

第三节 血脂、血浆脂蛋白及载脂蛋白测定

目前，国内外均要求临床常规血脂测定中应至少测定 TC、TG、HDL-C 及 LDL-C 这 4 项。若仅检测血清 TC、TG 不足以反映脂质代谢紊乱的全貌，尽管 TC 和（或）TG 属正常水平，其 HDL-C 及 LDL-C 也有可能出现异常。有条件的实验室还可测定 ApoAⅠ、ApoB 及 Lp（a）等。值得一提的是，血浆静置试验是粗略判定血中脂蛋白是否异常增加的简易方法，可作为高脂血症的一种初筛试验。

一、血脂测定的质量控制

血脂分析应力求做到"标准化"，需要特别关注测定过程中的各个环节，尽最大努力减小"分析前"的因素对测定结果的影响。

1. 影响血脂准确测定的因素 临床实验室进行测定之前的某些因素对实验结果有一定的影响，应特别引起关注。主要包括以下几方面。

（1）生物学因素：如个体间、性别、年龄和种族等。研究发现，TC、TG、HDL-C、LDL-C、ApoAⅠ、ApoB 及 Lp（a）的平均生物学变异分别为 6.1%～11%、23%～40%、7%～12%、9.5%、7%～8%、6.5%～10% 和 8.6%。

（2）生活方式：如饮食、吸烟、饮酒、饮咖啡和锻炼等。

（3）临床因素：① 疾病继发（内分泌或代谢性疾病、肾病、肝胆疾病及其他）。② 药物诱导（抗高血压药、免疫抑制剂及雌激素等）。

（4）样本收集与处理：如禁食状态、血液浓缩、抗凝剂与防腐剂、毛细血管与静脉血、样本储存等。

2. 减少分析前变异的措施

（1）采血前：① 采血前数天或数周受试者停用影响血脂的药物，如血脂调节药、避孕药、某些降压药和激素等，否则应记录用药情况；② 至少 2 周内保持一般饮食习惯和体重稳定，使机体处于稳定代谢状态；③ 3 天内避免高脂饮食；④ 24 h 内不饮酒，不进行剧烈运动；⑤ 应禁食 12～14 h 后空腹采血。

（2）采血：抽血前受试者至少应坐位休息 5 min，静脉穿刺过程中止血带使用不应超过 1 min。除卧床不起者外，采血时一般取坐位。

（3）样本：血清或血浆样本均适用于血脂、脂蛋白测定。血清样本应及时测定，如 24 h 内不能完成测定，可密封置于 4℃保存 1 周，−20℃可保存数月，−70℃至少可保存半年。但应避免样本反复冻融。

动画：血脂检查知多少

（4）复查：因为血脂检查受许多因素的影响，所以如果检验结果接近或超过血脂异常判断值，如受试者需做进一步处理，应间隔 1～2 周，在同一家医院的实验室再次禁食 12～14 h 抽血复查，尽量减少或避免由于实验室误差或个体生理变异造成的假象。如果两次检测的结果都不正常，而且两次所得数值相差不超过 10%（以血 TC 为例），就可以据此判断是否存在高脂血症或决定是否采取防治措施。

二、血浆静置试验

血浆静置试验（或血清静置试验）是粗略判断血中脂蛋白是否异常增加的简易方法。正常人该试验为阴性，空腹血清应清澈透明。若空腹血清混浊，表示 TG 升高，可放在 4℃冰箱过夜后进一步观察。如果上层出现"奶油样"且下层清澈，表明 CM 升高、VLDL 正常，可能为 I 型高脂血症；如果上层出现"奶油样"且下层混浊，表明 CM 及 VLDL 均升高，可能是 III 型、V 型高脂血症；若空腹血清混浊置于 4℃冰箱过夜后仍为均匀混浊，表明 VLDL 升高，需进一步测定 TC，TC 升高可能是 IIb 或 III 型，而 TC 正常可能是 IV 型。另外 IIa 型高脂血症血清也是清澈透明的（图 8-3）。

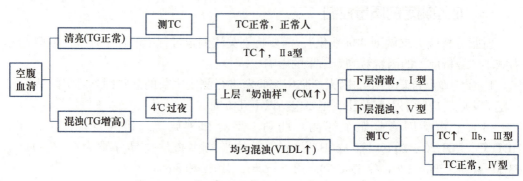

图 8-3　血浆（血清）静置试验判断高脂血症类型

三、总胆固醇的测定

血清中 TC 包括 CE 和 FC，其中 CE 占 70%，FC 占 30%。血清中胆固醇在 LDL 中最多，其次为 HDL。血清总胆固醇测定的决定性方法为同位素稀释－质谱法，参考方法为化学法，常规方法为酶法。我国把高效液相色谱法也推荐为参考方法。

（一）化学法

一般包括抽提、皂化、纯化和显色 4 个步骤。在常规操作中多省去中间的 1～2 个步骤。显色剂主要有两大类：① 乙酸酐硫酸；② 高铁硫酸。

1. Liberman-Burchard 反应（L-B 反应） L-B 反应是 Liberman-Burchard（L-B）试剂与胆固醇显色，在试剂中浓硫酸与乙酸酐作为胆固醇的溶剂与脱水剂，浓硫酸既是脱水剂又是氧化剂，所生成的绿色产物主要是五烯胆固醇正离子和胆烷六烯磺酸，其吸收峰为 620 nm。由于 L-B 反应对试剂和反应条件等要求严格，试剂腐蚀性强，对 FC 与 CE 的显色强度不一致，呈色不稳定等，而有诸多不足之处。

2. Zak 反应 硫酸、乙酸和 Fe^{3+} 等与胆固醇作用生成紫红色化合物的反应，称为 Zak 反应。其吸收峰为 536 nm。Zak 反应比 L-B 反应的灵敏度高，呈色稳定，对 FC 与 CE 的显色接近，故不需要皂化；但反应特异性差，干扰因素比 L-B 反应多。

上述化学显色反应均需用到具有腐蚀性的强酸试剂，干扰因素较多，准确测定有赖于从样本中抽提、皂化和纯化过程，因而操作较复杂，不适于分析大批量样本，且不适于自动化分析。

测定 TC 的化学法中，Abell（ALBK）法是公认的参考方法，包括皂化（KOH 乙醇溶液水解 CE 为 FC）、抽提（正己烷或石油醚提取 FC）、显色（L-B 反应）3 个步骤。

（二）酶法

胆固醇氧化酶法是目前临床实验室测定血清 TC 的常规方法。该法灵敏度高、准确度高、精密度好、线性范围宽、样本用量少，便于自动化分析。

【原理】 血清中的胆固醇酯（CE）被胆固醇酯酶（CHE）水解生成游离胆固醇（FC）和游离脂肪酸（FFA），胆固醇在胆固醇氧化酶（COD）的氧化作用下生成 Δ^4-胆甾烯酮和 H_2O_2，然后 H_2O_2 在过氧化物酶（POD）的催化下，与 4- 氨基安替比林（4-AAP）及酚反应，生成红色醌亚胺（Trinder 反应）。醌亚胺的最大吸收峰在 500 nm 波长左右，吸光度与标本中的胆固醇含量成正比。

$$胆固醇酯 + H_2O \xrightarrow{\text{CHE}} 胆固醇 + 游离脂肪酸$$

$$胆固醇 + O_2 \xrightarrow{\text{COD}} \Delta^4 - 胆甾烯酮 + H_2O_2$$

$$2H_2O_2 + 4 - AAP + 酚 \xrightarrow{\text{POD}} 醌亚胺（红色化合物） + 4H_2O$$

【方法评价】 本方法线性范围为 ≤19.38 mmol/L。批内变异系数 $CV < 1.5\%$，批间变异系数 $CV \leqslant 2.5\%$。本方法特异性好、灵敏度高，既可用于手工操作，也可用于自动化分析；既可作终点法检测，也可作速率法检测。在终点法中血红蛋白高于 2 g/L 时

引起正干扰；胆红素高于 0.1 g/L 时有明显负干扰；血中维生素 C 与甲基多巴浓度高于治疗水平时，会使结果降低。但是在速率法中上述干扰物质影响较小。高 TG 血症对本法无明显影响。检测 TC 的血清（浆）标本密闭保存时，在 2～8℃可稳定 1 个月，在 −20℃可稳定 1 年。

【参考区间】《中国成人血脂异常防治指南》（2016）提出的标准为：

TC＜5.2 mmol/L 为合适范围；

5.2～6.2 mmol/L 为边缘升高；

≥6.2 mmol/L 为升高。

【临床意义】 TC 水平与年龄、性别及生活习惯（如饮食、运动等）等有关。TC 水平随年龄增长而上升，但 70 岁以后则有下降趋势。中青年男性略高于女性，但绝经期后女性高于同龄男性。长期高胆固醇、高脂肪和高热量饮食可使 TC 增高，缺少运动、脑力劳动和精神紧张等也可使 TC 增高。

TC 的测定常用作 AS 预防、发病估计及治疗观察等的参考指标。TC 升高是 AS 和冠心病一个明确的危险因素，与冠心病的发病率成正相关。

微课：总胆固醇测定

四、三酰甘油的测定

血清三酰甘油测定的决定性方法为同位素稀释 − 质谱法，目前尚无公认的参考方法，常规方法为酶法。

（一）化学法

其基本操作包括抽提、皂化、氧化和显色 4 个步骤。

1. 抽提　常用正壬烷、异丙醇和稀硫酸混合溶剂选择提取血清中的 TG。此法不受血清中磷脂的干扰，并免去了去除磷脂的吸附过程，操作简便，分离效果好。

2. 皂化　大多采用 KOH 做皂化剂，将 TG 水解生成甘油。

3. 氧化　用过碘酸在酸性溶液中将甘油氧化成甲醛和甲酸。

4. 显色　常用乙酰丙酮在铵离子（NH_4^+）存在下与甲醛显黄色测定。

动画：三酰甘油化学测定法

乙酰丙酮显色法是常用的化学法，但因化学法操作较为繁杂，影响测定因素太多，准确性差，一般很少用。

（二）酶法

酶法具有操作简便、微量、快速准确且试剂稳定等优点，适用于自动化分析。常用的酶法有磷酸甘油氧化酶法、乳酸脱氢酶法和甘油氧化酶法。其中，使用最普遍的是下面介绍的磷酸甘油氧化酶法。

【原理】 血清中三酰甘油经脂蛋白脂酶（lipoprotein lipase，LPL）作用，可以水解为甘油和游离脂肪酸（free fatty acid，FFA），甘油在 ATP 和甘油激酶（glycerokinase，GK）的作用下，生成 3- 磷酸甘油，再经磷酸甘油氧化酶（glycerophosphate oxidase，GPO）作用氧化生成磷酸二羟丙酮和过氧化氢（H_2O_2），H_2O_2 与 4- 氨基安替比林（4-AAP）及 4- 氯酚在过氧化物酶（peroxidase，POD）作用下，生成红色醌类化物，其显色程度与 TG 的浓度成正比。分光光度计波长 500 nm 处测定吸光度，对照标准计算出 TG 值。反应式如下：

$$三酰甘油 + H_2O \xrightarrow{LPL} 甘油 + 3 脂肪酸$$

$$甘油 + ATP \xrightarrow{GK,Mg^{2+}} 3 - 磷酸甘油 + ADP$$

$$3 - 磷酸甘油 + O_2 + 2H_2O \xrightarrow{GPO} 磷酸二羟丙酮 + 2H_2O_2$$

$$H_2O_2 + 4 - AAP + 4 - 氯酚 \xrightarrow{POD} 苯醌亚胺 + 2H_2O + HCl$$

【方法评价】 本法线性范围为 ≤11.4 mmol/L。变异系数：批内 $CV ≤ 3\%$，批间 $CV ≤ 5\%$。加入不同浓度 TG，平均回收率为 98.6%，加入甘油的平均回收率为 103.6%。因为 LPL 除水解 TG 外，亦能水解单酰甘油和二酰甘油（血清中这二者的浓度约占 TG 的 3%），所以本法测定结果包含了后二者的值。本法为一步终点法，具有简便、快速、微量且试剂较稳定等优点，适用于手工和自动化测定；其主要缺点是所测 TG 值包括了血清中游离的甘油。

【参考区间】《中国成人血脂异常防治指南》（2016）提出的标准为：

血清 TG ≤ 1.70 mmol/L 为合适范围；

1.70~2.3 mmol/L 为边缘升高；

≥2.3 mmol/L 为升高。

【临床意义】

（1）血清 TG 增高：TG 水平与种族、年龄、性别及生活习惯（如饮食、运动等）有关。原发性高三酰甘油血症包括家族性高三酰甘油血症、家族性混合型高脂血症及 LPL 减少或缺乏引起的原发性高脂血症等。继发性高三酰甘油血症见于肥胖、糖尿病、糖原贮积病、甲状腺功能减退症、肾病综合征、高脂饮食及酗酒等。

血中的 TG 以 CM、VLDL 中含量最高，故称之为富含三酰甘油脂蛋白。大量研究证实，TG 升高也是引起冠心病的独立危险因素，高 TG 还可使血液凝固性增高，并抑制纤维蛋白溶解，促进血栓形成。

（2）血清 TG 降低：比较少见。营养不良或消化吸收不良综合征、甲状腺功能亢进、肾上腺皮质功能减退和肝功能严重损伤时可引起 TG 降低。

五、高密度脂蛋白胆固醇的测定

HDL-C 测定方法主要有两大类：化学沉淀法和直接法。用双试剂的直接法是目前临床实验室测定血清 HDL-C 的常规方法。HDL-C 测定的参考方法是先用超速离心法分离出 HDL，再用化学法测定 TC。

（一）化学沉淀法

常用多聚阴离子及二价阳离子沉淀血清中含 ApoB 的 LDL 与 VLDL 等，然后用化学法或酶法测定上清液中的 HDL-C，常用的沉淀剂有 4 种：① 磷钨酸 - 镁（PTA-Mg^{2+}）。② 肝素锰（Hp-Mn^{2+}）。③ 硫酸葡聚糖 - 镁（DS-Mg^{2+}）。④ 聚乙二醇 6000

（PEG 6000）。化学沉淀法中最常用的是磷钨酸－镁法。

（二）直接法

直接法又称匀相测定法，包括选择性抑制法、清除法、PEG修饰酶法和免疫分离法等。

其中，选择性抑制法（又称掩蔽法）是目前国内应用最多的直接法。该法分两步反应：第1试剂用多聚阴离子（为HDL以外含ApoB的脂蛋白沉淀剂）及分散型表面活性剂（为分散剂、反应抑制剂）与VLDL、LDL等发生凝聚形成遮蔽圈，但不发生沉淀，抑制这类脂蛋白中的胆固醇与酶试剂起反应；第2试剂含有对HDL表面的亲水性基团有亲和力的表面活性剂（即反应促进剂）及胆固醇测定的酶试剂，与HDL形成可溶性复合体，酶试剂直接与HDL-C起反应，测定出HDL-C含量。

此外，免疫分离法也较为常用，包括PEG/抗体包裹法和抗体免疫分离法。PEG/抗体包裹法的原理是先用低浓度的PEG 4000包裹CM、VLDL和LDL，加入特异性抗ApoB抗体，使CM、VLDL和LDL颗粒复合物凝聚；然后加入胆固醇酶试剂，用于检测呈溶解状态的HDL-C；最后加入盐酸胍试剂，终止酶促反应和溶解含ApoB的脂蛋白复合物，以免凝聚物干扰吸光度测定。抗体免疫分离法的原理与上述方法相似。试剂1中的抗ApoB抗体首先与血清中的CM、VLDL和LDL结合形成不溶性的抗原抗体复合物；再加入试剂2，抗原抗体复合物不与酶试剂起反应，只有HDL-C与酶试剂反应，生成H_2O_2，并通过Trinder指示反应测定HDL-C含量。

【参考区间】《中国成人血脂异常防治指南》（2016）提出的标准为：

血清HDL-C≥1.04 mmol/L（40 mg/dl）为合适范围；

＜1.04 mmol/L（40 mg/dl）为降低。

【临床意义】 HDL-C是公认的一种抗动脉粥样硬化脂蛋白，是冠心病的保护因素。冠心病的发病率与血清HDL-C水平呈负相关，HDL-C升高能降低发生冠心病的危险。低高密度脂蛋白血症时AS的危险性增加，血清HDL-C水平越低，发生AS的危险性越高，血清HDL-C每下降0.03 mmol/L，冠心病事件的相对危险性增加2%～3%。在估计心血管病的危险因素中，HDL-C降低比胆固醇和TG升高更有意义。

HDL-C下降多见于糖尿病、心脑血管疾病和肝炎等。高三酰甘油血症、肥胖症、吸烟者等如伴有低高密度脂蛋白胆固醇血症，患冠心病的危险性增加。

微课：高
密度脂蛋
白测定

六、低密度脂蛋白胆固醇的测定

低密度脂蛋白（LDL）是血浆中胆固醇含量最多的一种脂蛋白。与用HDL-C表示HDL含量一样，常用LDL-C表示LDL含量。

测定血清LDL-C通常需利用各种脂蛋白密度、颗粒大小、电荷或ApoB含量等方面的差异，应用各种分离方法将LDL与其他脂蛋白分离开，然后测定LDL中胆固醇含量。LDL-C测定没有决定性方法，其参考方法为超速离心法结合沉淀法，即β-定量法（BQ法）。此法所测定的LDL-C实际上包括了脂蛋白（a）[Lp（a）]和中间密度脂蛋白（IDL）的胆固醇含量。由于此法使用设备昂贵、操作复杂、费时且技术要求高，普通实验室很难开展。

临床实验室测定 LDL-C 的测定方法大致也可分为三类。第一类为化学沉淀法，常用方法中聚乙烯硫酸沉淀法（PVS 法）为非离子反应，实验条件要求不高，在 pH 3～8 范围内均可完全沉淀，且 PVS 不干扰酶法测定胆固醇，中华医学会检验学会曾在国内推荐以 PVS 法作为 LDL-C 测定的常规方法。第二类方法分两种：一种为免疫分离法，此法精密度好，准确度高，特别是对于低 LDL-C 浓度的测定结果准确。与 BQ 法相比有较好的相关性，不受高 TG 水平的影响，可用于禁食或非禁食标本的检测。缺点是需专用分离管，试剂成本较高，难以自动化，且不适于冰冻或冻干标本的测定。可用于 TG＞4.52 mmol/L 的少数患者 LDL-C 的检测。另一种为磁珠肝素分离法，此方法不需离心，操作简便，精密度高，与 BQ 法结果一致。但此法所需标本量大，需特殊装置，特异性稍差，实验室较少应用此试剂盒。第三类为匀相测定法（直接法），标本用量少，不需沉淀处理，可用于自动生化分析仪测定，已由中华医学会检验学会血脂专题委员会推荐作为临床实验室测定 LDL-C 的常规方法。

Friedewald 公式计算法是目前应用较广的估测 LDL-C 的方法，具有简便、直接、快速等优点，主要是利用血清 TC、TG 及 HDL-C 浓度测定结果，计算 LDL-C 的浓度。该公式为

$$LDL-C含量(mmol/L)=TC-HDL-C-TG/2.2$$

但在血清 TG＞4.52 mmol/L（100 mg/dl）、存在异常 β- 脂蛋白、Ⅲ型高脂蛋白血症等脂代谢异常时不宜采用 Friedewald 公式计算法。

【参考区间】《中国成人血脂异常防治指南》（2016）提出的标准为：

血清 LDL-C＜3.4 mmol/L 为理想水平；

3.4～4.1 mmol/L 为合适水平；

≥4.1 mmol/L 且＜4.9 mmol/L 为边缘升高；

≥4.9 mmol/L 为升高。

【临床意义】 血清 LDL-C 水平随年龄增加而升高，高脂、高热量饮食、运动少和精神紧张等也可使 LDL-C 水平升高。LDL 是一种致动脉粥样硬化脂蛋白，其在血中水平越高，AS 的危险性越大。LDL-C 水平与冠心病的发病率成正相关。LDL-C 水平增高与 TC 增高的意义相同，是判断高脂血症、预防 AS 的重要指标，但 LDL-C 水平更能说明胆固醇的代谢状况。故临床推荐测定 LDL-C 水平是治疗高脂血症及需要达到预防和治疗目标的必查指标之一。

七、载脂蛋白的测定

各类脂蛋白中均含有一种或几种不同的特异性 Apo，如 ApoA I、ApoA II、ApoB$_{100}$、ApoB$_{48}$、ApoC I、ApoC II、ApoC III 和 ApoE 等。血清 Apo 的测定方法大多采用免疫化学法，其原理是将某一特异抗体加到待测人血清中，即与血清中相应抗原形成抗原抗体复合物，根据复合物的量，即可测出血清中某一 Apo 含量。

Apo 测定的常用方法包括单向免疫扩散、火箭免疫电泳、放射免疫分析、酶联免疫

吸附分析及免疫比浊法等。免疫比浊法又分为免疫透射比浊法（ITA）及免疫散射比浊法（INA）。免疫透射比浊法是目前临床实验室最常用的方法。

（一）单向免疫扩散法

先制备含 Apo 抗体的琼脂糖凝胶，间隔等距离打孔，加入待测人血清，水平置于温箱（37℃）保温 24 h 或 48 h，抗原从孔中间向周围扩散，因凝胶板中有相应抗体，扩散经一定时间后，最后在凝胶孔周围形成一圆形沉淀圈，测量其圆直径，以圆的面积大小计算血清中 Apo 含量。该法操作简单，但准确性差、扩散时间长，不能自动化，不适于大批量样本分析。

（二）火箭免疫电泳

先制备含某一 Apo 抗体的琼脂糖凝胶，靠近阴极端打孔，加入待测血清后进行电泳。血清中 Apo 抗原往正极移动，一定时间（约 3 h）后，即可形成类似火箭的沉淀峰，火箭峰高度或面积的大小与血清中 Apo 含量成正比。该法操作简单、试剂用量少，但电泳条件要求严格，不能自动化。

（三）免疫比浊法

血清中的 Apo（抗原）与特异性抗体结合形成抗原抗体免疫复合物，沉淀产生浊度，利用外界光源的照射，检测溶液透射光减少的程度（ITA），或者检测复合物对光的散射程度（INA）计算复合物的含量，再推算出溶液中待测抗原的量。

ITA 操作简单、快速准确，可在自动生物化学分析仪上做批量检测，目前使用最为广泛。但 ITA 对抗血清的质量要求高，消耗抗血清较多。

【参考范围】 正常人：ApoAI 为 1.00～1.50 g/L，ApoB 为 0.50～1.10 g/L。

【临床意义】 临床上 Apo 的检测最常做的是 ApoAI 和 ApoB。ApoAI 是 HDL 的主要结构蛋白，约占 HDL 蛋白总量的 64%；而 ApoB 是 LDL 的主要结构蛋白，约占 LDL 蛋白总量的 95%。因此，ApoAI 和 ApoB 水平可以间接反映 HDL 和 LDL 的含量。ApoAI 水平与高脂血症、冠心病呈负相关；而 ApoB 与高脂血症、冠心病呈正相关。此外，临床上常将 ApoAI/ApoB<1 作为冠心病的危险指标，较 TC、TG、HDL-C 和 LDL-C 更重要。另外，糖尿病和肾病等常伴有 ApoAI 下降和 ApoB 升高。

第八章
考点提示

第八章
在线测试

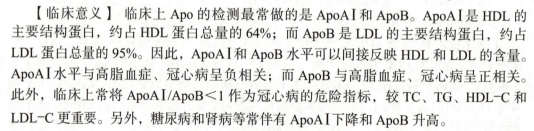

思 考 题

1. 如何做好血脂测定前的质量控制？
2. 临床表型分类法是如何对高脂血症进行分类的？
3. 简述总胆固醇测定常规方法的基本原理。

（闫　波）

第九章　血浆蛋白质的生物化学检验

学习目标

1. 掌握：前清蛋白、清蛋白、α_2-巨球蛋白、β_2-微球蛋白、血红素结合蛋白、转铁蛋白的理化性质，生理功能和临床意义；血浆总蛋白、清蛋白测定方法，参考值和临床意义；血清蛋白电泳及在相关疾病时血清蛋白电泳图谱的主要变化特征。

2. 熟悉：α_1-抗胰蛋白酶、α_1-酸性糖蛋白、铜蓝蛋白、C反应蛋白的理化性质，生理功能和临床意义；急性时相反应蛋白的概念、种类和临床意义。

3. 了解：癌胚抗原的理化性质、生理功能和临床意义。

4. 学会血清总蛋白和清蛋白的检测。

5. 具有利用血浆蛋白质检测结果进行疾病分析的能力。

第九章
思维导图

蛋白质，是生命活动的物质基础，也是生物体中含量最丰富的生物大分子。人体内蛋白质分布广泛，种类繁多，几乎所有的器官组织都含有蛋白质，且各自都有其特殊的结构与功能。当蛋白质在体内出现异常时，可引发相关疾病；反之，在许多疾病状态下，体液蛋白质种类和含量亦可发生相应的变化。因此，对体液中的蛋白质进行检测有助于临床进行疾病的诊断、治疗和病情监测。本章节主要学习体液蛋白质中血浆蛋白质的生物化学检验。

第一节　血浆中的主要蛋白质

血浆蛋白质是指存在于血浆中的所有蛋白质，是血浆中最主要的固体成分。其种类大概有1 000多种，目前有所研究的约有500多种。这些蛋白质含量不等，有些每升血清中只有微克水平，有些又多达数10 g。各种血浆蛋白质有其独特的功能和特性，在生命活动中都有着不可忽视的重要作用。

微课：主
要蛋白质
的理化性
质功能、
临床意义

一、血浆蛋白质的功能与分类

（一）血浆蛋白质的功能

血浆蛋白质是血浆中最主要的固体成分，大部分在肝合成和分解，其主要的功能如下。

1. 维持血浆胶体渗透压　主要依靠血浆清蛋白，其分子量小、含量多，因此成为维持血浆胶体渗透压的主要蛋白质，占血浆胶体渗透压的 75%～80%。

2. 调节血浆 pH，维持酸碱平衡　血浆中各种蛋白质等电点不同，但大部分接近 5.0，因此在血液中大多数蛋白质解离成阴离子。血浆蛋白质盐与相应蛋白质构成缓冲对，调节血浆的 pH，维持酸碱平衡。

3. 运输功能　很多血浆蛋白质具有运输功能，可运送代谢物质、脂溶性物质、维生素、激素、离子、药物、金属等。

4. 营养功能　血浆蛋白质有营养储备的功能。体内的一些细胞比如单核吞噬细胞，可吞饮完整的血浆蛋白质，然后在细胞酶类物质的作用下将其分解为氨基酸，这些氨基酸随后扩散进入血液，随时可供其他细胞合成新的蛋白质。

5. 免疫功能　在抵御感染、实现免疫功能中有重要作用的免疫球蛋白（抗体）和补体等都是由血浆蛋白质构成的。

6. 凝血和抗凝血作用　参与凝血的凝血因子（除凝血因子Ⅳ外）、大部分抗凝血因子和促进纤维溶解的物质都是血浆蛋白质，这些蛋白质在减少出血，防止循环阻塞中有着重要的作用。

7. 其他　参与催化、调控物质代谢等。

（二）血浆蛋白质的分类

血浆蛋白质的分类方法有许多，主要有以下两种分类方法。

1. 按分离方法分类

（1）盐析法：主要分为清蛋白和球蛋白两类。

（2）电泳法：带电荷蛋白质粒子在电场中向相反电极泳动，在分子量大小不等、所带电荷数目不同等因素作用下，蛋白质在电场中泳动速度不一，出现不同的区带。采用醋酸纤维素薄膜电泳法可将血浆蛋白质分为清蛋白、α_1- 球蛋白、α_2- 球蛋白、β- 球蛋白和 γ- 球蛋白 5 条区带，若采用分辨率更高的聚丙烯酰胺凝胶电泳法则可分离出 30 多种蛋白质，十二烷基硫酸钠聚丙烯酰胺凝胶电泳（SDS-PAGE）则可分离出 300 多种。

2. 按功能分类　根据血浆蛋白质各自功能的不同，分为不同的类型，具体如表 9-1。

表 9-1　血浆蛋白质的功能分类

类型	主要血浆蛋白质代表	功能
运输载体类	血浆脂蛋白（主要有乳糜微粒、高密度脂蛋白、低密度脂蛋白、极低密度脂蛋白等）	运输胆固醇、脂肪酸、三酰甘油、磷脂等
	清蛋白	运输胆红素、胆汁酸盐、游离脂肪酸、激素和药物等
	甲状腺素结合球蛋白	结合甲状腺激素
	视黄醇结合蛋白	结合视黄醇
	类固醇激素结合球蛋白	结合类固醇激素
	皮质素结合球蛋白	结合皮质醇
	铜蓝蛋白	结合铜
	转铁蛋白	运输铁
	血红素结合蛋白	结合血红素
免疫球蛋白类	IgG、IgA、IgM、IgD、IgE	与特异性抗原结合，发挥免疫功能
补体类	C1q、C1r、C3、C4、C5、B 因子等	参与溶菌、细胞溶解、调理吞噬、免疫黏附、炎症介质等
凝血类	凝血因子（除凝血因子Ⅳ外）	参与血液凝固
血清酶类	脂蛋白脂肪酶（LPL）、卵磷脂胆固醇脂酰基转移酶（LCAT）	水解三酰甘油、参与胆固醇的酯化反应
蛋白酶抑制物	α_1 - 抗胰蛋白酶、α_1 - 抗糜蛋白酶等	抑制蛋白酶活性
蛋白类激素	胰岛素、胰高血糖素、生长激素、抗利尿激素等	调节体内多种代谢活动

二、血浆的主要蛋白质

（一）前清蛋白

前清蛋白（prealbumin，PA）即甲状腺素转运蛋白（transthyretin，TTR），主要在肝合成，在醋酸纤维素薄膜电泳上向阳极泳动的速度快于清蛋白，因此在电泳图谱上位于清蛋白前方，其名也因此而得来。正常情况下，大部分 TTR 与视黄醇结合蛋白（retinol-binding protein，RBP）组合成复合体。TTR 分子量为 54 000，血浆中半衰期大约为 2 天。

【参考区间】　正常成人男性为 200～430 mg/L，女性为 180～350 mg/L。

1. 生理功能　TTR 是组织修补材料和运输蛋白，主要与甲状腺分泌的激素三碘甲腺原氨酸（简称 T_3）和甲状腺素（简称 T_4）结合，调节甲状腺激素的代谢功能，其与 T_3 的亲和力大于 T_4。RBP 是血液中视黄醇（维生素 A）的特异转运蛋白，将视黄醇从

微课：蛋白质的国度

167

血浆运输到靶细胞。在血浆中，大部分 RBP 与 TTR 结合，形成高分子蛋白复合物，故而不被肾小球滤过，但视黄醇被转运至靶细胞后，RBP 游离至血浆，迅速被肾小球滤过，后又大部分被肾小管重吸收而分解。

2. 临床意义

（1）作为评估营养不良的敏感指标：一般情况下，PA 值位于 100～150 mg/L 为轻度营养不良，50～100 mg/L 为中度营养不良，＜50 mg/L 为重度营养不良。

（2）作为肝功能不全的敏感指标：PA 半衰期短，在肝功能不全的早期，较其他清蛋白、转铁蛋白等具有更高的敏感性。

（3）可作为负性急性时相反应蛋白。

（二）清蛋白

清蛋白（albumin，Alb），又名白蛋白，是血浆中含量最多的蛋白质，占血浆总蛋白的 57%～68%。它是由 585 个氨基酸残基构成的球状单纯蛋白质，分子中含 17 个二硫键，分子量为 66 300，不含糖类，溶于水且遇热凝固。pI 为 4～5.8，在血浆生理 pH 下，每分子清蛋白带 200 多个负电荷，可作为许多带正电荷物质的运输载体。

清蛋白主要由肝实质细胞合成，每天合成量为 11～14.7 g。在肝中的合成速率主要受血浆胶体渗透压的影响，其次是受食物蛋白质摄入量的影响。肝对清蛋白的合成代偿能力很强，如肾病综合征时合成量可以增加到正常时的 3 倍以上。Alb 在血浆中半衰期为 18～20 天。生理情况下，清蛋白通过肾小球滤过的量很少，约为血浆中清蛋白总量的 0.04%。每天通过肾小球滤过的清蛋白约为 360 mg，但 95% 左右的清蛋白又被肾近曲小管重吸收，故最终出现在终尿中的量微乎其微。被肾近曲小管重吸收的清蛋白主要被溶酶体中的水解酶水解而重新进入血浆，在不同组织中被细胞内吞而摄取，分解后氨基酸可作为组织修补的材料。

1. 生理功能

（1）维持血浆胶体渗透压的稳定。

（2）营养作用：清蛋白分解后产生的氨基酸可以作为合成蛋白质、组织修补的材料。

（3）运输作用：许多水溶性差的物质可与清蛋白结合而被运输至靶细胞，如长链脂肪酸（每分子 Alb 可以结合 4～6 个分子）、胆红素、胆汁酸盐、前列腺素、类固醇激素和某些药物（如阿司匹林、青霉素）等。

（4）解毒作用：清蛋白具有黏性，可与重金属离子自动结合形成不溶于水的化合物后，由排泄系统排出。故当人误食重金属盐时，可以服用含有丰富蛋白质的食品，如鸡蛋清、牛奶等而解毒，且可减轻重金属盐类对胃肠黏膜的危害。

（5）具有缓冲酸碱物质的能力：清蛋白与其盐组成的缓冲对具有较强的缓冲酸碱的能力。

2. 临床意义（详见本章第三节）

（三）血红素结合蛋白

血红素结合蛋白（hemopexin，Hpx）又名结合珠蛋白、触珠蛋白，为肝合成的一种 α_2- 球蛋白，含糖类约为 12%。分子量为 85 000~400 000，pI 为 4.1。在人群中 Hpx 呈多态分布，受控于等位基因 Hp1 和 Hp2，人群中有三种表现型，分别为 Hp1-1、Hp2-1 和 Hp2-2。

血红素结合蛋白的合成和降解均在肝中完成，半衰期为 3.5~4 天。

【参考区间】 推荐成人为 0.3~2.0 g/L。

1. 生理功能

（1）Hpx 与游离血红素有特异结合能力：Hpx 与游离血红素两者结合后形成稳定复合物，然后再通过受体介导的内吞作用传递到肝细胞中被分解，分解中释放出来的铁又可以被重新利用，这一代谢过程可以防止血红素和血红蛋白从肾丢失，避免了血红素和血红蛋白对肾的损伤，保护了肾，并为机体有效地保留了铁元素。

（2）抗氧化作用：主要是指 Hpx 与血红素结合形成的复合物是一种高效的过氧化物酶，能将多型核白细胞吞噬过程中生成的过氧化物水解而防止脂类的超氧化作用。

（3）某些需铁细菌的天然抑菌剂：这一作用可阻止这些需铁生物对血红蛋白铁的利用。

2. 临床意义

（1）HPx 降低：主要用于诊断各种溶血性疾病，如溶血性贫血、输血反应、阵发性睡眠性血红蛋白尿症和传染性单核细胞增多症等。这些溶血性疾病发生时 Hpx 含量明显下降，甚至因含量太低而检测不出。此外，因其参考范围较大，需连续多次检测，否则价值不大。轻度溶血时，Hpx 可与血浆中全部的游离血红蛋白结合，此时血浆测不出游离血红蛋白，而仅仅可以呈现 Hpx 下降，而溶血继续进行下去，一旦游离的血红蛋白量超过 Hpx 的结合能力时，血浆中才可检测出游离的血红蛋白。故 Hpx 降低是诊断轻度溶血的一项敏感指标。

雌激素可以减少 Hpx 的合成，故当患者出现各种肝病时，如急、慢性病毒性肝炎和重度肝硬化等，雌激素分解代谢减少，Hpx 含量下降。而肝又是合成 Hpx 的器官，一旦损伤，蛋白质合成能力下降，Hpx 含量亦下降。

（2）Hpx 升高：Hpx 为正性急性时相反应蛋白，在创伤、烧伤，急、慢性炎症和恶性肿瘤等情况时含量升高，一般在反应开始后 4~6 天开始上升，病情得到控制 2 周后可恢复正常。

各种引起血浆蛋白质大量丢失的疾病如肾病综合征发生时，肝代偿合成 Hpx 的能力增加，血浆中 Hpx 含量升高。

某些激素如雄性激素、皮质类激素等的刺激也可使 Hpx 合成增加，从而使血浆中 Hpx 含量升高。

（四）转铁蛋白

转铁蛋白（transferrin，TRF 或 Tf），又名运铁蛋白，为单链糖蛋白，含糖类大约为

6%。分子量为 79 600，pI 为 5.5～5.9，电泳位置在 β- 球蛋白区带。TRF 主要由肝细胞和单核吞噬细胞合成，半衰期为 10.5 天。

【参考区间】 2.0～3.6 g/L。

1. 生理功能　TRF 能可逆地结合多价阳离子，如铁、铜、锌、钴的多价阳离子等。TRF 是血浆中主要的含铁蛋白质，每一分子 TRF 可结合两个三价铁原子。TRF 主要负责运输由消化道吸收和红细胞降解释放的铁，以 TRF-Fe^{3+} 的复合物形式进入骨髓等造血器官中，一部分用于合成血红蛋白、肌红蛋白等，一部分以含铁血黄素和铁蛋白的形式储存起来。

2. 临床意义

（1）鉴定贫血的类型和对治疗的监测：缺铁性贫血时，血浆中 TRF 因为代偿作用而合成增加，但因为血浆铁含量低，与铁结合的 TRF 少，故铁的饱和度很低（铁的饱和度正常值为 20%～55%）；而如果是铁利用障碍性贫血如再生障碍性贫血，TRF 正常或者下降，但铁饱和度因红细胞对铁的利用障碍而升高。在铁负荷过量时，TRF 水平正常，但饱和度可超过 50%，甚至高达 90%。

（2）评价营养状态的指标：与清蛋白相比，TRF 总量少，半衰期短，能快速反应脏器蛋白质的变化。

（3）负性急性时相蛋白：在炎症、恶性病变时常随着清蛋白、前清蛋白同时下降。

（4）妊娠及口服避孕药或雌激素注射可使血浆 TRF 升高。

（五）α_2- 巨球蛋白

α_2- 巨球蛋白（α_2-macroglobulin，α_2-MG 或 AMG）是血浆中分子量最大的蛋白质，分子量为 625 000～800 000，系由 4 个亚基构成的同源四聚体，每个亚基约由 1 451 个氨基酸构成。它是一种糖蛋白，含糖类约为 8%，pI 为 5.4，半衰期约 5 天，主要由肝细胞及单核吞噬细胞系统合成。

【参考区间】 成人：1.31～2.93 g/L；
　　　　　　　婴幼儿及儿童：成人的 2～3 倍。

1. 生理功能　作为广谱蛋白酶抑制剂，能与大多数的肽链内切酶（如糜蛋白酶、胰蛋白酶、纤溶酶等）、少量的肽链外切酶（如羧肽酶）、非肽酶（如天冬氨酸转氨酶）结合，从而抑制这些酶的活性。α_2-MG 一般不会破坏酶的活性位点，只是将蛋白酶捕获在分子内部，通过空间位阻作用将大分子底物屏蔽，而小分子底物则可以穿过屏障与蛋白酶反应。

2. 临床意义

（1）α_2-MG 升高：低清蛋白血症时，α_2-MG 代偿性升高；某些疾病如肝硬化、自身免疫性疾病、糖尿病时 α_2-MG 升高；妊娠、口服避孕药时 α_2-MG 升高，机制不明。

（2）α_2-MG 降低：可见于肺气肿、甲状腺功能亢进症、急性胰腺炎、弥散性血管内凝血等疾病。

（六）β₂- 微球蛋白

β₂- 微球蛋白（β₂-microglobulin，β₂-MG）是 1968 年由 Berggard 等从肾病患者尿液中分离出来的小分子蛋白质，为 199 个氨基酸组合而成的一条单链多肽，分子内含一对二硫键，不含糖类，分子量为 11 800。由于分子量小，电泳显带在 β₂ 区，故名为 β₂- 微球蛋白。

【参考区间】 18～59 岁为 1.0～2.3 mg/L，≥60 岁为 1.3～3.0 mg/L。

1. 生理功能　β₂- 微球蛋白是主要组织相容性抗原（HLA）的轻链，由人体内大多数有核细胞合成分泌，特别是淋巴细胞和肿瘤细胞。当组织相容抗原代谢或降解时，抑或细胞更新时，β₂-MG 便以游离形式释放到体液内。体液的 β₂-MG 以游离单体存在，进入血循环的 β₂-MG 可以从肾小球自由滤过，其中绝大部分由近端肾小管以胞饮形式摄取，摄入后转运到溶酶体降解为氨基酸。

2. 临床意义

（1）临床主要应用于监测肾小管功能损伤，特别用于肾移植后排斥反应的监测，血清 β₂-MG 升高是排斥反应敏感的早期标志。

（2）多种血液系统及实体性肿瘤均可见血 β₂-MG 浓度升高，以慢性淋巴细胞性白血病、淋巴瘤和多发性骨髓瘤升高较多。升高的原因可能是 β₂-MG 的合成速率超过排泄速率。

（3）病毒感染如 EB 病毒、肝炎病毒、获得性免疫缺陷综合征（AIDS）及其合并机会性感染等可见 β₂-MG 升高，可能与免疫刺激有关。

（七）α₁- 抗胰蛋白酶

α₁- 抗胰蛋白酶（α₁-antitrypsin，α₁-AT 或 AAT）为一条含 394 个氨基酸残基的单链多肽，含糖类 10%～12%，分子量为 51 800，pI 为 4.8，主要在肝产生，单核细胞、肺泡吞噬细胞和上皮细胞亦能合成。醋酸纤维素薄膜电泳时主要位于 α₁- 球蛋白区带，占据这一区带的 90%。

【参考区间】 成人：0.83～1.99 g/L；

新生儿：1.45～2.7 g/L。

1. 生理功能　作为血清中最主要的蛋白酶抑制剂，能对多种酶类如 α₁- 抗胰凝乳蛋白酶、抗凝血酶、胰蛋白酶、糜蛋白酶、弹性蛋白酶、纤溶酶、凝血酶和尿激酶等均有抑制作用，其作用占血清中抑制蛋白酶活力的 90% 以上。但此抑制作用容易受 pH 影响，中性或者弱碱性环境下抑制作用强烈，pH<4.5 时抑制作用基本丧失。

普遍认为 α₁-AT 可以抑制多形核白细胞吞噬作用发生时释放的溶酶体蛋白水解酶。α₁-AT 分子量小，可通过毛细血管壁进入组织液，与组织液中蛋白水解酶结合形成复合物返回血管内，此复合物可转移至 α₂-MG 分子上，再经血液循环运输至单核吞噬细胞系统而降解。

2. 临床意义

（1）α₁-AT 升高：α₁-AT 为正性急性时相反应蛋白，在创伤、急性炎症、恶性肿瘤和肝硬化等情况下含量上升，一般 24 h 后开始升高，3～4 天达到峰值。

（2）α_1-AT 降低：α_1-AT 具有多种遗传表型，其表达的蛋白质有 M、Z、S 型。最多见的遗传表型为 PiMM，此外还有 PiZZ、PiSS、PiSZ、PiMZ、PiMS 等。

α_1-AT 缺陷的一些遗传表型如 PiZZ、PiSZ 型常在年轻时就出现肺气肿，主要原因是失去了 α_1-AT 的保护，肺泡结构中的弹性蛋白被弹性蛋白酶进行性破坏。此外，再加上感染等因素引起支气管阻塞，诸多方面的共同作用而最终导致肺气肿的发生。

新生儿 PiZZ 和 PiSZ 型与胆汁淤积、肝硬化和肝细胞癌的发生有关，有研究表明，PiZZ 型新生儿较一般新生儿容易于出生后几周内发生肝炎，最后可因活动性肝硬化而死亡。

（八）α_1- 酸性糖蛋白

α_1- 酸性糖蛋白（α_1-acid glycoprotein，α_1-AG 或 AAG）又称为血清类黏蛋白，分子量约为 40 000，含糖类约为 45%，包括等分子的己糖、己糖胺和唾液酸，pI 为 2.7～3.5，主要由肝细胞合成，某些肿瘤细胞也可合成，α_1-AG 首先由唾液酸分子降解，然后在肝中将蛋白质部分降解消失。α_1-AG 半衰期为 1～3 天。

【参考区间】 0.5～1.2 g/L。

1. 生理功能　病理情况下，白介素 1 刺激吞噬细胞释放出脂多聚糖，可促进 α_1-AG 的合成使 α_1-AG 在血中水平升高，故 α_1-AG 是一种最稳定的早期呈阳性的急性时相反应物。

2. 临床意义

（1）α_1-AG 升高：α_1-AG 为主要的急性时相反应蛋白，在风湿病、恶性肿瘤、创伤、肝硬化和心肌梗死等炎症或组织坏死时快速升高，一般增加 3～4 倍，经过 3～5 天达到高峰。溃疡性结肠炎时，α_1-AG 血浆含量升高是临床诊断最可靠的指标之一。

患库欣综合征或者使用外源性地塞米松、泼尼松等药物时，糖皮质激素在体内含量升高也可以使血浆中 α_1-AG 含量上升。

（2）α_1-AG 降低：严重肝病、营养不良、肾病综合征和某些消化道疾病时，由于 α_1-AG 合成减少或者随尿液丢失过多，均可导致血浆中 α_1-AG 含量下降。妊娠、口服避孕药等雌激素水平升高时 α_1-AG 的合成亦减少。

（九）铜蓝蛋白

铜蓝蛋白（ceruloplasmin，CER 或 CP），又称铜氧化酶，是一种含铜的 α_2 糖蛋白，由 1 046 个氨基酸残基组成的单链多肽，分子量约为 132 000，pI 为 4.4，含糖类为 8%～9.5%，电泳时在 α_2- 球蛋白区带。因其结构中每分子蛋白质含有 6～8 个铜原子而呈现蓝色，故名为铜蓝蛋白。

铜蓝蛋白主要由肝细胞合成，其稳定性差，在离体血液中很容易发生自行氧化，蛋白质肽链也容易被酶水解，故采集血液样本后应立即测定，不能立即测定时需置 3～4℃下储存，长期储存置 -70℃。

【参考区间】 免疫扩散法：新生儿为 10～300 mg/L；

6 个月～1 岁为 150～500 mg/L；

1～12 岁为 300～650 mg/L；

>12 岁为 150～600 mg/L。

新生儿血中 CP 含量很低，出生后逐渐升高，2～3 岁达到最高后逐渐下降，14 岁时降至成人水平。

1. 生理功能

（1）CP 可视为铜的没有毒性的代谢库和铜的运输形式。

（2）具有氧化酶的活性，催化多酚及多胺类底物使其发生氧化。例如，CP 可催化 Fe^{2+} 氧化为 Fe^{3+}，Fe^{3+} 再与转铁蛋白结合使铁不具毒性而有利于运输，因为这个功能，有时又把铜蓝蛋白称为亚铁氧化酶。

（3）CP 分子中的铜可用来合成含铜的酶蛋白，如单胺氧化酶、抗坏血酸氧化酶等。

（4）抗氧化作用：在血循环中 CP 的抗氧化作用可以防止组织中脂质过氧化物和自由基的生成，在炎症治疗方面具有重要意义。

2. 临床意义

（1）CP 升高：CP 为急性时相反应蛋白，在急、慢性感染，恶性肿瘤和创伤时含量上升，急性损伤 4～20 天达到高峰。

（2）CP 降低：血清 CP 的测定是肝豆状核变性（Wilson 病）重要的诊断依据。Wilson 病为常染色体隐性遗传病，临床上以肝损害、锥体外系症状与角膜色素环等为主要表现。通常发生于儿童期或青少年期，患者血浆中 CP 含量明显下降但游离铜含量增加，过多的铜沉积于各个组织而出现各种临床症状。肝是本病首先受累部位，患者出现肝硬化。若过多的铜沉积在脑基底节的豆状核则导致豆状核变性，此病也因此而得名。该病应及时治疗，否则会危及生命，可用铜螯合剂青霉胺驱铜治疗。

（十）C 反应蛋白

C 反应蛋白（C-reactive protein，CRP）属于系统发育上十分古老、结构高度保守的穿透素蛋白家族成员，是第一个被认定为急性时相反应的蛋白质。CRP 最早是于 1930 年由洛克菲勒大学的 Tillet 和 Francis 两位博士在由肺炎双球菌引起的肺炎患者血清中发现。1941 年，Avery 等测知它是一种蛋白质，将其命名为 C 反应蛋白。CRP 为 5 个相同亚基非共价、对称地围成一中心孔状五聚体的结构，每个亚基由 206 个氨基酸组成。CRP 分子量为 1.15×10^5～1.40×10^5，pI 为 6.2，含少量的糖类或不含糖类，电泳在 γ- 球蛋白区带，有时可延伸到 β- 球蛋白区带。CRP 主要由肝细胞合成。

【参考区间】 ≤6.0 mg/L。

1. 生理功能 CRP 广泛分布于各部分体液中，如血液、胸腔积液、腹腔积液、心包液、关节液等处，可以 Ca^{2+} 依赖性地特异地识别磷酸胆碱（phosphorylcholine，PCh），PCh 主要分布于细菌的荚膜、革兰氏阳性菌的磷壁酸、革兰氏阴性菌的脂多糖，以及其他一些微生物内，亦是细胞膜磷脂和血浆脂蛋白的成分。CRP 主要的生理功能是识别病原体及宿主的组织损伤坏死细胞，通过补体系统与吞噬细胞介导清除这类物质，表现出炎症反应。CRP 不受红细胞、血红蛋白、脂质和年龄等因素影响，是反映炎症、感染及疗效的良好指标。

2. 临床意义　CRP 是目前临床上应用最多的急性时相反应指标，也是在感染或者组织损伤时血浆浓度快速、急剧升高的主要蛋白。CRP 在急性心肌梗死、急慢性炎症、创伤、外科手术和肿瘤浸润等情况时迅速升高，心肌梗死后 6～12 h 内迅速上升，甚至可达正常水平的 2 000 倍。因此，测定血液中 CRP 水平可以及时反映病情变化。但是 CRP 是非特异性指标，主要用于结合临床监测和鉴别疾病。在反映病情变化时，CRP 明显升高提示病情活动，临床以 CRP 在 10 mg/L 以下为治疗目标。

（1）筛查微生物感染。

（2）监测系统性红斑狼疮（SLE）、白血病、外科手术后并发感染时，CRP 在血清中的浓度再次升高。

（3）风湿病的急性期和活动期 CRP 升高，手术后如果 CRP 不下降或再次升高，提示可能并发感染或血栓。

（4）CRP 还可用来鉴别细菌性感染和病毒性感染，细菌性感染时 CRP 升高，病毒性感染时 CRP 水平往往正常或者轻度升高。

（十一）癌胚抗原

癌胚抗原（carcinoembryonic antigen，CEA）最初被发现于结肠癌和胚胎期肠组织中，是一种具有人类胚胎抗原特性的酸性多糖蛋白复合物，分子量为 1.8×10^5。正常分泌 CEA 的组织主要为支气管、唾液腺、胆管、胰管、小肠、尿道和前列腺等。妊娠 6 个月内血清中 CEA 含量增高，出生后血清含量已非常低。生理情况下，CEA 主要由结肠黏膜细胞分泌到粪便中，在肿瘤状态时 CEA 则进入血液和淋巴循环，引起血清 CEA 异常升高。

【参考区间】 成人≤5 ng/mL。

CEA 是一种广谱肿瘤标志物，虽然不能作为诊断某种恶性肿瘤的特异性指标，但在恶性肿瘤的鉴别诊断、病情监测、疗效评价等方面，仍有重要临床价值。当血清 CEA＞60 μg/L 时，可提示结肠癌、直肠癌、胃癌和肺癌等。当 CEA 水平下降时，可提示治疗有效，若再次升高，可提示肿瘤的复发。

第二节　急性时相反应与急性时相反应蛋白

微课：急
性时相反
应蛋白

机体在炎症、创伤等反应的过程中，常常伴有远离炎症、创伤等部位的一些反应和多器官功能障碍等系统性变化，这种由局部炎症、创伤等所触发的系统性反应，称为急性时相反应（acute phase response，APR）。APR 带来的变化可以分为血浆蛋白浓度的改变和与之伴随的一系列生理、生物化学、营养状态等的改变，这些参与 APR 的血浆蛋白成分称为急性时相反应蛋白（acute phase reaction protein，APRP）。主要包括 PA、Alb、Hp、CRP、TRF、α_1-AT、α_1-AG、CER、C4、C3、纤维蛋白原（FIB）等。

一、急性时相反应蛋白的分类

急性时相反应蛋白往往分为两类，APR 发生时含量升高的蛋白质为正性急性时相反应蛋白（正性 APRP），反之，含量降低者为负性急性时相反应蛋白（负性 APRP）。正性 APRP 包括 α_1- 酸性糖蛋白、α_1- 抗胰蛋白酶、癌胚抗原、C3、C4 和 C 反应蛋白等。负性 APRP 主要包括清蛋白、前清蛋白、转铁蛋白等。正性 APRP 常是在免疫防御中起重要作用，负性 APRP 常作为组织修补原料，在炎症修复时被消耗掉。

二、不同疾病状态下的 APRP 改变

急性时相反应是机体防御机制的一个部分，其详尽机制尚未十分清楚。不同脏器的不同疾病或者病理改变会引起不同的 APRP 变化，APRP 浓度变化的幅度与病理状态的严重程度及时间进程有关，但缺乏特异性。

（一）肝病

肝是绝大多数血浆蛋白质的合成场所，因此当肝出现病理改变时大多数血浆蛋白质含量会下降，如前清蛋白、清蛋白、转铁蛋白等。其中，前清蛋白是肝功能受损的敏感性指标。肝受损早期，清蛋白因肝的代偿合成能力强大和半衰期较长而下降不明显，但若发展为肝硬化，清蛋白则出现明显降低。某些肝病状态下，血浆蛋白质会升高，如急性肝炎或肝炎活动期 α_1-AT 升高，IgM 在发病初期即可升高，肝硬化时 α_1-AG、α_1-AT、IgG、CER、CRP 等也有不同程度的升高。

（二）肾病

肾病状态时血浆蛋白质的变化取决于肾小球的损伤程度和血浆蛋白质的分子量大小。一般情况下，肾病发生时，常可以导致血浆蛋白质随尿液丢失，特别是小分子量的蛋白质如 PA、α_1-AG、α_1-AT、TRF 和 IgG 等最易丢失。分子量较大的血浆蛋白质如 α_2-MG、β-LP（β- 脂蛋白）、Hp 及 IgM 等则因为肾小球的分子筛作用无法通过，再加之肝细胞代偿性的合成量增加，绝对含量不仅不减少甚至可升高，这种情况称为选择性蛋白质丢失。此种情况也可出现在某些肠道疾病患者上。而如果肾病发展为肾小球失去分子筛作用，或严重肠道炎症导致非选择性蛋白质丢失及全血丧失，则可表现为广泛的低血浆蛋白质血症。

（三）妊娠期及高雌激素血症

正常妊娠时、使用雌激素治疗或口服避孕药出现高雌激素血症时血浆蛋白质的一般改变为：Alb、PA、AAG 及 IgG 稍下降，α- 脂蛋白中度升高，AAT、TRF、CER、纤维蛋白原明显升高。

（四）风湿病

风湿病是风湿性疾病的简称，泛指影响骨、关节、肌肉及其周围软组织，如滑囊、

肌腱、筋膜、血管、神经等一大组疾病。血浆蛋白质的一般改变为免疫球蛋白特别是 IgA、IgG 及 IgM 升高，炎症活动期 AAG、Hp 及 C3 升高。

（五）遗传性缺陷

某些血浆蛋白质因为编码基因发生突变或者缺失等导致结构功能发生变异或成分缺乏，如 CER、Hp、AAT、TRF、免疫球蛋白、补体成分及罕见的无 Alb 血症等。

第三节　血清蛋白质的实验室检验

一、血清总蛋白的测定

血清总蛋白（total protein，TP）是血清中各种蛋白质的复杂混合物，可分为清蛋白和球蛋白两类。它是血清固体成分中含量最多的一类物质。正常成年人血清总蛋白含量为 65～85 g/L。

（一）测定方法

测定血清总蛋白的方法有许多，本章只介绍两种目前常用的检测方法，分别为凯氏定氮法和双缩脲法。

1. 凯氏定氮法　凯氏定氮法由丹麦分析化学家 Johan Kjelcalhl 于 1883 年首创。该方法的理论基础是生物体内蛋白质含氮量较为稳定，通常占其总质量的 16% 左右，因此，只要测定样品中的含氮量即可推算出该样品中的总蛋白质含量。但是血清中的氮不仅仅来自血清蛋白质，还可以来自其他含氮化合物，因此在最后计算时将血清中的总氮量减去非蛋白质氮量后，再乘以 6.25 即可得出样品中的蛋白质含量。

凯氏定氮法的基本操作过程分为消化、蒸馏、吸收、滴定、定蛋白五个步骤。一般情况下，首先是将浓硫酸与血清一起消化，将血清中的含氮化合物转化为硫酸铵等铵盐，再用碱性溶液碱化消化液并蒸馏挥发，此时 NH_4^+ 已经转化为 NH_3，用酸性溶液如硼酸吸收气态氨，氢离子浓度下降，然后用标准盐酸滴定，直至用于吸收的酸性溶液恢复原有氢离子浓度，滴定消耗的标准盐酸物质的量即为 NH_3 的物质的量，通过计算即可得出总氮量。在滴定过程中，滴定终点可采用甲基红－次甲基蓝混合指示剂颜色变化来判断。

凯氏定氮法是一种经典的蛋白质定量方法，该法结果准确性好，灵敏度高，精密度高，是公认测定 TP 的参考方法。但操作复杂且费时，影响因素众多，目前常用于蛋白质标准物的定值和常规方法的校准。

2. 双缩脲法　两分子尿素加热缩合形成双缩脲和氨气，在碱性条件下与铜离子（Cu^{2+}）发生反应生成紫红色配合物；与此反应类似，蛋白质分子的两个连续肽键（-CO-NH-）在碱性条件下也可与 Cu^{2+} 反应生成紫红色配合物，并在 540 nm 波长处有特征性吸收峰，吸光度在一定范围内与血清蛋白质的含量成正比，由此可以计算出 TP

的含量（图 9-1）。但该反应必须要有不少于两个肽键（-CO-NH-）才能与 Cu^{2+} 配合，故氨基酸或二肽无此反应，在血液中小分子的肽含量很低，故使用此法时对蛋白质定量的影响几乎可以忽略不计。

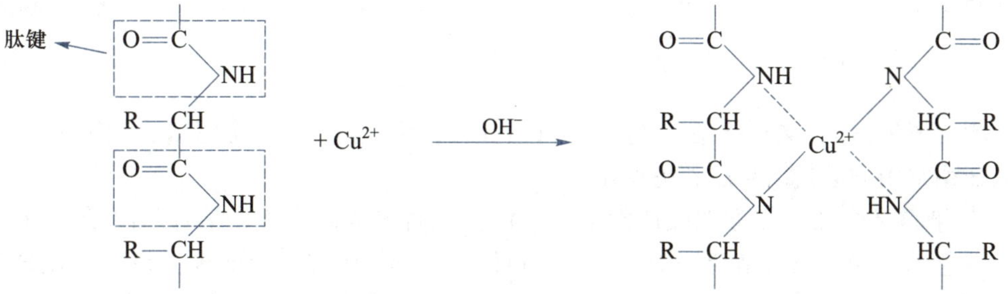

图 9-1 双缩脲反应示意图

双缩脲法是目前实验室测定血清 TP 的首选常规方法。该法操作简单方便，显色稳定性好，试剂单一，特异性和准确性好，线性范围较宽（在 10～120 g/L 浓度范围内均成良好的线性关系），批内 $CV < 2\%$。其缺点是灵敏度较低。

（二）临床意义

血清总蛋白有生理上的波动，直立状态时由于体液的分布，血液相对较浓，而长久卧床者血液相对较稀，故长久卧床者 TP 比直立体位低 3～5 g/L。

1. 血清总蛋白升高

（1）血液浓缩，总蛋白浓度相对升高：体内水分排出大于摄入时，可引起血液浓缩，特别是在严重腹泻、呕吐、高热和大量出汗等急性失水时，TP 可明显快速升高，但清蛋白 / 球蛋白比值变化不大，临床称为假性蛋白增多症。休克时，血液中水分因为毛细血管通透性增加而渗出血管，血液也发生浓缩，TP 升高。慢性肾上腺皮质功能减退者，由于钠离子的丢失而继发水分丢失，TP 升高。

（2）血清蛋白质合成增加：多见于球蛋白合成增加，如多发性骨髓瘤患者血清球蛋白多 > 50 g/L，总蛋白多在 100 g/L 以上。

2. 血清总蛋白降低

（1）血液稀释：如各种原因引起的水钠潴留。

（2）蛋白质合成障碍：主要是指肝受损引起肝合成蛋白质功能下降，以白蛋白下降最为明显。如急性肝细胞坏死、慢性肝炎和肝硬化等。

（3）蛋白质丢失过多：如外伤大出血、肾病综合征、溃疡性结肠炎等，蛋白质从血液、尿液和粪便中丢失。

（4）营养不良和消耗增加：多见于长期食物中蛋白质含量不足、慢性肠道疾病或慢性消耗性疾病。

二、血清清蛋白的测定

清蛋白（Alb）是血清中含量最多的蛋白质，它在维持血浆胶体渗透压、体内代谢物质运输、营养等方面均具有非常重要的作用。血清 Alb 在正常成人体内含量为 40～55 g/L。

（一）测定方法

测定清蛋白的方法有很多，包括染料结合法、免疫化学法、电泳法、盐析法等，本章只介绍常用的染料结合法和免疫化学法。

1. 染料结合法　在酸性缓冲溶液中，清蛋白解离成阳离子，结合阴离子染料生成带有颜色的产物。染料结合法中常用的染料试剂为溴甲酚绿（bromocresol green，BCG）和溴甲酚紫（bromocresol purple，BCP），而溴甲酚绿（BCG）法是国内测定血清清蛋白的推荐方法。

溴甲酚绿全称为 3，3′，5，5′-四溴间甲酚磺酰酞，呈黄色，BCG 法反应过程为：血清清蛋白等电点为 4～5.8，在 pH 为 4.2 的缓冲溶液里为带正电荷的阳离子，在非离子型表面活性剂存在时，与带负电荷的溴甲酚绿染料结合，形成黄绿色化合物，此化合物于波长 628 nm 处有特征性吸收峰，其吸光度与清蛋白浓度成正比，与同样处理的清蛋白标准液比较可求得血清中清蛋白含量。计算公式为：

$$血清清蛋白质量浓度（g/L）= A_{样}/A_{标} × 标准液质量浓度（g/L）$$

BCG 法灵敏度高，与人及动物标本中的 Alb 结合力差异不大。但 BCG 不但与清蛋白显色，而且与其他各种蛋白质成分显色，如球蛋白、转铁蛋白等，其反应较清蛋白稍慢，故用此法测定血清 Alb 时应严格控制反应时间。BCG 与清蛋白特异结合后，应在 30 s 内读取吸光度，以减少非特异性结合反应。

BCP 法无球蛋白的非特异性干扰，但与动物血清中的清蛋白结合力弱，而质控血清常常用动物血清制备，并且该法的线性上限较低，故其应用受限。

2. 免疫化学法　主要包括免疫比浊法、速率散射比浊法。

（1）免疫比浊法：在抗体过量情况下，抗原抗体结合后，形成免疫复合物，在一定时间内复合物聚合出现浊度。免疫复合物量越多，光线吸收越多。光线被吸收的量在一定范围内与免疫复合物的量成正比，可根据吸光度计算待测抗原的量。该法快速简便、结果准确、重复性好，但要求免疫复合物的数量和分子量达到一定高度，否则就难以测出。

（2）速率散射比浊法：当一定波长的入射光沿水平方向射向抗原抗体反应体系时，反应体系中抗原抗体复合物粒子通过对入射光的折射和衍射形成散射光，散射光的强度与单位时间内抗原抗体复合物的生成速率（即抗原的量）成正比。速率散射比浊法是测定最大反应速率，即在抗原抗体反应达最高峰时，测定其复合物形成的量。峰值的高低在抗体过量的情况下与抗原的量成正比。此法敏感度高、简便、快速、结果准确，但是需要专用的散射比浊仪和特异的检测试剂。

（二）临床意义

1. **血清清蛋白升高** 一次性输入过多清蛋白，导致血清清蛋白升高；因严重腹泻、呕吐、严重烧伤、大量出汗等原因造成的脱水和休克时，血液浓缩引发假性清蛋白升高。到目前为止未见到真性单纯清蛋白升高的疾病。

2. **血清清蛋白降低** 临床意义同血清总蛋白，但许多时候血清总蛋白与清蛋白降低的程度不一致。多见于肝硬化腹水、肾病综合征、慢性消耗性疾病、先天性清蛋白缺乏症等情况。清蛋白浓度低于 20 g/L 时，由于血浆胶体渗透压严重下降，患者常表现为水肿。但先天性清蛋白缺乏症者血清中几乎没有清蛋白，患者并不出现水肿。

三、A/G 比值的计算

血清清蛋白与球蛋白（globulin，G）的比值，即为 A/G 值。血清清蛋白的检测方法如前所述，而血清球蛋白的含量临床实验室多采用计算法，即将血清总蛋白减去血清清蛋白即可。正常成人血清球蛋白含量为 20～40 g/L，故清蛋白 / 球蛋白比值即 A/G 值为（1.2～2.4）/1。

（一）A/G 值降低的临床意义

因清蛋白主要是在肝生成，肝受损，清蛋白含量下降，A/G 比值中的分子减少；球蛋白主要由机体免疫器官产生，因此当机体存在病原体入侵时，免疫系统被激活，球蛋白增多，A/G 比值中的分母增大。任意疾病引起单一的分子减少或分母增大，或两者均发生都可以导致 A/G 值降低。常见于以下情况。

（1）营养不良。

（2）慢性活动性肝炎、肝硬化和肝癌等肝功能受损性疾病。

（3）肾病。

（4）类风湿关节炎、系统性红斑狼疮、干燥综合征等自身免疫疾病。

（二）A/G 值升高的临床意义

A/G 值升高的情况较少见。清蛋白增多、球蛋白减少或者是两者都有变化，只是其中一者的变化幅度较大引起，主要见于低球蛋白血症或先天性无 γ- 球蛋白血症。

四、血清蛋白质电泳分析

电泳是临床实验室常用的一种分析技术，广泛应用于不同来源的标本如血清、尿液、脑脊液等中的蛋白质检测。这些体液蛋白质均为两性电解质，在一定溶液中可解离成带正电荷的阳离子或者带负电荷的阴离子，在所带的电荷数目和蛋白质本身分子量大小不同等因素作用下，蛋白质在电场中发生分离，从而可分析各组分的质和量。蛋白质电泳技术一直在发展，有许多不同的种类，如醋酸纤维素薄膜（CAM）电泳、琼脂糖凝胶电泳、聚丙烯酰胺凝胶（PAGE）电泳和十二烷基硫酸钠聚丙烯酰胺凝胶（SDS-PAGE）电泳等。本章主要以血清蛋白质为研究对象而进行其电泳分析。

动画：
SDS-
PAGE 电泳

　　血清蛋白质电泳（serum protein electrophoresis，SPE）是测定血清中各类蛋白质占总蛋白质的百分比，也可将各区带的百分比与血清总蛋白质浓度相乘后，得到绝对浓度（g/L）后进行分析。它是用电泳方法检测血清蛋白质水平病理改变的一种方法和手段。电泳图谱虽不能直接对临床疾病进行确诊，但可以根据特殊图谱对某些疾病进行分类，评估疾病的进程和活动状况，评估治疗方案是否有效。如前所述，采用醋酸纤维素薄膜电泳可将正常人血浆蛋白质分为 5 个区带，分别为清蛋白、α_1- 球蛋白、α_2- 球蛋白、β- 球蛋白和 γ- 球蛋白。在新鲜血清标本或者缓冲液中有钙离子时，分辨率更高，可分出 β_1- 球蛋白、β_2- 球蛋白两条区带，见图 9-2（a）。各个组分区带主要包括的蛋白质见表 9-2。各个电泳区带中蛋白质组分常常出现重叠和覆盖，如铜蓝蛋白常常被 α_2- 巨球蛋白和血红素结合蛋白所掩盖。两个区带之间也有少量蛋白质着色，如 IgA 可存在于 β- 球蛋白区带和 γ- 球蛋白区带之间。某些蛋白质组分染色很浅甚至不着色，因为脂蛋白和 α_1-AG 中的糖类常不能被蛋白染料着色。

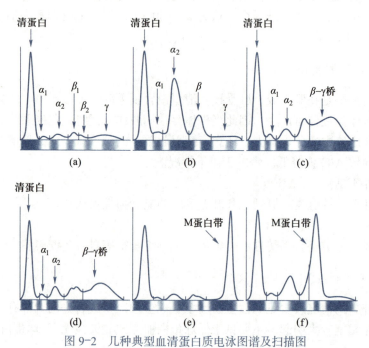

图 9-2　几种典型血清蛋白质电泳图谱及扫描图

(a) 正常人；(b) 肾病综合征；(c) 肝硬化（典型 β-γ 桥）；(d) 肝硬化（不典型 β-γ 桥）；
(e) 多发性骨髓瘤（IgG 型）；(f) 多发性骨髓瘤（IgA 型）

表 9-2　血清蛋白质电泳区带

区带	主要构成
前清蛋白	甲状腺素转运蛋白、视黄醇结合蛋白
清蛋白	清蛋白
α_1- 球蛋白	α_1- 抗胰蛋白酶、α_1- 酸性糖蛋白、高密度脂蛋白、甲胎蛋白

续表

区带	主要构成
α_2- 球蛋白	结合球蛋白、α_2- 巨球蛋白、铜蓝蛋白
β_1- 球蛋白	转铁蛋白、低密度脂蛋白、C4
β_2- 球蛋白	C3、β_2- 微球蛋白、纤维蛋白酶
γ- 球蛋白	IgA、IgG、IgM、C 反应蛋白

（一）血清蛋白质电泳各组分含量参考范围

清蛋白含量为 57%~68%；α_1- 球蛋白含量为 1.0%~5.7%；α_2- 球蛋白含量为 4.9%~11.2%；β- 球蛋白含量为 7.0%~13.0%；γ- 球蛋白含量为 9.8%~18.2%。

（二）临床意义

疾病状态时，血清蛋白质电泳后的区带可出现多种变化，根据它们在电泳图谱上的变化特征可以将血清蛋白质电泳分型，以利于临床上疾病的诊断（图 9-2）。

1. 肝病型　表现为清蛋白降低，β- 球蛋白和 γ- 球蛋白增高，出现 β- 球蛋白和 γ- 球蛋白难以分离的"β-γ 桥"，此现象往往是由于 IgA 增高所致，见于肝硬化。

2. 肾病型　表现为 α_2- 球蛋白和 β- 球蛋白升高，清蛋白降低，γ- 球蛋白不变或者相对下降，见于急、慢性肾炎，肾病综合征和肾衰竭等。

3. 炎症型　在急性感染的发病初期，可见 α_1- 球蛋白或 α_2- 球蛋白增加；在慢性炎症或感染后期，可见 γ- 球蛋白增加。

4. M 蛋白血症型　M 蛋白又叫异常免疫球蛋白，其区带宽度和清蛋白区带大致相等或较其狭窄，M 蛋白出现在 γ- 球蛋白区，称为"γ 型"，出现在 β- 球蛋白区，称为"β 型"。M 蛋白峰的出现是诊断多发性骨髓瘤的一项重要指标，是由于多发性骨髓瘤患者浆细胞浸润引起。

5. 双清蛋白血症型　表现为在清蛋白部位出现两个区带，扫描出现呈现剪刀状的双峰改变，分为持久型和暂时型。持久型极为少见，是一种家族性血清蛋白质异常的疾病，为常染色体不完全显性遗传；暂时型一般是指肾功能不全的患者在使用大剂量 β- 内酰胺类抗生素，可形成快泳动性的清蛋白成分，治疗中断后即逐渐消失。

6. 先天性清蛋白缺陷型　本病为极少见的先天性疾病，可能是肝细胞清蛋白合成功能遗传性缺陷或明显降低所致，表现为清蛋白水平显著降低，有时可降至为零，血清总蛋白水平也随之降低，α_1- 球蛋白和 α_2- 球蛋白水平明显升高，γ- 球蛋白水平也升高。

第九章
考点提示

第九章
在线测试

思 考 题

1. 什么是急性时相反应蛋白？人体血清中主要的急性时相反应蛋白有哪些？

2. 简述双缩脲法测定血清总蛋白的原理。

3. 血清蛋白质电泳的临床意义有哪些？

（杨宇虹）

第十章 体液平衡紊乱及其检验

学习目标

1. 掌握：钠、钾、氯等电解质和 pH、p_{CO_2}、p_{O_2} 等血气项目的测定方法和临床意义。
2. 熟悉：电解质平衡及紊乱、酸碱平衡及紊乱、血液中气体的运输。
3. 了解：多重性酸碱平衡紊乱。
4. 学会应用酸碱平衡调节机制分析单纯性酸碱平衡紊乱生化指标变化。
5. 初步学会应用酸碱平衡诊断指标判断二重性酸碱平衡紊乱。

第十章
思维导图

体液是由机体内水及溶解于水中的无机盐和有机物组成的、广泛分布于细胞内外的液体。机体通过神经和体液的精细调控，使机体内各环境之间不断地进行水、无机离子和其他物质的交换，以保持机体的体液容量、电解质、渗透压和酸碱度的相对稳定，为机体保持正常生理状态及发挥正常生理功能提供重要条件。当外部或内部因素所致体液容量、电解质和酸碱度等发生的改变超过机体调控能力时，会引起机体水、电解质和酸碱度等体液平衡紊乱，进而影响组织器官的正常生理功能，乃至危及患者生命。因此，电解质和酸碱度等体液平衡紊乱的生物化学检验已成为临床许多疾病诊断、治疗评估和预后判断的重要依据。

第一节 水、电解质代谢及平衡紊乱

以细胞膜为界，机体的水分布可分为细胞内液和细胞外液，细胞外液根据存在部位不同又分为血液和组织液。各部位体液之间受机体生理机制的调节处于动态平衡。体液中的无机离子具有维持体液渗透压、保持体内液体正常分布的作用。体液中主要的阳离子包括 Na^+、K^+、Ca^{2+} 和 Mg^{2+} 等，主要阴离子有 Cl^-、HCO_3^-、HPO_4^{2-}、$H_2PO_4^-$、SO_4^{2-} 等。细胞外液的阳离子主要是 Na^+，阴离子主要是 Cl^-，其次是 HCO_3^-；细胞内液的阳离子主要是 K^+，其次是 Mg^{2+}，阴离子以无机磷酸根为主。各部分体液中阳离子物质的量和阴离子物质的量相等，维持电中性。

一、水代谢与平衡紊乱

（一）水代谢

机体的总体水约 2/3 分布在细胞内液，1/3 存在于细胞外液，主要生理功能包括：维持细胞内液容量；维持细胞外液容量；作为细胞内、外液中各种物质的溶剂等。

机体水来源主要有摄入水、体内物质代谢产生水和肾小管重吸收的水等；机体水去路包括尿液排出、呼吸排出、皮肤蒸发和肠道排出等。

（二）水平衡调节

机体内的水通过来源和去路间的平衡维持恒定，两者的平衡通过神经 - 体液的共同调控来实现。口渴感觉是机体需水的重要保护性生理机制，一般总体体液下降 1%～2%、血容量降低 5%～10%、有效循环明显减少等可引起口渴感。抗利尿激素对肾的调节是重要的水排出调节途径，影响抗利尿激素分泌的最重要因素是血浆渗透压和血容量。

（三）水平衡紊乱

机体内的水来源和去路平衡失调，水平衡被打破，发生紊乱。水平衡紊乱包括两类：总体水过多或过少；总体水变化不大，但水分布有明显异常。水平衡紊乱往往伴有体液中电解质的改变及渗透压的变化。

1. 脱水　机体总体水量减少称为脱水，包括水来源减少或水排出过多两种主要机制。临床上常见的失水原因有消化道丢失、肾丢失、肺丢失、皮肤丢失和各种原因造成的水摄入不足等。临床上常见导致脱水的情形有呕吐、腹泻、尿崩症、肾小管疾病、糖尿病、高热、剧烈运动、烧伤、烫伤、电击伤，以及呼吸道、神经系统疾病造成的呼吸加快、加深等。根据细胞外液中水和电解质（主要是 Na^+）丢失的比例和性质，临床上将脱水分为高渗性脱水、等渗性脱水和低渗性脱水三种。

2. 水过多或水中毒　当机体排出水减少或摄入水过多，使体液中血容量增多、水增多及组织器官水肿，若过多的水进入细胞内，导致细胞内水过多则称为水中毒。一般水增加使体液超过体重 10% 时，可出现水肿症状。临床上常见水过多或水中毒紊乱有垂体肿瘤、抗利尿激素分泌失调综合征、充血性心力衰竭、肾功能障碍和肝硬化等。

二、钠、氯代谢与平衡紊乱

（一）钠、氯代谢

Na^+ 是细胞外液主要阳离子，主要生理功能有：参与酸碱平衡的调节；维持体液容量；维持细胞外液渗透压；维持肌肉、神经的应激性（钠离子浓度升高可增强神经、肌肉、心肌兴奋性）。Na^+ 的来源主要是食物中的 NaCl，随食物进入消化道的 NaCl 几乎全部以离子形式被人体吸收，正常成人每日 NaCl 需要量为 4.5～9.0 g。Na^+ 主要通过肾排泄，其特点是"多吃多排，少吃少排，不吃不排"，还有少量 Na^+ 通过汗液排出。

Cl^- 是细胞外液主要阴离子，主要生理功能有：参与酸碱平衡的调节；维持细胞外液渗透压；参与胃液中胃酸的形成。Cl^- 的来源主要是食物中的 NaCl，随食物进入消化道的 NaCl 几乎全部以离子形式被人体吸收，正常成人每日 NaCl 需要量为 4.5～9.0 g。Cl^- 主要以尿液形式排泄。

（二）钠、氯平衡调节

体液中钠的分布主要受细胞膜上钠钾泵的调节。细胞外液中阳离子主要是 Na^+，而细胞内液中阳离子主要是 K^+，这种分布主要依赖于细胞膜上钠钾泵的主动转运功能，钠钾泵将 Na^+ 从细胞内泵出到细胞外，同时将细胞外的 K^+ 泵入细胞内，因此，钠钾泵在维持细胞内、外液电解质的平衡中起着重要的作用。

血浆钠的浓度和细胞外液容量变化是调节细胞外液 Na^+ 的动态平衡的主要形式：当血浆钠浓度降低或细胞外液容量减少时，机体激活肾素 - 血管紧张素 - 醛固酮系统，肾重吸收 $NaHCO_3$ 增加，Na^+ 排泄减少；当细胞外液容量增加时，心脏负荷增加，分泌利钠肽增多，肾重吸收水和 $NaHCO_3$ 减少，水和 Na^+ 排泄增加。

氯在体液中的变化基本与钠一致，但血清氯水平多与碳酸氢盐水平成相反关系，因为氯和碳酸氢盐是细胞外液中的两种主要阴离子来源，机体为了重吸收和再生更多的碳酸氢盐，就必须从尿中排出较多的氯以维持电解质平衡。

（三）钠、氯平衡紊乱

正常成人血清氯为 96～108 mmol/L，血清氯降低在临床上较为多见，常见原因为氯化钠的摄入不足或丢失增加；血清氯升高可见于高钠血症、高氯性代谢性酸中毒、过量注射生理盐水等。正常成年人血清钠为 135～145 mmol/L，当血清中 Na^+ 浓度大于 145 mmol/L，称为高钠血症；当血清中 Na^+ 浓度小于 135 mmol/L，称为低钠血症。细胞外液 Na^+ 浓度的改变可由钠、水任一含量的变化而引起，因此钠平衡紊乱常伴有水平衡紊乱。

1. 高钠血症　高钠血症可因摄入钠增多或水丢失增多引起。高钠血症使细胞外液渗透压增高，出现口渴，并因细胞内水向细胞外转移，导致细胞内脱水。根据发生的原因和机制，高钠血症分为浓缩性高钠血症（高渗性脱水）和潴留性高钠血症两种。浓缩性高钠血症最常见，如尿崩症、水样泻、换气过度、大汗及糖尿病患者。

2. 低钠血症　低钠血症可由水增多或钠减少引起，临床上常见水增多引起的低钠血症。低钠血症患者因细胞外液渗透压降低，导致水由细胞外向细胞内转移，出现细胞水肿，严重者可出现脑水肿。根据病因可分为肾性和非肾性原因两大类：肾性失钠常见于肾上腺功能低下、渗透性利尿、肾素生成障碍，以及急、慢性肾衰竭等；非肾性失钠可见于循环血容量减少继发 ADH 大量分泌导致水潴留引起的稀释性低钠血症，如肝硬化腹水患者。此外，心力衰竭患者、肝硬化腹水患者等使用排钠性利尿药也常发生低钠血症。其他如腹泻、大量出汗、出血、呕吐、肠瘘和烧伤等患者，当体液大量丢失而仅仅补充水分等也易发生低钠血症。

三、钾代谢与平衡紊乱

（一）钾代谢

体液中的 K^+ 98%存在于细胞内，细胞外液 K^+ 仅占2%。主要生理功能有：参与酸碱平衡的调节；参与细胞内物质合成代谢；维持细胞内液渗透压；维持肌肉、神经的应激性（浓度升高可增强神经、肌肉兴奋性而抑制心肌兴奋性）。

K^+ 的主要来源是食物，随食物进入消化道的钾几乎全部以离子形式被人体吸收，正常成人每日钾需要量为2~3 g。K^+ 主要通过肾排泄，其特点是"多吃多排，少吃少排，不吃也排"。

（二）钾平衡调节

体液钾的分布受酸碱平衡紊乱、物质代谢和细胞膜上的钠钾泵调节。①酸碱平衡紊乱：酸中毒时，细胞内液中 K^+ 与细胞外液中 H^+ 发生氢钾交换，K^+ 外移，血清钾升高；碱中毒时，细胞外液中 K^+ 与细胞内液中 H^+ 发生氢钾交换，K^+ 内移，血清钾降低。②物质代谢：糖原和蛋白质合成时，细胞外 K^+ 内移；糖原和蛋白质分解代谢时，细胞内 K^+ 外移。③钠钾泵：细胞外液中阳离子主要是 Na^+，而细胞内液中阳离子主要是 K^+，这种分布主要依赖于细胞膜上钠钾泵的主动转运功能，钠钾泵将 Na^+ 从细胞内泵出到细胞外，同时将细胞外的 K^+ 泵入细胞内，因此，钠钾泵在维持细胞内、外液电解质的平衡中起着重要的作用。

动画：氢
钠交换

肾排 K^+ 量受 K^+ 的摄入量、远端肾小管 Na^+ 浓度、血浆醛固酮、皮质醇和酸碱紊乱的调节，一般情况下，K^+ 的摄入与排出在量上保持一致，但在无 K^+ 摄入时，仍有部分 K^+ 将从尿中排出，因此，长期禁食患者或 K^+ 的摄入不足，容易出现低钾血症。

（三）钾平衡紊乱

正常成人血清钾为3.5~5.5 mmol/L。当血清中 K^+ 浓度大于5.5 mmol/L，称为高钾血症；当血清中 K^+ 浓度小于3.5 mmol/L，称为低钾血症。

1. 高钾血症　高钾血症可因钾摄入过多、钾排泄障碍和钾由细胞内向细胞外转移引起。高钾血症时，临床上出现一系列神经肌肉症状，如震颤、肌肉酸痛、感觉异常、软弱、苍白和肢体湿冷等一系列类似缺血现象。神经及神经肌肉连接处兴奋性抑制及心肌膜电位改变，可导致心内传导阻滞，出现心动过缓、心室纤颤等心律不齐现象，引起循环功能衰竭，最后心脏停搏于舒张期。临床常见疾病：钾溶液输入过快或过量，服用含钾丰富的药物、输入大量库存血等；肾小管酸中毒；大面积烧伤、挤压伤；代谢性酸中毒。

2. 低钾血症　低钾血症可由钾摄入不足、钾排出增多、细胞外钾向细胞内转移等引起。低钾血症的临床表现与低钾的程度和发生速率有关。突出表现为肌无力，腱反射减弱或消失，严重者呼吸肌麻痹。还可出现精神异常、昏迷、心率增快、期前收缩、心力衰竭、心搏骤停、恶心、呕吐、腹胀甚至肠麻痹等。临床常见疾病：术后长时间进食不足；严重呕吐、腹泻、胃肠减压和肠瘘等；输入过多葡萄糖或碱性药物。

由于血钾总量的 98% 存在于细胞内，血浆钾浓度并不能反映体内总量情况，钾平衡紊乱与否，要考虑钾总量和血钾浓度。

第二节 钠、钾、氯的实验室检验

细胞外液的阳离子主要是 Na^+，阴离子主要是 Cl^-，细胞内液的阳离子主要是 K^+，体液中 Na^+、K^+、Cl^- 的实验室检查对于判断电解质和酸碱平衡紊乱具有重要价值。

临床上常将 Na^+、K^+ 和 Cl^- 三个项目组合起来进行测定。血清和肝素锂抗凝的全血是 Na^+、K^+ 和 Cl^- 组合项目测定最常见标本。通常采用湿式电解质分析仪和带电解质分析模块的全自动生化分析仪进行测定，它们采用的方法均为离子选择电极分析法。采用差式电位法原理的干式电解质分析仪则多应用于床旁检验 Na^+、K^+ 和 Cl^-。

一、钠的测定

（一）标本

血清、肝素锂抗凝的全血和其他体液均可作为钠离子测定标本。溶血不会引起血清或血浆中的 Na^+ 检测结果的显著误差。脂血样本应超速离心后取下层清液分析，使用直接离子选择电极法时除外。血清、血浆和尿液样本在 4℃下储存或者冷冻保存。粪便和胃肠液样本需要进行预处理后分析。

（二）测定方法

常见 Na^+ 测定方法有火焰光度法，离子选择电极法，酶法；其中参考方法是火焰光度法，离子选择电极法是最常用法。

1. 火焰光度法　火焰光度法属于发射光谱法，基本原理为：待测溶液中 Na^+，从火焰中获得能量转变成气态激发态钠原子，激发态钠原子不稳定，回到基态时发射出钠元素特征波长（589 nm）谱线，发射光信号强度与待测溶液中 Na^+ 浓度成正比。该法快速、准确、精密度高、特异性好及成本低廉。

2. 离子选择电极法　离子选择电极法是利用电极电位和离子活度（浓度）的关系来测定待测离子活度（浓度）的电化学方法。钠离子选择电极是刚性基质非晶体膜电极，其玻璃膜组成通常为 71% SiO_2、11% Na_2O、6% Al_2O_3。钠离子选择电极对 Na^+ 活度（浓度）响应符合能斯特方程。

离子选择电极法又分为直接法、间接法。直接法是指血清等样本不用稀释，直接进入仪器与电极接触测量离子活度；间接法是指样本用一定离子强度缓冲液稀释后进入仪器与电极接触测量离子活度。直接法的优点是可采用全血测定，迅速方便，结果准确；与直接法相比，间接法样本用量少，由于样本预先进行了稀释，不易堵塞管道，也降低了血脂、不溶性蛋白质对电极的污染，从而降低对电极的损耗，使其寿命延长。

3. 酶法　酶法是利用 Na^+ 对 $\beta-$ 半乳糖苷酶的激活作用设计而成。在标本中含 Na^+ 时，$\beta-$ 半乳糖苷酶酶解对硝基酚 $-\beta-$ 半乳糖苷，生成在 405 nm 处有吸收的对硝基酚，405 nm 吸光度大小与标本中所含 Na^+ 成正比。

（三）参考区间

成人血清钠为 135～145 mmol/L。

（四）临床意义

1. 血清钠升高　主要见于水排出过多而无相应的钠丢失，如尿崩症、水样泻、换气过度、大汗及糖尿病等。

2. 血清钠降低　主要见于肾上腺功能低下、渗透性利尿、肾素生成障碍，以及急、慢性肾衰竭，肝硬化腹水、心力衰竭等。

二、钾的测定

（一）标本

血清、肝素锂抗凝的全血和其他体液均可作为钾离子测定标本。全血和血浆中 K^+ 浓度会比血清中低 0.1～0.7 mmol/L，这是因为血液在析出血清时，血小板在凝固时破裂释放出 K^+ 造成的。溶血标本显著影响血钾测定结果。脂血样本应超速离心后取下层清液分析，使用直接离子选择电极法时除外。血清、血浆和尿液样本在 4℃ 下储存或者冷冻保存。粪便和胃肠液样本需要进行预处理后分析。

（二）测定方法

常见的 K^+ 测定方法有火焰光度法、离子选择电极法、酶法，其中，参考方法是火焰光度法，离子选择电极法是最常用方法。

1. 火焰光度法　火焰光度法属于发射光谱法，基本原理为：待测溶液中的 K^+ 从火焰中获得能量转变成气态激发态钾原子，激发态钾原子不稳定，回到基态时发射出钾元素特征波长（768 nm）谱线，发射光信号强度与待测溶液中 K^+ 浓度成正比。

2. 离子选择电极法　离子选择电极法是利用电极电位和离子活度（浓度）的关系来测定待测离子活度（浓度）的电化学方法。钾离子选择电极可采用刚性基质非晶体膜电极，其玻璃膜组成通常为 67% SiO_2、27% Na_2O、6% Al_2O_3。现多采用缬氨霉素膜制成的离子选择电极，缬氨霉素是一种大环离子载体分子，内部各原子形成的空腔可通过高亲和力结合或固定钾离子。钾离子选择电极对 K^+ 活度（浓度）响应符合能斯特方程。

3. 酶法　酶法是利用 K^+ 对丙酮酸激酶的激活作用设计而成。在标本中含 K^+ 时，丙酮酸激酶催化磷酸烯醇式丙酮酸转移磷酸基团给 ADP，生成的丙酮酸在乳酸脱氢酶催化作用下生成乳酸，反应中 NADH 的消耗量与样品中 K^+ 浓度成正比，故在 340 nm 处监测吸光度下降速率，即可计算 K^+ 的含量。

（三）参考区间

成人血清钾为 3.5～5.5 mmol/L。

（四）临床意义

1. 血清钾升高　可见于钾溶液输入过快或过量、服用含钾丰富的药物、输入大量库存血等，肾小管酸中毒，大面积烧伤、挤压伤，代谢性酸中毒。

2. 血清钾降低　可见于术后长时间进食不足，严重呕吐、腹泻、胃肠减压和肠瘘，输入过多葡萄糖或碱性药物等。

三、氯的测定

（一）标本

血清、肝素锂抗凝的全血和其他体液均可作为氯离子测定标本。血浆和血清中 Cl^- 很稳定，即使发生严重溶血也不会对检验结果造成明显影响；Cl^- 极少与蛋白质结合，因此体位改变、是否静止、是否使用止血带对血浆 Cl^- 浓度检测几乎没有影响。血清、血浆和尿液样本在 4℃ 下储存或者冷冻保存。粪便中 Cl^- 的检测有助于诊断高氯性腹泻及先天低氯性碱中毒。

（二）测定方法

氯离子测定方法常见有库仑滴定法、硫氰酸汞比色法、离子选择电极法和酶法。最常用的是离子选择电极法。

1. 离子选择电极法　离子选择电极法是利用电极电位和离子活度（浓度）的关系来测定待测离子活度（浓度）的电化学方法。氯离子选择电极常采用氯化银、硫化银、氯化铁 - 硫化汞等制成的多晶压片膜电极，对样本中 Cl^- 有特殊响应。氯离子选择电极对 Cl^- 活度（浓度）响应符合能斯特方程。

2. 酶法　酶法是利用 Cl^- 对淀粉酶的激活作用设计而成。在标本中含 Cl^- 时，淀粉酶酶解 2- 氯 -4- 硝基酚 -α- 半乳糖麦芽糖苷，生成在 405 nm 处有吸收的 2- 氯 -4- 硝基酚，405 nm 处吸光度下降与标本中所含 Cl^- 成正比。

（三）参考区间

成人血清氯为 96～108 mmol/L。

（四）临床意义

1. 血清氯减低　在临床上较为多见，常见于氯化钠的摄入不足或丢失增加。

2. 血清氯升高　可见于高钠血症、高氯性代谢性酸中毒、过量注射生理盐水等。

微课：钠、
钾、氯
检验

第三节 血气分析与酸碱平衡紊乱

正常人细胞外液的酸碱度（pH）始终保持相对稳定，如血液的 pH 为 7.35～7.45。机体通过各种调节机制将体液酸碱度维持在一定范围内，称为酸碱平衡。酸碱平衡的调节体系主要有血液缓冲体系、呼吸和肾调节机制。①血液中存在多种缓冲对：$NaHCO_3$/H_2CO_3、Na_2HPO_4/NaH_2PO_4 等，红细胞中血红蛋白、血液中蛋白质也有一定缓冲作用。②肺的调节作用：pH 下降、二氧化碳分压（p_{CO_2}）上升、氧分压（p_{O_2}）降低可刺激呼吸中枢，加深加快呼吸，排出更多的 CO_2，降低血液中酸的含量，反之亦然。③肾的调节作用：肾主要通过调节 HCO_3^- 及排泄固定酸来调节酸碱平衡。

动画：肺泡中的气体交换

酸碱度超出正常范围，机体则处于酸碱平衡紊乱状态：酸中毒或碱中毒。血 p_{O_2}、p_{CO_2} 和 pH 和由此计算出的其他酸碱平衡相关诊断指标，是临床急救和监护患者的一组重要生化指标，可对患者体内酸碱平衡、气体交换及氧合作用做出全面的评估，尤其对呼吸衰竭和酸碱平衡紊乱患者的诊疗起着关键作用。

动画：气体交换示意图

一、血液中气体的运输

机体与环境进行气体交换的过程称为呼吸，血液的功能是将肺吸入的 O_2 运至组织，同时将代谢过程中产生的 CO_2 运至肺部而排出体外。血液中的气体主要是指血液中的 O_2 和 CO_2。

（一）氧的运输

氧在血液中以氧合血红蛋白和溶解氧两种方式进行运输，其中氧合血红蛋白方式运输的氧占血液中总氧量的 98.5%。血液中氧分压取决于溶解氧。在肺泡和组织进行 O_2 交换时，均需首先溶解在血液中，再与 Hb 结合或释放，而血液中 p_{O_2} 的改变将直接影响 Hb 与 O_2 结合。

血氧饱和度（SaO_2）是血红蛋白被氧饱和的程度，即氧含量与氧容量的百分比。氧容量是指 100 mL 血液中 Hb 被氧饱和时可结合的 O_2 量，氧饱和时 1 g 血红蛋白可结合 1.34～1.39 mL 氧。氧含量是指 100 mL 血液中 Hb 实际结合的 O_2 量。p_{50} 表示血氧饱和度为 50% 时的氧分压，p_{50} 常用以表示 Hb 与氧的亲和力大小。

$$血氧饱和度 = \frac{氧含量}{氧容量} \times 100\% = \frac{HbO_2}{HbO_2 + Hb} \times 100\%$$

血氧饱和度随氧分压变化曲线称为氧解离曲线（图 10-1）。氧解离曲线呈"S"形，与 Hb 的变构效应有关，一般认为 Hb 有两种构型：去氧 Hb 为紧密型，氧合 Hb 为疏松型，疏松型与 O_2 亲和力为紧密型的数百倍，因此，Hb 的 4 个亚单位无论在结合 O_2 或释放 O_2 时，彼此间有协同效应，即 1 个亚单位与 O_2 结合后，其他亚单位更易与 O_2 结合；反之，当 HbO_2 的 1 个亚单位释出 O_2 后，其他亚单位更易释放 O_2。

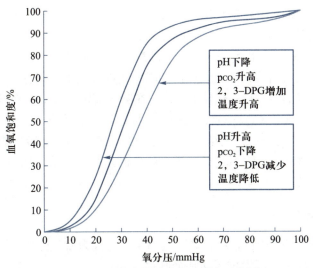

图 10-1　氧解离曲线及影响因素示意图

"S" 形氧解离曲线的上段坡度较平坦（对应于 p_{O_2} 在 $60\sim100$ mmHg[①] 变动），是 Hb 和氧结合的阶段，p_{O_2} 变化对血氧饱和度影响不大，其生理意义：如在高原、高空或患某些呼吸系统疾病时，即使吸入气或肺泡气 p_{O_2} 有所下降，但只要 p_{O_2} 不低于 60 mmHg，血氧饱和度仍能保持在 90% 以上，不致发生明显的低氧血症。曲线的中段坡度较陡（对应于 p_{O_2} 在 $40\sim60$ mmHg 变动），是 HbO_2 释放氧的阶段，p_{O_2} 稍有下降，血氧饱和度下降较大，其生理意义：氧合血红蛋白释放较多 O_2，满足机体正常代谢需氧。曲线的下段坡度最陡（对应于 p_{O_2} 在 $20\sim40$ mmHg 变动），是 HbO_2 解离氧的阶段，p_{O_2} 略下降，血氧饱和度会大大下降，其生理意义：促使大量 O_2 解离，利于组织活动增强时供氧。

氧合血红蛋白的结合还受到氢离子浓度、2，3-DPG 浓度和二氧化碳分压的影响，这些影响是可逆的。氢离子浓度升高，2，3-DPG 浓度升高，二氧化碳分压升高可降低血红蛋白与氧的亲和力，p_{50} 增加，氧解离曲线右移；反之，p_{50} 减小，氧解离曲线左移。二氧化碳分压对氧和血红蛋白形成的影响又称为波尔效应。

（二）二氧化碳的运输

血液中 CO_2 由物质代谢产生，在血液中三种存在形式：物理溶解；HCO_3^-；氨基甲酸血红蛋白，其中以 HCO_3^- 形式存在的二氧化碳约占总二氧化碳的 80%。

在组织细胞，CO_2 从组织进入血液后溶解于血浆中，大部分 CO_2 向红细胞内扩散，进入红细胞中的 CO_2 有两种代谢方式：①在碳酸酐酶作用下，与 H_2O 反应生成 H_2CO_3，H_2CO_3 再迅速解离成 H^+ 和 HCO_3^-，HCO_3^- 通过红细胞膜进入血浆，同时氯离子进入红细胞内，它是血液运输 CO_2 的最主要形式。②与 Hb 结合成氨基甲酸血红蛋白

① 1 mmHg=133 Pa

（HbNHCOOH）。极少量 CO_2 与水作用生成 H_2CO_3（血浆中无碳酸酐酶）。在肺部，反应向相反方向进行：肺泡气 p_{CO_2} 比静脉血的 p_{CO_2} 低，血浆中溶解的 CO_2 首先扩散入肺泡，红细胞内的 HCO_3^- 与 H^+ 生成 H_2CO_3，碳酸酐酶又催化 H_2CO_3 分解成 CO_2 和 H_2O，CO_2 又从红细胞扩散入血浆，而血浆中的 HCO_3^- 便进入红细胞以补充消耗的 HCO_3^-，Cl^- 则出红细胞。这样以 HCO_3^- 形式运输的 CO_2，在肺部又转变成 CO_2 呼出。

O_2 与 Hb 结合将促使 CO_2 释放，这一效应称作何尔登效应。

CO_2 通过波尔效应影响 O_2 的结合和释放，O_2 又通过何尔登效应影响 CO_2 的结合和释放，可见 O_2 和 CO_2 的运输不是孤立进行的，而是相互影响；两者都与 Hb 的理化特性有关。

二、血气分析

pH、p_{CO_2} 和 p_{O_2} 三个项目常组合在一起测定，又称为血气分析，可由血气分析仪直接测定。血气分析标本为肝素抗凝动脉全血。

（一）标本采集

临床上常用动脉血作为血气分析标本，采血部位可选桡动脉、肱动脉、股动脉和足背动脉，以桡动脉最常用。动脉血采集困难时，也可采集动脉化静脉血或末梢血，结果也仅供临床参考。动脉化静脉血或末梢血采集方法：用不超过 45℃ 湿毛巾热敷皮肤 5~15 min，使血液增加，血流加速，达到动脉化。

采集血气标本时，就诊者应处于安静舒适状态，要求就诊者处于静息状态 30 min 后采血。穿刺时要尽量减轻就诊者的紧张感和疼痛感，因为短暂的急促呼吸或屏气都会使测定结果发生改变。当就诊者正进行氧吸入而不能停止吸氧时，要注明氧气流量，以便计算该就诊者每分钟吸入的氧量，而对于可暂停吸氧的就诊者，在停止吸氧后 20 min 再进行采血。

血气标本收集采用无菌的、含肝素的 1~5 ml 注射器，推荐使用玻璃注射器，避免塑料注射器通过管壁进行气体互换。为了保证抗凝剂的量（每毫升血中 0.05 mg 肝素），可以用足够的液体肝素（500 U/mL 或 5 mg/mL）吸入注射器，尽可能湿润注射器整个内表面，然后排出液体肝素，只留下注射器死区的肝素（约 0.1 mL）即可。收集血气标本时应避免血液与空气接触，血液暴露在空气中，会导致 p_{CO_2} 下降、p_{O_2} 升高、pH 升高。

血气标本采集后，应立即以橡皮泥或橡胶帽封住针尖并充分混匀，即刻送检。如果血气标本采集后 30 min 内不能检测，应将样本放入冰水中保存，使其温度降至 0~4℃，但最多不能超过 2 h。

（二）血气分析

1. 血气分析的电极　pH 和 p_{CO_2} 测定电极是离子选择电极，p_{O_2} 测定电极是氧化还原电极，属于伏安型传感器。代表性的电极带有环形或针形固定栓，能固定在测量室。用于血气分析仪的 pH 测定电极与一般 pH 计不同，专门制作成小型化电极，电位仪也更加敏感。p_{CO_2}测定电极透气膜通常是聚四氟乙烯或硅橡胶材料，厚度约25 μm，电极内充液是由0.005 mol/L碳酸氢钠和0.1 mol/L氯化钠用AgCl饱和后的溶液，将一个尼龙网垫片或玻璃纸放在电极内充液与H^+敏感玻璃膜之间。当CO_2从标本中扩散到内液，通过水化反应使H^+浓度轻微变化，用特别敏感的电位仪检测ΔpH并转换成$\Delta \lg p_{CO_2}$。p_{O_2}透气膜通常为小于20 μm厚度的聚丙烯材质，电极内充液是用AgCl饱和的磷酸盐缓冲液并含有KCl的溶液薄层，它与极化的铂金负极和Ag/AgCl正极接触。当O_2从标本中扩散进入电极液时，与正极反应产生电流，产生的电流被检测器测定。

2. 血气分析仪　血气分析仪通常由电极测量室、液气管路系统和电路系统等组成。电极测量室的测量毛细管管壁上分别插有pH、p_{CO_2}和p_{O_2}三支测量电极和一支参比电极。在微机控制下，管路系统中的泵体运动，抽吸待测血液标本，血液标本进入电极测量室的测量毛细管后，管路系统停止抽吸。在电极测量室中，标本被四个电极同时感应测量，产生pH、p_{CO_2}和p_{O_2}三项参数的电极电信号，这些电信号分别经放大、模拟数字转换后送到微机处理系统处理和运算。最后，测量结果被送到各自的显示单元显示或输出打印。血气分析仪测量血气标本前，通常需对pH、p_{CO_2}和p_{O_2}三支测量电极进行定标，一般采用pH 6.841和pH 7.383的缓冲液对pH测定电极定标；p_{CO_2}和p_{O_2}定标采用两种气体：一种气体组成为20% O_2和5% CO_2，另一种气体组成为0% O_2和10% CO_2。

（三）血气分析及酸碱平衡紊乱判断指标

1. 酸碱度　血液的酸碱度通常用pH表示，pH为氢离子浓度的负对数值。血液和细胞外液的氢离子浓度约为40 nmol/L，与之对应的pH为7.40。血液pH主要由$[HCO_3^-]/[H_2CO_3]$缓冲对所决定，据H–H公式：

$$pH = pK_a + \lg \frac{[HCO_3^-]}{[H_2CO_3]} = pK_a + \lg \frac{[HCO_3^-]}{\alpha \cdot p_{CO_2}}$$

式中，pK_a值为6.1（37℃），α（CO_2溶解常数）为0.03 mmol/（L·mmHg）（37℃）。当血浆HCO_3^-浓度为24.0 mmol/L，p_{CO_2}为40 mmHg（5.3 kPa）时，血浆pH是7.40。由H–H公式可看出，$[HCO_3^-]/[\alpha \cdot p_{CO_2}]$只要维持在20/1，血液pH即维持正常。任何原因引起$[HCO_3^-]$或p_{CO_2}改变而使该比例变化都将伴随pH的改变。

【参考区间】　动脉血pH 7.35～7.45。

【临床意义】　血液pH超出参考区间：① pH<7.35为酸中毒；② pH>7.45为碱中毒。

2. 二氧化碳分压　二氧化碳分压是指物理溶解在血液中的CO_2产生的压力。

【参考区间】　动脉血p_{CO_2} 35～45 mmHg（4.66～5.99 kPa）。

【临床意义】　p_{CO_2}是反映呼吸性酸、碱中毒的重要指标。① p_{CO_2}<35 mmHg时为低碳酸血症，提示肺通气过度，发生在呼吸性碱中毒或代谢性酸中毒的代偿期。② p_{CO_2}>45 mmHg时为高碳酸血症，提示肺通气不足，见于呼吸性酸中毒或代谢性碱中毒代偿期。新生儿常由于胎儿宫内窒迫或新生儿窒息造成一过性酸血症，脐动脉p_{CO_2}可高达58 mmHg，一般数小时即可恢复，但早产儿恢复较慢。

3. 氧分压　氧分压是指血浆中物理溶解的 O_2 所产生的压力。

【参考区间】　动脉血 p_{O_2} 75～100 mmHg（9.98～13.3 kPa）。

【临床意义】　p_{O_2} 可判断缺氧程度及呼吸功能，p_{O_2} ＜55 mmHg 时，提示呼吸功能衰竭；p_{O_2} ＜30 mmHg 可危及生命。

4. 血氧饱和度　血氧饱和度是指血液在一定的 p_{O_2} 下，氧合血红蛋白（HbO_2）占全部 Hb 的百分比。

【参考区间】　95%～98%。

【临床意义】　判断 Hb 与 O_2 亲和力，降低时表明 Hb 与 O_2 亲和力下降。

5. 二氧化碳总量（TCO_2）　二氧化碳总量是指血浆中各种形式存在的 CO_2 总量。它由三个部分组成，即 HCO_3^-、物理溶解的 CO_2 及 H_2CO_3。

【计算公式】　$TCO_2 = [HCO_3^-] + p_{CO_2} \times 0.03$

【参考区间】　23～28 mmol/L。

【临床意义】　TCO_2 是代谢性酸碱中毒的指标之一，但受体内呼吸及代谢两方面因素的影响。TCO_2 增高见于代谢性碱中毒或呼吸性酸中毒；TCO_2 降低见于代谢性酸中毒或呼吸性碱中毒。

6. 实际碳酸氢盐（AB）　实际碳酸氢盐是指血浆中 HCO_3^- 的实际浓度。

【计算公式】　$AB = 10^{(pH + lg(p_{CO_2}) - 7.608)}$

【参考区间】　22～27 mmol/L。

【临床意义】　动脉血 AB 虽是代谢性酸、碱中毒的指标，但也受呼吸因素影响而继发改变。正常人 AB 与 SB 相等。AB＞SB 为呼吸性酸中毒；AB＜SB 为呼吸性碱中毒；两者均增高为代偿性碱中毒；两者均降低为代偿性酸中毒。

7. 标准碳酸氢盐（SB）　标准碳酸氢盐是指在标准条件下（37℃，经 p_{CO_2} 为 40 mmHg，p_{O_2} 为 100 mmHg 的混合气体平衡后）测得的血浆 HCO_3^- 含量。

【计算公式】　$SB = 25 + 0.78 \times [BE] + 0.002 \times [Hb] \times ([HbO_2] - 100)$

【参考区间】　22～27 mmol/L。

【临床意义】　SB 排除了呼吸因素的影响，是反映代谢性酸、碱中毒的可靠指标。SB 升高为代谢性碱中毒；SB 降低为代谢性酸中毒。

8. 碱剩余（BE）　碱剩余是指在一定条件下（37℃，p_{CO_2} 为 40 mmHg），将 1 L 全血的 pH 调整到 7.4 时所需加入的酸量或碱量。当需要加入酸时，BE 为正值，表示碱过量；若需要加入碱时，BE 为负值，表示酸过量。

【计算公式】　$BE = [HCO_3^-] - 24.8 + 16.2 \times (pH - 7.4)$

【参考区间】　-3～+3 mmol/L。

【临床意义】　BE 是诊断代谢性酸、碱中毒平衡紊乱的指标。BE 正值时，为代谢性碱中毒；BE 负值时，为代谢性酸中毒。

9. 缓冲碱（BB）　1 L 血液中具有缓冲作用的阴离子的总和，包括碳酸氢根、磷酸氢根、血红蛋白和血浆蛋白等。

【计算公式】　$BB = BE + 41.7 + 0.42 \times [Hb]$

【参考区间】 45～55 mmol/L。

【临床意义】 BB 反映酸碱平衡紊乱时机体缓冲能力的总和，不受呼吸因素和二氧化碳改变的影响。BB 增高常见于代谢性碱中毒；BB 降低常为代谢性酸中毒，若此时 AB 正常，可能为贫血或血浆蛋白降低。

10. 阴离子间隙（AG） 阴离子间隙为未测定阴离子（UA）与未测定阳离子（UC）之差。UA 指除经常测定的 Cl^- 和 HCO_3^- 外其他阴离子，如某些无机酸（硫酸、磷酸等）、有机酸（乳酸、β- 羟丁酸、乙酰乙酸等）；UC 指除 Na^+ 外，其他阳离子如 K^+、Ca^{2+}、Mg^{2+} 等。

【计算公式】 $AG（mmol/L）=（UA-UC）=[Na^+]-（[Cl^-]+[HCO_3^-]）$

【参考区间】 8～16 mmol/L。

【临床意义】 AG 增高为代谢性酸中毒，即表明固定酸增加，如肾衰竭、酮症酸中毒和乳酸中毒等，此时可测定的 HCO_3^- 被未测定阴离子代替，而 Cl^- 大多数情况下正常，即为高 AG 型代谢性酸中毒。但并非所有的代谢性酸中毒 AG 值均升高，如肠瘘、胆瘘、肾小管病变等，由于 HCO_3^- 的丢失而引起的代谢性酸中毒，此时 HCO_3^- 减少由 Cl^- 增加代偿，而 AG 值变化不大，即为高氯型代谢性酸中毒。

11. 潜在碳酸氢根（PB） 潜在碳酸氢根又称为真实的碳酸氢根，它是指排除并存高 AG 型代谢性酸中毒对碳酸氢根离子掩盖作用之后的碳酸氢根离子。

【计算公式】 $PB=AB+\Delta AG$

【参考区间】 22～26 mmol/L。

【临床意义】 PB 更能反映体内的代谢性因素的实际情况。PB 增高常见于高 AG 型代谢性酸中毒合并代谢性碱中毒；PB 降低常为高 AG 型代谢性酸中毒合并正常 AG 型代谢性酸中毒。

三、酸碱平衡紊乱

HCO_3^-、H_2CO_3 任何一方的浓度增减或者两者同时发生变化均可能导致 $[HCO_3^-]/[H_2CO_3]$ 比值发生变化，引起酸碱平衡的紊乱。由于 $[HCO_3^-]$ 的改变主要受机体代谢性因素影响，故将原发性血浆 $[HCO_3^-]$ 水平下降所致酸中毒，称为代谢性酸中毒；而将原发性 $[HCO_3^-]$ 增多所致碱中毒，称为代谢性碱中毒。由于 $[H_2CO_3]$ 的改变主要受机体呼吸性因素影响，故将原发性 $[H_2CO_3]$ 增多所致酸中毒，称为呼吸性酸中毒；而将原发性 $[H_2CO_3]$ 减少所致碱中毒，称为呼吸性碱中毒。酸碱平衡紊乱后，机体依赖血液缓冲系统、肺呼吸及肾的调节作用，使 $[HCO_3^-]/[H_2CO_3]$ 比值恢复正常水平，称为代偿过程。经过代偿，血液 pH 维持在 7.35～7.45，称为代偿性酸中毒或代偿性碱中毒。如超出了机体调节限度，pH 超出正常参考范围，称为失代偿性酸中毒或碱中毒。

（一）单纯性酸碱平衡紊乱

单纯性酸碱平衡紊乱主要生化指标变化特征有 pH 与酸或碱中毒一致，p_{CO_2} 和 $[HCO_3^-]$ 同向变化，原发性改变明显，包括代谢性酸中毒、代谢性碱中毒、呼吸性酸中毒和呼吸性碱中毒等四种类型。

1. 代谢性酸中毒 常见于糖尿病酮症酸中毒、乳酸中毒、缺氧、休克、摄入过多酸性物质；肾衰竭、醛固酮缺乏、腹泻丢失过多 HCO_3^- 等。其主要生化指标变化如下：①血液 pH 可正常（完全代偿）或降低（代偿不全或失代偿）。② $[HCO_3^-]$ 原发性下降。③ p_{CO_2} 代偿性下降。④ K^+（由细胞内转移至细胞外）增高，当固定酸增多时，AG 增高；如 HCO_3^- 丢失过多时，AG 正常，K^+ 浓度下降（由于 K^+ 的丢失）而 Cl^- 浓度增高。

2. 代谢性碱中毒 常见于呕吐、胃肠减压、碱性药物服用过多、低钾患者、服用排钾利尿药等。其主要生化指标变化如下：①血液 pH 可正常（完全代偿）或升高（代偿不全或失代偿）。② $[HCO_3^-]$ 原发性升高。③ p_{CO_2} 代偿性上升。

3. 呼吸性酸中毒 常见于中枢神经系统（CNS）药物损伤（麻醉药和巴比妥类药等）、CNS 创伤、CNS 肿瘤、CNS 感染、肺部感染、异物阻塞、气胸、肿瘤压迫、慢性梗阻性肺病、肺纤维化、哮喘（严重）、呼吸窘迫综合征等。其主要生化指标变化如下：①血液 pH 正常（完全代偿）或下降（代偿不全或失代偿）。②血浆 p_{CO_2} 原发性升高。③ $[HCO_3^-]$ 代偿性升高。

4. 呼吸性碱中毒 常见于代谢性脑病、脑膜炎、脑血管意外、缺氧、甲状腺功能亢进症、精神紧张和水杨酸中毒；哮喘、肺炎、肺栓塞；呼吸设备引起过度通气等。其主要生化指标变化如下：①血液 pH 正常（完全代偿）或升高（代偿不全或失代偿）；②血浆 p_{CO_2} 原发性下降；③ $[HCO_3^-]$ 代偿性下降。

（二）混合性酸碱平衡紊乱

当机体存在两种或三种单纯性酸碱平衡紊乱时，称为混合性酸碱平衡紊乱。

1. 相加型二重酸碱平衡紊乱 本类型是指两种性质的酸中毒或碱中毒同时存在，pH 变化明显，p_{CO_2} 和 $[HCO_3^-]$ 呈反向变化，包括代谢性酸中毒合并呼吸性酸中毒和代谢性碱中毒合并呼吸性碱中毒两种类型。

（1）代谢性酸中毒合并呼吸性酸中毒：可见于严重肺水肿、甲醇中毒、心搏骤停和严重肺心病等。由于代谢性酸中毒为 $[HCO_3^-]$ 原发性降低可被呼吸性酸中毒 $[HCO_3^-]$ 代偿抵消，呼吸性酸中毒 p_{CO_2} 原发性升高，可被代谢性酸中毒 p_{CO_2} 代偿减少抵消，$[HCO_3^-]$ 与 p_{CO_2} 的变化不如单纯性酸中毒明显，但原发性变化比继发性变化显著，$[HCO_3^-]$ 与 p_{CO_2} 呈反向变化，有明显的 pH 降低，AG 水平可升高，血浆 K^+ 水平多升高。

（2）代谢性碱中毒合并呼吸性碱中毒：常见于临终前患者，也可见于严重肝病伴呕吐或利尿失钾者，或见于败血症、中枢神经系统疾病伴呕吐或明显利尿者。由于代谢性碱中毒为 $[HCO_3^-]$ 原发性增加可被呼吸性碱中毒 $[HCO_3^-]$ 代偿减小抵消，呼吸性碱中毒 p_{CO_2} 原发性降低可被代谢性碱中毒 p_{CO_2} 代偿升高抵消，$[HCO_3^-]$ 与 p_{CO_2} 的变化不如单纯性碱中毒明显，但原发性变化比继发性变化显著，$[HCO_3^-]$ 与 p_{CO_2} 呈反向变化，有明显的 pH 升高。

2. 相减型二重酸碱平衡紊乱 本类型是指某型酸中毒伴有某型碱中毒，包括代谢性酸中毒伴呼吸性碱中毒、呼吸性酸中毒伴代谢性碱中毒和代谢性酸中毒伴代谢性碱中毒等三种情况。

（1）代谢性酸中毒伴呼吸性碱中毒：常见于水杨酸中毒者、肾衰竭或糖尿病酮症酸中毒伴有高热呼吸过度者或严重肝病或败血症者。该型紊乱的 pH 可高、可低或正常，[HCO$_3^-$] 与 p$_{CO_2}$ 表现为同向显著降低。

（2）呼吸性酸中毒伴代谢性碱中毒：常见于慢性肺功能不全患者伴有呕吐、利尿药使用患者。该型紊乱的 pH 可高、可低或正常，[HCO$_3^-$] 与 p$_{CO_2}$ 表现为同向显著升高。

（3）代谢性酸中毒伴代谢性碱中毒：常见于肾衰竭或糖尿病酮症酸中毒或乳酸中毒患者发生呕吐、胃液引流时。该型紊乱的 pH 可高、可低或正常，[HCO$_3^-$] 与 p$_{CO_2}$ 呈相反变化，AG 值多升高。

3. 三重性酸碱平衡紊乱　三重性酸碱平衡紊乱是在呼吸性酸碱平衡紊乱基础上合并代谢性酸中毒伴代谢性碱中毒。可见于肺功能不全致 CO_2 潴留，同时使用强利尿药使 K^+ 排出过多，出现呼吸性酸中毒合并代谢性酸中毒伴代谢性碱中毒；严重肝病所致的呼吸性碱中毒，伴乳酸与酮症性酸中毒，同时由于呕吐所致代谢性碱中毒，表现为呼吸性碱中毒合并代谢性酸中毒伴代谢性碱中毒。

第十章
考点提示

第十章
在线测试

思考题

1. 简述水平衡紊乱的类型及其原因。
2. 简述钠离子和钾离子的正常代谢途径、调节机制、平衡紊乱的类型及原因。
3. 血液中的氧和二氧化碳气体如何运输？受哪些因素影响？
4. 正常情况下机体有哪些调节酸碱平衡途径？
5. 简述单纯性酸碱平衡紊乱类型、生化特点、机体调节机制。
6. 简述酸碱平衡紊乱的指标及其临床意义。
7. 简述二重酸碱平衡紊乱类型、生化特点和机体调节机制。

（肖忠华）

第十一章 钙、磷、镁与微量元素检验

第十一章
思维导图

学习目标

1. 掌握：钙、磷、镁及常见微量元素检验的方法，原理及临床应用。
2. 熟悉：钙、磷的代谢与调节，微量元素的功能。
3. 了解：有害微量元素对人体的毒性作用。
4. 能熟练进行钙、磷、镁及微量元素的实验室检验，并具有合理解释检验结果的能力。

　　钙（calcium，Ca）、磷（phosphorus，P）、镁（magnesium，Mg）主要存在于骨组织中，也是其他组织的重要成分，具有广泛的生理功能。微量元素（trace element）是指含量占体重 0.01% 以下、每天需要量在 100 mg 以下的元素。微量元素虽然含量很低，但其生物学作用十分重要。

第一节　钙、磷、镁代谢与检验

　　钙、磷、镁是人体重要的组成物质，具有广泛的生理功能。钙、磷参与维持机体内环境的稳定及酸碱平衡的调节，镁则是人体内不可缺少的常量元素（也称宏量元素）。研究钙、磷、镁的代谢有助于了解骨代谢及相关疾病的病理机制。在正常成人体内，钙的总含量为 700~1 400 g，占成人体重的 1.5%~2.2%；磷的总含量为 400~800 g，占成人体重的 0.8%~1.2%。钙、磷均存在于细胞内外，绝大多数分布于骨骼和牙齿中，少量分布于软组织和细胞外液中（表 11-1）。正常成年人含镁量为 20~28 g，其中50%~60% 存在于骨骼中，其余存在于软组织中，包括细胞外镁和细胞内镁，细胞外液中的 Mg^{2+} 仅占总量的 1%，细胞内液中的含量远远高于细胞外液。在细胞内液阳离子中，镁的含量仅次于钾，其缺乏会导致多种代谢障碍。

表 11-1　人体钙、磷含量分布

分布	钙含量	磷含量
骨骼、牙齿	1 200 g（99%）	600 g（85%）
软组织	10 g（1%）	100 g（15%）

续表

分布	钙含量	磷含量
细胞外液	1 g（<0.2%）	0.5 g（<0.1%）

一、钙的代谢

（一）钙的生理功能

1. 以骨盐形式组成人体骨架　骨骼由骨细胞、骨基质和骨盐组成。骨盐主要成分有磷酸钙（占 84%）、碳酸钙（10%）、柠檬酸钙（2%）、磷酸氢钠（2%）、磷酸镁（1%）等。骨盐主要以无定形的磷酸氢钙（$CaHPO_4$）及柱状或针状的羟磷灰石结晶形式存在。前者是钙盐沉积的初级形式，它进一步钙化结晶而转变成后者，分布于骨基质中。羟磷灰石结晶称骨晶（bonycrystal），非常坚硬，因为它有规律地平行附着在胶原纤维上，故有良好的韧性。1 g 骨盐中含有 10^{16} 个结晶体，总表面积大，有利于它和细胞外液进行离子交换，故对维持细胞外液的钙、磷含量具有重要作用。它是钙、磷的储存库，当细胞外液钙浓度减少时，可迅速动员骨盐补充之。

2. Ca^{2+} 的生理功能　Ca^{2+} 的含量虽不到其总量的 0.1%，但有异常重要的生理功能。

（1）作为细胞内的信使：在细胞内离子钙是最常见到的信号转导者，这是因为细胞内部或外部的刺激（如物理、电的或化学的），可以通过细胞内钙储存库释放钙离子或使细胞外的钙离子进入细胞内，造成细胞的特定区域钙离子浓度升高，这些钙离子能可逆地与细胞内许多蛋白质结合，这是钙离子发挥细胞内信使作用的必要条件，而且对控制游离钙离子的浓度有重要作用。此外，在维持细胞内钙平衡中起重要作用的是细胞质膜，它有 Ca^{2+}-Mg^{2+}-ATP 酶泵，该泵受细胞内 Ca^{2+} 受体钙调蛋白的激活后，可以把 Ca^{2+} 从细胞浆泵至细胞外液，致使细胞浆钙离子浓度很快回到原先的水平。

（2）传递信息：外部或内部刺激如激素或神经传递介质结合到质膜的 G 蛋白偶联的受体，或者是酪氨酸激酶受体，然后激活磷脂酶 C，使磷脂酰肌醇 -4，5- 二磷酸（PIP_2）水解成肌醇 -1，4，5- 三磷酸（InP_3）和二脂酰甘油（DG）。

（3）作为细胞外酶和蛋白酶的辅助因子：钙离子对许多蛋白水解酶和参与血液凝固的酶的稳定和发挥最大的催化活性是必需的，而且这一功能不受细胞外液钙离子浓度变化的影响。

（4）其他：钙离子有利于心肌的收缩，并与促进心肌舒张的钾离子相拮抗，这对维持心肌正常功能非常重要；钙离子参与肌肉收缩，降低神经肌肉兴奋性，故血浆钙离子浓度降低时可引起神经肌肉兴奋性增强，甚至引起肌肉自发性收缩（搐搦）；钙离子尚有降低毛细血管和细胞膜通透性的作用。

（二）钙的吸收和排泄

钙主要在十二指肠及小肠上部吸收，已知钙的吸收有两种途径，一种是主动吸收也称转细胞吸收（transcellular absorption），它由钙结合蛋白（calbindin）参与并受维生素 D 的调节（详见维生素 D 对小肠的作用）；另一种是被动性吸收也称旁细胞吸收（paracellular absorption），它是通过细胞之间的间隙由体液运送到血液，吸收的多少与钙含量及细胞间隙的大小有关。影响钙吸收有如下多种因素。

1. 活性维生素 D　活性维生素 D 是影响钙吸收的主要因素，可促进小肠中钙和磷的吸收，因此，维生素 D 缺乏或维生素 D 不能转化为活性形式时，可导致体内钙、磷缺乏。

2. 溶解状态的钙盐易吸收　钙盐在酸性溶液中易于溶解，故凡能使消化道 pH 下降的食物如乳酸、乳糖、某些氨基酸及胃酸等均有利于钙盐的吸收。胃酸缺乏将会使钙吸收率降低。

3. 钙吸收与机体需要量有关　婴幼儿、孕妇、乳母对钙需要量增加，钙吸收率也增加。钙吸收与年龄亦有关，随着年龄增加，钙吸收率下降。老年人易得骨质疏松症与钙吸收率降低密切相关。

4. 钙磷比例　食物中钙、磷的比例对钙的吸收有一定影响，实验证明，钙/磷比值一般以 1.5～2 为宜。

5. 凡促使生成不溶性钙盐的因素均影响钙的吸收　如食物中过多的磷酸盐、草酸、谷物中的植酸等均可与钙结合成不溶性钙盐而影响钙吸收。

人体每日排出的钙约 80% 通过肠道随粪便排出，20% 由肾排出。肾小球每日滤出的钙达 10 g，绝大部分在肾小管被重吸收，仅 150 mg 左右由尿排出。尿中钙的排出受维生素 D 和甲状旁腺素的调节。

（三）血钙

血液中的钙几乎全部存在于血浆中，故血钙（血总钙）通常指血清或血浆钙。成人血钙水平为 2.10～2.60 mmol/L，包括离子钙和结合钙两部分。①离子钙（Ca^{2+}）：是直接发挥生理作用的部分，约占血钙的 50%，参考范围为 1.12～1.34 mmol/L。②结合钙：血钙中约 40% 与血浆蛋白（主要是清蛋白）结合，称为蛋白结合钙，蛋白结合钙不能透过毛细血管壁，故又称为非扩散钙；血钙中 10% 与柠檬酸等结合成柠檬酸结合钙。离子钙及柠檬酸结合钙可以透过毛细血管壁，故称为可扩散钙。血浆中这两种形式的钙处于不断交换的动态平衡之中，此平衡受血液中 H^+ 浓度的影响。当血液 pH 降低时，血液中 H^+ 浓度增加，蛋白结合钙向离子钙转化，使离子钙增加，蛋白结合钙减少；反之，血液 pH 升高时，则离子钙减少，蛋白结合钙增加。血浆中 Ca^{2+} 浓度与 H^+ 浓度关系如下：

$$[Ca^{2+}] = K([H^+]/[HCO_3^-])（K 为常数）$$

离子钙具有降低神经肌肉兴奋性的作用，因此，当碱中毒时，血浆离子钙浓度会降低，从而导致手足搐搦。另外，血浆蛋白浓度也会影响总钙浓度。如血浆清蛋白浓度降低，则结合钙部分降低，而游离钙浓度正常，故血浆总钙浓度降低。

（四）钙代谢紊乱

钙代谢紊乱表现为血浆总钙和（或）游离钙水平下降或升高。

1. **低钙血症**　是指血浆蛋白浓度正常时，血钙低于 2.10 mmol/L，或血浆 Ca^{2+} 浓度低于 1.12 mmol/L。引起低钙血症的因素有甲状旁腺功能减退、维生素 D 代谢障碍和慢性肾衰竭等。

低钙血症对机体的影响主要包括：①对于神经肌肉，表现为兴奋性增高，会导致肌肉痉挛，出现手足搐搦、惊厥、喘鸣和呼吸困难、腹痉挛及尿频等症状。②可导致儿童智能低下和生长停滞。③对于骨骼，儿童表现为佝偻病，成人则表现为骨软化、骨质疏松症等。④对于心血管系统，会导致传导阻滞等心律失常，严重时还可出现心室纤颤等。

2. **高钙血症**　是指血钙浓度大于 2.75 mmol/L。恶性肿瘤和原发性甲状旁腺功能亢进是临床上导致高钙血症的最常见原因；另外，1，25-$(OH)_2$-D_3 作用过强也可导致高钙血症。

高钙血症对机体的影响主要包括以下情况。①神经肌肉：表现为兴奋性下降，可出现明显的精神症状，如头昏、记忆力减退等，严重者可出现神志不清甚至昏迷。②消化系统：常有食欲减退、便秘等现象。③肾：早期表现为浓缩功能受损，引起多尿、口渴等症状，晚期易发生肾结石及肾钙化，重者可导致慢性肾衰竭。④心血管系统：可使心肌兴奋性增加，易出现心律失常等。

二、磷的代谢

（一）磷的生理功能

细胞内磷的含量比细胞外丰富，其主要以磷酸盐形式参与多种代谢活动，是细胞能量代谢、物质代谢和基因表达所必需的物质。细胞内的磷酸盐大部分与有机物（如脂质、蛋白质等）结合在一起。磷的主要生理功能有：维持膜功能；参与遗传信息的复制与表达；参与糖类、脂质、蛋白质代谢的磷酸化和脱磷酸化及氧化磷酸化作用，在物质代谢、能量代谢和代谢调控中发挥作用。

在细胞外液中，磷酸盐以有机磷和无机磷两种形式存在，其中以磷酸氢盐和磷酸二氢盐形式存在的磷酸盐称为无机磷。细胞外磷的主要生理功能是构成血液的缓冲体系（$HPO_4^{2-}/H_2PO_4^-$），也是细胞内及骨矿化所需磷酸盐的来源。

（二）磷的吸收和排泄

1. **磷的吸收**　成人每日摄入磷为 1.0～1.5 g，主要在空肠进行主动吸收。
2. **磷的排泄**　磷主要通过肾排泄，肾排磷占磷总排出量的 70% 左右，其余则随粪便排出。

（三）血磷

通常以测定血浆（清）中无机磷的含量来代表血磷含量。正常成人血磷浓度为 0.97～1.62 mmol/L；儿童为 1.45～2.10 mmol/L，15 岁时达成人水平。血浆中与蛋白质相结合的磷酸盐仅占 20% 左右，故血浆蛋白水平对血磷的影响不大。

（四）磷代谢紊乱

磷代谢紊乱表现为血浆中无机磷水平下降或升高。

1. 低磷血症　是指血磷浓度低于 0.97 mmol/L。引起低磷血症的常见病因有肠道吸收减少、磷向细胞内转移、肾丢失等。

低磷血症的临床症状主要由缺磷后细胞内 ATP 生成减少及红细胞内 2，3- 二磷酸甘油含量降低所引起。

2. 高磷血症　是指血磷浓度成人高于 1.62 mmol/L，儿童高于 2.10 mmol/L。引起高磷血症的常见原因有肾排磷减少、摄入过多、磷向细胞外转移。

（五）钙、磷代谢的调节

正常人每日钙的摄入量与排出量相等，体液中钙、磷与骨组织中的钙、磷交换量相等，血浆中钙和磷的含量亦保持相对恒定，说明体内钙、磷代谢受到精细的调节。调节钙、磷代谢的物质主要有三种，即维生素 D、甲状旁腺激素（parathyroid hormone，PTH）和降钙素（calcitonin，CT）。它们均作用于小肠、肾和骨组织，主要调节钙、磷的吸收和排出，以及其在骨组织和体液之间的平衡，从而维持钙、磷代谢的正常进行。

1. 维生素 D 的调节作用　维生素 D 为脂溶性维生素，有来自植物中的维生素 D_2 和动物组织中的维生素 D_3。人体内的维生素 D_3 亦可由胆固醇脱氢生成 7- 脱氢胆固醇后经紫外线照射生成。维生素 D_3 在体内先后经过肝和肾的羟基化作用才成为高活性的 1，25-（OH）$_2$-D_3。1，25-（OH）$_2$-D_3 作用的靶组织是小肠、骨和肾。①对小肠的作用：1，25-（OH）$_2$-D_3 可促进小肠对钙和磷的吸收。小肠黏膜细胞对钙的吸收通过钙结合蛋白，钙结合蛋白的生成受活性维生素 D 的调节，因为小肠黏膜细胞具有对 1，25-（OH）$_2$-D_3 有高度亲和力的维生素 D 受体。钙结合蛋白是小分子可溶性蛋白质，哺乳类动物小肠黏膜细胞的钙结合蛋白分子量为 9 000，对钙有高度亲和力，蛋白质分子中有两个钙结合部位。钙结合蛋白在细胞表面结合钙离子，进入细胞后通过内吞囊泡（endocytic vesicle）并与溶酶体融合，在溶酶体内酸性环境中结合的钙释放后，钙结合蛋白再回到细胞表面，Ca^{2+} 通过细胞基底膜运出细胞。钙结合蛋白在这里作为钙的传送者。活性维生素 D_3 促进钙吸收还可能涉及 ATP- 依赖的钙泵的激活，钙泵能对抗电化学梯度把钙排入血浆。②对骨的作用：成骨细胞具有与 1，25-（OH）$_2$-D_3 反应的受体，体外的研究证明 1，25-（OH）$_2$-D_3 与受体结合后能增加碱性磷酸酶的活力和骨钙蛋白（osteocalcin）基因及骨桥蛋白（osteopontin）基因的表达。维生素 D 对健康骨骼的生成和保持是必需的，因为维生素 D 可调节保持细胞外液钙和磷浓度呈超饱和状态，这种超饱和状态可促进骨的矿化。③对肾的作用：1，25-（OH）$_2$-D_3 亦能诱导肾远曲小管和集合管细胞合成钙结合蛋白，与小肠细胞不同，肾细胞合成的钙结合蛋白分子量为 28 000，每一分子钙结合蛋白能结合四个钙离子，而且与小肠细胞的钙结合蛋白相比较无程序上的同源性。给大鼠 1，25-（OH）$_2$-D_3 可诱导转录钙结合蛋白的 mRNA 和维生素 D 受体的 mRNA，然而在维生素 D 缺乏的动物中并未见到高钙尿，这就提出肾细胞的钙结合蛋白的作用机制可能不同于小肠细胞。维生素 D 不足可见到肾排钙减少，但甲状旁腺激素（PTH）缺乏则有肾钙排出增加，说明肾保留钙的主要作用来自 PTH。

2. 甲状旁腺激素的调节作用

（1）甲状旁腺激素的合成与分泌：甲状旁腺激素是甲状旁腺主细胞合成并分泌的单链 84 肽。先在主细胞粗面内质网合成 115 个氨基酸残基组成的前甲状旁腺激素原，再将领头的信号肽去除而成甲状旁腺激素原，在分泌前又在高尔基体经第二次降解成有 84 个氨基酸残基的甲状旁腺激素。PTH 的半衰期约为 20 min，因此其合成和分泌的调节甚为重要。PTH 的分泌受血钙、1，25-（OH）$_2$-D$_3$、降钙素等的调节，其中血钙浓度是 PTH 合成分泌的主要调节因素，两者成反比。1，25-（OH）$_2$-D$_3$ 可抑制 PTH 的分泌，这可能与它使血钙升高有关。降钙素可直接或间接地促进 PTH 的分泌。

（2）PTH 的生理作用：调节细胞外液钙浓度主要依靠 PTH，当血浆钙浓度降低时，甲状旁腺受到刺激即刻分泌 PTH，后者通过它作用的靶器官使血钙升高、血磷降低。PTH 的靶器官是骨骼、肾和小肠。①对骨的作用：PTH 主要通过促进溶骨作用来增加血浆钙和血磷。PTH 使融合后的单核细胞分裂增生并转化为破骨细胞，使破骨细胞的数目增多，PTH 对破骨细胞的作用是间接的。②对肾的作用：PTH 主要是促进磷的排泄和钙的重吸收，使血磷降低、血钙升高。PTH 直接作用于肾近曲小管上皮细胞，抑制磷重吸收使尿磷排出增多。PTH 对肾远曲小管上皮细胞的作用是增加钙的重吸收、减少尿钙的排泄，这对保证正常的血钙浓度有重要作用。③对小肠的作用：PTH 亦有促进肠道对钙吸收的作用，但作用较小，有人认为 PTH 分泌增加，可以促进高活性的 1，25-（OH）$_2$-D$_3$ 生成，从而促进小肠对钙、磷的吸收。

PTH 对钙、磷代谢的主要作用是动员骨中钙和磷转移到细胞外液；降低尿钙的排出；促进尿磷排出，结果血钙浓度升高、血磷浓度降低，如图 11-1。

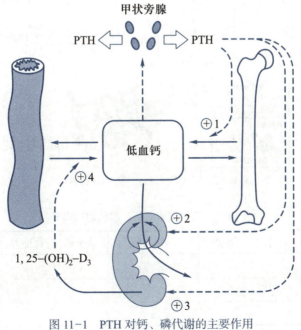

图 11-1 PTH 对钙、磷代谢的主要作用

3. 降钙素的调节作用

（1）降钙素的合成和分泌：降钙素（calcitonin，CT）主要由甲状腺滤泡旁细胞（parafollicular cell，又称 C 细胞）合成和分泌的一种由 32 个氨基酸残基组成的单链多肽，分子量为 3 500。CT 的分泌直接受血钙浓度的控制，高血钙促进其分泌，低血钙抑制其分泌。动物试验证明，胰高血糖素、肠促胰酶素、促胃液素等均有促进 CT 分泌的作用。

（2）降钙素的生理作用：降钙素的生理作用与 PTH 相拮抗，它的靶器官亦是骨、肾和小肠。①对骨的作用：CT 抑制 PTH 对破骨细胞溶解骨盐的作用，使血钙、血磷浓度降低。②对肾的作用：主要是抑制肾近曲小管对磷和远曲小管对钙的重吸收，使尿磷、尿钙排出增加，血钙、血磷浓度降低。③对小肠的作用：生理浓度的 CT 可抑制小肠对钙的吸收。但大剂量 CT 可促进钙吸收，可能大剂量 CT 使血钙降低，而继发引起肠吸收钙增强。

正常人通过 1，25-（OH）$_2$-D$_3$、PTH 和 CT 对钙和磷代谢进行调节（图 11-2），使血钙、血磷的浓度保持动态平衡状态。上述三种调节物质的作用总结于表 11-2。

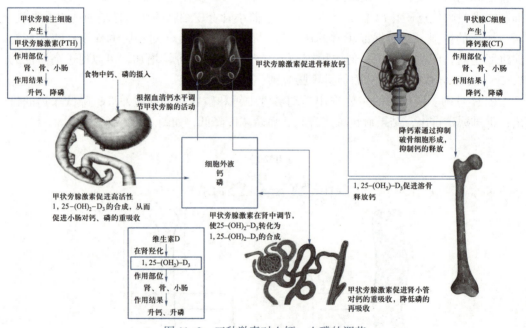

图 11-2　三种激素对血钙、血磷的调节

表 11-2　三种激素对钙、磷代谢的调节

激素	成骨	溶骨	肠钙吸收	肾排钙	肾排磷	血钙	血磷
1，25-（OH）$_2$-D$_3$	↑	↑	↑↑	↓	↓	↑	↑
PTH	↓	↑↑	↑	↓	↑	↑	↓
CT	↑↑	↓	↓	↑	↑	↓	↓

三、镁的代谢

（一）镁的生理功能

镁的生理作用主要与酶的活性、细胞膜的生理功能和离子转运密切相关：①镁是体内许多细胞代谢酶系的辅助因子或激活剂，Mg^{2+} 参与的酶促反应有 300 多种。② Mg^{2+} 对中枢神经系统、神经肌肉和心肌等，均起抑制作用。

（二）镁的吸收和排泄

成人镁的日摄入量约为 250 mg，其中 2/3 来自谷物和蔬菜。小肠对镁的吸收是主动运转过程，吸收部位主要在回肠。消化液中有大量镁，成人也可从消化液的吸收过程中回收镁，长期丢失消化液（如消化道造瘘）是缺镁的主要原因。肾是镁排泄的主要途径，经肾小球滤过的镁大量被肾小管重吸收，仅 2%～5% 随尿排出，正常成人每日镁排出量约为 100 mg。

（三）镁代谢紊乱

镁代谢紊乱包括低镁血症和高镁血症。

1. 低镁血症　镁缺乏比较普遍，当血浆镁浓度低于 0.67 mmol/L 时，称为低镁血症。

（1）常见病因：镁摄入不足、胃肠道丢失过多、肾丢失过多、Mg^{2+} 在细胞内外重新分布。

（2）对机体的影响：

1）对于电解质，表现为：① 缺镁时 Na^+，K^+-ATP 酶活性减低，肾保钾功能减退，故患者常伴有低钾血症。② 约半数低镁血症患者伴有低钙血症，其机制是镁缺乏使腺苷酸环化酶活性下降，PTH 分泌减少，同时靶器官对 PTH 的反应也减弱，而导致低钙血症。

2）对于神经肌肉、骨骼、心血管系统：与低钙血症的主要表现相似。

（3）实验室诊断：血浆镁通常只有在一些特殊情况下才要求测定，如有致低镁血症的可能因素存在；不明原因的对治疗无反应的低钾血症或低钙血症。诊断时应反复测定血浆镁，当浓度小于 0.67 mmol/L，表明细胞内镁显著耗尽，必须要采取镁治疗。

2. 高镁血症　血浆镁浓度高于 1.04 mmol/L 时，称为高镁血症（hypermagnesemia）。常见病因有急、慢性肾衰竭。但一般肾衰竭患者血镁大多仍能维持正常，无临床症状；当镁摄入量过多，则有可能出现明显高镁血症并出现症状，如肌肉无力、血压下降、嗜睡或昏迷、心律失常等。

微课：钙、磷、镁的代谢及调节

第二节 钙、磷、镁的测定

一、血清钙与尿钙测定

钙的测定包括总钙和离子钙。血清中离子钙是总钙中具有生理活性的部分，故测定离子钙较总钙具有更高的临床价值，但从反映机体钙的总体代谢状况上看，总钙测定更为客观，两者不能完全相互替代。

（一）血清离子钙测定

血清离子钙测定以离子选择电极法为主。此法迅速、简便、灵敏度高、重复性好，且不受血浆蛋白的干扰，能更好地反映钙代谢的实际情况。这是测定离子钙较为理想的方法，但需要电解质分析仪。

【参考区间】 1.15～1.42 mmol/L。

（二）血清总钙测定

IFCC 推荐的决定性方法是同位素稀释质谱法（ID-MS），参考方法为原子吸收分光光度法。WHO 推荐的常规方法是邻甲酚酞络合铜（OCPC）比色法。此外，甲基麝香草酚蓝（methyl thymol blue，MTB）比色法也比较常用。其他方法还有荧光法、酶法等。

1. 邻甲酚酞络合铜（OCPC）比色法 OCPC 是一种金属配合染料，也是酸碱指示剂。在碱性条件下可与 Ca^{2+} 螯合形成紫红色的螯合物，与同样处理的钙标准液比色（波长 575 nm），可求得血清钙的含量。

缺点是 OCPC 和 Ca^{2+} 螯合的同时亦可与 Mg^{2+} 螯合，为了消除标本中 Mg^{2+} 的干扰，需要在试剂中加入一定量的 8-羟基喹啉。8-羟基喹啉与 Mg^{2+} 的结合力比 Ca^{2+} 强得多，但受缓冲液 pH 的影响。pH 在 10.5 以下时，8-羟基喹啉与 Mg^{2+} 的结合力增强，而 pH 在 11.0 时，有 8% 的 Ca^{2+} 与其配合，而 Mg^{2+} 完全被遮蔽。同时 Ca^{2+} 与 OCPC 的配合也仅在碱性环境中才显色，在 pH 为 10.5～12 时，反应敏感性最好，故一般选用 pH11 为测定环境。

2. 甲基麝香草酚蓝（MTB）比色法 MTB 是一种酸碱指示剂和配位剂，在碱性溶液中可与 Ca^{2+} 螯合，反应液由淡绿色变成蓝色，在 612 nm 波长处比色，与同样处理的钙标准液比较，可求得血清总钙的含量。

【方法评价】 本方法反应条件容易控制，显色稳定且线性范围较大。溶血和黄疸标本对检测结果不产生干扰。缺点是：MTB 在酸性溶液（pH<4.0）中稳定，在碱性溶液中不稳定，所以显色剂需新鲜配制。甲基麝香草酚蓝比色法也需要用 8-羟基喹啉消除镁、铬、铜离子等的干扰。同样，显色必须控制 pH 在 10～13 进行。

【参考区间】

OCPC 法：血浆总钙成年人为 2.05～2.54 mmol/L；儿童为 2.25～2.67 mmol/L。

MTB 法：血浆总钙成年人为 2.08～2.60 mmol/L；儿童为 2.23～2.80 mmol/L。

【临床意义】

1. 血清钙升高 高钙血症比较少见，引起血钙增加的原因有溶骨作用增强，小肠吸收作用增加及肾对钙的吸收增加等。血清钙升高可见于下述情况。

（1）原发性甲状旁腺功能亢进：产生过多的甲状旁腺激素，多见于甲状旁腺腺瘤，X 射线检查可见骨质疏松等情况。

（2）甲状旁腺激素异位分泌：某些恶性肿瘤可以分泌甲状旁腺激素，如肾癌、支气管癌等，但此种情况如未发现原发癌瘤，则很难诊断。

（3）恶性肿瘤骨转移：是引起血钙升高最常见的原因。多发性骨髓瘤、乳腺癌、肺癌等伴有骨转移时有大量骨质破坏，而肾和肠又不能及时清除过多的钙，遂引起高血钙。

（4）维生素 D 中毒：多因治疗甲状旁腺功能低下或预防佝偻病，长期大量服用维生素 D 而引起，但此种情况是可以避免的。

（5）其他：高钙血症还可见于类肉瘤病、肾上腺功能不全、急性肾功能不全、酸中毒、脱水等情况。

2. 血清钙降低 低钙血症临床上较多见，尤其多见于婴幼儿。

（1）甲状旁腺功能低下：可见于原发性甲状旁腺功能低下、甲状腺切除手术后、放射性治疗甲状腺癌时伤及甲状旁腺等情况。血清钙可降到 1.75 mmol/L 以下，血磷可增高。

（2）维生素 D 缺乏：常见原因有食物中维生素 D 缺乏，阳光照射少，消化系统疾患导致维生素 D 缺乏。维生素 D 缺乏时，钙、磷经肠道吸收少，导致血钙、血磷降低。而血钙降低引起甲状旁腺功能继发性亢进，这样虽能使血钙维持在近于正常水平，但磷大量从肾排出，引起血磷下降，使得钙、磷乘积下降。婴幼儿缺乏维生素 D 可引起佝偻病，成人引起软骨病。

（3）新生儿低钙血症：是新生儿时期常见惊厥原因之一，多发生于出生后一周内。

（4）长期低钙饮食或吸收不良：严重乳糜泻时，食物中的钙与未吸收的脂肪酸结合，生成钙皂，排出体外，造成低钙血症。

（5）严重肝病、慢性肾病、尿毒症、远曲小管性酸中毒等时血清钙可下降，血浆蛋白降低时可使非扩散性钙降低。

（6）血 pH 可影响血清游离钙浓度：碱中毒 pH 升高时血清游离钙和碱性成分结合加强，虽然总钙不变但离子钙下降是碱中毒时产生手足搐搦的主要原因。如有酸中毒，pH 下降，游离钙浓度可相对增加。

微课：血清总钙测定

（三）尿钙的检测

尿钙的测定方法、原理及试剂与血钙测定基本相同。一般采用 OCPC 法或 MTB 法。在收集尿液标本时，每 100 mL 尿液中应加入 10 mL 浓 HCl，或调节尿样的 pH<2.0，以溶解尿液中的钙盐，否则测定结果可能偏低。

【参考区间】 尿钙的排泄量随饮食不同有较大幅度的变化。低钙饮食时尿钙＜3.75 mmol/24 h，一般钙饮食时尿钙＜6.75 mmol/24 h，高钙饮食时尿钙可达10 mmol/24 h。

【临床意义】

1. 尿钙增高　主要见于甲状旁腺功能亢进、维生素 D 中毒、维生素 A 中毒、肾上腺皮质功能亢进症、肢端肥大症、肝豆状核变性、特发性高钙尿症等。

2. 尿钙降低　主要见于甲状旁腺功能减退、维生素 D 缺乏、阻塞性黄疸等。

二、血清无机磷和尿磷测定

（一）血清磷的检测

一般测定血清磷主要是测定血浆中的无机磷酸根：$H_2PO_4^-$ 和 HPO_4^{2-} 两种形式（无机磷）。这两种形式的阴离子在不同 pH 环境中能快速地相互转换。

无机磷测定的决定性方法是 ID-MS 法，参考方法为 AAS 法，WHO 推荐的常规方法是磷钼酸还原法。磷钼酸还原法常用的还原剂有很多，我国国家卫生健康委员会临床检验中心向全国推荐使用以硫酸亚铁或米吐尔作为还原剂。其中，硫酸亚铁还原法采用去蛋白质滤液进行测定，常以此经典方法作为评价其他血清无机磷测定的参比方法；米吐尔则直接显色为单一试剂，不除蛋白质，快速简便，精密度和准确度都能达到较高的水平。在 CAP 的调查中，大约 2/3 实验室采用 340 nm 直接紫外分光光度法测定，只有1/3 实验室采用还原成铝蓝的比色法测定。

微课：血磷测定

1. 紫外分光光度法　在酸性条件下，样品中无机磷与钼酸铵作用生成磷钼酸盐复合物。这种复合物在 340 nm 波长处有吸光峰，吸光度的变化与无机磷的浓度成正比，与同样处理的标准品比较，可求得样品中无机磷的含量。

本法反应快速，操作简单，可用于自动化生化分析仪测定。但黄疸、溶血、高脂血清标本在 340 nm 波长处有吸收，必须做标本空白对照试验。

2. 硫酸亚铁磷钼酸还原法　用三氯醋酸沉淀蛋白质，在滤液中加入钼酸铵试剂，使之与磷结合成磷钼酸，再以硫酸亚铁为还原剂，还原成蓝色化合物，与同样处理之标准液进行比色，可求得血清中磷含量。

本方法显色稳定，特异性高，线性范围宽，可用于自动分析。

3. 米吐尔直接显色法　利用无机磷在酸性溶液中与钼酸铵反应生成磷钼酸铵复合物，用还原剂米吐尔（对甲氨基酚硫酸盐）还原生成钼蓝。在试剂中加入 Tween-80 以抑制蛋白质的干扰。

【参考区间】

紫外分光光度法：0.9～1.34 mmol/L。

硫酸亚铁磷钼酸还原法：成人 0.96～1.62 mmol/L；儿童 1.45～2.10 mmol/L。

【临床意义】

1. 血清磷增高　常见于甲状旁腺功能减退症，急、慢性肾功能不全，尿毒症、骨髓瘤及骨折愈合期等。

2. 血清磷降低　常见于甲状腺功能亢进症、代谢性酸中毒、佝偻病、肾衰竭、长期腹泻及吸收不良等。

（二）尿磷的检测

尿磷的测定方法、原理及试剂与血磷测定基本相同。在收集 24 h 尿液标本时，在尿样收集容器中预先加入 6 mmol/L HCl 溶液 120 mL，以防碱性尿磷酸盐沉淀析出，分析之前应对尿液标本进行稀释、过滤。

【参考区间】　硫酸亚铁磷钼酸还原法：16.14～41.98 mmol/24 h。

【临床意义】　尿磷增高主要见于甲状旁腺切除、肾功能衰竭等患者。

三、血清镁和尿镁检测

（一）血清镁的检测

血清镁的测定包括总镁和离子镁。①总镁的测定：包括比色法、酶法、AAS 法和 ID-MS 等方法。其中，决定性方法是 ID-MS，参考方法为 AAS。国家卫生健康委员会临床检验中心推荐的常规测定方法为甲基麝香草酚蓝比色法。②离子镁测定：目前临床上测定血清离子镁的主要方法是离子选择电极法，但现使用的离子载体或电极受游离钙的干扰较大。由于 Mg^{2+} 是多种酶的辅因子，现已建立了多种根据这些酶活性的高低来测定离子镁的方法，经过证实其性能优于离子选择电极法。

1. 原子吸收分光光度法　镁的空心阴极灯（镁灯）发射特征性的 285.2 nm 光谱，在通过火焰时被待测标本中处于基态的镁原子蒸气所吸收，其光吸收的量与火焰中镁离子的浓度成正比。在相同条件下本法可对同一标本同时进行钙、镁的测定。因其特异性强，灵敏度和准确性高，已成为镁测定的参考方法。

2. 甲基麝香草酚蓝（MTB）法　MTB 是一种酸碱指示剂和配位剂，在碱性溶液中可与镁螯合形成蓝紫色的复合物，由于 MTB 还可以与 Ca^{2+} 配合，故需要加入特殊的钙螯合剂乙二醇双 2- 氨基乙醚四乙酸（EGTA）以掩蔽钙的干扰。本方法与原子吸收分光光度法相关性好，已被国家卫生健康委员会临床检验中心推荐为测定镁的常规方法。

3. calmagite 染料比色法　calmagite 俗称钙镁试剂，化学名称为 1-（1- 羟基 -4- 甲基 -2- 苯偶氮）-2- 萘酚 -4- 硫酸。在碱性条件下，血清镁与 calmagite 染料生成紫红色复合物，吸收峰在 520 nm 波长处。应用 EGTA 去除 Ca^{2+} 的干扰，使用表面活性剂使蛋白质胶体稳定，不必去除血清蛋白质即可直接测定。本法反应迅速，显色性好，适合于手工操作及大部分自动生化分析仪。

【参考区间】

MTB 法：0.67～1.04 mmol/L。

calmagite 染料比色法：0.7～1.0 mmol/L。

原子吸收分光光度法：0.6～1.0 mmol/L。

【临床意义】

1. 血清镁增高　可见于以下病症。

（1）肾病：如急性或慢性肾衰竭。

（2）内分泌疾病：如甲状腺功能减退症、甲状旁腺功能减退症、艾迪生病和糖尿病昏迷。

（3）多发性骨髓瘤、严重脱水等。

2. 血清镁降低　可见于以下情况。

（1）由消化道丢失：如长期禁食、吸收不良或长期丢失胃肠液者，慢性腹泻、吸收不良综合征、长期吸引胃液者等。

（2）由尿路丢失：如慢性肾炎多尿期，或长期用利尿药治疗者。

（3）内分泌疾病：如甲状腺功能亢进症、甲状旁腺功能亢进症、糖尿病酸中毒、醛固酮增多症等，以及长期使用皮质激素治疗。

（二）尿镁的检测

用于检测血镁的方法同样可以用于检测尿镁。测定的尿液标本应用 HCl 酸化至 pH＝1，如果有沉淀产生，可摇动、混合、酸化或升温到 60℃，以重新溶解。

【参考区间】　3.0～5.0 mmol/24 h。

【临床意义】

1. 尿镁排泄增多　主要见于各种原因的多尿，包括长期服用利尿药、原发性醛固酮增多症、皮质醇增多症、肾小管性酸中毒、糖尿病治疗后期、甲状旁腺功能亢进症、皮质激素治疗以及肿瘤骨转移。

2. 尿镁排泄减少　主要见于长期禁食、厌食及吸收不良者。甲状旁腺功能减退、肾上腺皮质功能减退时也可减少。

第三节　微量元素代谢与检验

微量元素是指其含量占体重 0.01% 以下，每日需求量在 100 mg 以下的元素。根据微量元素生物学作用的不同，可分为必需微量元素、非必需微量元素、有害微量元素。属于必需微量元素的有铁、锌、铜、锰、铬、钼、钴、硒、镍、钒、锡、氟、碘、硅等，再加上非必需微量元素共有数十种。有些元素，如砷、镉、汞、铅等对人体有害。

微量元素的生理功能大致可以归为以下范围：①体内 50%～70% 种类的酶中含微量元素或以微量元素离子作激活剂。②构成体内重要的载体及电子传递系统。③参与激素和维生素的合成。④影响生长发育和免疫系统的功能。

微课：微量元素分布及生理功能

一、必需微量元素

（一）必需微量元素的共同特征

1. 必需微量元素多数为金属元素　金属原子由于外层电子少，易失去电子变成带正电荷的阳离子。因此，金属原子能在机体内形成多种化合物、配合物及螯合物。这一理化特性为金属在机体内发挥生物学作用和治疗金属中毒奠定了生物化学及药理学的基础。

2. 必需微量元素在元素周期表的位置 必需微量元素多数在元素周期表中居于前部位置。

3. 必需微量元素具有高度的生物活性及催化生物化学反应的能力 必需微量元素与蛋白质或其他有机基团结合，产生各种各样独特的生物学作用、特殊的生理功能及高度的生物化学效应。

4. 各种微量元素间有相互影响、拮抗或协同作用 例如，镉和锌有显著的拮抗作用，镉能减少锌的吸收、降低其生物学功能，锌能拮抗镉的毒性；铜能加速铁的吸收和利用，铁、铜、钴有协同生血作用。

（二）必需微量元素的含量、分布及生理作用

1. 铁 铁是人体的必需微量元素，正常成人含铁总量为 3～5 g，女性略低。血红蛋白含铁最多，占总铁量的 70% 左右；其次为肌红蛋白，约占 5%；各种含铁卟啉辅基的酶，如细胞色素类、过氧化物酶及铁硫中心等占 1%；其余约 24% 则为储存铁，以铁蛋白和含铁血黄素形式存在于肝、骨髓等部位；血浆中含铁量较低，仅占总铁量的 0.1%，主要以 Fe^{3+} 形式与运铁蛋白结合。成人平均每天吸收约 1 mg 铁，摄入的铁多是 Fe^{3+}，在胃的酸性环境中还原为可以吸收的 Fe^{2+}。食入铁总量中仅有 10%～30% 被吸收，吸收的部位主要是胃和十二指肠，余下未吸收的随粪便排出体外。在肠道，被吸收的铁以亚铁（Fe^{2+}）形式从肠黏膜细胞释放到血液，被运铁蛋白（TRF）运输。

铁在人体代谢中有两个主要作用：①用于合成血红素进而合成血红蛋白。铁是血红蛋白的中心，而血红蛋白可结合氧并载运至各细胞以供吸收和代谢的需要。铁同时也是构成肌红蛋白的主要成分。②合成过氧化氢酶和过氧化物酶，参与细胞氧化。

当铁缺乏或过剩时均可引起临床异常。铁缺乏可引起低色素小细胞性贫血，而出血性贫血、恶性贫血、胃切除后贫血和吸收性贫血等各种贫血可引起铁缺乏；铁过剩可引起含铁血黄素沉着症和血色素沉着症等。

2. 锌 正常成人体内锌含量为 2～2.5 g，男性略高于女性，视网膜、前列腺、胰腺中浓度最高；肌肉内储锌占全身锌的 62%，骨中占 28%。锌主要在十二指肠和空肠中吸收，运送至肝和全身，主要随粪便、尿液排泄，汗液、乳汁和毛发中可排出微量锌。

锌的作用：①锌可以作为多种酶的功能成分或激活剂。②促进生长发育，促进核酸及蛋白质的生物合成，因此缺锌会导致创伤组织的愈合困难、性器官发育不全或减退、生长发育不良，儿童缺锌会出现缺锌性侏儒症。③增强免疫及吞噬细胞的功能。④有抗氧化、抗衰老、抗癌的作用。⑤可促进维生素 A 的正常代谢和生理功能。

3. 铜 正常人体内含铜 100～200 mg，50%～70% 存于骨骼和肌肉内；20% 存于肝。成年人每日摄取铜 2 mg 可满足生理需要。铜主要在十二指肠和小肠上段被吸收。

铜的生物学作用：①参与造血和铁的代谢，影响铁的吸收和储存。②构成许多含铜酶及含铜生物活性蛋白质。③与 DNA 结合，与维持核酸结构的稳定性有关。④许多氧化酶含有铜。

目前，已知两种遗传病与铜代谢紊乱有关。一种是与男性有关的门克斯病（Menkes 病，又称钢发综合征），患儿血清、肝、脑中铜的含量较低，临床表现为毛发卷曲、生长迟缓、脑退行性变及早亡；另一种是肝豆状核变性（又称 Wilson 病），该病患者血清中铜含量较低，而肝、脑、肾和角膜中铜过量蓄积达中毒水平，患者表现为神经系统症状、肝硬化和角膜退行性变。

4. 硒 人体内含硒量为 14～21 mg，以肝、胰、肾中含量较多。人体对硒的摄入量受食物含硒量影响，体内硒随尿、粪、汗排泄。

硒的生物学作用：①硒是谷胱甘肽过氧化物酶的必需组成成分。②参与辅酶 A 和辅酶 Q 的合成。③和视力及神经传导有密切关系。④对某些有毒元素和物质的毒性有拮抗性，刺激免疫球蛋白和抗体的产生。⑤可以保护心肌的正常结构、代谢和功能。⑥调节维生素 A、维生素 C、维生素 E、维生素 K 的代谢。⑦具有抗肿瘤作用。

克山病、心肌缺血、癌、多发性硬化症、肌营养不良等时血硒降低。

5. 铬 成人体内含铬 6 mg，日摄入量为 5～150 pg。进入血浆的铬与运铁蛋白结合运至肝及全身。铬主要随尿排出。

铬的生物学作用：①形成葡萄糖耐量因子，协助胰岛素发挥作用。②降低血浆胆固醇及调节血糖。③促进血红蛋白的合成及造血功能。

糖尿病时可降低，接触铬可引起急、慢性铬中毒。

6. 钴 正常人体内含钴 1.1～1.5 mg，食物中钴在小肠内吸收入血浆后，与三种运钴蛋白结合，运至肝及全身，主要随尿排出。钴是维生素 B_{12} 重要的辅因子，因此也是重要的营养素。维生素 B_{12} 有复杂的生理功能，其缺乏可导致叶酸的利用率下降，造成巨幼红细胞贫血。

当内因子、运钴蛋白缺乏，钴摄入量不足或因消化系统疾病而干扰吸收时，可引起钴及维生素 B_{12} 缺乏。患恶性贫血、急性白血病时血清钴降低。患慢性粒细胞白血病时血钴升高。

7. 锰 正常人体内含锰 12～20 mg，分布于体内各组织。食物中锰经小肠吸收入血与运锰蛋白结合后迅速运至富含线粒体的细胞。体内锰主要由肠道、胆汁、尿液排出。

锰的生物学作用：①锰是多种酶的组成成分和激活剂，与蛋白质合成及生长、发育有密切关系。②参与造血及卟啉合成。③构成 Mn-SOD，有抗衰老作用。

8. 氟 正常人体内含氟量约 2.6 g，主要分布在骨骼、牙齿、指甲、毛发中。大部分由尿中排出。氟为牙齿和骨骼的必需成分，与牙齿和骨骼的形成有关，可增加骨硬度和牙的耐酸蚀能力。缺少氟易发生龋齿，氟摄入过多可引起氟牙症增加及骨密度增加。

9. 碘 正常人体含碘 20～50 mg。碘主要是从食物中摄入，以消化道吸收为主。吸收后的碘有 70%～80% 被摄入甲状腺细胞内储存、利用，其余分布在血浆、肾上腺、皮肤、肌肉、卵巢和胸腺等处。碘是构成甲状腺激素 T_3、T_4 的必需成分。甲状腺激素的功能是维持生长及智力发育和调节能量代谢。缺碘可发生地方性甲状腺肿及呆小症。为防治地方性甲状腺肿，应食用加碘盐。

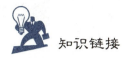

知识链接

高碘性地方性甲状腺肿

地方性甲状腺肿是甲状腺肿的一种，甲状腺肿按地区分布可分为地方性和散发性两种。目前，世界公认的地方性甲状腺肿的主要病因是缺碘，发病率与含碘量成反比，可采用碘盐预防本病。但在含碘丰富的地区，因为机体摄入碘过多，从而阻碍了甲状腺内碘的有机化过程，抑制了 T_4 的合成，促进 TSH 分泌增加而产生甲状腺肿，称为高碘性地方性甲状腺肿。

微课：微量元素与疾病

二、有害微量元素

1. 铅（Pb） 铅是对人体有毒性作用的重金属，广泛存在于人的生活环境和食物链中，铅可以被人体经呼吸道和消化道摄入体内，引起以神经、消化、造血系统障碍为主的全身性疾病。铅中毒的机制中最主要的是引起卟啉代谢紊乱，使血红蛋白合成障碍；铅可以导致血管痉挛、直接作用于成熟红细胞而引起溶血、使大脑皮质兴奋和抑制的正常功能产生紊乱，从而引起一系列的神经系统症状等。

2. 汞（Hg） 俗称水银，是银白色的液态金属，广泛存在于自然界。金属汞及其化合物主要以汞蒸气和粉尘形式经呼吸道侵入机体，还可直接经消化道、皮肤侵入。汞对机体的毒性作用主要是因为汞与酶的巯基（—SH）结合后，使酶的活性丧失，影响细胞的正常代谢而出现中毒症状。

3. 镉（Cd） 主要来自被污染的环境，其污染源主要是植物和土壤，另外还有食品污染及吸烟。镉化合物可抑制肝细胞线粒体氧化磷酸化过程，对各种氨基酸脱羧酶、过氧化物酶、脱氢酶等均有抑制作用，从而使组织代谢发生障碍。镉还可以直接损伤组织细胞和血管，引起水肿、炎症和组织损伤。

4. 砷（As） 广泛存在于环境中，其本身的毒性不大，但其化合物三氧化二砷（As_2O_3）毒性很大。砷的毒性作用主要表现在：砷对细胞中的巯基（—SH）有很强的亲和力，进入机体的砷可以与很多酶的巯基（—SH）结合，特别是易与丙酮酸氧化酶的巯基结合，使酶丧失活性，丙酮酸不能进一步氧化分解，从而影响细胞的正常代谢。

三、微量元素的实验室检验

微量元素的检测是为研究微量元素在疾病发生、发展过程中与疾病的相互关系提供可靠的实验依据，因此准确检测人体微量元素的水平，对临床疾病的诊断、治疗和预防都有着重要的意义。

人体微量元素的测定，其样本量少、取样困难，在实际检测中要特别注意样本的采集和保存，重视每一个环节，降低误差，尤其是控制污染和损失。随着微量元素检测要求，如精密度、准确度和灵敏度的不断提高，检测方法也越来越多，并日趋完善。

微量元素的测定方法有 ID-MS、中子活化法、AAS 法、紫外分光光度法、荧光法等。

（一）血清铁的检测

血清中铁的含量很低，均以 Fe^{3+} 形式与运铁蛋白结合，故血清铁测定的同时要进行总铁结合力（TIBC）测定。正常情况下仅有 20%～55% 的运铁蛋白与血清铁结合，其余的运铁蛋白处于不饱和状态，当血清铁全部被饱和后，其结合铁的含量就是 TIBC。

血清铁的测定方法主要有分光光度法和 AAS 法等。其中，AAS 法仪器设备复杂、费用昂贵，可靠性较差，很少被实验室用来做血清铁的常规分析。分光光度法是作为测定血清铁的首选方法，其既可以用于自动化分析也可以用于手工操作。

【原理】 血清中的铁（血清铁）与运铁蛋白配位成配合物，在酸性介质中铁从配合物中解离出来，被还原成 Fe^{2+}，然后用铁配位显色剂配位 Fe^{2+}，进行比色测定。亚铁嗪（ferrozine）是一种临床上最常用的配位剂，Fe^{2+} 与亚铁嗪直接作用生成紫红色配合物，该产物在波长 562 nm 处有最大吸收峰，其吸光度与样本中铁浓度成正比。

【参考区间】

血清 TIBC：成年男性为 50～77 μmol/L；成年女性为 54～77 μmol/L。

血清铁：成年男性为 11～30 μmol/L；成年女性为 9～27 μmol/L。

铁饱和度：20%～55%。

【临床意义】

1. 血清总铁结合力增高　见于各种缺铁性贫血、运铁蛋白合成增强和肝细胞坏死等。

2. 血清总铁结合力降低　见于遗传性运铁蛋白缺乏症、运铁蛋白合成不足、肾病、尿毒症和肝硬化等。

3. 血清铁增高　见于溶血性贫血、肝坏死、铅中毒、再生障碍性贫血和血红素合成障碍等。

4. 血清铁降低　常见于生理性铁需要量增加、各种慢性失血引起的铁丢失过多及铁摄入不足，如缺铁性贫血、急性感染、恶性肿瘤等。

血清铁水平不稳定，易受进食状况及其他生理情况影响，故不能单用血清铁浓度来判断机体是否缺铁。

（二）血清铜的检测

测定铜可采用血清、尿、头发、软组织等样本，样本收集时应避免铜的污染。血清铜的测定方法主要有原子吸收分光光度法（AAS 法）、分光光度法等。目前，尚无血清铜检测的参考方法，首选方法为 AAS 法，当 AAS 法不能使用时，可选用双环己酮草酰二腙比色法。

1. AAS 法　用等量的去离子水稀释血清，吸入原子化器（火焰），样本中的铜在高温下解离成铜原子蒸气。铜的空心阴极灯发射的特征光谱波长为 324.5 nm，部分发射光被铜蒸气中的基态铜原子吸收，光吸收量与火焰中铜离子的浓度成正比。用 10% 甘油水溶液作为铜校准液的稀释剂，可使校准液的黏度与血清相近，在同样的试验条件下制成标准曲线，可得出样本中铜的含量。

2. 双环己酮草酰二腙比色法　用稀盐酸使与蛋白质结合的铜释放后，再用三氯乙酸沉淀蛋白质，滤液中的 Cu^{2+} 与双环己酮草酰二腙反应，生成稳定的蓝色化合物。

AAS 法灵敏、准确，但仪器昂贵，难以普及。目前，临床上普遍采用的双环己酮草酰二腙比色法，其选择性较好，但灵敏度低，血清用量大且需去蛋白质，不宜自动化。

此外，还可利用铜蓝蛋白的氧化酶活性间接进行铜的定量测定。例如，以联大茴香胺二盐为底物时，能生成淡黄棕色的产物，且反应迅速，生成的产物稳定，加硫酸可终止反应，并使产物转变成紫红色，于 540 nm 波长处作比色分析，其颜色深浅与样本的铜蓝蛋白含量成正比。

【参考区间】

成年男性：11～22 μmol/L；成年女性：12.6～24.4 μmol/L；儿童：12.6～29.9 μmol/L。

【临床意义】

1. 血清铜增高　各种感染、白血病、贫血、心肌梗死及淋巴瘤，风湿病、甲状腺功能亢进症、妊娠或注射雌性激素，肝内、外胆汁淤滞，如肝硬化、肝转移癌或其他恶性肿瘤等，血清铜及铜蓝蛋白均升高。

2. 血清铜降低　见于肝豆状核变性、营养不良、小肠吸收不良综合征、肾病综合征及烧伤等所致的低蛋白血症等。

（三）血清锌的检测

血清锌（Zn）的主要测定方法有 AAS 法、中子活化法和吡啶偶氮萘酚比色法。目前，临床实验室常用的测定方法是 AAS 法和吡啶偶氮萘酚比色法。

1. 原子吸收分光光度法　基于标本在高温下反应，离子锌被还原并转化为锌原子蒸气，在锌的特征性波长 213.8 nm 处测定它的吸光度，这种分析生物体液中锌含量的方法称为原子吸收分光光度法。锌的空心阴极灯发射 213.8 nm 谱线，通过火焰进入分光系统照射到检测器上。血清用去离子水稀释，吸入原子化器（火焰），锌在高温下解离成锌原子蒸气。锌的空心阴极灯发射的 213.8 nm 谱线中，部分发射光被蒸气中基态锌原子吸收，光吸收的强度与火焰中锌离子的浓度成正比。用 50 mL/L 甘油稀释锌标准液，使其与稀释血清有相似的黏度，在同样的试验条件下制成标准曲线，通过标准曲线读出血清锌的浓度。

2. 吡啶偶氮萘酚比色法　用三氯乙酸等沉淀剂去除血浆或血清中的蛋白质，硝基 -PAPS[3- 羟基 -4-（5- 硝基吡啶偶氮）] 在碱性溶液中与 Zn^{2+} 反应，生成紫色的配合物，在 570 nm 波长处有最大的吸收峰。而来自铜和铁离子的干扰可以通过调节 pH 和添加螯合物完全消除。

原子吸收分光光度法特异性好，检出限低，精密度好，准确性高，是我国国家卫生健康委员会临床检验中心的推荐方法，但因血清用量大、仪器昂贵而难以推广。吡啶偶氮萘酚比色法简单、快速、灵敏度高，可得到与原子吸收分光光度法近似的结果。

测定锌可采用血清、唾液、尿、头发等样本，样本收集时应严格避免锌的污染，样本应避免溶血并及时测定。因橡胶制品含锌较高，故样本不宜与橡胶制品接触。玻璃可持续弥散少量锌，样本、去离子水、试剂不可用玻璃容器盛放。不同类型的特夫龙和聚乙烯也含有锌，能弥散入样本中，在长期储藏时锌值可升高。聚丙烯是最合适的盛放容器材料。

【参考区间】 成人血清锌浓度：9.0～20.7 μmol/L。

【临床意义】 锌是人体重要的营养素，青少年、婴儿、孕妇、癌症及烧伤患者是缺锌的高发人群。

1. 血清锌降低　见于急性组织烧伤、酒精中毒性肝硬化、肺癌、心肌梗死、慢性感染、营养不良、恶性贫血、胃肠吸收障碍、妊娠、肾病综合征及部分慢性肾衰竭患者。儿童缺锌可出现嗜睡、生长迟缓、食欲低下、男性性腺发育不全和皮肤改变等。

2. 血清锌升高　见于甲状腺功能亢进症、垂体及肾上腺皮质功能减退、真性红细胞增多症、嗜酸性粒细胞增多症、高血压患者，也可见于工业污染引起的急性锌中毒。

（四）血清铅的检测

血铅能直接反映近期（几个月内）机体吸收铅的量，与食物链、空气铅浓度密切相关，全血铅浓度的测定是最有用的筛查和临床诊断的试验手段。

在我国临床实践中，目前使用较多的血铅检测方法有：石墨炉原子吸收光谱法、微分电位溶出法和钨舟无焰原子吸收光谱法。无论选用哪种方法，都必须严格执行《血铅临床检验技术规范》（原卫生部文件，卫医发〔2006〕10号）；必须建立从样品采集和处理直至检测全程序严格防范外部铅污染的程序和措施；必须使用国家血铅标准物质进行质量控制，使其结果具有溯源性。对血铅浓度较高的样本，复检时必须采用静脉血样。

1. 石墨炉原子吸收光谱法　血样用 TritonX-100 作基体改进剂，溶血后用硝酸处理，在 283.3 nm 波长下用石墨炉原子吸收光谱法测定铅的含量。本法的最低检测浓度均在 3 μg/L；精密度 CV 为 3.7%～5.0%；血铅标准样品测定符合率为 99.1%。

2. 微分电位溶出法　酸性介质中，在选定的电位上，将 Hg^{2+} 和 Pb^{2+} 电沉积在预镀汞膜玻碳工作电极上，断开恒电位电路，利用溶液中溶解氧使沉积在汞剂中的铅氧化溶出，并记录溶出的（dt/dE）-E 曲线，以溶出峰高进行定量测定。

【参考区间】 全血铅测定，成人：<0.97 μmol/L（<200 μg/L）；儿童：<0.48 μmol/L（<100 μg/L）。

【临床意义】 铅是对人体有神经毒性作用的重金属元素，引起以神经、消化、造血系统障碍为主的全身性疾病。在同一环境中，婴幼儿由于生理因素决定，其受危害的程度相对大于成人。铅进入人体后，以各种配合物形式经血液输送至各组织器官，主要储存于软组织和骨髓中。血液中 95% 的铅在红细胞中，其浓度与机体铅吸收、排出、分布处于平衡状态。当生活环境不变，铅暴露基本稳定的情况下，血铅不仅反映了近期的铅接触水平，也一定程度上反映了体内的铅负荷和铅的健康危害。研究表明，血铅是当前最可行、最能灵敏地反映铅对人体健康危害的指标。

（1）国家标准中对血铅的规定指标：

1）职业性慢性铅中毒的诊断（GBZ 37—2015）

轻度中毒：血铅≥2.9 μmol/L（600 μg/L）。

2）职业接触铅及其化合物的生物限值（WS/T 112—1999）

生物监测指标：血铅。

生物限值：2.0 μmol/L（400 μg/L）。

（2）儿童血铅的相关规定：《儿童高铅血症和铅中毒分级和处理原则》（原卫生部文件，卫妇社发〔2006〕51号印发）"诊断与分级"规定如下：儿童高铅血症和铅中毒要依据儿童静脉血铅水平进行诊断。

高铅血症：连续两次静脉血铅水平为 100～199 μg/L。

铅中毒：连续两次静脉血铅水平等于或高于 200 μg/L；并依据血铅水平分为轻、中、重度铅中毒。

轻度铅中毒：血铅水平为 200～249 μg/L。

中度铅中毒：血铅水平为 250～449 μg/L。

重度铅中毒：血铅水平等于或高于 450 μg/L。

儿童铅中毒可伴有某些非特异的临床症状，如腹隐痛、便秘、贫血、多动、易冲动等；血铅等于或高于 700μg/L 时，可伴有昏迷、惊厥等铅中毒脑病表现。

微课：微量元素测定

第十一章考点提示

第十一章在线测试

思 考 题

1. 简述临床检测血清钙、磷、镁最常用的方法及原理。

2. 简述 PTH、CT、活性维生素 D_3 调节血钙和血磷的方式。

3. pH 如何影响血浆游离钙浓度？

（董子玉）

第十二章 肝胆疾病的生物化学检验

学习目标

1. 掌握：肝病的生化改变特点；胆红素代谢过程，黄疸的发病机制；血清蛋白测定的原理及临床意义；血清酶的种类、测定方法、原理和临床意义；血清总胆红素和结合胆红素的测定方法、原理和临床意义；血清总胆汁酸的测定方法、原理和临床意义；肝功能试验选择原则。

2. 熟悉：肝结构特点、生物化学功能；胆红素的生成、运输、转化和排泄过程；黄疸的概念、分类、机制和鉴别诊断；胆汁酸肠肝循环的概念和意义。

3. 了解：肝胆疾病的生物化学变化。

第十二章
思维导图

  肝是人体最重要的代谢器官之一，几乎参与了体内所有的物质代谢过程，尤其在糖类、脂质、蛋白质等营养物质的代谢转变，以及胆红素和药物等非营养物质的生物转化过程中发挥重要作用。当各种因素造成肝内外胆道阻塞或严重肝损害时，均会导致物质代谢紊乱，引起血液或其他体液中相应生化成分发生改变。因此，合理选择相关生化指标进行检测，对于判定肝功能状态和肝胆疾病的诊断、鉴别诊断、疗效观察、病情监测及预后判定都具有非常重要的意义。

第一节 肝病时的生物化学变化及异常

  肝是体内最大的多功能实质性器官，在形态结构和化学组成方面有许多独特之处，这些特点与其复杂的生理功能相适应。肝在结构上具有肝动脉和门静脉双重血液供应，为肝组织提供丰富的营养物质；同时，肝也具有肝静脉和胆管系统双重输出通道，将肝细胞代谢物回流入血，部分代谢物也可以分泌入胆管以胆汁的形式排入肠道。此外，肝细胞也是体内唯一具有再生能力的实质细胞，而且再生能力很强，为肝损伤后的修复奠定了基础。

一、物质代谢变化

  肝的生理功能异常复杂，主要包括营养物质的代谢、非营养物质的生物转化、胆汁酸分泌和胆色素排泄 4 个方面。病毒感染、炎症刺激、毒物损伤、胆道结石或肿瘤压迫等，都容易造成肝细胞损伤或（和）胆管系统阻塞，进而引起肝功能障碍，造成多种物质代谢改变。

（一）糖代谢变化

肝是调节血糖的主要器官，通过肝糖原的合成与分解、糖异生作用来维持血糖浓度的恒定。肝功能受损可引起以下病症。

1. 血糖平衡紊乱　进食后易出现一过性高血糖，空腹时又易出现低血糖，血糖水平波动增大，表现为糖耐量曲线异常。这与肝损伤后肝糖原合成与糖异生减少有关。

2. 丙酮酸含量升高　糖酵解及磷酸戊糖途径相对增强，有氧氧化及三羧酸循环运转失常，使血中丙酮酸含量显著上升。

3. 血清半乳糖浓度增高　半乳糖代谢是肝特有的功能，检测半乳糖清除率可反映肝代谢情况，也可用于测定肝血流量。

（二）蛋白质代谢变化

肝有强大的蛋白质合成能力，除 γ- 球蛋白外，几乎所有的血浆蛋白均来自肝。合成尿素解氨毒也是肝所独有的功能。肝病时可引起以下病症。

1. 血浆蛋白含量降低　急性肝损伤时，血浆总蛋白浓度变化不明显。慢性肝病如肝硬化时血浆清蛋白、总蛋白降低，而 γ- 球蛋白升高，出现清蛋白与球蛋白比值（A/G）降低，甚至倒置。此时，血浆胶体渗透压降低，患者容易出现全身尤其是下肢水肿和腹水。其他血浆蛋白变化表现为 α_1- 抗胰蛋白酶、前清蛋白等低分子量蛋白水平下降，而与炎症、损伤反应有关的一些急性时相反应蛋白增多。

2. 血氨升高，血尿素降低　严重肝病患者，尿素合成能力低下，血尿素水平呈低值，血氨储留增多而氨清除障碍造成高血氨症，是肝性脑病的重要诱因之一。

3. 血浆氨基酸比例失调　芳香族氨基酸主要在肝代谢，当严重肝损害时，血中氨基酸平衡紊乱，表现为支链/芳香族氨基酸比值下降。

（三）脂代谢变化

肝在脂质的消化、吸收、运输、合成和分解等过程中均起重要作用。肝病时可引起以下病症。

1. 分解减少，合成增多　肝病时由于肝内脂肪氧化分解减少、合成增多或磷脂合成障碍，不能有效地将合成的脂蛋白输出，过多的脂肪在肝细胞内沉积而形成脂肪肝。

2. 酮体代谢紊乱　在某些慢性肝损伤时，由于糖代谢障碍而引起脂肪动员增多，血酮体增多，导致酮血症。

3. 血清胆固醇含量变化　肝功能障碍时，胆固醇的形成、酯化、排泄发生障碍，不仅引起血浆胆固醇含量的变化，而且胆固醇酯生成也减少，常常会表现出血浆胆固醇酯/胆固醇的比值下降；在肝功能严重障碍时，肝合成胆固醇和 HDL 减少，VLDL 输出减少，由此可引起血浆中 TC、TG、LDL 及 HDL 减少；慢性肝内外胆汁淤积患者血浆胆固醇和磷脂明显增高，出现异常的脂蛋白 X（lipoprotein-X，Lp-X）。

（四）激素代谢变化

肝是激素灭活的主要器官。肝病时，肝细胞对激素的灭活能力降低，某些激素在体内聚积，引起物质代谢紊乱。如醛固酮、抗利尿激素在体内堆积，引起水、钠潴留；雌激素过多可使局部小动脉扩张，出现"肝掌"或"痴蛛痣"等表现。

（五）维生素代谢变化

1. 吸收减少　严重肝病时，胆汁酸的合成与分泌减少，肠道对脂质物质的消化吸收能力减弱，伴随这类物质吸收的脂溶性维生素 A、维生素 D、维生素 E、维生素 K 吸收也减少。

2. 活化减少　维生素 A、维生素 D、维生素 B_1、维生素 B_{12} 等多种维生素都要经过肝代谢转变后才能发挥作用，肝病时，这些维生素活化减少，影响其功能发挥。

二、生物转化作用

肝细胞损伤或者功能降低时，肝的生物转化作用减弱，非营养物质的代谢变化表现为：①血氨升高，血尿素降低：严重时出现肝性脑病。②胺类物质代谢减慢：出现一些假神经递质，如 β-羟酪胺和苯乙醇胺等。③激素灭活功能降低：血清中雌激素、醛固酮和抗利尿激素等增加。④对外源性物质的清除作用减弱：容易造成蓄积中毒。⑤改变某些药物的代谢方式和作用规律，影响药物疗效。

三、胆色素代谢及其异常

胆色素是铁卟啉化合物在体内代谢产生的一类有色物质的总称，主要包括胆红素、胆绿素、胆素原和胆素，其中以胆红素（bilirubin）最为重要。

（一）胆红素的正常代谢

1. 胆红素的生成　主要由衰老的红细胞释出的血红素生成。衰老的红细胞在单核吞噬系统破坏后释放出血红蛋白，后者经脱蛋白、氧化、还原等反应逐步形成胆红素。此外，其他含血红素辅基的蛋白质如肌红蛋白、细胞色素、过氧化氢酶、过氧化物酶等也可降解产生部分胆红素，约占总量的 20%。

2. 胆红素的运输　清蛋白分子中存在两个可以和胆红素结合的位点，血液中的胆红素主要以胆红素-清蛋白复合物的形式存在和运输。一般情况下，胆红素与清蛋白分子中的第一位点结合，分子比为 1:1。当血液中胆红素浓度增加时，则与第二位点发生结合，但这种结合的紧密度不及前者，很容易被某些有机阴离子如磺胺类、胆汁酸、脂肪酸、水杨酸等置换出来，增加其透入细胞的可能性。因此，发生高胆红素血症时，这些药物应慎用。

此外，部分胆红素与清蛋白呈共价结合，在血中滞留时间长，称 δ-胆红素。研究证明，δ-胆红素部分是由一种或多种胆红素成分组成，与重氮试剂呈现直接反应，可作为判断严重肝病预后的指标。除清蛋白外，α_1-球蛋白也可以与胆红素结合。

血液中以上述形式存在的胆红素只是与蛋白质呈物理性结合，不发生任何形式的化学变化，因此这部分胆红素被称为游离胆红素，也称未结合胆红素（unconjugated bilirubin，UCB）。UCB 水溶性差，不能与偶氮试剂直接起反应，必须加入尿素或乙醇等加速剂破坏分子内部氢键后才能反应，故又称间接胆红素（indirect bilirubin，IBIL）。

3. 胆红素在肝的转变 胆红素随血液运输到肝，在肝细胞内与尿苷二磷酸葡糖醛酸（UDPGA）发生化学反应，生成胆红素葡萄糖醛酸酯，称为结合胆红素（conjugated bilirubin，CB）。CB 分子量较大（单酯和双酯分别为 769 和 937），呈水溶性，不易透过生物膜，对细胞毒性小。CB 能与偶氮试剂直接反应，又称直接胆红素（direct bilirubin，DBIl）。CB 与 UCB 的区别见表 12-1。

表 12-1 结合胆红素与未结合胆红素的区别

项目	结合胆红素	未结合胆红素
别名	直接胆红素	间接胆红素
与葡糖醛酸结合	结合	未结合
细胞毒性作用	无	大
与重氮试剂反应	迅速、直接反应	慢或间接反应
水溶性	大	小
经肾随尿排出	能	不能

4. 胆红素在肠道的转变与肠肝循环 肝合成的结合胆红素随胆汁排入肠道，在肠道细菌作用下，逐步形成胆素原。在肠道下段，胆素原接触空气被氧化成粪胆素，随粪便排出，呈棕黄色，是粪便的主要颜色。

在小肠下段生成的胆素原，10%～20% 被肠黏膜细胞重吸收，经门静脉重新回到肝，其中大部分被肝再次排入肠道，从而构成胆素原的"肠肝循环"。被肠道重吸收的胆素原有 2%～5% 进入体循环，经肾小球滤过随尿排出。尿中的胆素原可进一步氧化成尿胆素，是尿液颜色的重要来源（图 12-1）。

（二）胆红素代谢紊乱与黄疸

正常成人每天可生成 250～300 mg 的胆红素，通过以上代谢，可以完全被清除。正常成人血清总胆红素<17.1 μmol/L，大部分是未结合胆红素；尿液中胆素原及胆素含量很少，无胆红素；粪便中有粪胆原和粪胆素，是粪便的主要颜色来源。如果某种原因造成胆红素生成过多，或肝处理胆红素能力下降，或对胆红素排泄障碍，都可使血中胆红素浓度升高，出现高胆红素血症，严重时造成黄疸，甚至出现胆红素脑病（核黄疸）。

1. 黄疸的概念 胆红素呈金黄色，由于胆红素在组织细胞内沉积而造成的黄染现象，称为黄疸（jaundice）。根据黄染的程度和血清胆红素升高幅度，可以将黄疸分为

微课：胆色素代谢及其异常

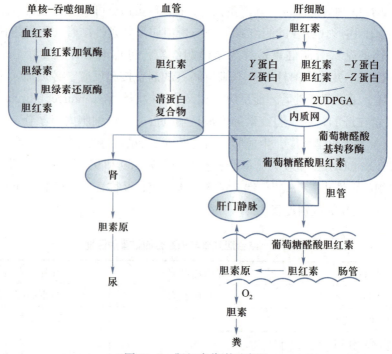

图 12-1　胆红素代谢示意图

隐性黄疸和显性黄疸。当血清总胆红素在 17.1～34.2 μmol/L 时，肉眼观察看不出巩膜、皮肤黄染，称为隐性黄疸；当血清中胆红素浓度＞34.2 μmol/L 时，可出现肉眼可见的黄染现象，称为显性黄疸。

2. 黄疸的成因与机制　①胆红素生成过多：由于各种原因（如蚕豆病、疟疾等）使红细胞大量破坏，血红蛋白释放过多，大量游离胆红素在血中积聚而产生黄疸。②肝细胞处理胆红素能力下降：由于肝实质病变，一方面肝不能将游离胆红素转变为结合胆红素，使血中游离胆红素增加；另一方面，病变区压迫毛细胆管（或肝内毛细胆管堵塞），使肝细胞内生成的结合胆红素返流入血，故血中结合胆红素也增加，尿中出现胆红素。③胆红素在肝外的排泄障碍：由于胆管阻塞（如肿瘤压迫、胆结石或胆道蛔虫）等原因造成胆管梗阻，胆汁淤积，使上端胆管内压力不断升高，甚至毛细胆管破裂，胆汁返流入体循环，肝内转化生成的结合胆红素返流入血，造成血中结合胆红素升高。

新生儿黄疸一般属生理性的，50%～60% 见于出生后第一周的新生儿，血浆胆红素浓度大多不超过 86 μmol/L，其原因有：①新生儿体内红细胞溶解使胆红素产生过多。②肝细胞内胆红素 UDP-葡糖醛酸基转移酶活性不高。③新生儿肝细胞缺乏 Y-球蛋白，胆红素的摄取能力较成人差。④母乳中含有孕二醇，对葡糖醛酸基转移酶有抑制作用。⑤无效红细胞生成等。如果发生病理性变化，其黄疸的特征与成人相似。

3. 黄疸的实验室鉴别　根据所涉及的病变部位可分为肝前性、肝细胞性和肝后性黄疸；根据血清胆红素升高的原因可分为溶血性、肝细胞性和阻塞性黄疸，三种类型黄疸的鉴别诊断见表 12-2。

表 12-2　溶血性黄疸、肝细胞性黄疸和阻塞性黄疸的鉴别诊断

类型	正常	溶血性黄疸	肝细胞性黄疸	阻塞性黄疸
血清总胆红素	3.4～17.1 μmol/L	明显增加	中度增加	明显增加
血未结合胆红素	<13.7 μmol/L	明显增加	增加	不变或微增
血结合胆红素	0～3.4 μmol/L	正常或微增	增加	明显增加
尿胆红素	阴性	阴性	阳性	强阳性
尿胆素原	阳性	显著增加	不定	减少或消失
尿胆素	阳性	显著增加	不定	减少或消失
粪便颜色	棕黄色	加深	变浅	变浅或陶土色

四、胆汁酸代谢及其异常

胆汁酸（bile acid）是由胆固醇在肝细胞内转变生成的一类胆烷酸的总称。胆汁酸的合成、分泌、转化与肠肝循环，均与肝、胆、肠等紧密相关，这些器官的病变必然影响胆汁酸代谢，继而影响上述器官的功能和胆固醇的代谢平衡，检测血清胆汁酸对于器官疾病的诊断具有重要的临床意义。

微课：胆汁酸代谢及其异常

1. 胆汁酸的正常代谢　胆汁酸是胆汁的重要成分，包括游离胆汁酸和结合胆汁酸，前者有胆酸（cholic acid，CA）、鹅脱氧胆酸（chenodeoxycholic acid，CDCA）、脱氧胆酸（deoxycholic acid，DCA）和少量石胆酸（lithocholic acid，LCA）4 种；两类胆汁酸都是在肝细胞内生成，结合胆汁酸主要是 CA 和 CDCA 分别与甘氨酸或牛磺酸结合而成，胆汁中的胆汁酸绝大多数为结合型，且以甘氨酸结合为主。

胆汁酸按来源可分为初级胆汁酸和次级胆汁酸。由肝细胞以胆固醇作原料合成的胆汁酸称为初级胆汁酸，包括 CA 和 CDCA 及其与甘氨酸或牛磺酸的结合产物；部分初级胆汁酸在肠道细菌作用下可以生成 DCA 和 LCA 两种次级游离胆汁酸，被重吸收后部分入肝，再与甘氨酸或牛磺酸结合生成次级结合胆汁酸。

胆汁酸随胆汁排入肠腔后，绝大部分通过肠道重吸收经门静脉又回到肝，在肝内再转变为结合胆汁酸，经胆道再次排入肠腔，这一过程称为胆汁酸的肠肝循环（图 12-2）。其意义在于将有限的胆汁酸反复利用，以满足人体对胆汁酸的生理需要，促进脂质的消化吸收，抑制胆结石的形成。

2. 胆汁酸代谢障碍

（1）胆汁酸合成缺陷：先天性特发性新生儿肝炎因缺乏胆汁酸合成酶，导致胆汁酸合成障碍。

（2）肝胆疾病代谢异常：各种胆汁淤积时，由于胆汁酸返流和门脉分流，患者可出现总胆汁酸升高，血清 CA/CDCA 比值增加；肝实质细胞病变（如肝炎、肝硬化），患者 CA 合成显著减少，CA/CDCA 比值降低，甚至倒置。

（3）胆汁酸排出障碍：胆囊、胆总管延迟排空或阻塞可减少胆汁酸排出。这种由肝外胆道阻塞引起的胆汁潴留，可导致胆汁从肝细胞返流入血液，使血清总胆汁酸明显

升高。

（4）胆汁酸肠肝循环紊乱：胆汁酸主动重吸收的部位在回肠末端，因此回肠切除、肠分流术（如造瘘）、结肠炎症等患者都会产生胆汁酸肠肝循环受阻，出现不同程度的水性腹泻并伴脂肪泻。

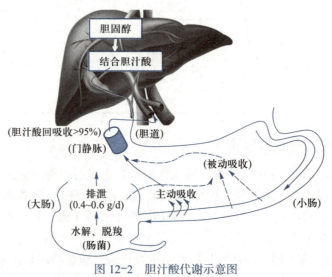

图 12-2　胆汁酸代谢示意图

五、血浆酶类代谢及其异常

肝组织富含酶类，不仅有肝物质代谢需要的酶类，还有许多肝细胞合成的血浆特异酶类。肝细胞损伤、胆管阻塞及肝功能的减退等，都会影响血液中这些酶的含量甚或出现异常酶类。

1. 肝合成的血浆特异酶类　如胆碱酯酶、铜蓝蛋白、凝血因子等，在核蛋白体中合成，在高尔基体加工、修饰，最后通过肝细胞膜分泌到血浆。肝实质病变时，这类酶合成减少，血中水平下降，因此常作为肝合成功能检验的指标。

2. 肝细胞内的酶类　如 ALT 和 AST。ALT 主要分布在肝细胞胞浆内，线粒体中含量低，且不稳定；AST 在胞浆或线粒体均有分布。肝细胞损伤的早期，细胞膜通透性增加，胞浆中 ALT、AST 首先进入血液；随着损伤进一步加重，当累及线粒体时，线粒体内的 AST 也会进入血液。因此，线粒体型 AST（ASTm）同工酶的测定对判断肝细胞损伤程度很有价值。

3. 与胆管阻塞相关的酶类　主要是 ALP 和 GGT。胆汁淤积患者，胆汁与胆小管、胆道上皮细胞接触时间延长，细胞溶解增多，细胞碎片进入血中释放出 ALP、GGT，使其在血液中含量增加。

4. 肝纤维化相关的酶类　肝硬化时，纤维化现象非常活跃，单胺氧化酶（monoamine oxidase，MAO）活性明显升高。

常见肝病时的血浆酶学变化见表 12-3。

表 12-3　常见肝病时的血浆酶学变化

肝病类型 / 酶类	ALP	ALT	GGT	5′-NT	AST	MAO
急性肝炎	↑	↑↑	↑	↑	↑↑	−
慢性肝细胞疾病	N, ↑	↑	N, ↑	N, ↑	↑	N, ↑
酒精性肝炎	N, ↑	↑	↑↑↑	↑	↑	−
胆汁淤积	↑	↑	↑	↑	↑	−
肝硬化	N, ↑	N, ↑	N, ↑	N, ↑	N, ↑	↑
肝肿瘤	↑	↑	↑	↑	↑	−

注：↑表示升高；↑↑表示明显升高；↑↑↑表示显著升高；N表示正常

第二节　肝胆疾病检验

　　肝胆疾病检验是临床生化检验中重要的内容之一，围绕肝的生理功能，从物质代谢、生物转化、胆色素排泄、胆汁酸分泌和血清酶改变等方面进行肝功能的检测与评价，是临床检验工作者日常工作的重要部分。

一、血清（浆）蛋白测定

　　血清蛋白大部分由肝合成，当肝发生病理改变时，血清蛋白的种类及含量会发生改变。由于肝具有很强的代偿能力，病变早期这些改变可能不明显，但随着肝病的进展，血清蛋白的变化会越来越显著，并且其变化程度与肝病的严重性相关。

（一）血清总蛋白、清蛋白及 A/G 测定

　　清蛋白（Alb）是血浆中的主要蛋白质，合成清蛋白是肝的重要功能之一。同时测定血清中的总蛋白（TP）和清蛋白含量，计算球蛋白（globulin，G）量和 A/G 比值，是判定肝功能的重要指标。

　　血清总蛋白的测定方法有化学法、物理法、染料结合法、电泳法等。临床上常用的是双缩脲法。清蛋白测定常用染料结合法，常用的染料有溴甲酚绿和溴甲酚紫。血中蛋白质主要由清蛋白和球蛋白组成，而其他组分的蛋白质含量低，所以对同一份血清测定的总蛋白、清蛋白结果，通过计算可以求出球蛋白的含量和 A/G 比值（详见第九章第三节相关内容）。

　　【参考区间】TP：65～85 g/L；Alb：40～55 g/L；G：20～40 g/L；A/G 比值：（1.2～2.4）/1。

　　【临床意义】严重肝病时，肝合成蛋白质能力降低，血中清蛋白浓度明显降低；而

微课：血清 A/G 比值测定

免疫系统、单核巨噬细胞合成球蛋白增加，导致 A/G 比值降低，严重时会出现 A/G 比值小于 1，称为 A/G 比值倒置，表示肝功能损害严重。

（二）纤维蛋白原测定

纤维蛋白原（fibrinogen，Fib）即凝血因子 I，是血中含量最多的凝血因子，由肝细胞合成后释放到血液中。纤维蛋白原测定方法很多，目前大部分在凝血仪器上完成测定。

【原理】 根据纤维蛋白原与凝血酶作用最终形成纤维蛋白的原理。以国际标准品为参比血浆制作标准曲线，用凝血酶测定血浆凝固时间，所得凝固时间与血浆纤维蛋白原浓度呈负相关，从而得到纤维蛋白原的含量。

【参考区间】 2～4 g/L。

【临床意义】

1. 增高 轻型肝炎、胆囊炎时纤维蛋白原增加。由于纤维蛋白原是一种急性时相蛋白，其增加往往是机体的一种非特异反应，常见于下列疾病。①感染：长期的局部炎症、肺炎、毒血症及肺结核等。②无菌炎症：风湿性关节炎、风湿热、肾病综合征、恶性肿瘤、脑血栓、脑梗死、心肌梗死等。③其他：如外科手术、放射治疗、月经期及妊娠期也可轻度增高。

2. 降低 ①严重肝病：如肝硬化、急性肝坏死、急性黄色肝萎缩、慢性肝病晚期，可以出现纤维蛋白原减少；严重的中毒性肝炎，纤维蛋白原减少并伴有凝血酶原及凝血因子Ⅶ缺乏，这些往往是病情严重的先兆。②其他引起纤维蛋白原减少的疾病：先天性纤维蛋白原缺乏症，是一种极为罕见的遗传疾病；胎盘早期剥离、分娩时羊水进入血管形成血栓引起的弥散性血管内凝血（DIC）等。

（三）甲胎蛋白测定

甲胎蛋白（AFP）是原发性肝细胞癌常用的筛查和诊断指标，有多种测定方法，如酶联免疫吸附测定（ELISA）法、化学发光免疫测定、电化学发光免疫测定、时间分辨荧光免疫分析法、放射免疫分析法、金标记免疫渗滤法及液相芯片技术等。

【原理】 采用双抗体夹心法模式。在微孔板上包被抗 AFP 单克隆抗体，在包被孔中分别加入标准品、阳性对照、阴性对照和血清标本，反应后加入酶结合物（HRP- 抗 AFP 单克隆抗体）使特异性地形成固相抗 AFP 抗体 -AFP- 酶标抗 AFP 抗体复合物。洗去未结合在固相上的反应物，加入底物显色剂，测定 OD 值，显色程度在一定范围内与 AFP 含量成正比。

【参考区间】 ≤20.0 μg/L（ELISA 法）。

【临床意义】

1. 用于原发性肝细胞癌的普查及诊断：早期无症状、体征的原发性肝癌患者，血清 AFP 浓度持续上升。

2. 急、慢性活动性肝炎，肝硬化或其他肝病患者：血清 AFP 浓度可升高，但一般在 500 μg/L 以内；若血清 AFP 持续上升超过 500 μg/L，提示病变恶性程度高。

（四）转铁蛋白测定

转铁蛋白是一种能结合 Fe^{3+} 的糖蛋白，主要由肝细胞和吞噬细胞合成，每 1 分子转铁蛋白可结合 2 分子三价铁。正常情况下有 1/3 的转铁蛋白与血清铁结合，转移至需要铁的组织中将铁释放，而转铁蛋白可再与铁结合。测定方法有免疫比浊法、酶免疫法、放射免疫法和免疫扩散法。

【原理】 免疫散射比浊法：利用抗人转铁蛋白血清与待检测的转铁蛋白结合形成抗原抗体复合物，其光吸收和散射浊度增加，与标准曲线比较，可计算出转铁蛋白含量。

【参考区间】 免疫比浊法：28.6～51.9 μmol/L（220～400 mg/dL）。

【临床意义】

1. 升高 见于缺铁性贫血、遗传性血色素沉积症等。

2. 降低 见于再生障碍性贫血、炎症、肿瘤、营养不良及慢性肝病等。

二、血清酶活性测定

肝细胞损伤时，肝合成的血清特异酶减少，如胆碱酯酶、卵磷脂胆固醇酯酰基转移酶等活性降低；而细胞损伤引起胞内酶的释放，使血清非特异酶的活性升高，如 ALT、AST、ALP、GGT、MAO 等升高。

（一）丙氨酸氨基转移酶测定

丙氨酸氨基转移酶（alanine aminotransferase，ALT）旧称谷丙转氨酶（GPT），是临床常用的转氨酶之一，大量存在于肝，其次在肾、心肌、骨骼肌等多种器官组织中。肝细胞内 ALT 浓度高于血清 1 000～3 000 倍，只要有 1% 肝细胞坏死，就使血清 ALT 增高 1 倍，是反映肝细胞损害最敏感的指标。其测定方法有赖氏法、连续监测法等。目前临床上常用的是连续监测法。

微课：血清丙氨酸氨基转移酶的测定

【原理】 采用酶偶联反应，其反应式如下：

$$L-丙氨酸 + \alpha-酮戊二酸 \xrightarrow{ALT} L-谷氨酸 + 丙酮酸$$

$$丙酮酸 + NADH + H^+ \xrightarrow{LDH} L-乳酸 + NAD^+$$

1. 单试剂直接监测法 可在 340 nm 处连续监测 NADH 的消耗量，从而计算出 ALT 活性浓度。

2. 双试剂法 为减少内源性 α-酮酸（如丙酮酸）的干扰，可采用双试剂法测定。在 ALT 双试剂法中，首先使血清与缺少 α-酮戊二酸底物的溶液混合，37℃保温 5 min，将标本中所含的 α-酮酸消耗完。然后再加入 α-酮戊二酸启动 ALT 的催化反应，在波长 340 nm 处连续监测 NADH 吸光度下降速率（$-\Delta A/t$），计算 ALT 的活性。ALT 和 LDH 催化的反应特异性很强，因此，该方法有较好的特异性。

【方法评价】

1. 连续监测法测定中存在着两个负反应：①血清中存在的 α-酮酸（如丙酮酸）能消耗 NADH。②血清中谷氨酸脱氢酶（GLDH）增多时，在有氨存在时，亦能消耗

NADH。上述负反应消耗 NADH，340 nm 处吸光度下降值增加，使测定结果偏高。双试剂法温育期长，能有效地消除内源性 α- 酮酸的干扰，测定准确性高，是 ALT 测定的首选方法。

2. 磷酸吡哆醛是 ALT 的辅基，是转氨酶发挥催化活性的必要物质，但目前多数常规试剂中不含磷酸吡哆醛。一般而言，含磷酸吡哆醛试剂的测定结果偏高；NH_4^+ 也干扰此反应，但除严重肝病时血清谷氨酸脱氢酶活性和血氨升高外，一般血清中 NH_4^+ 的含量甚微，干扰不大。

3. 血清标本不宜反复冻融保存，以免影响酶的活性。血清置 4℃冰箱 1 周，酶活性无显著变化；如需更长时间保存，需存于 −70℃冰冻。草酸盐、肝素、枸橼酸盐虽不抑制酶活性，但可引起反应液轻度浑浊，故不宜使用。红细胞内 ALT 含量为血清中 3～5 倍，应避免标本溶血。

【参考区间】

成年男性 9～50 U/L，成年女性 7～40 U/L（试剂中不含磷酸吡哆醛）；

成年男性 9～60 U/L，成年女性 7～45 U/L（试剂中含磷酸吡哆醛）。

【临床意义】 ALT 在肝细胞中含量较多，且主要存在于肝细胞的可溶性部位，通常只有少量释放入血，所以血清中此酶活性很低。当肝细胞坏死或通透性增加时，此酶可较早释放入血，致血中该酶活性升高。

1. 肝细胞损伤的灵敏指标 急性肝损伤（如急性传染性肝炎及药物或酒精中毒时），血清 ALT 升高的阳性率为 80%～100%，可在临床症状（如黄疸）出现之前急剧升高，且一般与病情轻重和恢复情况相平行。肝炎恢复期，ALT 恢复正常，但如果在 100 U/L 左右波动或再度上升，为慢性活动性肝炎；重症肝炎或亚急性肝坏死时，再度上升的 ALT 在症状恶化的同时，酶活性反而降低，表明肝细胞坏死后再生不良，预后不佳。因此，监测 ALT 可以观察病情的发展，并作预后判断。

2. ALT 增高 慢性活动性肝炎或脂肪肝时，ALT 轻度增高（100～200 U/L），或处于正常范围，且 AST＞ALT。肝硬化、肝癌时，ALT 轻度或中度增高，提示可能并发肝细胞坏死，预后不良。其他原因引起的肝损害，如心功能不全时，肝淤血导致肝小叶中央带细胞萎缩或坏死，可使 ALT 和 AST 明显升高；某些化学药物如异烟肼、苯巴比妥、氯丙嗪、四氯化碳、砷剂等可不同程度损害肝细胞，也可使 ALT 活性升高。

3. 其他 其他疾病或因素亦会引起 ALT 不同程度的升高，如骨骼肌损伤、多发性肌炎等。

4. ALT 活性降低 见于磷酸吡哆醛（维生素 B_6）缺乏症。

（二）天冬氨酸氨基转移酶测定

微课：血清天冬氨酸氨基转移酶的测定

天冬氨酸氨基转移酶（aspartate aminotransferase，AST）旧称谷草转氨酶（GOT），广泛存在于机体多种器官组织细胞中，以心肌含量最多，其次是肝、骨骼肌和肾等。其中，肝细胞中 70% AST 存在于线粒体，称为线粒体型同工酶（ASTm），30% AST 存在于胞质中，称为胞质型同工酶（ASTc）。临床常用的检测方法也是连续监测法。

【原理】 AST 连续监测法中酶偶联反应式为：

$$L-天冬氨酸+\alpha-酮戊二酸\xrightarrow{AST}L-谷氨酸+草酰乙酸$$

$$草酰乙酸+NADH+H^+\xrightarrow{MDH}L-苹果酸+NAD^+$$

血清与底物溶液混匀，酶促反应立即开始，在波长 340 nm，比色皿光径 1.0 cm，37℃经 90s 延滞期后，连续监测 NADH 被氧化生成 NAD$^+$ 引起吸光度下降的速率（$-\Delta A/t$），其下降速率与 AST 活性成正比。根据线性反应期吸光度下降速率计算 AST 活性。由于 AST 和 MDH 催化的反应特异性很强，所以该方法有较好的特异性。

【方法评价】 连续监测法测定 AST 产生的误差可来自内源性和（或）外源性干扰。内源性干扰主要来自血清中的 GLDH，能催化 α-酮戊二酸和 NH$_3$ 生成谷氨酸，同时使 NADH 氧化为 NAD$^+$，可使测定结果假性升高；外源性干扰来自试剂中污染的 AST 和 GLDH，消除外源性干扰最有效的方法是使用高质量的试剂，工具酶中所夹杂的 GLDH 和 AST 应小于 LDH 或 MDH 催化活性的 0.005%，且试剂中不能含铵。磷酸吡哆醛对 AST 影响及样本保存同 ALT。

【参考区间】

成年男性 15～40 U/L，成年女性 13～35 U/L（试剂中不含磷酸吡哆醛）；

成年男性 15～45 U/L，成年女性 13～40 U/L（试剂中含磷酸吡哆醛）。

【临床意义】

1. 血清 AST 可用于判断肝病的严重程度 急性肝损伤时，血清 AST 升高，但不如 ALT 升高明显；慢性肝炎、肝硬化、肝癌等，血清 AST 升高明显，可超过 ALT，有时可达 1 200 U/L；中毒性肝炎可更高，如 ASTm 明显升高，表示肝损伤严重。AST/ALT 比值常用于急、慢性肝病的鉴别诊断。

2. AST 在心肌细胞内含量较多 患者发生心肌梗死时，血清中 AST 活性增高。一般在发病后 6～12 h 显著升高，16～48 h 达高峰，3～5 d 恢复正常。肌炎、胸膜炎、肾炎及肺炎等 AST 也可轻度升高。

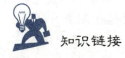

知识链接

什么是 Deritis 比值？

临床常同时检测血清 AST 和 ALT，并计算 AST/ALT，即为 Deritis（德里蒂斯）比值，正常人约为 1.15/1，用于判断肝病的病程、严重程度及病情预后。急性肝炎第 1、2、3 和 4 周分别为 0.7、0.5、0.3 和 0.2。若 Deritis 比值有升高倾向，应注意转变为慢性肝炎的可能。慢性肝炎时可达 1.0/1 以上；肝硬化时可达 2.0/1，肝癌时＞3.0/1。

（三）碱性磷酸酶测定

碱性磷酸酶（alkaline phosphatase，ALP）广泛分布于肝、骨骼、肾、小肠等，定位于细胞膜表面。正常成人血清 ALP 主要来自肝和骨骼，生长期儿童血清 ALP 多来自成骨母细胞和生长中的骨软骨细胞，少量来自肝。当肝受损或功能障碍时经淋巴管和肝

微课：碱
性磷酸酶
测定

窦进入血液，若同时伴有毛细胆管阻塞，毛细胆管内压升高时，可诱发 ALP 合成增多，随胆汁返流入血，引起血清 ALP 明显升高，也是胆汁淤积的酶学指标。ALP 测定方法有两大类，即化学法与连续监测法。化学法有 3 种，即鲍氏法、金氏法和皮氏法，此类方法临床已不再使用。本节只介绍连续监测法。

【原理】 以磷酸对硝基酚（4-NPP）为底物，2- 氨基 -2- 甲基 -1,3- 丙醇（AMP）或二乙醇胺（DEA）为磷酸基受体，在碱性环境下，ALP 催化底物水解产生游离的对硝基酚（4-NP），后者在碱性溶液中呈黄色。监测 405 nm 波长处 4-NP 吸光度增加速率（ΔA/t）可计算 ALP 的活性。

$$磷酸对硝基酚 + AMP \xrightarrow{ALP} 对硝基酚 + AMP - 磷酸盐$$

【方法评价】

1. 血清标本应新鲜，25℃测定时，ALP 活性约增高 1%，若冷冻保存，标本复溶后 ALP 活性升高可达 30%，各种条件下储存可能会造成 ALP 活性改变，分离血清后应尽快测定。血清与肝素抗凝血浆测定结果一致，但 EDTA、柠檬酸盐、草酸盐等因能络合 Mg^{2+} 而抑制 ALP 活性，故不能使用。血清稀释度对 ALP 活性测定有影响。

2. 线性范围可达 1 000 U/L，批内 CV 为 2.06%～2.36%，批间 CV 为 2.74%。

【参考区间】
男性：1～12 岁，＜500 U/L；12～15 岁，＜750 U/L；20 岁以上，45～125 U/L；
女性：1～12 岁，＜500 U/L；20～49 岁，35～100 U/L；50～79 岁，50～135 U/L。

【临床意义】ALP 可作为肝胆疾病和骨骼疾病的临床辅助诊断指标，尤其是黄疸的鉴别诊断。

1. ALP 增多

（1）生理性增多，如孕妇与儿童生长发育期。

（2）急性或慢性黄疸型肝炎时，血清 ALP 活性可轻、中度增高。肝硬化、胆石症、肿瘤等引起的胆汁淤积时，ALP 明显升高。

（3）骨骼疾病，如纤维性骨炎、佝偻病、骨软化病、骨转移癌和骨折修复愈合期等，由于骨损伤或疾病使成骨细胞所含高浓度的 ALP 释放入血，引起血 ALP 升高。

2. ALP 减少比较少见，主要见于呆小病、成骨不全、磷酸酶过少症、坏血病等。

（四）γ- 谷氨酰基转移酶测定

微课：谷
氨酰胺转
肽酶测定

γ- 谷氨酰基转移酶（gamma glutamyltransferase，GGT）分布广泛，按含量依次为肾、前列腺、胰、肝、盲肠和脑，血清中的 GGT 主要来自肝、胆。肾 GGT 含量虽最高，但肾病时，血中该酶活性升高不明显，可能是肾病变时，释出的 GGT 经尿排出而很少进入血液。

GGT 活性测定以往国内实验室多使用化学法中的重氮试剂法，由于影响因素较多，现已较少用。目前临床多采用连续监测法。

【原理】 以 L-γ- 谷氨酰 -3- 羧基 - 对硝基苯胺为底物，双甘肽为 γ- 谷氨酰基的受体，在 GGT 的催化下，生成 L-γ- 谷氨酰双甘肽，同时释放出黄色的 5- 氨基 -2- 硝基苯甲酸，在 405～410 nm 波长处其吸光度升高速率（ΔA/t）与 GGT 活性成正比。

$$L-\gamma-谷氨酰-3-羧基对硝基苯胺 + 双甘肽 \xrightarrow{GGT} 5-氨基-2-硝基苯甲酸 + L-\gamma-谷氨酰双甘肽$$

【方法评价】 连续监测法测定 GGT 有两种底物，即 L-γ- 谷氨酰 -3- 羧基对硝基苯胺和 L-γ- 谷氨酰 -4- 硝基苯胺。L-γ- 谷氨酰 -3- 羧基对硝基苯胺溶解度高，浓度可采用 6 mmol/L，相当于 K_m（0.65 mmol/L）的 9.23 倍，测定的准确度达 95%。而 L-γ- 谷氨酰 -4- 硝基苯胺溶解度低，只能达到 4 mmol/L，相当于 K_m（0.98 mmol/L）的 4.1 倍，测定准确度低（<80%）。因此，国内外均推荐使用 L-γ- 谷氨酰 -3- 羧基对硝基苯胺。本法线性范围上限可达 460 U/L。红细胞中几乎无 GGT，因此溶血对测定结果影响不大。血清 GGT 相对稳定，4℃至少可稳定 1 个月，-20℃至少稳定 1 年。

【参考区间】 男性：10～60 U/L，女性：7～45 U/L。

【临床意义】 GGT 主要用于诊断肝胆疾病。

1. 原发性肝癌血清 GGT 活性显著升高，尤其在诊断癌症患者有无肝转移和肝癌术后有无复发时，阳性率可达 90%。GGT 作为肝癌标志物特异性较差，GGT 同工酶Ⅱ与 AFP 联合检测可使原发性肝癌检测的阳性率明显提高。

2. 胆汁淤积一方面可诱导 GGT 的合成，又可使 GGT 从膜结合部位溶解释出，这是各种肝胆疾病时血中 GGT 升高的主要原因。

3. 急性肝炎、慢性肝炎活动期、阻塞性黄疸、胆道感染、急性胰腺炎、胆石症等也可使 GGT 升高。

4. 嗜酒或长期服用某些药物如安替比林、苯巴比妥、苯妥英钠等，血中 GGT 活性常升高。

（五）单胺氧化酶测定

单胺氧化酶（monoamine oxidase，MAO）是一组催化多种单胺类化合物氧化脱氨的酶，广泛分布于肝、肾、胃、小肠和脑等，底物特异性不高。血清 MAO 活性与机体结缔组织增生有关，测定血清 MAO 活性常用于观察肝纤维化的程度。电泳法可将其分为 3 种亚型，其中血清 MAO-I 活性升高常见于器官纤维化，特别是肝硬化和肢端肥大症；血清 MAO-II 活性升高常见于大面积肝坏死；MAO-III 升高亦多见于肝硬化。

MAO 测定方法有谷氨酸脱氢酶偶联速率法、醛苯腙法、过氧化物酶偶联比色法、荧光法和生物发光法等，谷氨酸脱氢酶偶联速率法为临床常用。

【原理】 谷氨酸脱氢酶偶联速率法测定 MAO 的反应式如下：

$$C_6H_5-CH_2-NH_2(苄胺) + O_2 + H_2O \xrightarrow{MAO, pH9} C_6H_5CHO + H_2O_2 + NH_3$$

$$NH_3 + \alpha-酮戊二酸 + NADH + H^+ \xrightarrow{GLDH} 谷氨酸 + NAD^+$$

在 340 nm 波长下监测 NADH 吸光度的下降速率（-ΔA/t）与 MAO 活性成正比。

【参考区间】 12～40 U/L。

【临床意义】 肝硬化时，肝纤维化现象十分活跃，MAO 活性明显升高。急性肝病时，肝纤维化现象不明显，MAO 活性正常或轻度升高。

（六）血清 5′–核苷酸酶测定

5′–核苷酸酶（5′-nucleotidase，5′-NT）是一种核苷酸水解酶，广泛存在于人体组织。血清 5′-NT 测定有化学比色法、速率法、酶比色法等，目前酶比色法较常用。

【原理】 血清 5′-NT 催化次黄苷酸水解生成次黄苷，次黄苷在嘌呤核苷酸磷酸化酶作用下分解为次黄嘌呤，后者在次黄嘌呤氧化酶催化下被氧化，产生过氧化氢，利用 Trinder 反应，可通过比色法测定。

【参考区间】 <10 U/L。

【临床意义】 血清 5′-NT 增高主要见于肝胆系统疾病，如阻塞性黄疸、原发性及继发性肝癌等。血清 5′-NT 通常与 ALP 相平行，但和骨骼系统疾病无关。

（七）血清 α-L-岩藻糖苷酶测定

α-L-岩藻糖苷酶（α-L-fucosidase，AFU）是催化 α-L-岩藻糖苷键水解的酶，广泛存在于人体各组织细胞的溶酶体和体液中。血清 AFU 测定有荧光法、比色法、速率法等，前两者难以自动化使用，本节介绍目前使用较多的速率法。

【原理】 血清 AFU 催化 2-氯对硝基酚 -L-岩藻糖苷的水解反应，生成 2-氯对硝基酚，后者在 405 nm 波长左右有较强的吸收峰，通过检测其生成速率，可计算血清 AFU 活性。

【参考区间】 <40 U/L。

【临床意义】 原发性肝癌多见血清 AFU 明显升高，慢性肝炎和肝硬化也可见 AFU 升高。血清 AFU 随妊娠周数的增加而增加，在分娩或终止妊娠后，迅速下降。

（八）血清胆碱酯酶测定

胆碱酯酶（cholin esterase，ChE）是一类催化酰基胆碱或胆碱酯水解反应的酶。在人体中有两种，一种为乙酰胆碱酯酶，又称真胆碱酯酶或胆碱酯酶 I，分布于红细胞、肺、脾、神经末梢、大脑灰质等细胞或组织；另一种为酰基胆碱酯酶，又称伪胆碱酯酶、丁酰胆碱酯酶或胆碱酯酶 II，分布于肝、胰、心脏、脑白质和血清等组织或体液。两种 ChE 有一定底物特异性差异，临床上测定的是后者。目前血清 ChE 测定主要采用速率法。

【原理】 血清 ChE 催化丁酰硫代胆碱水解，产生丁酸与硫代胆碱，后者与黄色的铁氰化钾反应，使铁氰化钾还原为无色的亚铁氰化钾，通过检测 405 nm 波长处的吸光度下降速率测定 ChE 活性。

【方法评价】 硫代胆碱的指示反应目前较多用铁氰化钾还原反应。血清 ChE 相对稳定，4℃下可稳定数周，−20℃以下时可稳定数年。

【参考区间】 成人血清 ChE：5 000～12 000 U/L。

【临床意义】 血清 ChE 测定主要用于肝功能评价，也用于农药中毒诊断及手术用肌松药响应预测等。血清 ChE 是肝合成功能的灵敏指标，各种慢性肝病时多见血清 ChE 降低。有机磷等农药中毒时血清 ChE 明显降低。血清 ChE 活性过低者（遗传等因素）在手术时，慎用琥珀酰胆碱等肌肉松弛药。

三、血清胆红素测定

血清胆红素测定的方法有胆红素氧化酶法、重氮盐改良 J-G 法、钒酸盐氧化法、高效液相色谱法（HPLC）等。本节重点学习目前我国临床实验室常用的前两种方法。

（一）胆红素氧化酶法

【原理】 胆红素氧化酶（bilirubin oxidase，BOD）在不同 pH 时催化不同类型胆红素氧化生成胆绿素，胆绿素与氧进行非酶促反应转变为淡紫色化合物。胆红素的最大吸收峰在 460 nm 波长处，随着胆红素被氧化，吸光度下降，其下降程度与胆红素浓度成正比。在 pH 8.0 时，结合胆红素和未结合胆红素均被氧化，用于测定总胆红素（TBIL）；在 pH 4.5 时，BOD 仅能氧化结合胆红素和大部分 δ 胆红素，而未结合胆红素不被氧化，测定的仅是结合胆红素的含量。其反应式如下：

$$胆红素 + \frac{1}{2}O_2 \xrightarrow{\text{胆红素氧化酶}} 胆绿素 + H_2O$$

$$胆绿素 + O_2 \longrightarrow 淡紫色化合物$$

【方法评价】
1. 酶法测定对标本和试剂的消耗量少，重复性好，特异性高。酶法测定不仅适合手工操作，也适合自动生化分析仪测定。对于总胆红素测定有更宽的线性范围（0～513 μmol/L）。高低浓度标本的精密度批内、批间 CV 变化不大，回收率在 93%～102%，BOD 法测定血清总胆红素准确度、精密度优于重氮盐改良 J-G 法。
2. 脂血使测定结果升高，溶血标本结果偏低。
3. 测定结合胆红素时，线性范围在 0～513 μmol/L 内，精密度批内 CV 在 2.5%～2.8%。抗干扰能力强，如果 Hb＜1.5 g/L 不产生干扰。但在黄疸和肝素抗凝血浆中会出现混浊。

微课：血
清胆红素
测定

（二）重氮盐改良 J-G 法

【原理】 在 pH6.5 的酸性条件下，血清中结合胆红素可直接与重氮试剂反应，产生偶氮胆红素；游离胆红素需在加速剂咖啡因－苯甲酸钠－醋酸钠作用下，破坏其分子内氢键后才能与重氮试剂反应，产生偶氮胆红素。本法中所生成的偶氮胆红素呈红色，最大吸收波长为 530 nm，但颜色不稳定，最后需加入碱性酒石酸钠，使红色偶氮胆红素转变成呈色更加稳定的蓝绿色偶氮胆红素（λ_{max}=600 nm），其颜色深浅与胆红素浓度成正比，在 600nm 波长处比色测定。

【方法评价】 重氮试剂由等百分比浓度的亚硝酸钠和对氨基苯磺酸组成，试剂分开保存，使用前按 1：40 的体积比混合，用咖啡因或甲醇作加速剂。胆红素应在避光、干燥条件下保存，配制胆红素标准液时，应将胆红素溶入氯仿中，在 20℃、453 nm 波长处、光径为 1.0 cm 条件下检测，其摩尔吸收系数应在 61 000 L·cm^{-1}·mol^{-1}±

1 500 L·cm^{-1}·mol^{-1} 范围内。

本法为推荐的常规方法，线性范围较宽，浓度在 342 μmol/L 以下有较好的精密度和准确度。高浓度时精密度和准确度降低，建议浓度过高时可减少血样用量，或用 0.154 mmol/L NaCl 溶液稀释后重新测定。本法有较好的灵敏度，抗干扰能力较强。血红蛋白低于 1.0 g/L 时无干扰。试剂中添加的防腐剂叠氮钠，会破坏重氮盐而明显干扰偶氮胆红素的生成。标本在避光、4℃冰箱保存可稳定 3 天，-70℃暗处保存可稳定 3 个月。

【参考区间】

新生儿：0～1 天，34～103 μmol/L；1～2 天，103～171 μmol/L；

3～5 天，68～137 μmol/L。

成人血清总胆红素：3.4～17.1 μmol/L。

成人血清结合胆红素：0～3.4 μmol/L。

【临床意义】

1. 血清总胆红素　①黄疸及黄疸程度的鉴别：溶血性、肝细胞性及阻塞性黄疸时可引起血清总胆红素升高；TBIL 在 34.2～171 μmol/L 为轻度黄疸；TBIL 在 171～342 μmol/L 为中度黄疸；TBIL＞342 μmol/L 为重度黄疸。②肝细胞损害程度和预后的判断：血清总胆红素明显升高反映有严重的肝细胞损害，但某些疾病如胆汁淤积型肝炎时，尽管肝细胞受损较轻，血清总胆红素仍可升高。③新生儿溶血：血清总胆红素有助于了解疾病严重程度。④再生障碍性贫血及多数继发性贫血（主要由癌或慢性肾炎引起），血清总胆红素减少，但如果长期用药导致肝损伤，血清总胆红素也增高。

2. 血清结合胆红素　结合胆红素与总胆红素的比值可用于鉴别黄疸类型。比值＜0.2，见于溶血性黄疸；比值为 0.4～0.6，主要见于肝细胞性黄疸；比值＞0.6，主要见于阻塞性黄疸。

微课：血清直接胆红素的测定

四、血清总胆汁酸测定

血清总胆汁酸（total bile acid，TBA）测定的常用方法有酶法、酶免疫分析法、放射免疫分析法和高效液相色谱法。酶法又分为酶比色法、酶循环法和酶荧光法。其中，酶比色法可用于手工操作，亦可用于自动分析，应用较广。近年发展的酶循环法灵敏度高、特异性好，是目前临床推荐的血清总胆汁酸的检测方法。

【原理】　血清中的总胆汁酸是一类具有 3α- 羟基的类固醇衍生物，3α- 羟基类固醇被 3α- 羟基类固醇脱氢酶（3α-HSD）及氧化型 β- 硫代烟酰胺嘌呤二核苷酸（Thio-NAD$^+$，硫代氧化型辅酶 Ⅰ）特异性地氧化，生成 3- 酮类固醇及还原型 β- 硫代烟酰胺嘌呤二核苷酸（Thio-NADH）。而生成的 3- 酮类固醇又可在 3α-HSD 作用下再被还原（NADH 供氢）成胆汁酸及 NAD$^+$。因此，血清中微量的胆汁酸在多次酶循环过程中被放大，同时可使生成的 Thio-NADH 扩增（见图 12-3）。在 405 nm 波长处测定 Thio-NADH 吸光度的变化值，可得血清中胆汁酸的含量。

$$胆汁酸 + Thio-NAD^+ \xrightarrow{3\alpha-HSD} 3-酮类固醇 + Thio-NADH$$

$$3-\text{酮类固醇} + NADH \xrightarrow{\ 3\alpha\text{-HSD}\ } \text{胆汁酸} + NAD^+$$

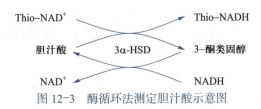

图 12-3　酶循环法测定胆汁酸示意图

【方法评价】　酶循环法测定血清总胆汁酸是一种通过脱氢酶－辅酶体系来循环底物的方法，因此要求这种酶对硫代 NAD^+ 和 NADH 都应有高度的亲和力，反应体系缓冲液的酸碱度应允许正反应和逆反应都能进行，硫代 NAD^+ 和 NADH 浓度比例合适，以维持较快的循环速率（约 100 次 /min），以增加 Thio-NADH 的量，提高反应灵敏度。本方法干扰因素较少。

另外，标准品的制备非常重要，常采用甘氨酸溶入小牛血清中制成冻干品作为标准品。

【参考区间】　血清总胆汁酸：0～6.71 μmol/L。

【临床意义】　对肝病的诊断有十分重要的价值。当肝细胞受损时，不能有效地摄取从肠道重吸收的胆汁酸，血中胆汁酸浓度升高；此外，胆汁淤积时，肝细胞分泌胆汁功能障碍，不能很好地排出胆汁酸，所以血中胆汁酸浓度亦升高。目前认为测定血清总胆汁酸（TBA）是反映肝实质损伤的一个敏感指标，在慢性肝病如肝硬化，胆汁酸升高比清蛋白、胆固醇、胆固醇酯、胆红素的改变时间更早，因此对慢性肝病的诊断有重要意义。

1. 急、慢性肝炎　急性肝炎时血清 TBA 显著升高，可达正常人水平的 10～100 倍，甚至更高。急性肝炎初愈患者血清 TBA 几乎与 ALT、AST 在同一时间降至正常水平，若持续不降或反而上升者则有发展为慢性肝炎的可能。空腹总胆汁酸（F-TBA）和餐后 2 h 总胆汁酸（P-TBA）测定对慢性肝炎的分型、监测、疗效及预后判定有重要意义。TBA 测定是一种特异性强并相对简单的肝功能试验，是目前公认的最敏感的肝功能试验之一。

2. 肝硬化　血清 TBA 在肝硬化的不同阶段均增高，增高幅度一般高于慢性活动性肝炎，即使在肝硬化晚期亦如此。当肝病活动降至最低时，胆红素、转氨酶及碱性磷酸酶等转为正常，而血清 TBA 仍维持在较高水平。

3. 胆汁淤积　血清 TBA 测定对胆汁淤积的诊断有较高的特异性和灵敏度。肝外胆管阻塞及肝内胆汁淤积，包括急性肝炎、初期胆管性肝硬化、新生儿胆汁淤积、妊娠性胆汁淤积等均可引起 TBA 升高。在胆管阻塞的初期，胆汁分泌减少，使血清 TBA 显著增高，且在阻塞的不同阶段几乎保持不变；而血清胆红素水平则随不同阶段而变化。胆汁淤积患者肝组织中的胆汁酸含量明显高于正常人。肝外阻塞经引流缓解后，血清 TBA 迅速下降，而其他指标则缓慢恢复。

4. 乙醇性肝病　乙醇性肝病血清 TBA 可增高，当乙醇性肝病（包括肝硬化）发生严重肝损伤时，血清 TBA 明显增高；而肝轻、中度损伤时，血清 TBA 增高不明显。有报道认为，血清 TBA 测定对乙醇性肝病肝细胞损伤诊断的可信度和灵敏度优于各种酶学检查和半乳糖耐量试验等指标，甚至建议将血清 TBA 加上 β- 氨基己糖苷酶作为乙醇性肝病的诊断指标。也有人认为，餐后 60 min 血清 TBA 测定对乙醇性肝病更有诊断意义。其他中毒性肝病时血清 TBA 水平也会异常。

五、血氨测定

氨是氨基酸和胺类分解的产物。正常情况下，氨在肝内经鸟氨酸循环转变成尿素，由肾排出。严重肝病时，尿素生成障碍，氨不能从血液循环中清除，引起血氨升高。血氨的测定可分为直接法和间接法。直接法不需从全血中分离出氨即可直接测定，主要有酶法和氨电极法。目前应用最多的是谷氨酸脱氢酶直接测定法。间接法是先从全血中分离出氨，再进行测定，主要包括微量扩散法、离子交换法。

【原理】 血浆中的氨在足量的 α- 酮戊二酸和 NADPH 存在时，经谷氨酸脱氢酶作用生成谷氨酸，并消耗 NADPH，在 340 nm 波长下监测 NADPH 吸光度的下降速率（$-\Delta A/min$）与血氨浓度成正比。与同样处理的标准管比较，即可计算出血氨含量。

【方法评价】 该法的优点是特异性好，分析时间短；线性范围大，在 0～150 μmol/L 线性良好；精密度好，批内 CV 为 3.9%，批间 CV 为 4.5%；回收率高达 97.9%～102.7%，是较理想的血氨测定方法。但该法影响因素较多，如在 pH 7.0 以上时，ADP 是谷氨酸脱氢酶的稳定剂和激活剂，能加速反应；用 NADPH 取代原来的 NADH，既可缩短反应时间，又能防止假阳性等。

【参考区间】 18～72 μmol/L。

【临床意义】 血氨测定在诊断和治疗肝性脑病中有重要的作用。高血氨有神经毒性，易诱发肝性脑病（肝昏迷）。成人血氨测定主要用于肝昏迷的监测和处理。此外，血氨测定可用于儿童瑞氏综合征（Reye syndrome，RS）的诊断，该综合征有严重的低血糖，大块肝坏死，急性肝衰竭，并伴有肝脂肪变性。在肝酶谱升高前，即见血氨升高。对诊断某些先天性代谢紊乱，如鸟氨酸循环的氨基酸代谢缺陷（高血氨）也有一定价值。

　　知识链接

　　肝性脑病（hepatic encephalopathy，HE）是由严重肝病引起的，以代谢紊乱为基础、中枢神经系统功能失调的综合征，其主要临床表现是意识障碍、行为失常和昏迷。肝炎、肝硬化、肝癌等疾病时，由于门脉高压、胃肠道淤血等原因，未经消化的蛋白质成分增多，肠道细菌对蛋白质腐败作用增强，产氨增多，从而使肠道吸收的氨增多，肝病时对氨的代谢作用减弱，血中氨大量堆积，从而导致氨干扰脑组织的能量代谢，影响脑内神经递质发生改变，最终导致肝性脑病，这就是氨中毒学说。

第三节　肝功能试验的选择与评价

肝几乎与体内所有的物质代谢都有关，肝病变时常会导致许多物质出现代谢紊乱。临床实验室将某些与肝代谢和功能有关的检验项目组合成"肝功能系列"（又称肝功能试验），作为对肝病的诊断、功能判断和疗效观察的重要指标。但到目前为止，还没有一个肝功能组合能够对肝病做出全面、特异性诊断。

一、肝功能试验的临床意义

肝功能试验是以测定从肝细胞中释放的特定物质为依据，或是以分析肝代谢和分泌产生的物质为基础，在一定程度上反映肝的结构、细胞的功能及膜的完整性，为肝是否损伤及其损伤程度提供有用的信息。

肝功能试验的主要意义：①有助于了解肝病的病因。②检测肝损伤的类型和定位。③了解肝功能有无异常或者障碍及其严重程度、转归和预后。④判断疗效和对手术的耐受性。⑤体检与健康咨询。

二、肝功能试验常用的项目与分类

1. 反映肝细胞实质病变的检查项目　主要有总胆红素、结合胆红素和未结合胆红素；ALT、AST、醛缩酶、柠檬酸脱氢酶、甘露醇脱氢酶等肝细胞内酶；腺苷酸环化酶、钾钠 ATP 酶等维持肝细胞膜功能的酶；存在于线粒体的 AST。目前临床应用最多的是 ALT、AST、总胆红素、结合胆红素和未结合胆红素。

2. 反映肝细胞合成功能的检查项目　包括前清蛋白、清蛋白、A/G 比值、胆碱酯酶、凝血酶原、纤维蛋白原等项目。肝功能异常时，上述物质合成减少，血清中含量减少，提示肝功能有较严重的损伤。常在慢性、迁延性肝病、肝硬化、肝恶变等中出现。目前临床应用最多的是清蛋白、A/G 比值、胆碱酯酶、凝血酶原、纤维蛋白原等。

3. 反映肝内外胆道阻塞的检查项目　主要有总胆红素、结合胆红素、未结合胆红素、ALP、GGT、胆汁酸、5′－核苷酸酶、铜蓝蛋白、透明质酸等，在肝内外胆道阻塞性病变时，血浆中这类物质含量升高。目前临床应用最多的是总胆红素、结合胆红素、未结合胆红素、ALP、GGT、胆汁酸等。

4. 反映肝纤维化病变的检查项目　主要有 MAO、Ⅲ型前胶原肽（PⅢP）、脯氨酸羟化酶等。

5. 其他　如血氨、尿三胆等反映肝细胞复合功能。血清 AFP、ALP、GGT、AFU、铜和铁的测定对原发性肝癌有辅助诊断价值。

三、临床对肝功能试验的评价

1. 肝功能试验灵敏度低　肝自身代谢和病变的特点，使得肝储备、代偿和再生能力很强，发生病变时临床症状常常被掩盖，在肝损伤的早期试验结果往往正常，只有损伤达到一定程度，才能通过肝功能试验反映出来。此外，肝损伤及病理组织变化与肝功能试验结果不一定完全成正比，试验结果正常或轻微改变不一定说明肝病就很轻；反之，肝功能试验结果明显升高时，肝病理形态学改变不一定严重，也可能正常。

2. 肝功能试验特异性低　肝虽然有其特殊的代谢特点，但与机体其他组织器官有很多共同的代谢规律，大多数肝功能试验结果并非肝所独有，有很多肝外疾病，也可导致肝功能试验结果的异常。因此，肝功能试验结果出现异常时，也不一定表示肝细胞有损伤。

3. 肝功能试验的局限性　肝生理、生化功能十分复杂，肝功能试验方法都是以肝的某一种功能为依据设计的，所以一种肝功能试验只能反映肝功能的某一个侧面。目前尚无一种理想的肝功能试验，能较全面地反映肝的功能。

四、肝功能试验项目选择与组合原则

（一）肝功能试验项目的选择

理想的肝功能试验是：当肝有疾病时，所选择的试验项目对肝病的诊断特异性强、灵敏度高；当肝无疾病时，所选择的试验项目可以排除肝病。但到目前为止，临床实验室尚未找到完全符合上述标准的肝功能试验。一般遵循的原则如下。

1. 根据试验项目的性质和特点，结合临床实际应用的需要，尽可能选用相对灵敏和特异性高的试验项目。

2. 根据具体病情及所在实验室条件选择合适的项目。

（二）肝功能试验项目的组合

由于任何单项检查只能反映肝功能的某一方面，有其局限性，到目前为止，尚缺乏肝功能评价的"金标准"。有针对性地选择能够反映肝某个方面状况的指标，采用多个试验项目组合在一起，将各个指标合理组合后从不同角度对肝功能进行验证、综合分析和判断，能大大提高试验的准确性、灵敏性和特异性。一般组合原则如下。

1. 试验结果能表明肝的主要功能状况和损伤情况。

2. 方法简单，易于标准化。

3. 患者痛苦小，经济负担轻。

4. 常见的组合一般应包含以下几个指标：①反映肝细胞损伤的项目，应用最多的是血清 ALT 和 AST 活性测定。②反映肝的合成功能的项目，应用最多的是血清总蛋白（TP）、清蛋白（A）、球蛋白（G）和 A/G 比值测定。③反映肝排泄功能的项目，如血清总胆红素、未结合胆红素、结合胆红素测定。④反映肝的分泌功能的项目，如总胆汁酸、游离胆红素的测定。⑤有助于辅助诊断肿瘤及胆道的通畅状况，如 GGT 和 ALP 的测定。⑥反映肝纤维化的项目，如 MAO 的测定。

为了排除或确定肝损伤是否由病毒所致，许多实验室也将肝炎病毒的免疫学、病原微生物学及分子生物学等一些试验项目列入肝功能检查范畴。

病例分析

　　某患者，女性，35岁，近2个多月来食欲差、无力、皮肤瘙痒，因腹痛、发热3天就诊。体格检查：T 39℃，P 110次/min，皮肤、巩膜明显黄染，肝区叩击痛阳性，肝大肋下1 cm，浅表淋巴结未触及肿大，双下肢无水肿。

　　实验室检查：血清TBIL 389.8 μmol/L，DBIL 308.6 μmol/L，IBIL 81.2 μmol/L，ALT 562 U/L，AST 287 U/L，ALP 567 U/L，GGT 176 U/L，TBA 22 μmol/L。血脂检查：血清TC 14.6 mmol/L，血清TG 4.3 mmol/L。尿液颜色变深，尿常规检查：胆红素强阳性，其他均正常。大便呈灰白色，大便常规检查均正常。血常规检查：WBC 21×10^9/L，NEUT百分比0.79，LYM百分比0.21，其余正常。超声检查：肝大，胆囊萎缩，胰腺、脾和肾未见异常。

　　请根据案例情况解释实验室检验结果。

第十二章
考点提示

第十二章
在线测试

思考题

　　1. 试比较ALT、AST、ALP、GGT、CHE在诊断肝胆疾病的应用价值。

　　2. 诊断慢性肝病的实验室检查指标有哪些？

　　3. 根据所学知识设计一个适用于常规检查的肝功能试验组合项目，要求能综合反映肝实质细胞损伤、肝合成功能、胆管阻塞、黄疸4个方面，且反映每个方面的指标不超过2项，总的检测指标不超过8项，并简述各指标选择的依据。

（刘观昌）

第十三章　肾功能及早期肾损伤检验

学习目标

1.掌握：血清肌酐、尿素、尿酸的常用测定方法，原理及主要临床意义；早期肾损伤的主要检验指标及临床意义。

2.熟悉：肾小球滤过功能常用试验的测定原理及临床意义；肾小管重吸收功能常用试验的测定原理及临床意义；肾功能的评价方法；常见肾病的概念及其实验室检测指标的临床应用。

3.了解：肾的基本结构和功能；尿蛋白电泳的临床意义；尿液常规检验对肾功能异常及泌尿系疾病诊断的意义。

4.具有血清肌酐、尿素、尿酸测定的能力。

5.能进行血清肌酐、尿素测定的手工和仪器操作；计算内生肌酐清除率。

　　肾（kidney）不仅是机体内重要的排泄器官，而且还是重要的内分泌器官，在维持机体内环境的稳定方面起着极为重要的作用。肾病是临床的常见病、多发病，各种肾病均可造成机体的代谢紊乱，导致体液生化成分的改变。通过肾病的生物化学检验可以评价肾的生理功能和疾病时肾的受损状态，在指导肾病诊断和治疗方面有着重要的价值。

第一节　肾功能及常规实验室检查

一、肾功能概述

（一）肾的结构

　　肾为实质性器官，呈扁豆形，左右各一，位于腹膜后脊柱两侧。正常成人肾平均大小为 10 cm×5 cm×4 cm，两肾总重量约为 300 g，占体重的 0.4%。肾外层为皮质，内为髓质。肾单位是肾的基本功能单位，每个肾大约有 100 万个。肾单位由肾小球、肾小囊、近端小管、髓袢细段和远端小管组成，集合管不包括在肾单位内。肾小球为血液滤过器，每天流经血量约 1 700 L，血浆通过肾小球滤过膜滤过进入肾小囊形成原尿，再经过近端小管、髓袢和远端小管、集合管的重吸收及分泌，形成终尿排出，每日尿量为1～2 L/24 h。

1. **肾小体** 肾小体由中央部的肾小球和包绕其外的肾小囊组成。肾小球是由入球小动脉反复分支形成的一团盘曲的毛细血管网，水、溶质和小分子蛋白质可自由滤出，而大分子蛋白质及血细胞被阻止滤过。肾小囊分内、外两层上皮细胞，内层紧贴毛细血管管壁，外层与肾小管管壁相连，两层之间的腔隙称囊腔，与肾小管管腔相通。

2. **肾小管** 肾小管（renal tubule）长而弯曲，分为三段：①近端小管（近球小管），包括近曲小管和髓袢降支粗段，前者与肾小囊相连。近端小管是重吸收的主要部位，重吸收葡萄糖、蛋白质、氨基酸及大部分无机离子。②髓袢细段分降支和升支两部分。③远端小管（远球小管），包括髓袢升支粗段和远曲小管，其远端与集合管相连。远端小管对水的重吸收受抗利尿激素和醛固酮调节，排泄H^+、K^+而保留Na^+。

3. **集合管** 多个肾单位汇集于一支集合管（collecting duct），多支集合管汇入一乳头管，而后开口于肾盂。集合管不包括在肾单位中，但在尿液浓缩稀释过程中起着重要作用。集合管决定终尿的尿量和渗透量。尿液由肾乳头泌入肾小盏至肾大盏，再到肾盂，最后经输尿管注入膀胱，经尿道排出体外，见图13-1。

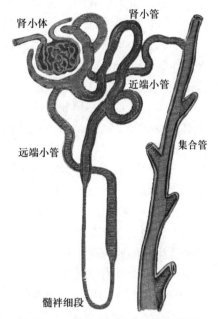

图 13-1 肾单位结构及功能示意图

（二）肾的基本功能

肾的主要生理功能是生成尿液，排泄人体代谢终产物如尿素、肌酐、尿酸等，同时回收保留有用的物质，调节水盐代谢，维持酸碱平衡。此外，肾还分泌一些生物活性物质，起调节血压、促进红细胞生成等作用。

1. **肾的泌尿功能** 尿液的生成主要通过肾小球滤过、肾小管选择性重吸收和肾小管与集合管特异性分泌三个步骤完成。

（1）肾小球滤过：指当血液流经肾小球毛细血管网时，其中的水、无机盐、葡萄糖、氨基酸、尿酸等小分子物质和分子量较小的血浆蛋白质，均可通过肾小球滤过膜进入肾小囊，形成原尿的过程。肾小球滤液的生成过程与细胞外液的生成相似，原尿中除不含大分子的蛋白质和血细胞及血小板外，其渗透压、pH和溶质成分与血浆大致相同。

影响原尿生成的因素主要有三个：肾小球滤过膜的总面积和通透性、有效滤过压、肾血流量。

1）肾小球滤过膜：由三层结构组成，即肾小球毛细血管内皮细胞层、基底膜层和肾小囊上皮细胞层。三层结构的细胞之间存在着大小不同的间隙，这是肾小球滤过的结构基础，也构成了血浆与原尿之间的屏障作用。①分子屏障：滤过的分子直径大小与裂孔大小有关。②电荷屏障：组成肾小球滤过膜的内皮细胞膜和上皮细胞膜上含有涎蛋白，基底膜上含有硫酸类肝素，从而使肾小球滤过膜带有负电荷，可阻止同样带负电荷的蛋白质（如清蛋白）通过。

2）有效滤过压：有效滤过压是肾小球滤过的动力。血浆胶体渗透压和囊内压是肾小球滤过的阻力，囊内压通常比较稳定，约为 10 mmHg。

$$肾小球有效滤过压 = 肾小球毛细血管血压 - （血浆胶体渗透压 + 囊内压）$$

在入球小动脉端，毛细血管血压约为 45 mmHg，胶体渗透压约为 25 mmHg，有效滤过压为 45 mmHg-（25 mmHg+10 mmHg）=10 mmHg，可使血浆某些成分透过肾小球滤过膜，进入肾小囊，形成原尿。随后，由于血浆中蛋白质浓度的增大，血浆胶体渗透压升高，有效滤过压降低，在血液到达出球小动脉时，胶体渗透压约为 35 mmHg，此时有效滤过压为 45 mmHg-（35 mmHg+10 mmHg）=0 mmHg，滤过停止，此过程称为滤过压平衡。

多种原因如出血、休克、低蛋白血症及尿路肿瘤、结石等能够引起其中一种因素发生变化，都会导致有效滤过压的相应变化。

3）肾血流量：肾血流量是单位时间内流经双侧肾的血液量，是肾小球滤过的物质基础。肾血流量可以用肾小球滤过率（glomerular filtration rate，GFR），即用单位时间内两肾生成的原尿量来反映。肾小球的滤过功能在尿液的生成及肾的排泄功能中占有重要地位，GFR 可作为衡量肾功能的重要指标。

（2）肾小管重吸收：双侧肾每 24 h 生成的原尿量可达 180 L，而最终排出的终尿量仅为 1~2 L，而且终尿与原尿中的溶质成分明显不同，说明肾小管将原尿中的水分和某些溶质全部或部分重吸收回血液。

肾小管部位不同其重吸收功能也不同。

1）近端小管：肾小管的重吸收作用主要在此段进行。原尿中的葡萄糖、氨基酸、微量蛋白质几乎全部在此处被重吸收，Na^+、K^+、Cl^-、HCO_3^- 等绝大部分也在此段被重吸收，水的重吸收率约为 65%。

2）髓袢细段：此段主要是通过"逆流倍增"效应使水分的重吸收率达 25%，尿量进一步减少，滤液流量从 125 mL/min 下降到 16~40 mL/min。

3）远端小管：此段对水的重吸收率为 8%~9%，其重吸收量受抗利尿激素（ADH）和醛固酮的调节控制。此段参与机体对体液和酸碱平衡的调节，在维持机体内环境的稳定中起重要作用。

经过肾小管的重吸收以后，最终进入集合管的滤液不到原尿的 2%。

（3）肾小管与集合管的分泌功能：肾小管和集合管的上皮细胞能够将细胞或血液中的一些物质转运到管腔中。

H^+、K^+、NH_4^+ 为机体正常的代谢产物。通过 H^+-Na^+ 交换达到分泌 H^+ 而重吸收 Na^+ 的目的。远端小管与集合管分泌 NH_3 的主要形式是与原尿中 H^+ 结合形成 NH_4^+，这样不仅促进了 H^+ 的排出，也促进了 Na^+ 的重吸收。

尿液中的 K^+ 主要是由远端小管和集合管分泌的。一般情况下，Na^+ 主动重吸收时，

才会有 K^+ 的分泌，称为 K^+-Na^+ 交换，该交换过程受醛固酮调控。K^+-Na^+ 交换与 H^+-Na^+ 交换存在相互抑制的现象。在肾小管与集合管中既存在 K^+ 的重吸收，又存在 K^+ 的分泌，一般而言，K^+ 的分泌量大于其重吸收量，因此尿液中的 K^+ 主要来源于肾小管与集合管的分泌。

对氨基马尿酸等是正常机体代谢产物，既能从肾小球滤过，又能被肾小管、集合管分泌。

进入机体内的一些外来物质如酚红、青霉素等药物由肾小管与集合管分泌到尿液中。

2. 肾的内分泌功能　肾具有内分泌功能，能够分泌肾素、前列腺素、促红细胞生成素、1,25- 二羟基维生素 D_3 等，调节人体的生理功能。

（1）肾素 - 血管紧张素 - 醛固酮系统（renin-angiotensin-aldosterone system，RAAS）及激肽释放酶 - 激肽 - 前列腺素系统（kallikrein-kinin-prostaglandin system，KKPS）：它们共同参与全身血压、水、电解质代谢的调节作用。

（2）促红细胞生成素（erythropoietin，EPO）：可促进骨髓中红细胞的分化成熟。

（3）1,25- 二羟基维生素 D_3：由肾间质中的 1- 羟化酶将来自于肝的 25- 羟化维生素 D_3 转化为 1,25- 二羟基维生素 D_3，后者参与钙、磷代谢的调节。

肾也是一些激素的代谢场所，对胃泌素、胰岛素等有灭活作用。另外，肾还是抗利尿激素、胰高血糖素、甲状旁腺激素、心房利钠因子等的靶器官，其功能受这些激素的影响和调节。

微课：肾的结构与功能特点

二、血清肌酐测定

肌酐（creatinine，CRE 或 Cr）是肌酸在肌肉中代谢的终产物。生成量与肌肉量成正比，经肾小球滤过后，原尿中的肌酐不被肾小管重吸收，血液中的肌酐也不被肾小管分泌进入尿液。正常情况下，每日尿肌酐的排出量基本上等于其生成量。在控制外源肌酸摄入、未进行剧烈运动情况下，每日肌酐生成量较为恒定。因此血肌酐浓度主要取决于 GFR，故测定血肌酐及尿肌酐的含量能反映肾的排泄功能。

微课：血清肌酐测定

肌酐测定有化学法和酶法。化学法包括去蛋白苦味酸终点法和苦味酸速率法。近年来肌酐酶法分析的应用日渐普及，主要有三种类型：肌氨酸氧化酶法、肌酐氨基水解酶法和肌酐亚氨基水解酶法。酶学方法虽成本较高，但方法特异性高，结果准确，适用于各种自动分析。

本节主要学习临床常用的苦味酸速率法和肌氨酸氧化酶法测定肌酐。

（一）碱性苦味酸速率法（Jaffe 反应）

【原理】 1886 年由 Jaffe 首创，故称 Jaffe 反应。肌酐与碱性苦味酸反应，生成橘红色的苦味酸肌酐复合物。选择适宜的速率监测时间，在 510 nm 波长处与通过同样处理的标准液比较，即可计算出样品中肌酐含量。

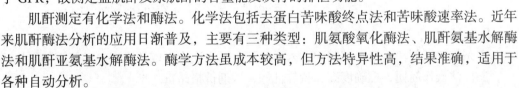

$$苦味酸 \xrightarrow{OH^-} 碱性苦味酸$$

$$肌酐（酮式）\underset{H^+}{\overset{OH^-}{\rightleftharpoons}} 肌酐（烯醇式）$$

碱性苦味酸＋肌酐（烯醇式）→苦味酸肌酐（橘红色）

【方法评价】

1. 特异性不高　血清中的某些物质如蛋白质、葡萄糖、维生素 C、丙酮、乙酰乙酸、丙酮酸、胍和头孢类抗生素等亦可与苦味酸产生同样的反应，这些物质称为假肌酐。这些假肌酐约 65% 存在于细胞中，约 20% 存在于血浆中，故在测定血肌酐时最好用血清或血浆，不宜用全血。

由于一些非肌酐色原产生颜色比肌酐快或慢，利用自动分析仪在一定间隔时间（20～80 s）读取吸光度，可避免部分非肌酐色原的干扰，但不能完全消除。如有建议将反应监测时间设定在 25～60 s，但经严格评价后发现，这一反应时间段仍受到 α- 酮酸的正干扰和胆红素的负干扰，可以设置空白速率参数，去除胆红素的负干扰。

2. 线性范围为 2 000 μmol/L　血清样本测定值过高时，可用生理盐水将血清稀释。尿液标本可用蒸馏水进行 200 倍稀释。回收率为 96.7%～100.4%，平均 98.5%。

3. 苦味酸速率法为 IFCC 推荐方法　可采用双波长（510 nm，600 nm）监测。

【参考区间】　男性：62～115 μmol/L；女性：53～97 μmol/L。

（二）酶法

目前应用的主要是肌氨酸氧化酶法。

【原理】　样品中的肌酐在肌酐酶的催化下水解生成肌酸，后者在肌酸酶的作用下继续水解生成肌氨酸和尿素。肌氨酸在肌氨酸氧化酶（sarcosine oxidase）的催化下氧化成甘氨酸、甲醛和 H_2O_2，最后偶联 Trinder 反应，比色法测定。反应式如下：

$$肌酐＋H_2O \xrightarrow{肌酐酶} 肌酸$$

$$肌酸＋H_2O \xrightarrow{肌酸酶} 肌氨酸＋尿素$$

$$肌氨酸＋O_2 \xrightarrow{肌氨酸氧化酶} 甘氨酸＋甲醛＋H_2O_2$$

$$H_2O_2＋4-氨基安替比林＋色原物质 \xrightarrow{过氧化物酶} 有色化合物＋H_2O$$

【方法评价】

1. 采用双试剂法，第一试剂中加入肌酸酶，两步反应可以消除内源性肌酸的干扰。

2. 此法操作简便，准确度高，特异性好，试剂价格昂贵。

3. 本法以 Trinder 反应为指示系统。Trinder 反应受胆红素和维生素 C 的干扰，可在第一试剂中加入亚铁氰化钾（或者亚硝基铁氰化钾）和维生素 C 氧化酶来消除或降低干扰。

【参考区间】　男性：59～104 μmol/L；女性：45～84 μmol/L。

【临床意义】

1. 增高　见于各种肾病、急性或慢性肾衰竭、重度充血性心力衰竭、心肌炎、肌肉损伤、巨人症、肢端肥大症等。在肾病初期，血肌酐值通常不升高，肾小球滤过率下降到正常时的 1/3 时，血肌酐值才明显上升，是反映 GRF 减退的后期指标。在正常肾血流量的条件下，肌酐值如升高至 176～353 μmol/L，提示为中度至严重的肾损伤。所以，血肌酐测定对晚期肾病的临床意义较大。而非肾源性疾病，血肌酐增高一般不超过 200 μmol/L。妊娠期因生理原因 GFR 可上升，但肌酐生成速率不变，血肌酐因血浆稀释作用而比正常人偏低，多在 35.2～52.8 μmol/L 水平，这一变化也可能与妊娠期肾血浆流量、肾小球滤过率较妊娠前均有所增加有关。如孕妇血肌酐＞70.4 μmol/L 应视为有升高倾向。

微课：肌酐的测定（仪器法）

2. 降低　见于进行性肌肉萎缩、白血病、贫血、肝功能障碍及妊娠等。

三、血清尿酸测定

在人体内，嘌呤核苷酸分解生成嘌呤核苷及嘌呤后，经水解脱氨和氧化，最后生成尿酸（uric acid，UA），是嘌呤核苷酸代谢的终产物。血中 UA 全部通过肾小球滤出，在近端小管几乎被完全重吸收，故 UA 的清除率极低（＜10%）。同时一部分又被远端小管所分泌，最后从终尿中排出的尿酸占滤过量的 6%～12%。因此，血尿酸的浓度受肾小球滤过功能、肾小管重吸收及分泌功能影响。GFR 降低时 UA 不能正常排出，血中 UA 浓度升高。一些药物也影响 UA 排泄，如噻嗪类利尿药和羧苯磺胺可促进 UA 排出。

微课：血清尿酸测定

测定方法有尿酸酶法、磷钨酸（ITA）法、HPLC 法，干化学方法也是应用尿酸酶的方法。目前最常用的方法是尿酸酶－过氧化物酶反应体系。

（一）尿酸酶－过氧化物酶偶联法

【原理】　尿酸在尿酸酶催化下，氧化生成尿囊素和 H_2O_2。H_2O_2 与 4-AAP 和 3，5-二氯 -2- 羟基苯磺酸（DHBS）在过氧化物酶的催化下，生成醌亚胺化合物，在 520 nm 波长处有最大吸收峰，吸光度与血清中尿酸含量成正比，与同样处理的尿酸标准液比较，可求出血清中尿酸的含量。

$$尿酸 + O_2 + H_2O \xrightarrow{\text{尿酸酶}} 尿囊素 + CO_2 + H_2O_2$$

$$H_2O_2 + 4\text{-}AAP + 3,5\text{-}二氯 \text{-}2\text{-}羟基苯磺酸 \xrightarrow{\text{POD}} 醌亚胺 + H_2O$$

【方法评价】

1. 特异性和干扰　该法灵敏且不需要去蛋白质，尿酸酶对尿酸催化的特异性高，但 POD 催化反应特异性较差，主要干扰物质是维生素 C 和胆红素，对测定尿酸有负干扰。在反应体系中加入维生素 C 氧化酶和胆红素氧化酶，可以消除干扰。

2. 尿酸浓度在 178.6～713.8 μmol/L 时线性良好，回收率为 94.6%～102.3%；批内和批间 CV 在 224.8 μmol/L 和 792.8 μmol/L 时均小于 5%。

3. 非特异性物质干扰　细胞内含有多种非特异性干扰物质，故溶血标本不可用。血清标本室温下可稳定 3 天。

【参考区间】　男性：208～428 μmol/L；女性：155～357 μmol/L。

（二）磷钨酸还原法

【原理】 无蛋白质血滤液中的尿酸，在碱性溶液中被磷钨酸氧化成尿囊素及二氧化碳；磷钨酸在此反应中则被还原成钨蓝，钨蓝的生成量与反应液中尿酸含量成正比，可在 660 nm 波长处进行比色测定。

【方法评价】

1. 特异性和干扰　血液中许多非尿酸还原性物质可造成尿酸假性升高，如葡萄糖、谷胱甘肽、维生素 C、半胱氨酸、色氨酸、酪氨酸等，这些非尿酸还原性物质能使结果偏高 17.8～29.3 μmol/L。标本应避免溶血。

2. 准确度　在沉淀蛋白质前加入尿酸标准液，其回收率为 96%～102%。标准液在 150～600 μmol/L 时，测定值与真值的相关系数为 0.999 9。

3. 此法灵敏度较低，特异性不高，且显色不稳定　目前不作为血清尿酸测定的主要方法。

4. 线性范围　尿酸浓度在 892.5 μmol/L 以下时线性良好。

【参考区间】 男性：262～452 μmol/L；女性：137～393 μmol/L。

【临床意义】

1. 升高

（1）GFR 减退时血清 UA 浓度上升，但因其肾外影响因素较多，血中浓度变化不一定与肾损伤程度平行。

（2）UA 主要用作痛风的诊断指标。痛风是嘌呤代谢失调所致，血清 UA 可明显升高（可高达 800～1 500 μmol/L）。

（3）核酸代谢亢进可引起内源性 UA 生成增加，血清 UA 浓度上升，见于白血病、多发性骨髓瘤、真性红细胞增多症等。

（4）其他：血清 UA 浓度升高还见于慢性铅中毒及氯仿、四氯化碳中毒等。

2. 降低　血清 UA 降低见于肝豆状核变性、Fanconi 综合征、严重贫血、使用阿司匹林、先天性黄嘌呤氧化酶和嘌呤核苷磷酸化酶缺乏等。

四、血清尿素测定

尿素（urea）是体内蛋白质代谢的终产物，主要经肾排出体外。血清尿素的测定方法大体上可归纳为酶法和化学法。酶法是间接测定方法，包括酶偶联速率法、脲酶波氏比色法等；化学法主要有二乙酰一肟显色法。

（一）酶偶联速率法

【原理】 尿素在脲酶催化下，水解生成氨和二氧化碳。氨在 α-酮戊二酸和 NADH 存在下，经谷氨酸脱氢酶（GLDH）催化，生成谷氨酸。同时，NADH+H$^+$ 被氧化成 NAD$^+$，可在 340 nm 波长处监测吸光度下降的速率，计算样本中尿素的含量。反应式如下：

$$尿素 + H_2O \xrightarrow{\text{脲酶}} NH_3 + CO_2$$

动画：
痛风

微课：尿
酸的测定
（仪器法）

微课：血
清尿素
测定

$$NH_3+\alpha-酮戊二酸+NADH+H^+ \xrightarrow{GLDH} 谷氨酸+NAD^++H_2O$$

【方法评价】

1. 干扰因素 用单一试剂型试剂测定尿素时存在内源性 NH_3、丙酮酸和外源性 NH_3 的干扰，使测定结果产生正误差。采用双试剂法可消除样品中所含 NH_3 的影响。标本应避免溶血。

2. 准确度和灵敏度 本法批内 CV 为 0.78%，批间 CV 为 2.94%；回收率为 93.0%～105.3%，线性上限为 17.85 mmol/L。多适用于自动生化分析仪测定，但试剂较贵。

3. 此法为 IFCC 推荐方法，可采用双波长（340 nm，700 nm）监测。

【参考区间】

健康成年人血清尿素浓度：2.9～8.2 mmol/L。

尿液尿素含量：357～535 mmol/24 h。

（二）二乙酰一肟显色法

【原理】 在酸性环境中加热，尿素与二乙酰缩合，生成色原二嗪，称为 Fearon 反应，540 nm 波长处有吸收峰。因为二乙酰不稳定，通常由反应体系中二乙酰一肟与强酸作用，产生二乙酰。二乙酰和尿素反应，缩合生成红色的二嗪化合物。反应式如下：

$$二乙酰一肟+H_2O \xrightarrow{H^+} 二乙酰+羟胺$$

$$二乙酰+尿素 \xrightarrow{H^+加热} 二嗪化合物（红色）$$

【方法评价】

1. 试剂中加入硫胺脲和镉离子，能增进显色强度和色泽稳定性，但仍有轻度褪色现象（每小时小于 5%）。加热显色经冷却后，应及时比色。标本数量较多时，加热开始各反应管间受热程度可能不一致，造成检测结果误差。

2. 二乙酰一肟显色法的主要干扰来自血清中存在的含氮化合物。很多其他化合物在结构中会有尿素的残基，如瓜氨酸、四氧嘧啶和尿囊素，虽然也会产生一种带颜色的产物，但这些化合物在血清中浓度很低，故很少引起明显的干扰。另一些其他的化合物在血清中浓度高，但这些色素的最大吸收峰不同，因此不产生明显干扰。胆红素达 171 μmol/L、血红蛋白达 10 g/L 时均无影响。

3. 二乙酰一肟显色法灵敏度高，操作较为简便，线性范围较窄，线性上限仅达 7.14 μmol/L，回收率为 96%～102%，特异性不高。本法难以实现自动化，目前临床上已很少使用。

【参考区间】 健康成年人血清尿素浓度：2.9～8.2 mmol/L。

【临床意义】

1. 生理性因素 高蛋白质饮食可引起血和尿液中尿素浓度升高。血清中尿素浓度男性比女性平均高 0.3～0.5 mmol/L。随着年龄的增加有升高的倾向。成人的日间生理变动平均为 0.63 mmol/L。妊娠妇女由于血容量增加，尿素浓度比非妊娠期低。

2.病理性因素　血液尿素增加的原因可分为肾前性、肾性及肾后性三方面。

（1）肾前性：最重要的原因是失水，引起血液浓缩，使肾血流量减少，肾小球滤过率降低而使血液中尿素潴留。常见于剧烈呕吐、幽门梗阻、肠梗阻和长期腹泻、充血性心力衰竭、重度烧伤、休克、消化道大出血、脱水、严重感染、糖尿病酸中毒、肾上腺皮质功能减退症、肝肾综合征等。

（2）肾性：尿素是体内蛋白质分解代谢的终产物之一，主要通过肾随尿排出体外。急性肾小球肾炎、肾病晚期、肾衰竭、慢性肾盂肾炎、中毒性肾炎、肾结核、肾血管硬化症、先天性多囊肾和肾肿瘤等引起的肾功能障碍时，尿素排出受阻，血中尿素浓度升高。临床上尿素测定常作为肾功能状况的辅助诊断指标之一。

（3）肾后性：前列腺肥大、尿路结石、尿道狭窄、膀胱肿瘤等压迫尿道使尿路阻塞，可引起血液中尿素含量增加。

血液中尿素减少较为少见，常表示严重的肝病，如肝炎合并广泛性肝坏死，偶见于急性肝萎缩、中毒性肝炎、类脂质肾病等。

微课：尿
素的测定
（仪器法）

第二节　早期肾损伤检验

微课：早
期肾损伤
检验

肾具有强大的储备功能，多种肾病早期并无明显的临床表现，实验室许多检测指标也可能显示正常，但此时肾小球或间质已存在某种程度的病理损伤。如果该阶段未能引起足够重视，很有可能引发不可逆的病变，最终发展为尿毒症。因此，加强对早期肾损伤的实验室检验具有十分重要的意义。

肾损伤早期，肾小球或肾小管病变就会引起一些蛋白质滤过或重吸收异常，导致尿液或血液中某些蛋白质含量变化。目前，临床上常用的早期诊断肾损伤的实验室指标主要有尿微量清蛋白、血清及尿 α_1- 微球蛋白、血清及尿 β_2- 微球蛋白、尿液转铁蛋白、胱抑素、尿视黄醇结合蛋白等，这些指标的应用对早期诊断和预防肾损伤有重要意义。

一、尿微量清蛋白测定

肾功能正常时，带负电荷的清蛋白不能通过肾小球滤过膜，即使有少量清蛋白进入原尿中也可被肾小管重吸收入血，因此正常人尿液中清蛋白含量极低，一般≤30 mg/24 h。尿微量清蛋白（microalbumin，mAlb）指尿中 Alb 排出量在 30～300 mg/24 h，由于未达到尿液常规检查的灵敏度水平，此时尿蛋白常规检查仍呈阴性。

测定尿微量清蛋白的方法主要有两类：一类是染料结合法，此类方法虽简单、快速，但灵敏度、特异性较低；另一类为免疫学方法，有散射比浊法和透射比浊法两种。前者需专门的设备，后者适用于手工和各型生化分析仪，且有试剂盒供应，简便快速，临床已广泛应用。以下主要介绍临床常用的免疫透射比浊法。

【原理】尿液中的清蛋白与抗人清蛋白特异抗体作用生成抗原抗体复合物，产生浊度的大小与尿液中清蛋白的含量成正比，用免疫透射比浊法测定 340 nm 波长处吸光度，与同样处理的标准品制备的标准曲线比较，求得尿液中清蛋白的含量。

【方法评价】 本法线性范围在 4～200 mg/L。尿液清蛋白含量若超过 500 mg/L，结果可呈假性降低。因此，疑似高含量标本时，分析前应以生理盐水稀释至 4～200 mg/L。

【参考区间】 成人 24 h 尿<30 mg；随意尿：<30 µg/mg 肌酐。

【临床意义】

1. 肾病的早期诊断 肾小球肾炎、糖尿病肾病及隐匿性肾炎患者，肾小球滤过膜损伤时，尿清蛋白含量升高，并出现在尿液常规检查时尿蛋白定性阳性之前，是早期肾小球损伤的敏感指标之一。

2. 监测糖尿病和高血压患者的肾功能状态 定期对糖尿病、原发性高血压患者尿 mAlb 进行监测，可了解肾是否有早期损伤。有研究资料表明，尿 mAlb 排出率较高者，糖尿病肾病发病率及病死率均明显高于尿 mAlb 排出较低者。

3. 肾小球和肾小管损伤的鉴别诊断 同时监测尿液中的 mAlb 与 β_2- 微球蛋白，可以对肾小球和肾小管损伤做出初步鉴别诊断。尿 mAlb 升高多见于肾小球损伤，且升高程度与肾小球受损伤程度相关；而肾小管损伤是以尿中 β_2- 微球蛋白升高为主。

4. 其他 mAlb 升高亦见于肾外恶性肿瘤、急性胰腺炎、外伤、大手术后等，尿 mAlb 含量与疾病严重程度成正比。

二、α_1- 微球蛋白测定

α_1- 微球蛋白（α_1-microglobulin，α_1-MG 或 α_1-m）是一种分子量为 33 000 的糖蛋白，分子量较小，等电点为 4.5～5.5，由肝细胞和淋巴细胞合成的糖蛋白，生成量较为恒定。血液中的 α_1- 微球蛋白以两种形式存在，即游离型和与 IgA 结合型，游离型可以通过肾小球滤过，绝大部分在肾小管重吸收降解，故尿中的 α_1- 微球蛋白主要是游离型的。且其测定较少受尿液 pH 变化的影响，因此在肾病诊断方面被认为具有重要价值。

目前 α_1- 微球蛋白多采用免疫法测定。

【临床意义】 α_1-m 的产生量恒定，尿中 α_1-m 的排出量较少受肾外因素影响，被认为是较特异的肾功能损伤诊断试验。健康人及疾病时尿中 α_1-m 在各种 pH 时的稳定性均优于 β_2-m，这使尿液 α_1-m 浓度测定的精度大为提高，为临床提供了一个较好的肾功能试验。

1. 测定尿液 α_1-m 可反映肾小管的功能 见于肾小管受到损害，如接触重金属、接受肾毒性药物治疗，以及肾小管间质性病变时，上尿路感染、肾性蛋白尿及血尿。α_1-m 作为低分子量蛋白质（LMWP）的一种，与 β_2-m 一样，在肾小管损伤出现低分子量蛋白尿及混合性蛋白尿时，尿中 α_1-m 排出量均有明显增加，因而尿液 α_1-m 测定对近端小管损伤均有早期诊断意义。与 β_2-m 相比较，α_1-m 不受恶性肿瘤的影响，酸性尿中不会出现假阴性，故结果更为可靠。肾小管对 α_1-m 的重吸收障碍先于 β_2-m，因此检测尿液中 α_1-m 含量比检测 β_2-m 能更早反映肾的早期病变，目前已成为 LMWP 中的首选指标。

2. 尿液 α_1-m 浓度测定有助于上、下尿路感染，肾性与肾后性血尿、蛋白尿的鉴别 在上尿路感染、肾性蛋白尿及血尿时，尿液 α_1-m 均有明显增加；反之，下尿路感染、肾后性血尿及蛋白尿时，尿中 α_1-m 无明显增加。

3. 测定血液 α_1-m 可反映肾小球滤过功能　血清 α_1-m 能敏感地反映肾小球滤过功能的改变。当肾小球滤过膜受损时，血 α_1-m 的含量升高，比血肌酐或 β_2-m 在反映肾小球滤过功能和肾小管重吸收功能上更灵敏。恶性肿瘤时无变化。

三、β_2- 微球蛋白测定

β_2- 微球蛋白（β_2-microglobulin，β_2-MG 或 β_2-m）是体内有核细胞包括淋巴细胞、血小板、多形核白细胞产生的一种小分子球蛋白；与同种白细胞抗原（HLA）亚单位是同一物质，与免疫球蛋白稳定区的结构相似。其分子量为 11 800，是由 99 个氨基酸组成的单链多肽。β_2-m 广泛存在于血浆、尿液、脑脊液、唾液及初乳中。正常人血中 β_2-m 浓度很低，可自由通过肾小球滤过膜，在近端小管内几乎全部被重吸收。近曲小管重吸收功能轻微损伤，即可导致尿中 β_2-m 显著升高。

目前检测 β_2-m 的方法主要有酶联免疫吸附测定（ELISA）法和化学发光法。

【参考区间】　成人血清 β_2-m：1.28～1.95 mg/L；尿 β_2-m：0.03～0.14 mg/L。

【临床意义】

1. 血清 β_2-m 浓度升高

（1）肾功能是影响血清 β_2-m 浓度的最主要因素。在急、慢性肾炎及慢性肾功能不全等时，因肾小球滤过率（GFR）及肾血流量降低，血清 β_2-m 浓度升高，并且较血清肌酐浓度升高更早、更显著，故测定血清 β_2-m 能较好地了解肾小球滤过功能。此外，血清 β_2-m 的检测对判断肾移植后的排斥反应以及高血压、糖尿病等引起的肾损伤具有早期诊断意义。

（2）恶性肿瘤，尤其是淋巴细胞增生性肿瘤，如多发性骨髓瘤、慢性淋巴细胞白血病等时，细胞脱落的 β_2-m 增多引起血清 β_2-m 浓度明显升高，因而血清 β_2-m 是 B 淋巴细胞增殖性疾病的主要标志物。肝癌、肺癌及胃癌患者血清 β_2-m 浓度也可明显升高。β_2-m 已被作为一种肿瘤标志物应用在临床疾病诊断中。

（3）病毒感染性疾病，如人巨细胞病毒、EB 病毒、乙肝或丙肝病毒及 HIV 感染时，血清 β_2-m 浓度可升高。这种升高可能与病毒感染时 CD4 阳性细胞减少，而 CD8 阳性细胞相对增多有关，在产生的 γ- 干扰素作用下，使全身细胞产生 β_2-m 增加。

（4）自身免疫性疾病时血清 β_2-m 多呈高值，尤其是系统性红斑狼疮（systemic lupus erythematosus，SLE）活动期。SLE 时血清 β_2-m 有类血清补体效价和抗核抗体效价的变化，因而可用于 SLE 的诊断和疗效评价。

2. 尿液 β_2-m 浓度升高

（1）尿液中的 β_2-m 水平可较灵敏地反映肾小管的损伤，用于肾小管性蛋白尿的诊断和鉴别诊断。当肾小管重吸收功能障碍时，尿中 β_2-m 浓度明显升高，称肾小管性蛋白尿，可以区别以清蛋白为主的肾小球性蛋白尿。引起肾小管性蛋白尿的疾病有肾盂肾炎、药物及毒物（如制剂等）引起的肾小管损伤、范科尼综合征（Fanconi syndrome）、胱氨酸尿症、肾小管酸中毒、胶原病等。

（2）高血压、糖尿病肾损伤时尿中 β_2-m 浓度明显升高。

（3）当肾移植患者出现急性排斥反应时，在排斥期前数天即见尿 β_2-m 浓度明显升

高，在排斥高危期，连续测定其浓度有一定预示价值。

（4）自身免疫性疾病如系统性红斑狼疮、类风湿关节炎和慢性淋巴细胞白血病等，因 β_2-m 合成加快，血清 β_2-m 含量增加。如果血中 β_2-m 浓度升高超过了肾小管的重吸收能力，亦可导致尿中 β_2-m 水平升高。

（5）鉴别上、下尿路感染：上尿路感染时，尿液 β_2-m 浓度明显升高，而下尿路感染时（如单纯性膀胱炎）则基本正常。

第三节　肾功能特殊试验

正常肾功能具有强大的储备能力，只有当肾损伤到一定程度时才表现为异常，有时肾功能检查正常，并不能完全排除有器质性肾损伤存在。肾功能检查对病变严重程度及预后的估计有一定价值。前述两节主要介绍了肾功能检验的中晚期及早期肾损伤的检验指标。本节主要学习针对肾小球滤过功能和肾小管重吸收功能的一些试验方法。

微课：肾
功能特殊
试验

一、反映肾小球滤过功能的试验

肾小球滤过率（GFR）是指单位时间内肾小球滤过的血浆量（min/mL）。清除率即单位时间内肾排出某物质的总量（尿中浓度 × 尿量）与同一时间该物质血浆浓度之比。显然，肾对某物质的排出功能不能只根据单位时间内尿中排出该物质的绝对量来计算，因排出量同时受该物质血中浓度的制约。血中浓度较高时，即使肾的排出功能较差，尿中排出的总量也会相对增加，反之亦然。评价肾的清除率要同时考虑以下基本要素。

设该物质血浆（清）浓度为 P，该物质尿中浓度为 U，单位时间（min）内尿量为 V，清除率计算的基本公式是：

$$P \times GFR = U \times V$$
$$GFR = V/P \times U$$

尿中任何一种物质都有一定的清除率，都可用此公式计算，如尿素清除率（Cur）、肌酐清除率（Ccr）、菊粉清除率（Cin）等。在测定清除率时所选物质应基本具备如下条件。

（1）能自由通过肾小球的滤过屏障。

（2）不通过肾小管分泌或被重吸收。

（3）该物质在血及尿中的浓度测定方法简便易行，适于常规操作，有较好重复性。

（4）试验过程中该物质血中浓度能保持相对恒定。

目前能满足上述（1）（2）两项要求的试验主要有：①菊粉清除率测定。②内生肌酐清除率测定。菊粉清除率测定是理想的测定 GFR 的试验，可准确反映肾小球滤过率，被认为是最能准确反映 GFR 的标准方法。但菊粉是一种外源性物质，为保持血中浓度必须采取静脉点滴输入，试验过程中还要多次采血，因此临床应用受限，仅用于研究领域。临床曾用过的肾清除率试验及临床意义见表 13-1。

表 13-1　肾清除率试验及临床意义

试验物质	肾对物质的清除方式			临床意义
	滤过	重吸收	排泄	
肌酐、菊粉、甘露醇	√	×	× 或极少	反映肾小球的滤过功能
蛋白质	选择滤过	× 或部分	×	反映肾小球屏障功能
尿素	√	部分	×	清除率不是理想的观察指标
各种电解质	√	大部分	×	滤过钠排泄分数能反映肾小管重吸收功能
葡萄糖、氨基酸	√	全部	×	清除率为 0，接近阈值时反映肾小管重吸收功能
对氨基马尿酸、酚红、碘锐特	√或部分	×	√	反映肾小管排泄功能

在这些被用于 GFR 测定的物质中，菊粉全部由肾小球滤出，肾小管既不吸收也不分泌，能完全反映肾小球滤过率，是 GFR 测定最理想的物质，但由于该法繁杂，故临床已极少使用。目前最常用的是内生肌酐清除率和胱抑素 C 的测定。

（一）内生肌酐清除率的测定

内生肌酐清除率试验简称肌酐清除率。在单位时间内，肾把若干毫升血浆中的内生肌酐全部清除出去的能力，称为内生肌酐清除率（endogenous creatinine clearancerate，Ccr）。内生肌酐是指机体自身代谢产生的肌酐，不包括食物中的外源性肌酐类物质。此类肌酐在体内产生速率较恒定（每 20 g 肌肉每日约生成 1 mg），因而只要控制好外源性肌酐，血中肌酐浓度和 24 h 尿排出量也基本稳定。肌酐的测定方法也较菊粉简便，易于在临床推广应用。肌酐除主要从肾小球排出外，还有小部分从肾小管分泌，肾小管分泌肌酐不仅个体差异较大，而且在 GFR 下降时由肾小管分泌所占比例也将代偿性加大。因此，严格来说肌酐清除率与菊粉清除率所代表的 GFR 之间有一定出入，健康人 Ccr 比 Cin 的数值约高出 15%，且这一差异随 GFR 下降程度的增加而扩大，这是肌酐清除率固有的一个缺点。

测定方法：①受试者禁食肉类 3 天，试验日禁饮茶、咖啡，停用利尿药，试验前避免剧烈运动，饮用足量的水，使尿量不少于 1 mL/min；②准确收集 24 h 尿，记录尿量、身高、体重；③在收集尿液的同时，最好在收集尿液的中期，收集血样；④对收集的尿样及血样进行肌酐测定；⑤按照下列公式计算内生肌酐清除率。

$$内生肌酐清除率（L/24\,h）=\frac{尿液肌酐浓度（\mu mol/L）}{血清肌酐浓度（\mu mol/L）}\times 24\,h尿量（L）$$

$$校正的内生肌酐清除率（L/24\,h）=内生肌酐清除率\times\frac{1.73\,m^2}{体表面积(m^2)}$$

目前，临床上主张用每分钟清除值报告，计算方法如下：

$$Ccr(mL / min) = \frac{U \times V}{P} \times \frac{1.73 \text{ m}^2}{A}$$

式中，U 为尿液肌酐浓度（μmol/L）；V 为每分钟尿量（mL/min）；P 为血肌酐浓度（μmol/L）；1.73 为标准体表面积（m²）；A 为实际体表面积（m²）。

注：本试验前让患者连续进食 3 天低蛋白质饮食（每日摄入的蛋白质少于 40 g），并禁食肉类（无肌酐饮食），不饮咖啡和茶，不用利尿药，试验前避免剧烈运动，饮足量的水，使尿量不少于 1 mL/min。

【参考区间】 80～120 mL/min • 1.73 m²

此外还应考虑年龄因素，新生儿为 25～70 mL/min，2 岁以内小儿偏低，健康人在中年以后每 10 年平均下降 4 mL/min。性别差异在中年期以后渐明显，女性下降的幅度大于男性。

【临床意义】

1. 在现行肾小球滤过功能中肌酐清除率能较早反映肾功能的损伤　如急性肾小球肾炎，在血清肌酐和尿素两项指征尚在正常范围时，Ccr 可低于正常范围的 80% 以下。

2. 肾小球损伤程度　Ccr 51～70 mL/min 为轻度损伤；50～31 mL/min 为中度损伤；<30 mL/min 为重度损伤；<20 mL/min 为肾功能衰竭；<10 mL/min 为终末期肾衰竭。

3. 临床治疗和用药指导　Ccr 在 30～40 mL/min 时通常限制蛋白质摄入；<30 mL/min 时噻嗪类利尿药常无效，要改用呋塞米、利尿酸钠等袢利尿药；≤10 mL/min 应采取透析治疗，此时对袢利尿药也往往无反应。一般认为，Ccr 80～50 mL/min 时为肾功能不全代偿期，而 50～20 mL/min 为失代偿期，用药应十分谨慎，特别是主要由肾排泄的药物，应根据 Ccr 的下降程度及时调节药物剂量及用药间隔时间。一些具有明显肾毒性的化学疗法药物要慎用。

4. 肾移植术是否成功的一种参考指征　如移植物存活，Ccr 会逐步回升，否则提示失败。一度上升后又下降，提示发生排斥反应。

5. 测定 GFR 比测定血液中尿素或肌酐含量更为灵敏　由于肾有强大的储备能力，当 GFR 下降到正常值的 50% 以下时，血浆中尿素及肌酐浓度才出现升高。也就是说，当血、尿肌酐浓度明显高于正常时，肾功能已经严重受损。

（二）胱抑素 C 测定

胱抑素是胱氨酸蛋白酶的抑制剂之一，是一种非糖化的碱性蛋白质，有 A、B、C 等多种，其中胱抑素 C（cystatin C，Cys-C）全称为半胱氨酸蛋白酶抑制剂 C，又称 γ-痕迹蛋白，分子量为 1.3×10^4。胱抑素 C 基因属"管家基因"，人体几乎所有有核细胞均可表达和分泌。人体各组织生成的 Cys-C 相当稳定，并以恒定速度释放入血，并全部由肾小球滤过，原尿中 Cys-C 几乎全部被近曲小管重吸收并分解，不再重新进入血液循环。Cys-C 是反映肾小球滤过率的理想指标，其敏感性与特异性均优于血清肌酐检测。

【原理】 血清中胱抑素 C 与超敏化的抗体胶乳颗粒反应，产生凝集，使反应溶液浊度增加。其浊度的增加值与血清中胱抑素 C 的浓度成正比，可在 570 nm 波长处监测吸光度的增加速率，并与标准品对照，计算出胱抑素 C 的浓度。

【方法评价】

1. 血红蛋白 < 460 mg/mL，抗坏血酸 2.8 mmol/L（< 50 mg/dL），三酰甘油 < 10 mmol/L，胆红素 311 μmol/L，类风湿因子 < 240 U/mL 时，对本测定不产生干扰。

2. 胱抑素 C 标准品的来源　①从人尿液中纯化的胱抑素 C；②纯化的人类胱抑素 C，用重组胱抑素 C 定值；③重组胱抑素 C，溶于马血清中。用不同来源的标准品，参考区间会有一定的差异。

【参考区间】　0.59～1.03 mg/L。

【临床意义】 胱抑素 C 是反映肾小球滤过功能较为理想的内源性物质，其血中浓度与肾小球滤过率呈良好的线性关系，显著优于血肌酐，因而能更精确地反映 GFR，特别是对于早期肾损伤，其敏感性优于血肌酐。随着检验技术的日益成熟，胱抑素 C 已成为临床判断 GFR 的重要指标。

二、反映肾小管重吸收功能的试验

肾小管具有分泌、重吸收、浓缩、稀释等多种功能，比肾小球功能更复杂。反映肾小管重吸收功能的试验较多，主要是测定某物质的排出量、重吸收率、排泄分数及最大重吸收量等。测定某物质的排出量如 β_2- 微球蛋白、尿酶、葡萄糖等；重吸收率是指某物质的重吸收量占肾小球滤过总量的比率；排泄分数是指尿排出部分占肾小球滤过总量的比例。

（一）尿酶检验

正常情况下尿液中酶的浓度和活性低，肾病时，特别是肾小管上皮细胞受损时，尿液中某些酶的含量或活性会增高。对肾病有诊断意义的尿酶主要有：LDH、AP、溶菌酶（lysozyme，LYS）、N- 乙酰 -β- 葡萄糖苷酶（N-acetyl-β-glucosaminidase，NAG）、丙氨酸氨基肽酶（alanine aminopeptidase，AAP）、γ-GT、亮氨酸氨基肽酶（leucine aminopeptidase，LAP）、β- 葡糖醛酸糖苷酶（β-glucuronidase，GUS）等。常见脲酶的来源和临床意义见表 13-2。

表 13-2　常见脲酶的来源和临床意义

名称	主要来源	参考范围	临床意义
LDH	肾	11.0 U/L ± 0.52 U/L	主要用于肾实质病变进展及随访
LYS	体液、红细胞、血浆	< 2 mg/L	> 3 mg/L，提示肾小管损伤
NAG	主要在近曲小管上皮细胞	10.6 U/L ± 0.29 U/L	为早期肾小管特别是近曲小管损伤和肾移植后排斥反应的敏感指标

续表

名称	主要来源	参考范围	临床意义
AAP	近端小管上皮细胞	<16 U/L	药物、毒物所致肾小管损害及肾移植后排斥反应敏感指标
GUS	肾小管和膀胱上皮细胞	2.43 U/L ± 0.08 U/L	活动性肾盂肾炎、活动性肾小球肾炎时中度升高，急性肾小管坏死、肾移植后发生急性排斥反应时显著升高
γ-GT	近曲小管上皮细胞刷状缘	38.0 U/L ± 1.69 U/L	排斥反应、中毒性肾小管损伤等情况下升高，肾肿瘤时减少
LAP	血液、近端小管	7.52 U/L ± 0.20 U/L	肾小管上皮细胞损害、药物致中毒性肾损害和肾肿瘤时升高
ALP	肾小管上皮细胞	1.72 U/L ± 0.09 U/L	药物及其他原因所致肾损伤的较敏感指标
组织蛋白酶 B	近曲小管		早期糖尿病患者升高大多早于尿微量清蛋白

目前认为，尿 NAG 是肾损伤和抗生素肾毒性反应的良好指标。尿路感染时，NAG、GUS 有一定的诊断价值，LDH、ALP、GUS 对诊断肾肿瘤有一定意义。肾移植排斥反应时 LYS、GUS、NAG、γ-GT 等有不同程度的升高。

（二）酚红排泄试验

酚红排泄试验（phenol sulfonphthalein excretion test，PSP）是诊断近端小管排泄功能较为敏感的指标。

酚红（又名酚磺酞）注入人体后，94% 由近端小管上皮细胞主动排泌并从尿液排出，因此在注入一定量酚红后，2 h 内测定尿中的排泄量，即可推知肾小管的排泄功能。酚红在碱性溶液中显红色，故在尿中加碱与标准管比色，能求出排泄的百分率。

【参考区间】 成人静脉注射后，15 min 排泄率>25%，120 min 排泄率>55%。

【临床意义】 酚红主要由近端小管分泌，而经肾小球滤过的酚红仅为总排泄量的 6%，故酚红主要是作为肾近端小管分泌功能的一个观察指标。若酚红排泄率降低，表明肾小管排泌功能损伤，2 h 酚红排泄率在 40%～50% 为轻度损伤，25%～39% 为中度损伤，10%～24% 为重度损伤，<10% 为严重损伤。

（三）尿蛋白电泳（见体液蛋白质测定）

正常情况下，尿蛋白测定结果为阴性，当肾功能损伤或患泌尿系统疾病时尿液中蛋白质测定结果可呈阳性，通过蛋白质电泳分析对肾病的鉴别诊断有一定意义。不同尿蛋白分子量及意义见表 13-3。

表 13-3　尿蛋白分子量与疾病部位的关系

尿蛋白	尿蛋白分子量	电泳区带部位	临床意义
低分子尿蛋白	10 000～70 000	主要区带在清蛋白及清蛋白前	肾小管疾病
中分子尿蛋白	50 000～100 000	主要区带在清蛋白上下附近	肾小球病变
高分子尿蛋白	50 000～1 000 000	主要区带在清蛋白及清蛋白后	肾小球病变
混合型尿蛋白	10 000～1 000 000	各区带都可出现，以清蛋白区带为主	肾小球及肾小管发生病变

1. 反映肾小球病变　由高、中分子尿蛋白体现，如急性肾小球肾炎、慢性肾小球肾炎、肾病综合征、妊娠中毒等。

2. 反映肾小管疾病　由低分子尿蛋白体现，如慢性肾盂肾炎、肾小管间质性肾炎、重金属（如镉、汞、铅等）中毒及药物毒性引起的肾小管间质性病变等，肾移植后排斥反应发生时亦可出现低分子尿蛋白。

3. 混合型尿蛋白　指既有肾小球损伤也有肾小管损伤所引起的尿蛋白，可见于肾病综合征、慢性肾炎及慢性肾功能衰竭等。

第四节　肾功能综合分析

微课：肾
功能综合
分析

组成肾功能试验很多，传统的肾功能试验主要包括肌酐、尿酸、尿素测定等。在病变早期、肾损伤轻微甚至摘除一侧肾后，剩余的正常部分仍可代偿其功能，因此传统的肾功能检查仍表现正常，只有在肾损伤到一定程度时才表现为异常。传统的肾功能检查实际上不能客观反映肾的真实功能，必须根据多项指标对肾功能的状况作出评价。

一、肾功能评价方法

肾功能评价方法主要包括以下内容。

1. 多项指标综合分析　实验室在进行肾功能试验系列组合时，最好能包括肾损伤各个阶段的检测指标。如果受实验室条件所限而不能将有关项目进行有效组合时，医生应从血液和尿液的一般常规检验、生化检验及免疫学检验等相关检查中分析检测结果，最后根据多项指标作出综合判断。

2. 结合临床症状和体征　许多肾功能指标受肾外因素如心功能不全、休克、水肿、输尿管和药物等因素的影响较大，因此在分析实验室检验结果时，应排除肾外因素的干扰。

3. 其他诊断　结合其他检查如 X 射线、计算机断层扫描（CT）、B 超、磁共振成像（MRI）、放射性核素（如肾图、肾显像等）病理学检查等，作出综合判断。

二、常见肾病的检验结果分析

由于不同的疾病有不同的临床表现，不同的实验室检验项目有不同的临床意义，临床医生或实验室检验人员在对肾功能进行评价时，应根据需要对诸多检验项目进行合理选择与组合。常见肾病的实验室检查及临床表现如下。

（一）急性肾小球肾炎

急性肾小球肾炎（acute glomerulonphritis）简称急性肾炎，是以血尿、蛋白尿、高血压、水肿、肾小球滤过率降低为主要特点，并可有一过性氮质血症的肾小球疾病。常急性起病，多数为急性链球菌感染 1～3 周后，因变态反应而引起双侧肾弥漫性的肾小球损伤。

由于 GRF 降低，水钠潴留引起水肿，并出现肉眼或镜下血尿，尿量减少，尿渗量大于 350 mOsm/kg H_2O；尿蛋白定量通常为 1～3 g/24 h，多属非选择性蛋白尿；血液生化检查见血浆清蛋白轻度下降，是水、钠潴留，血容量增加，血液稀释所致；血浆蛋白电泳多见清蛋白降低、γ- 球蛋白增高；尿钠减少，一般可有轻度高钾血症；肾功能检查见急性期肾小球滤过出现一过性受损，肾血流量多数正常，Ccr 降低。肾小管功能相对良好，TmG 和 TmPAH 轻度下降或正常，肾浓缩功能仍多保持。免疫学和其他检查示急性肾炎病程早期，血总补体及补体 C3 明显下降，可降至正常 50% 以下，病程中期有血总补体及 C3 的明显下降，可降至正常的 50% 以下，其后逐渐恢复，6～8 周时恢复正常，此种动态变化是链球菌感染后急性肾炎典型表现，可视为急性肾炎病情活动的指标。尿纤维蛋白降解产物（FDP）的测定能正确地反映肾血管内凝血。

（二）肾病综合征

肾病综合征（nephrotic syndrome，NS）是以大量蛋白尿、低蛋白血症、严重水肿和高脂血症为特点的综合征。NS 不是一种独立的疾病，而是由于许多疾病的原因损伤了肾小球毛细血管滤过膜的通透性而产生的一组症候群。

肾病综合征最主要的实验室诊断依据是大量蛋白尿。由于肾小球对蛋白质的渗漏，血浆中分子量较小的清蛋白和 α_1- 球蛋白显著降低，而 α_2- 球蛋白、β- 球蛋白和纤维蛋白原相对增加。当清蛋白下降至 50% 以下，γ- 球蛋白也相对减少，α_2- 球蛋白和 β-球蛋白比例明显升高。由于血浆中的一些凝血因子如纤维蛋白原等不能从肾小球滤过，而体内合成又增加，故在血浆中浓度明显升高，血液呈高凝状态，临床上一般多采用纤维蛋白原定量、凝血酶原时间和 FDP 测定作为检测指标，D- 二聚体和 IgG 清除率比值（C_{D-D}/C_{IgG}）测定是指导肾局部治疗更为理想的实验指标。

（三）糖尿病肾病

糖尿病可引起肾发生病变，如糖尿病性肾小球病、肾盂肾炎、肾小动脉硬化症和肾乳头坏死等，从而在糖尿病病程中出现蛋白尿、高血压、水肿、肾功能不全等临床表现。糖尿病肾病（diabetic nephropathy，DN）是由糖尿病直接引起的肾小球硬化症，是糖尿病引起的全身性微血管损伤的并发症之一，以糖尿病患者持续性蛋白尿为主要标志。尿微量清蛋白测定是早期糖尿病肾病的重要诊断指标，早期升高可为间歇性，以后变为持续性。尿微量清蛋白排出率持续>200 μg/min 或常规尿蛋白定量>0.5 g/24 h，为临床糖尿病肾病诊断依据之一。

（四）急性肾功能不全

急性肾功能不全（acute renal insufficiency），又称急性肾功能衰竭（acute renal failure，ARF），指任何原因引起的急性肾功能损伤，使肾单位丧失功能，不能维持体内电解质平衡和排泄代谢产物，导致高钾血症、代谢性酸中毒及急性尿毒症（指血尿素氮、肌酐及其他代谢产物迅速增高，并出现一系列症状和体征）。

急性肾功能不全时内生肌酐清除率、肾小管排泌和重吸收功能下降。少尿期尿毒症（病情的严重）程度一般与血尿素及肌酐增高程度成正相关，血肌酐和尿素每日可分别上升 44.2～88.4 μmol/L 和 3.57～7.14 mmol/L；碳酸氢根浓度下降，二氧化碳结合力降至 13～18 mmol/L；少尿期水中毒时，可发生稀释性低钠血症，血钠浓度常＜125 mmol/L；少尿期数日后血钾可高达 7 mmol/L；血磷可高达 1.9～2.6 mmol/L；血钙明显下降（1 mmol/L）；血镁升高。少尿期尿相对密度为 1.010～1.015，多尿期＜1.010；少尿期尿渗量为 280～300 mOsm/L，多尿期＜350 mOsm/L；少尿期尿钠常＜30 mmol/L，多尿期常＞40 mmol/L；少尿期有血尿、蛋白尿、红细胞管型和颗粒管型，多尿期出现大量肾衰竭管型；肾浓缩功能丧失，肌酐清除率急剧降低提示急性肾小管坏死，α_1-m、β_2-m、NAG、THP 等含量均有升高。

（五）慢性肾衰竭

慢性肾衰竭（chronic renal failure，CRF）是在发生各种慢性肾病基础上，由于肾单位逐渐受损，缓慢出现的肾功能减退以致不可逆转的肾衰竭。其临床主要表现为肾功能减退，代谢废物特别是蛋白质分解后的含氮代谢产物潴留，水、电解质和酸碱平衡失调。根据尿毒症毒素的分子量大小又可将这些毒素分为三类：①分子量＜300 的物质如尿素、肌酐等，为小分子毒素；②分子量＞1.2×10^4 的物质称为大分子毒素，如肌球蛋白等；③分子量在 300～1.2×10^4 为中分子毒素，如吲哚类、马尿酸类等。GFR 是诊断肾功能衰竭和评估其程度的最主要的检验指标。电解质、酸碱物质和内分泌物质测定对疾病的治疗有参考意义。尿 FDP、β_2-m、IgG 等测定是肾移植排斥反应的监测指标。

（六）肾小管性酸中毒

肾小管性酸中毒（renal tubular acidosis，RTA）是指各种原因引起的肾小管泌 H^+ 和（或）重吸收 HCO_3^- 功能障碍产生的代谢性酸中毒，多有家族史。主要特征：代谢性高氯性酸中毒；电解质紊乱如低或高钾血症、低钠血症、低钙血症。根据酸中毒部位可分为四种临床类型：近端肾小管性酸中毒为 I 型；远端肾小管性酸中毒为 II 型；混合型肾小管性酸中毒为 III 型；高血钾型全远端肾小管性酸中毒为 IV 型。

远端肾小管性酸中毒患者尿可滴定酸度（TA）和 NH_4 下降，若在酸中毒较为明显的状态下 TA＜20 mmol/L 和 NH_4＜40 mmol/L，则 I 型肾小管性酸中毒的可能性极大；若 TA＜10 mmol/L 和 NH_4＜25 mmol/L 则基本可确诊为 I 型肾小管性酸中毒。酸碱负荷试验可判断有无远端小管酸化功能障碍。服用氯化铵 2 h 后，尿 pH＞5.5 者为 I 型肾小管性酸中毒。HCO_3^-负荷试验有助于肾小管性酸中毒的诊断，Ⅱ型肾小管性酸中毒＞15%；Ⅰ型肾小管性酸中毒＞5%。钾和血氯测定也可用于肾小管性酸中毒的诊断和治疗。

病例分析

患者，男性，50岁。主诉：乏力，下肢水肿3个月。首先应考虑什么疾病？应做哪些实验室检查？

首先应考虑"肾病"可能，尤其是"慢性肾小球肾炎"。

1. 尿常规： 蛋白尿，有时有蛋白管型
2. 血浆尿素： ＞6.5 mmol/L
3. 血浆肌酐： ＞110 μmol/L
4. 内生肌酐清除率： ＜70～80 mL/min
5. 血清尿酸： ＞0.4～0.7 mmol/L
6. 尿浓缩稀释试验： 24 h 尿量＞2 500 mL，夜尿量＞750 mL，相对密度＜1.010
7. 酚红排泌试验： 2 h＜55%，15 min＜25%

第十三章
考点提示

第十三章
在线测试

思 考 题

1. 简述肾的主要功能。
2. 简述尿微量清蛋白临床意义。

（郭月丽）

第十四章 心肌损伤的生物化学检验

学习目标

1. 掌握：心肌损伤标志物的概念、选择原则；心肌损伤标志物的检测方法及临床意义。

2. 熟悉：理想的心肌损伤标志物应具备的条件；心脏疾病的生化改变。

3. 了解：常见心脏疾病的分类及临床分期；心衰标志物的检测方法及临床意义。

4. 具有进行心肌损伤标志物检测的能力。

5. 能够根据心肌损伤标志物检验结果得出相应的检验诊断结果。

第十四章
思维导图

心脏是人体最重要的器官之一，它和血管组成血液循环系统，通过体循环和肺循环完成体内氧、二氧化碳、营养物质、中间代谢物、代谢终产物和激素等物质的运输。缺血性心脏病是心血管疾病中最常见的类型，心肌损伤标志物的检测对心血管疾病的预防、诊断、治疗及预后起着重要作用。本章主要学习心肌损伤标志物的生物化学检验。

第一节 概　　述

心血管系统由心脏和血管及调节血液循环的神经体液等组成，是血液循环通道。心脏通过其节律的收缩和舒张，提供血液循环动力，保证全身血液供应。心脏除循环功能外，还具有内分泌功能。心房利尿钠肽（又称心钠素）是心脏分泌的激素，主要在心房肌细胞内合成；脑钠肽是由心室、脑分泌的激素。它们都具有利尿、利钠、舒张血管和降压作用，是调节体内钠平衡、稳定血压的重要激素。

一、心肌损伤与常见心脏疾病

心肌损伤是指伴有心肌细胞变性坏死的疾病，主要包括急性心肌梗死、不稳定型心绞痛、心肌炎、心肌病、心力衰竭等疾病。这里主要介绍几种临床常见的心脏疾病。

（一）冠状动脉粥样硬化性心脏病

冠状动脉粥样硬化性心脏病（简称冠心病）是冠状动脉血管发生动脉粥样硬化病

变，引起血管腔狭窄或阻塞，造成心肌缺血、缺氧或坏死而导致的心脏疾病。世界卫生组织（WHO）将冠心病分为无症状性心肌缺血（隐匿性冠心病）、心绞痛、心肌梗死、缺血性心力衰竭（缺血性心脏病）和猝死 5 种临床类型。

在冠状动脉粥样硬化狭窄病变基础上，由于某些诱因致使冠状动脉粥样斑块破裂，血小板在破裂的斑块表面聚集，形成血块（血栓），阻塞心脏动脉管腔，导致心肌缺血、损伤甚至坏死即急性心肌梗死（AMI），出现以剧烈胸痛、心电图和心肌蛋白、心肌酶学的动态变化，是最为严重的急危重症。

（二）心肌病与心肌炎

除 AMI 外，由其他原因引起的心肌肥厚、纤维化、变性、坏死等改变，称为心肌病；心肌炎是由病毒或细菌感染等引起的心肌细胞及其间隙的局部或弥漫性急、慢性炎症性病变，可伴有心肌细胞的变性、坏死，病情较轻的患者可无任何症状，而重症患者可发生心力衰竭、心源性休克甚至猝死。大部分患者经治疗可以获得痊愈，有些患者在急性期之后发展为扩张型心肌病，可反复发生心力衰竭。

（三）心力衰竭

心力衰竭又称"心肌衰竭"，是指心脏的收缩功能和（或）舒张功能发生障碍，不能将静脉回心血量充分排出心脏，导致静脉系统血液淤积，动脉系统血液灌注不足，不能满足机体的需要，并由此产生一系列症状和体征。根据临床症状可分为左心衰竭、右心衰竭和全心衰竭。左心衰竭最常见，亦最重要。心力衰竭是心脏在发生病变的情况下，失去代偿能力的一个严重阶段。

二、心肌损伤后血生化改变

心脏疾病尤其是缺血性心脏病，无论是慢性还是急性缺血，都可使心肌细胞缺血、缺氧，造成不同程度的心肌细胞损伤，出现心肌细胞变性甚至坏死。心肌细胞损伤后，原本存在于心肌细胞内的一些生化物质会释放到血液中。由于这些物质在心肌细胞内存在的方式、部位、分子大小等的不同，在心肌损伤后释放入血时间、血液中含量（包括峰值出现时间）、持续时间也各不相同。心肌细胞胞浆中游离存在的小分子物质最先释放进入血液，而那些与其他物质结合或存在于细胞器（如线粒体等）内的大分子物质释放速度则较慢。这些生化物质在血液中含量的变化可在一定程度上反映心肌是否损伤及损伤程度，这类物质通常被称为心肌损伤标志物。

准确而言，所谓心肌损伤标志物是指当心肌细胞损伤时，可大量释放至循环血液中，其血浓度变化可反映心肌损伤及其程度的特异性物质，其准确的检测可以为急性心肌梗死及其他伴有心肌损伤疾病的早期诊断、病情判断、疗效观察提供极其有价值的信息。

在心肌细胞损伤后所有释放到血液中的物质并非都可作为心肌损伤标志物，理想的心肌损伤标志物应具备以下条件：①高度的心肌特异性，在其他组织中不出现，或在病理情况下仅以微量出现。②正常情况下血液中不存在，心肌损伤后能在短时间内迅速进入血液循环，血中浓度升高即表明有心肌损伤。③血中浓度与心肌受损程度成正比，可反映心肌损伤程度。④在血液中能较稳定地存在一段时间，即有一定的"诊断窗口期"，以便于诊断，避免漏诊。⑤可发展成为一个敏感、准确的试验用于诊断，且容易检测，检测时间短，能够很快得到结果。⑥能够评估再灌注和再损伤，可根据标志物水平上升的峰值提前等特征，判断经溶栓治疗后栓塞动脉是否再通，并可根据标志物水平再度上升判断是否有再梗死发生。⑦诊断价值已经过临床证实。但到目前为止还未发现能完全符合这些要求的心肌损伤标志物。

第二节　心肌损伤标志物的测定

目前，临床常用的心肌损伤标志物包括蛋白质类标志物、酶类标志物（心肌酶谱）、心衰标志物三类。蛋白质类标志物主要包括心肌肌钙蛋白（cardiac troponin，cTn）、肌红蛋白（myoglobin，Mb）、CK-MB 质量；酶类标志物主要有肌酸激酶（creatine kinase，CK）及其同工酶、乳酸脱氢酶（lactate dehydrogenase，LDH）及其同工酶、天冬氨酸氨基转移酶（AST）等；心衰标志物主要有心房利尿钠肽（atrial natriuretic peptide，ANP）和脑钠肽（brain natriuretic peptide，BNP）。这些生化标志物在心脏疾病发生时，都有不同的变化，是目前临床评估病情和判断预后的灵敏指标。

一、蛋白质类标志物

微课：心脏蛋白质类标志物测定

在过去的 30 年中，实验室诊断 AMI 主要是通过测定"心肌酶谱"。但是酶学指标存在许多不足，使其在心肌损伤的应用上受到限制。人们不断地寻找新的指标来替代它们。后来发现某些蛋白质是心肌细胞特有成分或相对含量较高，当心肌损伤时，大量释放至血液中，因此检测这些蛋白质在血液中含量的变化，更有助于心肌损伤的判断。这类如心肌肌钙蛋白、肌红蛋白、CK-MB 质量，用于诊断 AMI、评价溶栓治疗的效果、判断再栓塞、栓塞范围及危险程度等，其临床应用价值明显优于心肌酶谱。

（一）心肌肌钙蛋白

1. 生物化学特性　肌钙蛋白是横纹肌重要的结构蛋白，存在于骨骼肌和心肌中。心肌细胞中的肌钙蛋白称为心肌肌钙蛋白（cTn），由心肌肌钙蛋白 C（cTnC）、心肌肌钙蛋白 I（cTnI）和心肌肌钙蛋白 T（cTnT）3 个亚基组成。不同种属的 cTn 氨基酸序列有较高的同源性，其抗原性相同，因此 cTn 不具有种属特异性。cTnC 分子量为 18 000，是肌钙蛋白的 Ca^{2+} 结合亚基，骨骼肌和心肌中的 cTnC 是相同的，没有心肌特异性，不能作为心肌损伤的特异性标志物；cTnI 分子量为 21 000，是肌动蛋白抑制亚基，有 3 种亚型：快骨骼肌亚型、慢骨骼肌亚型和心肌亚型，这 3 种 cTnI 亚型分别源于 3 种不同的基因；cTnT 分子量为 37 000，可能为不对称蛋白结构，是原肌球蛋白结合亚基，cTnT 也有 3 种亚型：快骨骼肌亚型、慢骨骼肌亚型和心肌亚型，它们在骨骼肌或心肌中的表达分别受不同的基因调控。

cTnI 和 cTnT 是心肌细胞特有的蛋白质，而且在 AMI 后（3～6 h）血中浓度很快升高，和 CK-MB（3～8 h）相当或稍早，其特异性和灵敏度明显高于 CK-MB。所以，血清 cTnI 和 cTnT 浓度升高是心肌损伤特异性、灵敏性的标志，被认为是目前最好的确诊标志物，正逐步取代 CK-MB 成为 AMI 诊断的"金标准"。cTn 具有相当长的诊断窗口期，cTn 对急性胸痛患者的诊断均优于 CK-MB。有研究表明，cTnI 和 cTnT 对 AMI 的诊断无显著差异，都能鉴别出 CK-MB 所不能检测出的微小心肌损伤。

2. 心肌损伤时血中 cTn 的变化　cTnI/cTnT 是 AMI 的高特异性和高敏感性的确诊标志物。在心肌细胞损伤早期，游离于胞浆内的 cTnI/cTnT 快速释放出来，4～8 h 血清中升高。随着肌原纤维不断崩解破坏，以固定形式存在的 cTn 不断释放，血清或血浆中 cTn 水平在 AMI 发生后 8～14 h 达高峰，1～2 周后降至正常水平。由于 cTnI/cTnT 具有心肌特异性，胸痛发生 4 h 后的患者，可直接进行 cTnI/cTnT 检测，其血清中水平升高具有诊断的特异性，AMI 的早诊断可为患者的治疗赢得宝贵时间。对于心电图无特征性改变，又无临床典型症状的微小心肌损伤患者，cTnI/cTnT 的检测是目前最佳的确诊指标。cTnI/cTnT 除了用于 AMI 的早期诊断外，也可作为临床溶栓治疗后再灌注的监测指标。因此，cTnI/cTnT 在用于确定临床诊断急性心肌损伤的准确性、对未及时应诊患者的后期回顾性诊断、区别同时有着骨骼肌和心肌损伤的心肌损伤程度、溶栓治疗再灌注的疗效评估、心脏手术对心肌损伤程度和修复的评估等多方面都是非常有用的确诊性指标。

3. 测定方法　cTn 可以用酶联免疫吸附测定（ELISA）法作定量检测，也可用快速的固相免疫层析法作定性检测。目前，化学发光法已有试剂盒供应，适用于自动化分析，通用性强，已应用于临床检验。

【原理】　化学发光免疫法，加入包被抗 cTnT 单克隆抗体的聚苯乙烯珠及辣根过氧化物酶标记的抗 cTnT 单克隆抗体，通过抗原抗体反应，形成酶标抗体 -cTnT- 抗体 - 聚苯乙烯珠复合物，除去游离的酶标抗体，再加入鲁米诺发光体系，发光强度与待测样品浓度呈线性关系，检测发光强度对待测 cTnT 进行定量分析。

【方法评价】

1. 优点　① cTnT 和 cTnI 是心肌损伤的确诊性标志物，在众多标志物中具有灵敏度高、特异性强、升高幅度大、诊断窗口期长等特点；② cTnT 和 cTnI 不仅能诊断 AMI，还能检测心肌微小损伤。

2. 缺点　①不是理想的 AMI 早期诊断标志物，在 AMI 发生的 6 h 内，cTn 敏感度较低，远低于 Mb，对于早期确定是否使用溶栓疗法价值较小。② cTn 的窗口期较长，因此不利于诊断近期发生的心肌梗死，也不易于发现间隔较短的再梗死。

【参考区间】　免疫学方法（肝素抗凝血浆）：cTnT<0.03 μg/L。

微小心肌损伤诊断值为>0.03 μg/L，AMI 诊断值为>0.1 μg/L。

不同厂家所用的 cTnI 试剂盒的抗体及检测方法不同，参考区间也存在 10～20 倍的差异，在具体应用上，应参考厂家提供的参考区间。

【临床意义】

1. 早期诊断 AMI 最好的标志物　AMI 患者于发病后 3～6 h 升高，发病 10～120 h

内检测敏感性达 100%，峰值于发病后 10～48 h 出现，呈单相曲线，可达参考区间的 30～40 倍。峰值出现较晚或较高的患者，增高可持续 2～3 周。对于无 Q 波心肌梗死、亚急性心肌梗死或用 CK-MB 无法判断预后的患者更有意义。

2. 对不稳定型心绞痛（unstable angina pectoris，UAP）预后的判断 UAP 患者中 cTn 升高者是发展为 AMI 或猝死的高危人群，动态观察 cTn 变化对诊断与判断 UAP 预后具有重要意义。如果 UAP 患者 cTn 正常，则预后良好；如果 cTn 阳性则应严密观察，可进行冠状动脉造影，以观察冠状动脉病变严重程度。cTn 对 UAP 诊断的时间窗为胸痛发作后数小时至数天，也可达数周，与心肌缺血损伤时间的长短有关。

3. cTn 后期峰值与梗死面积呈正相关 可反映心肌细胞坏死的数量，但利用 cTn 的峰值浓度来估计梗死的面积不一定可靠。cTn 累积释放量与心功能受损程度成正比。

4. 其他情况 如钝性心肌外伤、心肌挫伤、甲状腺功能减退患者的心肌损伤、药物的心肌毒性、严重脓毒血症导致的左心衰竭时 cTn 也可升高。

5. cTn 被推荐用来评估围手术期心脏受损程度，特别是冠状动脉搭桥术后 AMI 和微小心肌损伤的鉴别 一般围手术期 AMI 患者 cTn 会持续释放，血中浓度可达 5.5～23 ng/mL，术后第 4 天达高峰；无 AMI 患者 cTn 释放取决于心脏停搏时间的长短，动脉被夹注时间短暂者术后第 1 天 cTn 有轻度增高，动脉被夹注时间较长者血中 cTn 增高可延续至术后第 5 天。

（二）肌红蛋白

1. 生物化学特性 肌红蛋白（Mb）是一种氧结合蛋白，主要存在于横纹肌（心肌、骨骼肌）细胞中，有运输和储存氧的功能。Mb 是由 1 条多肽链和 1 个血红素辅基组成的结合蛋白，每分子含 153 个氨基酸残基，分子量为 17 800。当心肌细胞损伤时，Mb 是最早进入血液的标志物之一，其扩散入血的速度比 CK-MB 或 cTnI、cTnT 更快。但因骨骼肌损伤时也有大量肌红蛋白释放，所以血中检测到肌红蛋白增多也可能是横纹肌损伤的结果，不具有心肌特异性。

2. 心肌损伤时血中 Mb 的变化 肌红蛋白是用于心肌损伤的最佳早期标志物，由于其分子小，且分布于细胞质中，在心肌损伤后 0.5～1 h，即开始从受损的心肌细胞中释放入血，6～10 h 血中浓度可达高峰，24～36 h 恢复至正常水平。在 AMI 时可快速入血，故在 AMI 发生的 1.5～6 h 内，通过动态检测两次血清肌红蛋白水平，可早期诊断是否有急性心肌梗死发生：如两次检测值中第二次明显高于第一次，则具有极高的阳性预报价值；如两次测定值间无差异，则可排除急性心肌梗死的可能性。但应注意的是，严重休克、广泛性创伤、终末期肾功能不全、心肌炎、急性感染、肌炎或肌病时血肌红蛋白均可能升高，因而应注意与 AMI 进行鉴别诊断。由于肌红蛋白的窗口期短，仅为 3～4 天，故在疾病发生后该指标不能用于回顾性分析。

3. 测定方法 测定肌红蛋白的方法较多，有免疫化学法，包括放射免疫法、酶联免疫吸附测定法、免疫比浊法、荧光免疫法等。目前常用的为胶乳透射免疫比浊法，该法灵敏度高、特异性好、测定速度快，适用于各型自动生化分析仪。

【原理】 胶乳透射免疫比浊法，将包被抗人肌红蛋白特异性抗体的乳胶颗粒与抗体混合，标本的肌红蛋白与乳胶颗粒表面的抗体结合，使相邻的乳胶颗粒彼此交联，发生凝集反应产生浊度，浊度的增加与标本中肌红蛋白含量成正比，通过与校准物比较即可求出标本中肌红蛋白的含量。

血样本在 2～8℃可保存 7 天，−20℃下可保存 28 天。

【参考区间】 依测定方法的不同而异。

免疫学方法：男性 16～96 ng/mL，女性 9～82 ng/mL。

血清 Mb 水平随年龄、性别及种族的不同而异，老年人血清 Mb 水平随年龄增加而逐渐轻度升高。

【临床意义】

1. Mb 是 AMI 的早期诊断标志物 心肌损伤后血肌红蛋白升高早于其他心肌损伤标志物，阳性结果必须通过肌钙蛋白来确认。

2. Mb 是筛查 AMI 很好的指标 由于 Mb 半衰期短（15 min），胸痛发作后 6～12 h 不升高，有助于排除 AMI 的诊断。

3. 能用于判断再梗死 由于在 AMI 后血中 Mb 很快从肾清除，发病 18～30 h 内可完全恢复到正常水平，故 Mb 测定有助于在 AMI 病程中观察有无再梗死或者梗死有无扩展。若 Mb 频繁出现增高，提示原有心肌梗死仍在延续。

4. Mb 是溶栓治疗中判断有无再灌注的较敏感而准确的指标。

（三）CK-MB 质量测定

1. 生物化学特性 CK-MB 为肌酸激酶的同工酶，主要存在于心肌细胞中，心脏是体内含 CK-MB 最多的器官（详见本章酶类标志物测定）。CK-MB 质量（CK-MB mass）检测指用免疫法测定 CK-MB 酶蛋白的含量来反映血清 CK-MB 的浓度水平，而非活性测定。

血 CK-MB 含量在 AMI 发作后 3～5 h 开始升高，16～24 h 达高峰。CK 半衰期为 10～12 h，若无再梗死或其他损伤，2～3 天可恢复正常。研究表明，缺血性心脏病和非缺血性心脏病在阳性率、升高倍数等方面，CK-MB 质量检测的假阳性率明显低于 CK-MB 活性测定。CK-MB 质量检测优于 CK-MB 活性检测，特别适用于 AMI 患者和伴有较明显肺部感染的心肌缺血患者的临床实验室诊断。由于 CK-MB 活性检测存在许多不足之处，逐渐被 CK-MB 质量检测所替代，目前倾向用 CK-MB 质量测定作为心肌损伤的常规检查项目之一。

2. 测定方法 应用最多的是 ELISA 法。电化学发光免疫测定（ECLIA 法）对 CK-MB 高度灵敏和特异，可报告范围宽。

【原理】 ELISA 法：用单克隆技术制备出特异性极高的仅和 CK-MB 作用的抗血清，用两株抗 CK-MB 单克隆抗体测定 CK-MB 蛋白量，此法检测限为 1 μg/L，方法简单，特异性高。

【参考区间】

CK-MB 质量（ECLIA 法）：男性为 1.35～4.94 μg/L，诊断限＞5 μg/L；女性为 0.97～2.88 μg/L，诊断限＞5 μg/L。

【临床意义】　CK-MB 质量可以诊断无骨骼肌损伤的心肌梗死，也适用于 AMI 的早期诊断，特异性高于肌红蛋白。溶栓治疗 90 min 后，若测定值增加 4 倍以上，提示梗阻的血管再灌注成功。对不稳定型心绞痛的患者，CK-MB 增多，数月后心肌梗死的发生率和死亡率都明显增高。

二、酶类标志物

20 世纪 70 年代至 90 年代初，最常用的心肌损伤标志物为心肌酶，即 CK 及 CK-MB、LDH 及 LDH_1、AST，这些项目常组合在一起测定，称为心肌酶谱。除 CK 及 CK-MB 之外，其他酶类标志物因特异性不高，AMI 后出现异常的时间相对较晚，目前在 AMI 诊断中的作用越来越小，已逐渐少用以致基本淘汰，但国内大多数实验室仍一并检测。

（一）肌酸激酶（CK）及其同工酶

1. 生物化学特性　CK 广泛存在于骨骼肌、心肌和脑组织中，分子量为 86 000，是由肌型（M）和脑型（B）亚基组成的二聚体，故可形成 CK-MM、CK-BB、CK-MB 三种同工酶。CK-MM 主要分布在骨骼肌和心肌中；CK-BB 主要分布在肝、脑、胃、肾、肠中；CK-MB 主要分布在心肌中，而且心肌不同部位含量也不尽相同，前壁＞后壁，右心室＞左心室（表 14-1）。CK-MB 一直是临床诊断心肌损伤的心肌酶谱中最具特异性的酶，是目前应用最为广泛的心肌损伤酶学指标。另外，在心肌、骨骼肌和脑等组织细胞的线粒体中还含有一种免疫特性和电泳迁移率不同于上述同工酶的 CK，称为线粒体 CK（mitochondrion，CK-Mt）。CK 进入血液后，M 亚基 C 端的赖氨酸残基可被血中的羧肽酶 B 和 N 水解，根据水解程度，CK 同工酶可形成多种亚型：CK-MM 分为 $CK-MM_1$、$CK-MM_2$、$CK-MM_3$；CK-MB 分为 $CK-MB_1$ 和 $CK-MB_2$。各亚型在正常人血清中含量依次为 $CK-MM_1＞CK-MM_2＞CK-MM_3$；$CK-MB_1＞CK-MB_2$。

表 14-1　肌酸激酶及其同工酶组织分布特点

组织	总 CK 活性 （$U·g^{-1}$ 湿组织）	CK-BB/%	CK-MB/%	CK-MM/%
骨骼肌	2 500	0.06	1.1	98.9
脑	555	97.3	2.7	0
心肌	473	1.3	20	78.7
胃	190	95.7	0	4.3
小肠	112	80.0	8.0	12.0
肾	32	97.2	0	2.8
肝	1	100	0	0

2. 心肌损伤时血中 CK 及其同工酶的时相变化

（1）CK 总活性变化：AMI 后，血中 CK 2～4 h 升高，峰值在 10～24 h，3～4 天恢复至正常水平，其升高程度与心肌损伤程度基本一致。

（2）CK 同工酶变化：CK-MB 活性在 AMI 后 3～8 h 升高，16～24 h 达峰值，2～3 天恢复至正常水平。为弥补 CK-MB 活性测定的不足，目前倾向于用 CK-MB 质量测定替代 CK-MB 活性测定。

（3）CK 同工酶亚型变化：正常情况下，血清中 $CK-MB_1$ 和 $CK-MB_2$ 水平是平衡的。当 AMI 时，心肌释放 $CK-MB_2$ 增多，$CK-MB_2$ 在 AMI 后 4～6 h 即上升，9～24 h 达峰值，48～72 h 恢复正常。如进一步测定 $CK-MB_1$，以 $CK-MB_2 > 1.0$ U/L，$CK-MB_2/CK-MB_1$ 比值超过 1.5 为标准，诊断 AMI 的特异性可达 95%。显然 CK 亚型分析在诊断 AMI 的特异性和灵敏度方面优于 CK 总酶和同工酶，可用于 AMI 早期诊断，CK 亚型比值亦可用于判断溶栓疗效。

3. 测定方法

（1）CK 总活性测定：临床较多使用比色法和酶偶联速率法。

（2）CK-MB 活性测定方法：免疫抑制法、放射免疫法、电泳法等。

【原理】 酶偶联速率法：在肌酸激酶的催化下，磷酸肌酸与 ADP 反应生成肌酸和 ATP，在己糖激酶催化下，ATP 使葡萄糖磷酸化为葡萄糖 -6- 磷酸，后者在葡萄糖 -6- 磷酸脱氢酶（G6PG）催化下与 $NADP^+$ 反应，生成 6- 磷酸葡萄糖酸和 NADPH。利用酶偶联反应原理，在 340 nm 波长处，连续监测单位时间内 NADPH 的生成速率，可计算出 CK 的总活性。

【方法评价】

1. 优点 ①操作简便，检测周期时间短、费用低。②不受溶血干扰。③可用于再梗死和溶栓效果的判断。

2. 缺点 ①不能满足早期诊断要求，在 AMI 发生的 6 h 内，敏感度较低。②特异性不高，各种骨骼疾病、中枢神经系统疾病均可导致血清 CK 增高。③不能较好地反映微小心肌损伤。

【参考区间】

CK 总活性：男性：24～195 U/L；女性：24～170 U/L。

CK-MB 活性：免疫抑制 - 酶动力学法为 10～24 U/L，诊断限 >25 U/L。

CK 水平在人群中不是正态分布的，受到性别、年龄、种族、生理状态的影响，故在确定参考值时应注意不同"正常人群"的情况。

【临床意义】

1. CK 及 CK-MB 活性测定有相同的临床意义。20 世纪 60 年代 CK 活性测定即已用于 AMI 的诊断，70 年代 CK-MB 活性测定又应用于临床，二者对 AMI 的诊断贡献卓著，是应用最为广泛的 AMI 诊断指标。AMI 时，血清 CK 与 CK-MB 活性变化基本同步，CK 升高一般为正常的数倍，但很少超过 30 倍；CK-MB 活性升高峰值一般超过参考值上限 2 倍，是诊断急性心肌梗死最有价值的酶学指标，且其升高程度与梗死面积、病情严重程度成正比。

2. AMI 后如及时进行了溶栓治疗并出现再灌注时，梗死区心肌细胞中的 CK 就会被冲洗出来，导致 CK 成倍增加，使达峰时间提前。故 CK 测定有助于判断溶栓治疗后是否出现再灌注。

3. 由于骨骼肌中 CK 含量极高，且其全身总量大大超过心肌，所以在剧烈运动、各种肌肉损伤（如肌肉挫伤、手术等）和肌病（如多发性肌炎、横纹肌溶解综合征、进行性肌营养不良等）时，CK 极度升高，活性常高于参考数值数十至数百倍。

4. AMI 诊断时注意 CK-MB 与 CK 的时效性。AMI 发病 8 h 内查 CK 不高，不可轻易排除诊断，应继续动态观察；24 h CK 测定意义最大，因为此时 CK 应达峰值，如小于正常上限，可除外 AMI；发病 48 h 内多次测定 CK 不高，且无典型的升高、下降过程，可怀疑 AMI 的诊断；但要除外两种情况：①CK 基础值极低的患者发生心肌梗死时其 CK 升高后可在正常范围内。②心肌梗死范围很小，心内膜下心肌梗死。当心肌缺血时 CK-MB 常不升高，故心肌梗死患者早期大多数无 CK-MB 升高，即便升高也不超过正常上限的 2 倍。CK-MB 并不对心肌完全特异，在骨骼肌、脑、小肠中也少量存在。

（二）乳酸脱氢酶及其同工酶

1. 生物化学特性　乳酸脱氢酶（LDH）是由心型（H）和肌型（M）亚基组成的四聚体，形成 5 种同工酶：LDH_1（H_4）、LDH_2（H_3M）、LDH_3（H_2M_2）、LDH_4（HM_3）及 LDH_5（M_4），可用电泳方法将其分离。LDH 同工酶的分布有明显的组织特异性，心肌、肾和红细胞中以 LDH_1 和 LDH_2 最多，骨骼肌和肝中以 LDH_4 和 LDH_5 最多，而肺、脾、胰、甲状腺、肾上腺和淋巴结等组织中以 LDH_3 最多。后来从睾丸和精子中发现了 LDH_x，其电泳迁移率介于 LDH_4 和 LDH_5 之间。因此可以根据其组织特异性来协助诊断疾病。

2. 心肌损伤时血中 LDH 的变化　AMI 发作后 8～12 h，血中 LDH 和 LDH_1 开始升高，48～72 h 可达峰值，7～12 天回落至正常。因 LDH 的半衰期较长（57～170 h），在其他酶活性已恢复正常时，该酶仍处于升高状态，连续监测 LDH 对于就诊较迟且其他主要检测无异常的 AMI 患者有一定参考价值。另外，正常人血清中 LDH_2 高于 LDH_1，心肌损伤时，LDH_1 增高更明显，导致 LDH_1/LDH_2 的比值升高。

3. 测定方法

（1）LDH 总活性测定：临床实验室常以速率法测定。最常用的方法有两大类：①根据从乳酸脱氢氧化成丙酮酸正向反应（L→P），乳酸和 NAD^+ 作为酶底物，在 340 nm 波长处监测吸光度上升速率，称为 LDH-L 法。此法在国内临床实验室中广泛应用，是 IFCC 推荐的 LDH 测定参考方法。②根据丙酮酸还原成乳酸的逆向反应（P→L），丙酮酸和 NADH 作为酶底物，在 340 nm 波长处监测吸光度下降速率，称 LDH-P 法。

（2）LDH 同工酶测定：有免疫抑制法和电泳法。临床上多用免疫抑制法测定 LDH_1 活性，即通过抗 M 亚基抗体抑制其他含 H 亚基的乳酸脱氢酶同工酶的活性而测得的 LDH 活性就是 LDH_1 的活性。琼脂糖凝胶电泳是分离乳酸脱氢酶同工酶的常用方法，扫描电泳后的各同工酶显色区带，即可求出各自的相对含量。

【方法评价】

（1）采血时应注意避免溶血：红细胞中 LDH 是血清中的 100 倍，故溶血可使结果严重偏高。草酸盐抗凝剂抑制 LDH，应避免使用。

（2）LDH 的稳定性与温度有很大关系：不同的同工酶在不同的温度下稳定性也不同，因此不管在什么温度下（包括冷冻）保存，均可导致 LDH 酶活性丧失。

【参考区间】 LD 总活性：120～250 U/L（L → P）。

LDH 同工酶：LDH_1 14%～26%；LDH_2 29%～39%；LDH_3 20%～26%；LDH_4 8%～16%；LDH_5 6%～16%。

同工酶的比例排序：$LDH_2>LDH_1>LDH_3>LDH_4>LDH_5$（小儿有时可出现 $LDH_1>LDH_2$）；其中，$LDH_1/LDH_2<0.7$，AMI 的诊断限为 $LDH_1/LDH_2>1.0$。

由于不同实验室试验条件不同，故各实验室应有自己的参考值。

【临床意义】

1. LDH 总活性测定　由于 LDH 几乎存在于所有体细胞中，而且在人体各组织中的活性普遍很高，所以血清中 LDH 的升高对任何单一组织或器官都是非特异的。在 AMI 时升高迟、达峰晚、灵敏度低、特异性差，不能用于评估溶栓疗法和再灌注标志，故对 AMI 的早期诊断价值不大，目前在临床上的应用已逐渐减少。由于 LDH 的半衰期长，多用于回顾性诊断，如对入院较晚的 AMI 患者、亚急性心肌梗死的诊断和病情监测有一定价值。

2. LDH 同工酶活性测定

（1）通常在 AMI 后 6 h LDH_1 开始出现升高，总 LDH 活性升高略为滞后。由于 AMI 时 LDH_1 较 LDH_2 释放多，所以 $LDH_1/LDH_2>1.0$，LDH_1/LDH_2 比值的峰时在发病后 24～36 h，然后开始下降，发病后 4～7 天恢复正常。

（2）当 AMI 患者的 LDH_1/LDH_2 倒置且伴有 LDH_5 升高时，预后比仅出现 LDH_1/LDH_2 倒置差，LDH_5 升高提示患者心力衰竭并伴有肝淤血或肝功能衰竭。

（3）LDH_1 活性大于 LDH_2 或表现 LDH 图形倒置也可出现在心肌炎、巨幼红细胞贫血和溶血性贫血，但体外溶血通常不会导致 $LDH_1>LDH_2$。

（4）在肝实质病变，如病毒性肝炎、肝硬化、原发性肝癌时，由于 LDH_5 在血清 LDH 中所占比例很少，总 LDH 测定往往不易检出。但同工酶检查可出现 $LDH_5>LDH_4$，在胆道梗阻未累及肝实质前仍为 $LDH_4>LDH_5$。恶性肿瘤肝转移时常伴有 LDH_4 和 LDH_5 升高。

（5）骨骼肌疾病时 $LDH_5>LDH_4$，各型肌萎缩早期 LDH_5 升高，晚期可出现 LDH_1 和 LDH_2 升高。

（6）肺部疾患可有 LDH_3 升高，白血病时常有 LDH_3 和 LDH_4 升高。

（三）天冬氨酸氨基转移酶

1. 生物化学特性　AST 广泛存在于多种器官中，按含量多少顺序依次为心脏、肝、骨骼肌和肾，还有少量存在于胰腺、脾、肺及红细胞中，肝中 70% AST 存在于肝细胞线粒体中。

2. 心肌损伤时血中的变化　正常人血清中含量甚微。发生 AMI 时，患者血清中 AST 可升高，一般在发病后 6～12 h 明显升高，16～24 h 达峰值，72～120 h 恢复正常。

3. 测定方法　目前临床常用速率法检测血清中的 AST 活性。

【参考区间】　速率法：成年男性 13～40 U/L，女性 10～28 U/L。

【临床意义】　AST 是 20 世纪 50 年代第一个用于 AMI 诊断的酶类，但其组织特异性差，在 AMI 发生时升高迟于 CK，恢复早于 LDH，故诊断 AMI 价值不大。血清 AST 单纯升高不能作为诊断心肌损伤的依据。

三、心衰标志物

心力衰竭（简称心衰）是多种心脏疾病的终末期表现，长期以来其诊断主要依靠临床表现和物理仪器，缺少相应的生化标志物。近年来发现，检测血清利钠肽激素可用于心力衰竭的实验室诊断。因为利钠肽激素是调节体液、体内钠平衡及血压的重要激素，当心脏内血容量增加和左心室压力超负荷时，可大量分泌并释放入血。利钠肽家族主要包括两类：一类为 B 型利钠肽（B-type natriuretic peptide，brain natriuretic peptide，BNP），又称脑钠肽；另一类为心房利钠肽（atrial natriuretic peptide，ANP），又称心钠素。

（一）脑钠肽

1. 生物化学特性　脑钠肽是 1988 年由日本 Matsuo 等从猪脑中分离纯化的一种利钠多肽。在哺乳动物中广泛分布，存在于脑、脊髓、心、肺等组织，又称脑利钠肽。在合成过程中，心室和脑细胞表达分泌的 B 型利钠肽原前体水解为 B 型利钠肽原，后者进一步水解，生成等物质的量的 BNP（32 个氨基酸）和 B 型利钠肽原 N 端肽（N-terminal proBNP，NT-proBNP，76 个氨基酸），二者均可反映 BNP 的分泌状况，但 NT-proBNP 不具备 BNP 的生物学作用。实际上，脑钠肽是机体进行自身调节的一种保护性机制，被称为"心脏负荷应急救援激素"，具有利尿利钠、降低血压、增加冠状动脉血流、防止血栓形成等多种生物活性。

生理情况下血清 BNP 浓度很低，当心室血容积增加和左心室压力超负荷时即可刺激 BNP 基因表达活跃，从而大量合成 BNP 释放入血。NT-proBNP 在血液中半衰期为 120 min，体外稳定性强，心衰患者血液中浓度较 BNP 高，因此测定血清 NT-proBNP 更利于心衰的诊断。

2. 测定方法　主要有放射免疫法（IRA）、免疫放射测定（IRMA）法、电化学发光法（ECLA）。

【原理】　电化学发光法：单克隆抗 NT-proBNP 特异性抗体和标记钌配合物的单克隆 NT-proBNP 特异性抗体反应形成夹心式配合物，加入链霉亲和素包被的粒子后，配合物结合成固体相，反应混合物被吸入测量池，吸附到电极表面，对电极加电压，产生化学发光，测定发光强度计算其含量。

【参考区间】

NT-proBNP：＜125 pg/mL（＜75 岁者）；＜450 pg/mL（＞75 岁者）（ECLIA 法）

BNP：＜125 pg/mL（诊断心衰）；＜80 pg/mL（评价 AMI 患者预期生存率）（电化学发光法）。

以上参考区间引自试剂盒说明书。

【临床意义】

1. BNP 可作为慢性充血性心力衰竭的血浆标志物，用于早期诊断、病情严重程度的判断。

2. 原发性高血压患者血浆 BNP 水平与左心室肥厚有关，因此 BNP 水平有助于监测高血压患者是否存在左心室肥厚和判断高血压的严重程度。

3. 肥厚型心肌病患者血浆 BNP 升高水平，可反映心肌肥厚程度及流出道有无梗阻。因肥厚型心肌病患者存在舒张功能障碍，加之流出道梗阻，心室舒张末压显著升高，BNP 的分泌亦显著增加。

4. 心房颤动时血浆 BNP 升高，心房颤动转为窦性心律时 BNP 回降到原先水平。

（二）心钠素

1. 生物化学特性　心钠素（ANP）为 28 个氨基酸的多肽，在心脏中表达最为丰富，心房细胞是合成 ANP 的主要部位。与 ANP 同时合成的还有 NT-proANP。ANP 具有重要的生理功能：①利钠及利尿作用，并具有快、短、强的特点。②抑制肾素－血管紧张素－醛固酮系统。③抑制垂体后叶加压素的合成、释放及作用。④舒张血管、降低血压、改善心功能的作用。

2. 测定方法　由于血清中 ANP 的不稳定性及检测方法存在重复性差等问题，目前临床上很少测定 ANP，一般检测 NT-proANP。常用测定方法有放射免疫法（IRA）、免疫放射测定（IRMA）法、电化学发光法（ECLIA）。

【临床意义】　NT-proANP 在临床心力衰竭的危险性评估、诊断及预后判断等方面得以应用。

微课：心衰标志物测定（1）

微课：心衰标志物测定（2）

第三节　心肌损伤标志物的选择和应用评价

20 世纪 70 年代，在诊断 AMI 中起重要作用的标志物是以 AST、LDH 及其同工酶、CK 及其同工酶等血清酶组成的项目组合（心肌酶谱）为代表，但存在特异性和灵敏度较低的缺陷；20 世纪 90 年代以后，发展到以检测蛋白质含量为主的早期标志物（如 Mb）和确诊性标志物（如 cTn），从而使诊断的灵敏度和特异性大大提高。急性心肌梗死的标志物从酶类发展到蛋白质类，从诊断的特异性和敏感性来看，蛋白质类优于酶类，但是蛋白质类标志物的分析方法还处于发展阶段，不够稳定并且价格昂贵，为了避免心脏疾病漏诊或者过度医疗，在选择心肌损伤标志物时，应根据患者发病的不同阶段、诊断目的和经济能力选择合适的标志物。

一、心肌损伤标志物的选择原则

心肌损伤标志物的研究由来已久，然而标志物在临床的选择和运用并没有规范统一的标准。心肌损伤标志物可根据其不同特点进行选择应用。

1. 早期标志物　指症状出现 6 h 内血液中升高的生化标志物，包括 Mb、CK、CK-MB、cTnI/cTnT。AMI 发生 0.5～2 h Mb 升高；3～8 h CK、CK-MB 升高；3～6 hcTnT、cTnI 升高；cTnI/cTnT（或 CK-MB 质量）是诊断 AMI 的首选标志物，症状发作 6 h 以内应同时检测 cTnI/cTnT 和早期标志物 Mb，Mb 与 cTnI/cTnT（或 CK-MB 质量）联合应用有助于 AMI 的排除诊断。对可疑急性冠脉综合征（ACS）患者，cTnI/cTnT 水平升高其病死和缺血事件再发生率的危险增加。

2. 中晚期标志物　指症状发生后 2～3 天或更长时间的患者，LDH 及其同工酶维持升高 6～10 天；cTnT 维持升高 5～7 天；cTnI 维持升高 10～15 天。

3. 排除标志物　Mb 早期阴性可排除 AMI，Mb 晚期阴性不能排除 AMI；cTnT 和 cTnI 中晚期不升高不能完全排除 AMI。

4. 确诊标志物　指在症状出现后 6～12 h 升高，并能维持异常升高数天，有较高的灵敏度和特异性。cTnT 或 cTnI 取代 CK-MB 作为检出心肌损伤的首选标志物，但仍需结合病史和其他实验室检查作出诊断。上述指标分析时间周期应严格控制总的分析时间在 1 h 内。

二、心肌损伤标志物的应用评价

为了合理应用心肌损伤标志物，充分发挥其在心肌损伤诊断、病情监测及治疗过程中的作用，最近对心肌损伤标志物的应用取得了以下共识。

1. cTnT 或 cTnI 作为心肌损伤的首选标志物。

2. 临床检验中只需开展一项心肌肌钙蛋白测定（cTnT 或 cTnI），如已经常规提供一项心肌肌钙蛋白测定，不必同时进行 CK-MB 质量测定。

3. 不再将 LDH、AST 和 α- 羟基丁酸脱氢酶（HBDH）用于诊断 ACS 患者。如因某些原因暂不开展 cTnT 或 cTnI 测定，可保留 CK 和 CK-MB 测定以诊断 ACS 患者，但建议使用 CK-MB 质量测定法。

4. Mb 作为常规早期心肌损伤标志物。由于其诊断特异性不高，主要用于早期排除 AMI 诊断。

5. 如果患者已有典型的可确诊 AMI 的心电图（ECG）变化，应立即进行针对 AMI 的治疗。对这些患者进行心肌损伤标志物的检查有助于进一步确认 AMI 的诊断，判断梗死部位大小，检查有无合并症如再梗死或梗死扩展，应减少抽血频率。

6. 对那些发病 6 h 后就诊的患者，不需要检测早期标志物如 Mb，只需测定确定标志物如心肌肌钙蛋白。

7. 尽量缩短样品测定周期。样品测定周期（turnaround time，TAT）的定义为从采集血样标本到报告结果的时间。IFCC 建议 TAT 控制在 1 h 内，以便尽早开始有效治疗，降低死亡率。一些医院检验科室没有自动免疫分析仪或人员不足，难以在 1 h 内报告结果，此时可考虑采用床旁检验仪器。标本的预处理时间包括必需的血液凝固和离心时间，对于自动免疫分析仪，可用血浆或抗凝的全血代替血清，免去凝血所需的时间，降低全部分析前时间。心肌损伤标志物的血清浓度和血浆浓度可能存在差别，使用血浆或抗凝全血检测心肌损伤标志物可以缩短 TAT，但是一定要弄清抗凝剂对测定结果有无影响。在保证测定质量前提下，测定时间将成为选择试剂盒的重要依据。

总之，在心肌损伤标志物检测的应用上，应根据实际情况在不同的时间，权衡利弊，采用优势互补的联合检测方法，以提高 AMI 的早期诊断率，这在 AMI 的及时救治和康复方面，有着非常重要的意义。

用于诊断 AMI 的生化标志物有多种，在使用时应根据标志物的不同特点选择使用，急性心肌梗死生化标志物的特点总结列于表 14-2。

表 14-2　急性心肌梗死生化标志物的特点比较

项目	Mb	CK	CK-MB	LDH	cTnT	cTnI
分子量	17 800	86 000	86 000	13 500	39 700	22 500
正常参考范围	<90 ng/mL	24～195 U/L	10～25 U/L	100～230 U/L	<0.03 µg/L	<0.5 ng/mL
医学决定水平	100 ng/mL	200 U/L	>25 U/L	>250 U/L	0.1 µg/L	1.0～3.1 ng/mL
超过上限时间	1～2 h	6～9 h	3～8 h	8～18 h	3～6 h	3～6 h
峰值时间	6～9 h	10～36 h	9～30 h	24～72 h	10～24 h	14～20 h
恢复正常时间	24～36 h	72～96 h	48～72 h	6～10 d	10～15 d	5～7 d
升高倍数	5～20	5～25	5～20	3～5	30～200	20～50
灵敏度（0～6 h）	50%～100%	NR	17%～62%	NR	50%～59%	6%～44%
特异性（0～6 h）	77%～95%	NR	92%～100%	NR	74%～96%	93%～99%

第十四章
考点提示

第十四章
在线测试

思 考 题

1. 心肌损伤标志物的选择原则是什么？
2. 肌红蛋白的生化特性及应用评价是什么？

（黄淑萍）

第十五章 胰腺疾病的生物化学检验

学习目标

第十五章
思维导图

1. 掌握：胰腺疾病的主要生化改变；血、尿淀粉酶测定的原理和主要临床意义；胰脂肪酶测定的原理和主要临床意义。

2. 熟悉：胰腺的内分泌和外分泌功能的主要特点；常用的胰腺疾病检验指标；淀粉酶测定、胰脂肪酶测定的方法评价。

3. 了解：胰液中主要电解质和消化酶及其生理功能；血清胰蛋白酶活性测定的原理、方法评价和临床意义。

4. 具有对血清（或尿液）淀粉酶、脂肪酶测定的操作能力。

5. 具有综合分析检测结果进行胰腺疾病初步诊断的能力。

胰腺（pancreas）为腹膜后脏器，长为 15～20 cm，重为 70～100 g，是一个重要的消化器官，它与胃、肠等消化器官所具有的特殊结构和动能，对保证各类食物的消化、吸收及利用提供了有利的条件。各消化器官之间与机体整体功能的协调统一，有赖于神经体液的调节。外环境的各种物理、化学和生物致病因素是导致胰腺疾病发生发展的主要原因。目前，因疾病而导致胰腺结构与功能改变的相关生物化学检查，已被广泛应用于胰腺疾病的诊断、疗效检测和预后判断。

第一节 胰腺功能与疾病时的生化改变

胰腺作为人体内仅次于肝的第二大外分泌器官，具有内分泌和外分泌两种功能。其内分泌功能主要由散布于胰腺腺泡组织之间的胰岛细胞分泌胰岛素、胰高血糖素等激素，参与营养物质的代谢调节及血糖水平的维持；其外分泌功能主要由腺泡细胞和导管壁细胞分泌胰液至十二指肠参与食物的消化。

与胰腺的内分泌功能紊乱有关的疾病及检验已在其他章节阐述，本章内容主要叙述与胰腺外分泌功能有关的疾病及检验。

274

一、胰腺的外分泌功能

胰腺的腺泡细胞和导管壁细胞能分泌胰液。胰液是一种无色无臭、略带黏性的透明碱性液体，pH 为 7.8～8.4，相对密度为 1.007～1.042，渗透压与血浆相似。正常成人胰液每天分泌量为 1～2 L，其中主要含有水、电解质和各种消化酶等。

（一）电解质

胰液的电解质来源于血浆，包括多种阳离子和阴离子。阳离子主要有 Na^+、K^+、Ca^{2+} 和 Mg^{2+} 等，Na^+、K^+ 的浓度与血浆中相近，比较恒定；阴离子主要有 HCO_3^-、Cl^-、SO_4^{2-} 和 HPO_4^{2-} 等，其中主要为 HCO_3^- 和一定量的 Cl^-，尤其是 HCO_3^- 的含量远高于血浆中 HCO_3^- 的含量，甚至可达血浆浓度的 5 倍以上，通常情况下为 60～140 mmol/L。胰液中的 HCO_3^- 由胰腺小导管的管壁细胞分泌，其浓度随胰液分泌速率而改变。当胰液分泌速率很慢时，HCO_3^- 和 Cl^- 浓度接近血浆；胰液分泌速率增加时，HCO_3^- 浓度也随之增高，胰液保持碱性，同时胰液中 Cl^- 浓度则相对降低，使胰液中这两种离子的浓度总和保持恒定。胰液中 HCO_3^- 的主要作用是中和进入十二指肠内的胃酸，避免强酸对肠黏膜的侵蚀，并为各种胰酶在小肠消化食物提供适宜的 pH 环境。

（二）胰酶

胰液中的各种消化酶统称为胰酶，是由胰腺的腺泡细胞合成、储存和释放的，包括胰淀粉酶、胰脂肪酶和多种蛋白水解酶等。胰液中的各种消化酶及主要作用见表 15-1。

表 15-1　胰液中的各种消化酶及主要作用

类别	名称	生理功能
糖类消化酶	胰淀粉酶	水解淀粉为 α 糊精、麦芽寡糖和麦芽糖
脂类消化酶	胰脂肪酶	水解三酰甘油为甘油和脂肪酸
	磷脂酶 A_2	水解磷脂为溶血磷脂和脂肪酸
	胆固醇酯酶	水解胆固醇酯为胆固醇和脂肪酸
蛋白消化酶	胰蛋白酶	属内肽酶，水解蛋白质中以碱性氨基酸羧基所组成的肽键，产生羧基末端为碱性氨基酸的肽
	糜蛋白酶	属内肽酶，水解蛋白质中以芳香族氨基酸的羧基所组成的肽键，产生羧基末端为芳香族氨基酸的肽
	弹性蛋白酶	属内肽酶，水解以中性脂肪族氨基酸的羧基所组成的肽键，产生羧基末端为脂肪族氨基酸的肽
	羧基肽酶 A	属外肽酶，水解中性氨基酸为羧基末端的多肽，产生芳香族氨基酸、脂肪族氨基酸及寡肽
	羧基肽酶 B	属外肽酶，水解碱性氨基酸作为羧基末端的多肽，产生碱性氨基酸及寡肽
核酸消化酶	核糖核酸酶	水解 RNA 为单核苷酸
	脱氧核糖核酸酶	水解 DNA 为脱氧单核苷酸

1. 胰淀粉酶　胰淀粉酶（pancreatic amylase，P-AMY）为 α-淀粉酶，最适 pH 为 6.7～7.0，能将食糜中的淀粉和糖原消化为糊精、麦芽寡糖、麦芽糖和葡萄糖等，但不能水解纤维素。

2. 脂类消化酶　脂类消化酶主要有脂肪酶（lipase，LPS）、磷脂酶 A_2 和胆固醇酯酶等，其中胰液中的磷脂酶 A_2（phospholipase A_2，PLA_2）以酶原的形式存在，必须经胰蛋白酶激活后才能发挥作用。PLA_2 催化磷脂的第二位酯键水解，生成溶血磷脂及脂肪酸。

3. 蛋白水解酶　胰液中的蛋白水解酶分为内肽酶和外肽酶。蛋白水解酶种类较多，包括胰蛋白酶原、糜蛋白酶原、弹性蛋白酶原、羧基肽酶 A 原和羧基肽酶 B 原等，这些酶类最初均以无活性的酶原形式存在，这对保护胰腺组织不被蛋白酶自身消化具有重要意义。当胰液分泌到达肠腔后，胰蛋白酶原可被肠黏膜上皮刷状缘分泌的肠激酶激活为胰蛋白酶，后者又可反过来激活胰蛋白酶原（自身激活）。胰蛋白酶还可以激活糜蛋白酶原、弹性蛋白酶原和羧基肽酶原等，这些酶类根据作用特点的不同，分成内肽酶和外肽酶两类。内肽酶针对肽链特定部位从内部对蛋白质进行消化，而外肽酶则从肽链末端水解蛋白质。

除以上几种主要的胰酶外，胰液中还有胆固醇酯酶、核糖核酸酶和脱氧核糖核酸酶等，它们能使相应的物质水解、分子变小，以利于吸收。

由于胰液中含有 3 种主要营养成分的消化酶，所以胰液是所有消化液中最重要的一种。当胰酶分泌不足时，对糖类物质的消化影响不大，但对蛋白质和脂类的消化、吸收影响较为显著，脂肪消化吸收障碍会引起脂肪腹泻，还会进一步影响脂溶性维生素的吸收。

在正常情况下，胰腺内的蛋白酶（原）未被激活，不会引起胰腺自身消化。实际上在胰腺和胰液中还存在如胰蛋白酶抑制物、Kazal 抑制因子和 Werle 抑制因子等一些胰蛋白酶的抑制因子，可避免胰腺由于少量胰蛋白酶原在腺体内活化而发生自身消化。但因胰蛋白酶抑制物在胰腺中的浓度远低于胰蛋白酶原，在急性胰腺炎发生时，大量胰液淤积于胰的受损区域，胰蛋白酶抑制物作用受到破坏，胰蛋白酶和磷脂酶 A_2 迅速被肠激酶和钙激活，并催化生成具有细胞毒作用的溶血卵磷脂，可在短时间内对大量胰腺组织产生水解破坏作用。正常情况下，胰腺组织完整，仅有少量的胰酶进入血液循环，但在急性胰腺炎发生时，血液中胰酶的水平会明显升高，故测定血浆中的胰淀粉酶或胰脂肪酶浓度对诊断急性胰腺炎具有重要意义。

微课：胰腺酶的测定

二、胰腺疾病的生化改变

胰腺疾病包括胰腺炎、胰腺创伤、肿瘤、假性囊肿、脓肿等，其中胰腺炎最为多见，该病是患者胰腺组织中的消化酶被异常激活消化胰腺自身及其周围组织的非感染性急性炎症，分为急性和慢性两大类。这里主要学习急性胰腺炎的生化代谢变化。

（一）能量代谢变化

急性胰腺炎患者的能量代谢变化主要包括以下三个方面：①分解代谢增强；②高动

力循环；③机体处于高代谢状态。

1. 糖代谢变化　急性胰腺炎诱导的应激状态可导致胰高血糖素/胰岛素比率升高，也可导致糖异生增加、葡萄糖的氧化利用减少，最终引起血糖水平和血乳酸水平升高。40%～90% 的急性胰腺炎患者糖耐量降低。高达 80% 的无糖尿病既往史的急性胰腺炎患者需使用胰岛素治疗。

2. 脂肪代谢变化　急性胰腺炎患者脂肪代谢的主要特征表现为分解代谢明显增加，有 12%～15% 的急性胰腺炎患者存在高脂血症，尤其是高三酰甘油血症。

3. 蛋白质代谢变化　急性胰腺炎患者的蛋白质代谢变化主要为骨骼肌的蛋白质分解代谢增强，导致血浆中芳香族氨基酸水平升高，而支链氨基酸水平相对下降。

（二）电解质代谢紊乱

急性胰腺炎患者尤其是重症患者电解质代谢会明显紊乱，导致因素可能有：①胰腺及胰周组织出现出血、坏死，导致腹腔内大量渗液；②呕吐、腹泻等造成电解质丢失；③休克、呼吸功能不全及肾衰竭等并发症状；④各种治疗措施如禁食、胃液抽吸、腹腔灌洗等。

1. 水、钠和氯的代谢　胃肠液中含有大量的氯离子和钠离子，急性胰腺炎患者因呕吐和胃液抽吸，导致胃液的大量丢失；同时胰腺的出血、坏死和肠麻痹可引起腹腔内大量渗液，均造成水、钠、氯的丢失。急性胰腺炎早期，血容量变化不明显。但如果钠继续丢失，体液总钠量就会明显下降，最终导致血容量减少。血容量减少又可刺激肾素－血管紧张素系统，反射性刺激抗利尿激素大量分泌，使口渴加剧、饮水增加、血浆渗透压下降，最终造成低渗性脱水。

当胃液丢失量大于小肠液丢失量时，胃酸损失过多，患者可出现代谢性碱中毒；而当小肠液丢失量大于胃液丢失量时，小肠液内大量的 HCO_3^- 损失，则又可导致明显的代谢性酸中毒。

2. 钾的代谢　急性胰腺炎可引起低钾血症，也可导致高钾血症。如禁食导致钾的摄入减少，胃液抽吸或反复呕吐可使消化液中的钾大量丢失，同时因治疗中大量输入葡萄糖溶液，促进细胞内糖原合成，以上均可造成低钾血症。而在重症急性胰腺炎时，由于休克、严重感染、弥散性血管内凝血等可导致急性肾衰竭，则引起高钾血症。

3. 钙的代谢　急性胰腺炎患者常发生低钙血症，但血钙一般不低于 2.12 mmol/L，仅重症患者可低于 1.75 mmol/L，低钙血症可持续至临床症状消失后 4 周。这是由于急性胰腺炎患者胰酶外溢，酶在组织内被激活，分解脂肪，并与钙离子结合形成皂化斑，造成血钙的降低。血钙降低的水平提示了疾病的严重程度以及疾病的预后，一般来说小于 2 mmol/L 就提示病情比较严重，小于 1.5 mmol/L 提示预后不良。但如果急性胰腺炎是由甲状旁腺功能亢进症所引起，则可存在高钙血症。

4. 镁的代谢　重症急性胰腺炎患者进行腹腔灌洗治疗时，因需大量使用无镁透析液，可使体内镁随透析液丢失。另外，胰周脂肪组织坏死时，脂肪酸与镁结合形成脂酸镁（镁皂），也可引起血镁减少。急性胰腺炎如由甲状旁腺功能亢进症引起，可因血钙过高而使镁从尿中丢失。

（三）胰源性糖尿病

胰腺炎患者在病程中可出现一过性的糖代谢紊乱，称之为胰源性糖尿病。原因可能是胰腺炎造成胰腺外分泌功能受损，继而引起内分泌功能紊乱，临床上表现为高血糖和尿糖阳性，且高血糖较尿糖出现更为多见。当血糖＞7.84 mmol/L 时，常提示预后不良，据报道有 2%～10% 的患者在急性胰腺炎治愈后出现永久性的轻型糖尿病。

1. 急性胰腺炎　急性胰腺炎的糖代谢紊乱与胰岛素、胰高血糖素等激素水平的变化有关。急性胰腺炎侵袭胰岛的 A 细胞和 B 细胞，导致胰高血糖素和胰岛素的合成与释放相互间的平衡被破坏，患者血中胰高血糖素会明显增高，而胰岛素的分泌却减少，因而引起高血糖及尿糖阳性。而复发性的急性胰腺炎和慢性胰腺炎患者，胰高血糖素和胰岛素水平及对刺激试验的反应能力均降低，则提示内分泌细胞的不可逆损害。

2. 慢性胰腺炎　慢性胰腺炎患者因长期受刺激引起胰腺组织病理改变，首先受影响的是胰腺的外分泌功能，发展到一定程度也会造成胰岛 B 细胞损伤、变性，内分泌功能减弱，出现胰岛素分泌不足、糖耐量减退、血糖升高、尿糖阳性等继发性糖尿病表现。发病与急性胰腺炎相似，乙醇引起的慢性胰腺炎和胰腺钙化症合并糖尿病者多见，且症状一般也较严重。

3. 重症急性胰腺炎　重症急性胰腺炎又称出血坏死型胰腺炎，患者常伴有代谢性酸中毒（糖尿病酮症酸中毒）、低钙血症、血糖升高、低钾血症、低镁血症。其中，酮症酸中毒的原因可能为：重症急性胰腺炎时机体处于应激状态，胰高血糖素升高，胰岛素显著减少，造成血糖升高；同时脂肪动员分解加速，使酮体生成增加，最终导致糖尿病酮症酸中毒的发生。所以，若重症急性胰腺炎患者在治疗过程中腹痛症状已经好转，但"三多一少"症状继续存在，并伴有呼吸困难和昏迷等症状，则应考虑糖尿病酮症酸中毒的可能。

（四）胰腺炎与高脂血症

胰腺炎与高脂血症相互联系、密不可分。高脂血症既是胰腺炎尤其是急性胰腺炎的一个常见的致病因素，又是急性胰腺炎的一个并发症。

其引发机制可能为：胰腺的毛细血管和细胞间质中存在大量胰脂肪酶，可催化血中TG 水解释放出大量的游离脂肪酸，从而损害毛细血管内皮，导致胰酶的继续释放，形成一种恶性循环。进入血液的胰脂肪酶作用于乳糜微粒表面后可加速其凝集，CM 凝集和血液黏度的增加，均可导致胰腺毛细血管淤塞和微血栓形成，进而造成胰腺的血液循环障碍。已凝集的 CM 被吞噬细胞迅速摄取后，血清脂质可暂时减少，但被吞噬的大量脂肪可导致肝脾大，肝脾活检或骨髓检查可见单核吞噬细胞系统的细胞内充满脂肪。

高脂血症时常释放出一种淀粉酶抑制因子，可抑制淀粉酶的活力，故高脂血症伴发胰腺炎时患者的血、尿淀粉酶水平多正常，这一点有别于单纯性胰腺炎。为了鉴别患者的血脂升高究竟是胰腺炎并发了高脂血症，还是高脂血症导致代谢性胰腺炎，可在胰腺炎恢复后 2 个月检测血脂，以明确诊断。现在普遍认为高三酰甘油血症有诱发胰腺炎的作用。

家族性高脂蛋白血症患者也可伴发胰腺炎。一些可导致血清三酰甘油升高的因素，如酗酒、服用雌激素类药物、妊娠、慢性肾病、高血糖等也可诱发胰腺炎。

微课：胰腺疾病的生化改变

急性胰腺炎虽然在各年龄组均可发病，但随年龄增大发病率迅速增高，65 岁以上的老人发病率比 15 岁以下儿童增高约 200 倍。由于生活习惯的差异，与病因相关的男女发病率有一定差异，胆石症相关急性胰腺炎女性略多于男性，而与酒精相关的急性胰腺炎则以男性为主，总体上男女发病率大致相近。

急性胰腺炎病变本身无论是病理生理还是病理解剖均有很大不同，因此临床表现变化很大，且大多临床表现并非特异，可能类似于其他胰外病变的临床表现。因此，对任何急腹症的患者均应考虑本病的可能。在症状和体征的基础上，临床考虑急性胰腺炎的诊断时，应尽快做相应的实验室检查和影像学检查，从而对临床诊断提供进一步的支持。

第二节　胰腺疾病的实验室检查

胰腺疾病的实验室检查目前仍以胰腺酶检测为主，主要包括血清淀粉酶（S-AMY）、尿淀粉酶（U-AMY）、胰脂肪酶（LPS）、胰蛋白酶原激活肽（TAP）和 C 反应蛋白（CRP）5 项生化指标。

一、血、尿淀粉酶及其同工酶活性测定

胰淀粉酶（P-AMY）是体内最重要的水解糖类化合物的酶，它和唾液淀粉酶（S-AMY）均属于 α- 淀粉酶（α-amylase，AMY），又称淀粉内切酶，只对淀粉分子 α-1，4- 糖苷键起作用，对分支上的 α-1，6- 糖苷键无作用。胰淀粉酶主要来自胰腺分泌，随胰液排入肠道，对食物来源中的淀粉进行消化，其最适 pH 为 6.9，分子量较小（约为 62 000），可通过肾小球滤过，是正常情况下唯一能在尿中出现的血浆酶。

血液、尿液、乳液中均含淀粉酶。血液中的淀粉酶主要来自胰腺和唾液腺，尿液中淀粉酶则来自血液。另外，人体的其他组织如卵巢、输卵管、肺、睾丸、精液、乳腺等的提取物中都发现有淀粉酶。

血清淀粉酶和尿淀粉酶测定常用于胰腺疾病的诊断。

（一）血清淀粉酶活性测定

淀粉酶活性测定作为胰腺疾病尤其是急性胰腺炎的诊断试验，长久以来得到广泛应用，其测定方法已超过 200 种。基于测定原理和底物性质的不同，这些方法可分为两大类：天然淀粉底物法和限定性底物法。

以天然淀粉为底物的测定方法主要有淀粉分解法、糖化法和色素淀粉法等，虽应用已久，但天然淀粉分子结构的不确定性和多样性，酶水解反应变异大，测定误差大，难以达到方法学标准化，因此会影响淀粉酶活性的测定，故天然淀粉不宜用作底物。目前除保留碘 - 淀粉比色法（用于手工操作）外，这类方法已基本被淘汰。

淀粉酶活性测定目前普遍改用限定性底物法。通过选用分子组成确定、结构明确、性质稳定的小分子寡聚糖作为底物代替天然淀粉，与辅助酶和指示酶组成的淀粉酶测定系统，能产生稳定的限定性产物，可以改进酶反应的化学计量关系，更准确地测定淀粉酶的活性。

1. 碘－淀粉比色法 属于天然淀粉底物法。血清（或血浆）中的 α- 淀粉酶催化淀粉分子中的 α-1，4- 糖苷键发生水解，产生葡萄糖、麦芽糖及含有 α-1，6- 糖苷键分支的糊精。在淀粉过量的条件下，反应后加入碘液与未被水解的淀粉结合成蓝色化合物，淀粉酶活性越高，则蓝色越浅，与未发生酶促反应的空白管比较，从而推算淀粉酶活性。

$$淀粉 \xrightarrow{\text{AMY}} 葡萄糖、麦芽糖及糊精$$

$$剩余淀粉 + 碘液 \longrightarrow 蓝色化合物$$

本法线性范围较小（$<400\,U$），批内 $CV3.1\%\sim9.0\%$，批间 $CV12.4\%\sim15.1\%$，与以对硝基苯麦芽庚糖苷为底物的速率法相比较，仅在酶活性低时相关性较好。因此，本法不能被认为是淀粉酶活性测定的理想方法。但由于该法操作简单易行，不需特殊设备，试剂价廉，目前许多医院仍在使用。

2. 限定性底物法 小分子寡聚糖（含 4~7 个葡萄糖单位）作为极好的淀粉酶活性测定底物，能更好地控制和保证酶水解条件的一致性。目前市售试剂盒就属于以寡聚糖为底物的淀粉酶活性测定系统，主要包括以下几种。

（1）以对硝基苯酚－糖苷为底物的测定系统（染料释放法）：本法采用限定性底物参与酶促反应，用作限定性底物的寡聚糖如戊糖、庚糖等，并连接有发色团如 β-2- 氯 -4- 硝基酚 -G_7、ethylidene-G_7PNP 等。经酶偶联反应后，无色色原水解生成黄色色素，测定特定波长（405 nm）处单位时间吸光度的变化即可计算淀粉酶活性。

对硝基苯麦芽庚糖苷法为常用的染料释放法，该法以对硝基苯麦芽庚糖苷（4-nitrophenyl-α-maltum-heptanoside，4NP-G_7）为底物，经 α- 淀粉酶及 α- 葡萄糖苷酶偶联催化的反应后，可水解为葡萄糖和对硝基酚（后者物质的量仅为酶解底物 4NP-G_7 的 1/3）。因对硝基酚的生成量在一定范围内与 α- 淀粉酶活性成正比，故可通过连续监测 405 nm 波长处吸光度的变化来确定淀粉酶活性。反应式如下：

$$4NP - G_7 \xrightarrow{\text{AMY}} 4NP - G_{4.3.2} + G_{5.4.3}$$

$$4NP - G_{4.3.2} \xrightarrow{\alpha-葡萄糖苷酶} 4NP - G_4 + G + 4NP$$

式中，G 为葡萄糖，4NP 为对硝基酚。

试验中所用的工具酶 α- 葡萄糖苷酶来源不同时，其水解淀粉酶作用后产物的浓度也不同，可影响测定结果。

本法线性范围较大，上限可达 2 000 U/L，精密度好，方法简便快速，既适合于自动化分析，也可用于手工操作，测定结果能以国际单位表示，是目前测定淀粉酶活性较为理想的方法。

（2）以麦芽戊糖为底物的测定系统：反应式如下。

$$麦芽戊糖 \xrightarrow{\text{AMY}} 麦芽丙糖 + 麦芽糖$$

$$麦芽丙糖 + 麦芽糖 \xrightarrow{\alpha-葡萄糖苷酶} 5葡萄糖$$

$$葡萄糖 + ATP \xrightarrow{己糖激酶} 葡萄糖-6-磷酸 + ADP$$

$$葡萄糖-6-磷酸 + NAD^+ \xrightarrow{G6PD} 6-磷酸葡萄糖内酯 + NADH + H^+$$

（3）以麦芽四糖为底物的测定系统：反应式如下：

$$麦芽四糖 \xrightarrow{\text{AMY}} 2麦芽糖$$

$$麦芽糖 + 磷酸盐（Pi）\xrightarrow{麦芽糖磷酸化酶} 葡萄糖 + 葡萄糖-1-磷酸$$

$$葡萄糖-1-磷酸 \xrightarrow{\beta-磷酸葡萄糖变位酶} 葡萄糖-6-磷酸$$

$$葡萄糖-6-磷酸 + NAD^+ \xrightarrow{G6PD} 6-磷酸葡萄糖内酯 + NADH + H^+$$

在以上两种测定系统中，均是利用多种工具酶的偶联，使指示反应中 NAD^+ 生成 NADH，连续监测 340 nm 波长处吸光度变化（$\Delta A/t$），即可计算出 AMY 的活性。

很多阴离子有激活淀粉酶的作用，其中以 Cl^-、Br^- 为最强。血清三酰甘油浓度较高时，可以抑制淀粉酶活性，需要将标本加以稀释，以降低其影响。由于 Ca^{2+} 是淀粉酶分子的组成成分，所以除肝素外，一般抗凝剂如草酸盐、枸橼酸盐等因能与 Ca^{2+} 结合，抑制淀粉酶活性而不宜使用。

应该注意的是，在选择淀粉酶活性的测定方法时，考虑到急性胰腺炎需要尽快诊断和治疗，宜选用操作简单、快速、准确的测定方法，以适于急诊检验。

【参考区间】

碘－淀粉比色法：血清淀粉酶活性为 80～180 U/L；

限定性底物法：血清淀粉酶活性≤220 U/L（37℃）；

值得注意的是，淀粉酶活性的测定结果受检测方法的影响较大，不同方法参考值亦有所不同，因此必须了解所用测定方法和其参考区间，才能做出正确的诊断。

【临床意义】

1. 用于急性胰腺炎的诊断 血清淀粉酶活性升高最多见于急性胰腺炎，是急性胰腺炎的重要诊断指标之一。一般认为，在急性胰腺炎发病后 2 h 活性开始升高，12～24 h 达到峰值，可为参考值上限的 20 倍，2～5 天下降至正常水平。如超过 500 U/L，即有诊断意义；达 350 U/L 应怀疑此病。

当怀疑急性胰腺炎时，应对患者血清和尿淀粉酶活性作动态观察，只要临床症状、体征与本病相符，淀粉酶活性升高超过参考范围上限的 2～3 倍即可确诊。实际上淀粉酶活性升高的程度与胰腺损伤程度不一定相关，但其升高的程度越大，患急性胰腺炎的可能性也越大，因此尽管特异性和灵敏度都不够高，目前还是急性胰腺炎诊断的最常用指标。

急性胰腺炎的诊断有时有一定困难，因为其他急腹症也可以引起淀粉酶活性升高。所以当怀疑急性胰腺炎时，除应连续监测淀粉酶外，还应结合临床情况及其他试验，如胰脂肪酶、胰蛋白酶等测定结果，共同分析，作出诊断。

2. 监测急性胰腺炎有无并发症发生　若血清淀粉酶活性持续升高，或下降后又升高，常表明胰腺病变有发展、复发或有并发症存在。如并发胰腺假性囊肿、胰腺脓肿者，此时患者血淀粉酶活性多持续升高。重症胰腺炎时可以引起胸腔积液或（和）腹腔积液，积液中的淀粉酶活性甚至可高于血清淀粉酶活性 100 倍以上。

慢性胰腺炎淀粉酶活性可轻度升高或降低，但没有很大的诊断意义。胰腺癌早期淀粉酶活性可见升高。

3. 淀粉酶活性中度或轻度升高还可见于一些非胰腺疾病　如腮腺炎、急性腹部疾病（消化性溃疡穿孔、上腹部手术后、机械性肠梗阻、肠系膜血管病变、胆管梗阻及急性胆囊炎等）、服用镇痛药、酒精中毒、肾功能不全及巨淀粉酶血症等，血清淀粉酶活性亦可有一定程度升高。血清淀粉酶同工酶的检测可提高其诊断的特异性。

需注意的是，血清淀粉酶活性的高低与病变的严重程度并不一致，急性水肿性胰腺炎的病变较轻，但血清淀粉酶活性一般均升高，而急性出血性胰腺炎由于胰腺腺泡破坏过多，后期可能不升高，甚至明显下降。

 知识链接

巨淀粉酶血症

巨淀粉酶血症（MAMS）是血液中淀粉酶与其他大分子物质结合形成淀粉酶复合物或自身形成大分子量的多聚体，无法被肾小球滤过，导致持续性的高淀粉酶血症和尿淀粉酶浓度不升高甚至降低的一种临床症候。巨淀粉酶血症通常不被视为独立疾病，而是由多因素导致的一组疾病，临床罕见，发病率约 0.4%，发病无性别差异。

（二）尿淀粉酶活性的测定

血液中淀粉酶能被肾小球滤过，所以任何原因引起的血清淀粉酶活性升高时，都会使尿中淀粉酶排出量增加，尤以急性胰腺炎时多见。特别注意的是，急性胰腺炎时肾清除淀粉酶的能力加强，尿淀粉酶活性升高可早于血清淀粉酶，而下降晚于血清淀粉酶。

尿淀粉酶在急性胰腺炎发病后 12～24 h 活性开始升高，达峰值时间较血清淀粉酶慢，维持时间较长，当血清淀粉酶活性恢复正常后，尿淀粉酶活性可持续升高 5～7 天，1～2 周后才降至正常。故此项测定对于就诊较迟和血清淀粉酶活性仅轻度升高或已恢复正常者，更有测定价值。

由于尿淀粉酶水平波动较大，其可靠性不如血清淀粉酶。若与血清淀粉酶两者同时测定，则具有较好的诊断价值。

尿淀粉酶活性测定与血清淀粉酶活性测定方法相同，但因尿淀粉酶活性高，故在试验前尿液标本需先作 20 倍稀释后再测定。

【参考区间】

碘 - 淀粉比色法：尿淀粉酶活性为 100～1 200 U/L；

限定性底物法：尿淀粉酶活性为 ≤1 200 U/L（37℃）。

【临床意义】

1. 急性胰腺炎 尿液淀粉酶活性一般于发病 12～24 h 开始增高，比血清淀粉酶迟 6～10 h，但由于肾对淀粉酶的清除率较强，尿淀粉酶活性可高于血清淀粉酶一倍以上，多数在持续 3～10 天后恢复正常。

2. 慢性胰腺炎 血清和尿淀粉酶活性一般不增高，但如急性发作时可有中等程度的增高。

3. 其他疾病 任何原因所致的胰腺管阻塞，如胰腺癌、胰腺损伤、急性胆囊炎等，均可使血和尿淀粉酶活性有一定程度的增高。

（三）淀粉酶同工酶

血清淀粉酶有两种同工酶：来源于胰腺的胰淀粉酶同工酶和来源于唾液腺及许多其他组织的唾液淀粉酶同工酶，分别命名为 P- 同工酶和 S- 同工酶。

在淀粉酶总活性升高时，同时测定淀粉酶同工酶活性有助于对胰腺疾病的鉴别诊断。P- 同工酶活性升高或降低时，提示可能有胰腺疾患；S- 同工酶活性的变化可能是源于唾液腺或其他组织。测定同工酶活性比较常用的方法是琼脂糖电泳法或醋酸纤维素薄膜电泳法。

新生儿血清淀粉酶约为成年人的 18%，主要为 S 型（唾液型），到 5 岁时接近成人水平；在 1 岁内测不出血清 P 型（胰腺型）淀粉酶，1 岁后缓慢上升，10～15 岁时达到成人水平。

【参考区间】 P 同工酶：血清中为 115 U/L，尿中为 800 U/L。

（四）淀粉酶、肌酐清除率比值（Cam/Ccr）

健康情况下血液中淀粉酶由肾清除的量较为恒定，为 1～3 mL/min。淀粉酶清除率与肌酐清除率有一个稳定的比值，可用 Cam/Ccr 表示，其参考值在 2%～5%。急性胰腺炎患者因胰腺释放胰舒血管素，致使体内大量产生激肽类物质，造成肾小球的通透性增加，导致肾清除淀粉酶的能力加强，但对肌酐的清除率不变，两者的比值即可发生变化，其比值可大于 8%。据报道，急性胰腺炎时 Cam/Ccr 比值明显高于对照组（$P <$ 0.01），在对照组中有 Cam/Ccr 比值正常而淀粉酶却升高者；而试验组中有一部分急性胰腺炎患者此比值升高而血清淀粉酶却正常，说明 Cam/Ccr 比值测定比淀粉酶更为敏感和特异。因此，对怀疑患急性胰腺炎而血清淀粉酶正常的患者，检测 Cam/Ccr 比值较有意义。但要注意的是也可出现假阳性与假阴性的结果，如消化性溃疡并发穿孔、糖尿病酮症酸中毒、烧伤或肾功能不全时此比值均升高，使该项指标的应用受到限制。

二、血清脂肪酶活性测定

脂肪酶（lipase，LPS）是胰腺外分泌酶，血中脂肪酶主要来自胰腺，也有一些来自其他组织，如胃、小肠黏膜、肺等处。在白细胞、脂肪细胞、乳汁中也可测到脂肪酶活性。血中脂肪酶可由肾小球滤过，并被肾小管全部重吸收，所以尿中测不到脂肪酶活性。

测定血清脂肪酶活性的方法有多种，如滴定法、pH 电极法、比浊法、酶偶联法和荧光法等。目前测定血清脂肪酶活性多采用比浊法或酶偶联法。

1. 比浊法　将脂肪与水制成乳胶液，由于其胶束对入射光的吸收及散射作用而产生浊度，当胶束中的脂肪在脂肪酶的催化作用下逐步水解，使胶束分裂，其浊度或光的散射相应降低，降低的速率与脂肪酶活性有关。

由于 LPS 仅作用于脂和水交界面的脂肪，只有当底物呈乳化状态时脂肪酶才能发挥作用，所以必须要有胆汁酸盐、脂肪酶、Ca^{2+} 及辅脂酶（colipase）的共同参与，脂肪酶才能发挥出最大催化活性及特异性。胆汁酸盐的作用即可清除底物 - 水交界面的蛋白质，包括有干扰作用的酶，同时促进脂肪酶与胆汁酸 - 共脂肪酶结合。在胆汁酸 - 共脂肪酶 - 脂肪酶结合物中，脂肪酶才能催化底物水解。Ca^{2+} 在胆汁酸盐的存在下，能促进酶对底物的结合，缩短酶促反应的延滞期。

测定脂肪酶可用橄榄油或三油酸甘油酯做底物，但市售橄榄油必须用氧化铝吸附处理，去除游离脂肪酸，否则测定结果仅为真实活性的 65%。

比浊法不易制备稳定而又能获得重复结果的底物液，若底物浓度过大，可因初始吸光度过高而降低灵敏度。

2. 酶偶联法　反应式如下：

$$1,2-二酰甘油+H_2O \xrightarrow{\text{LPS}} 2-单酸甘油酯+脂肪酸$$

$$2-单酸甘油酯+H_2O \xrightarrow{\text{单酸甘油酯脂肪酶}} 甘油+脂肪酸$$

$$甘油+ATP \xrightarrow{\text{甘油激酶}} 3-磷酸甘油+ADP$$

$$3-磷酸甘油+O_2 \xrightarrow{\text{磷酸甘油氧化酶}} 磷酸二羟丙酮+H_2O_2$$

$$2H_2O_2+4-AAP+TOOS^* \xrightarrow{\text{POD}} 醌类化合物（红色）+4H_2O$$

在波长 546 nm，比色杯光径 1.0 cm 时，进行比色值测定，计算脂肪酶的活性单位。

【方法评价】　本法线性范围为 0～1 500 U/L。批内 CV 2.3%～3.1%，批间 CV 3.8%～5.2%。胆红素 <50 μmol/L，无干扰，但浓度在 51～307 μmol/L 时，可使结果降低 10%～15%；游离甘油浓度 >0.4 mmol/L 时，有明显的正干扰。

【参考区间】

比浊法：酶活性呈正偏态分布，最低为 0 U，单侧 95% 上限为 7.9 U/L。

酶偶联法：1～54 U/L。

【临床意义】　胰腺是血清脂肪酶最主要的来源。血清脂肪酶活性升高常见于急性胰腺炎及胰腺癌，特别是在急性胰腺炎时，发病后 4～8 h 内血清脂肪酶活性升高，24 h 达峰值，一般持续 8～15 天。血清脂肪酶活性升高多与淀粉酶并行，有报告患急性胰腺炎时脂肪酶比淀粉酶更敏感和特异，因而认为脂肪酶活性升高更有诊断意义，最好是同时检测淀粉酶和脂肪酶活性。血清淀粉酶活性升高的时间较短，而血清脂肪酶活性上升持续时间较长，所以在疾病的后期测定更有意义。

40%～50% 胰腺癌患者血清脂肪酶活性升高，慢性胰腺炎时血清脂肪酶活性也可升高。此外，血清脂肪酶活性升高还可见于急腹症、慢性肾病等，但患腮腺炎和巨淀粉酶血症时不升高，这一点与淀粉酶不同，可用于鉴别。

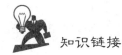
知识链接

TOOS

中文名称：*N*- 乙基 -*N*-（2- 羟基 -3- 磺丙基）-3- 甲基苯铵钠

分子式：$C_{12}H_{18}NNaO_4S \cdot 2H_2O$

分子量：295.33

用途：水溶性试剂。用于酶光度法测定过氧化氢。新型 Trinder's 试剂，是高水溶性苯胺衍生物，被广泛用于诊断检测和生化检验。在新型 Trinder's 试剂中，TOOS 是最常用的。

储存：避光。对光敏感。

三、血清、尿胰蛋白酶活性测定

胰蛋白酶是胰腺分泌的重要消化酶之一，有胰蛋白酶原 -1 和胰蛋白酶原 -2 两种，合成后它们通常是以无活性的酶原形式存在并储存在胰腺细胞的酶原颗粒中。正常情况下，在食管神经反射和（或）肠道激素（胆囊收缩肽 - 肠促胰酶素）的刺激下分泌入肠道，受肠液中的肠肽酶作用被激活成胰蛋白酶消化食物蛋白质；异常情况下，胰蛋白酶本身及组织液亦可使其激活。

两种胰蛋白酶原的电泳迁移率不同，最适 pH 亦有差别，两者很少有免疫交叉反应，因此可以用免疫方法测定。

1. 血清胰蛋白酶　虽然胰液中含有大量的胰蛋白酶原，正常时胰液中的胰蛋白酶原却很少进入血液循环，健康人血清中存在的主要为游离胰蛋白酶原 -1，没有游离的胰蛋白酶。

急性胰腺炎时，血清胰蛋白酶和淀粉酶活性平行升高，其峰值可达参考值上限的 2～400 倍，两种胰蛋白酶的分布和急性胰腺炎的类型及严重程度有关。轻型患者 80%～99% 为游离胰蛋白酶原 -1 及极少的结合型的胰蛋白酶 -1；而重型患者大部分以与 α_1- 抗胰蛋白酶或 α_2- 巨球蛋白结合的形式存在，游离胰蛋白酶原 -1 仅占胰蛋白酶总量的 30%。

因为血清中还有其他蛋白酶也能水解试剂中的底物，同时还有蛋白酶的抑制物存在，这些都会影响胰蛋白酶的测定结果。但现在已经有了测定胰蛋白酶原 -1、胰蛋白酶 -1、α_1- 抗胰蛋白酶复合物的免疫方法，不过目前还没有建立有效的临床检验方法。

2. 尿胰蛋白酶原　由于胰蛋白酶原的分子量比较小（2.5×10^4），所以很容易由肾小球滤出，但是肾小管对二者的重吸收不同，对胰蛋白酶原 -2 的重吸收低于胰蛋白酶原 -1，因此尿中前者的浓度较大，在急性胰腺炎时尿中胰蛋白酶原 -2 的浓度明显升高。

现用的尿胰蛋白酶原 -2 的试纸条定性方法是基于免疫层析的原理。试纸条上有两种抗人胰蛋白酶原 -2 抗体，一种标记于蓝色乳胶颗粒上，作为检测标记物，另一种固定在膜上，以捕捉标记的颗粒，显示阳性结果。按要求将试纸条的一部分浸入尿液，如果出现蓝色条带为阳性。试验可以在床旁进行，于 5 min 内完成，适合急诊应用。胰蛋白酶原 -2 还可用免疫荧光法做定量检测。

有研究报道，急性胰腺炎时尿胰蛋白酶原 -2 的特异性为 95%，敏感性为 94%，说明其优于淀粉酶，是一个比较敏感而特异的诊断指标，可用于急诊时的筛选试验。若尿胰蛋白酶原 -2 测定为阴性结果，多半可以排除急性胰腺炎，而阳性结果时应做进一步检查以确定诊断，且需做动态观察。

第三节 胰腺疾病实验室检查的评价

胰腺疾病的实验室检查近年来虽有很大进展，各种试验可以对急性胰腺炎、慢性胰腺炎及其他胰腺疾病的诊断，营养吸收不良原因的鉴别等提供帮助，但都有局限性，胰腺酶和胰腺外分泌功能的试验仍占有较重要地位。

常用的有关胰腺酶和外分泌功能的试验有以下几类。

一、血清胰腺酶的测定评价

微课：胰
腺疾病的
实验室
评价

1. 血清淀粉酶、尿淀粉酶、淀粉酶同工酶测定　血清淀粉酶活性升高最多见于急性胰腺炎，其升高的程度越大，患急性胰腺炎的可能性也越大，因此尽管特异性和灵敏度都还不够高，目前还是用淀粉酶作为急性胰腺炎诊断的首选指标。急性胰腺炎时肾清除淀粉酶的能力加强，尿淀粉酶活性升高可早于血淀粉酶，而下降晚于血淀粉酶。在淀粉酶总活性升高时，测定淀粉酶同工酶活性有助于对胰腺疾病的鉴别诊断。

2. 血清脂肪酶测定　血清脂肪酶活性升高多与淀粉酶并行，有报告患急性胰腺炎时脂肪酶比淀粉酶更敏感和特异，因而认为脂肪酶活性升高更有诊断意义，最好是同时检测淀粉酶和脂肪酶。因脂肪酶活性升高持续的时间较长，所以在疾病的后期诊断更有意义。

3. 胰蛋白酶测定　急性胰腺炎时，血清胰蛋白酶和淀粉酶活性平行升高，其峰值可达参考值上限的 2～400 倍，但其临床意义和价值尚需观察和总结。

二、胰腺外分泌功能检查评价

胰腺外分泌功能障碍可能是慢性胰腺炎及胰腺癌等疾病最重要的临床表现。为了诊断慢性胰腺炎及胰腺癌等病变所致的胰腺外分泌功能障碍，常采用以下方法。

1. 促胰酶素 - 促胰液素试验　促胰酶素 - 促胰液素试验（P-S test）是利用给胰腺以刺激，引起胰腺外分泌活动，采集给刺激物前、后的十二指肠液和血液，测定各项指标，从给刺激前、后各项指标的变化来评价胰腺外分泌功能。本试验所给的刺激物主要作用是促使胰腺组织分泌富含碳酸氢盐的电解质溶液，使胰液流出量增加；促使各种胰酶的分泌量和浓度增加。这样来测定在给刺激物前、后胰液的流出量，碳酸氢盐及酶的浓度和排出量等，从其变化来评价胰腺外分泌功能。

从原理上看本试验是属于真正的胰腺外分泌功能试验，但因其操作复杂，患者又比较痛苦，所以很少应用于临床。

2. 对氨基苯甲酸试验　对氨基苯甲酸试验（PABA test，BTP test）实际是一个简单易行的胰腺外分泌功能试验，利用糜蛋白酶分解所给药物的能力来判断胰腺外分泌功能。其做法是给患者口服 N- 苯甲酰 -L- 酪氨酰 - 对氨基苯甲酸（BTP），此药到小肠后被胰糜蛋白酶特异地分解成 Bz-Ty 和 PABA（对氨基苯甲酸）两部分，PABA 被小肠吸收并在肝代谢后经肾随尿排出，服药后留 6 h 尿，测 6 h 尿内所含 PABA 量，计算其占所服药量的百分数。

糜蛋白酶降低主要见于胰腺功能缺损，本试验结果降低可见于慢性胰腺炎、胰腺癌、胰腺部分切除术后等。本试验和 P-S test 有相关性，但病症轻微时不如 P-S test 敏感。

许多药物可能干扰本试验，特别是抗生素、磺胺类药物和利尿药等，因此试验前应停服所有药物。有些含马尿酸盐前体的食物如梅子、李子等也能干扰测定，应避免进食。留尿期间可以饮水，但要禁食。此外，肠道的吸收和肾排出速率都可以影响测定结果，应加以注意。

其他用于诊断胰腺疾病的试验还有粪便中氮、脂肪、胰酶等的检测，木糖吸收试验和十二指肠内容物检查等。有些胰腺外分泌功能试验由于操作复杂、特异性和灵敏度不够等原因，已很少用了。因此，实际应用最多的还是血清酶和尿酶活性检测。

急性胰腺炎的诊断要从两个方面考虑，即临床症状（急性腹痛等）和实验室检查（各项检查的临床意义已写在各试验中），但两者都不典型的时候，应注意鉴别诊断。

要特别注意的是，由于胰腺外分泌有着很大的功能储备、代偿能力，往往需要病变严重到一定程度时，胰腺外分泌功能试验才会出现异常的结果。由于影像技术的改进和发展，使用这些试验来诊断胰腺疾病已大为减少，然而胰腺外分泌功能试验仍然是一种不可替代的功能评价试验方法。

病例分析

某男性患者，46 岁，8 h 前餐后出现持续性左上腹疼痛，伴恶心、呕吐，急性病容，侧卧卷曲位。查体见：上腹部轻度肌紧张，压痛和反跳痛明显，T 38℃，HR 120 次 /min，BP 80/60 mmHg。实验室检查：血常规检查见白细胞 20×10^9/L，中性粒细胞 85%；淀粉酶检查见血清淀粉酶 580 U/L，尿淀粉酶 500 U/L；B 超检查见胰腺肿大，形态异常，胰管增粗。临床诊断为急性胰腺炎。

第十五章
考点提示

诊断依据如下：

1. 临床特点　持续上腹痛，伴恶心、呕吐，疼痛向腰背部发射，上腹部肌紧张，压痛。

2. 鉴别诊断　血清淀粉酶活性明显升高，白细胞升高，中性粒细胞比例增大。

第十五章
在线测试

思 考 题

1. 简述胰腺疾病时出现的生化改变。
2. 疑似急性胰腺炎时，该做哪些检查？可选的实验室检查有哪些？

（郭红彦）

第十六章 内分泌疾病的生物化学检验

学习目标

1. 掌握：激素的概念、作用和调节机制；甲状腺、肾上腺激素、性激素代谢及其调节；甲状腺、肾上腺激素、性激素的检查项目和临床意义。

2. 熟悉：内分泌疾病常用生化检查方法及影响因素；下丘脑－垂体内分泌激素代谢及其调节、下丘脑－垂体内分泌功能紊乱与临床生化改变、生长激素测定的临床意义；嗜铬细胞瘤生化检测指标和检测方法。

3. 了解：激素的分类、代谢及其调节。

4. 学会对常见内分泌疾病常用指标的评价和检测。

5. 具有综合分析检验结果进行内分泌疾病初步诊断的能力。

第十六章
思维导图

内分泌系统是由比较集中的内分泌细胞形成的内分泌腺（主要有垂体、甲状腺、甲状旁腺、肾上腺、胰岛和性腺等）和分散存在于全身不同器官组织的内分泌细胞组成。内分泌系统是人体重要的功能调节系统，在体液调节中起主要作用，它与神经系统紧密联系，相互作用，密切配合，调节器官或细胞的代谢和功能，维持机体的正常新陈代谢及生理功能。一旦机体的内分泌功能发生紊乱，将导致内分泌疾病的发生。测定血液中某些激素及其代谢产物含量的变化，对疾病的诊断、治疗及病情观察将起到十分重要的作用。

第一节 概 述

一、激素的概念、分类及作用机制

（一）激素的概念

内分泌系统通过所分泌的激素发挥调节作用。激素（hormone）是由机体的内分泌腺或内分泌细胞合成并分泌的生物活性物质，经血液循环或体液运送至全身，对特定的靶器官、靶细胞作用产生特定的生物学效应。

（二）激素的分类

按其化学性质的不同，激素分为四种。①氨基酸衍生物类激素，如甲状腺激素、肾上腺素、去甲肾上腺素等。②蛋白质及肽类激素，如下丘脑激素、垂体激素、甲状旁腺激素、降钙素、心肌激素、胃肠道激素及某些胎盘激素等。③类固醇类激素，如肾上腺皮质激素、性激素等。④脂肪酸衍生物类激素，如前列腺素等。

按激素作用的受体不同，可分为两种。①膜受体激素：膜受体激素往往是亲水性的，又称亲水性激素，包括肽类激素、神经递质、生长因子、前列腺素等。②核受体激素：核受体激素为脂溶性的，又称脂溶性激素，包括类固醇激素、甲状腺激素、维生素D与维生素A等。

（三）激素的作用机制

根据激素受体在细胞的定位不同，通常将激素的作用机制分为两种：一是通过细胞膜受体起作用，如蛋白质及肽类激素、氨基酸衍生物类激素等，与膜受体特异性结合，使受体活化，活化的受体通过多种跨膜传递途径使效应酶活化，催化细胞内产生相应的信息分子，引发细胞内有序的生物化学级联反应，从而对靶细胞产生生物学效应；二是通过细胞内受体起作用，如甲状腺激素、类固醇激素等，可通过细胞膜进入细胞内，与胞质受体结合，诱导蛋白质（酶）合成，引起相应的生物学效应。

二、激素分泌的调节

体内各种激素是在神经系统的参与下，通过复杂而精细的调节，维持机体各发育阶段和功能状态相应的水平。

下丘脑与神经垂体和腺垂体的联系非常密切，视上核和室旁核的神经元轴突延伸终止于神经垂体，形成下丘脑－垂体束。在下丘脑与腺垂体之间通过垂体门脉系统发生功能联系，从而以下丘脑为枢纽，把神经调节与体液调节紧密联系起来。

激素的分泌调节主要通过下丘脑－腺垂体－内分泌腺（内分泌细胞）系统进行调节（图16-1），其中任何一个环节出现异常，都会导致激素水平发生紊乱，从而引发相应的内分泌疾病。

下丘脑－腺垂体激素分泌的调节，主要受靶腺分泌激素的负反馈调节。

长反馈即下丘脑或腺垂体受到终端腺体所分泌激素的抑制，如甲状腺激素的长反馈作用于腺垂体，而其他外周激素长反馈作用部位则主要为下丘脑。

短反馈是腺垂体产生的激素对下丘脑激素的调节，如当血液中生长激素（GH）浓度高时，将抑制下丘脑分泌生

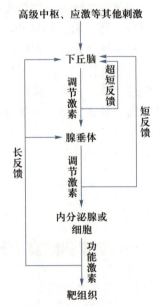

图 16-1 下丘脑－腺垂体－内分泌腺（内分泌细胞）调节轴示意图

长激素释放激素（GHRH）。此外，下丘脑或腺垂体还受到自身的合成和分泌激素超短反馈的调节。同时，应急状态、某些外周感觉神经冲动及边缘系统的情绪活动等，都通过下丘脑以外的中枢神经系统，影响下丘脑–垂体的激素分泌，进而影响外周内分泌腺功能。神经系统对内分泌的这种控制，使得内分泌功能呈现昼夜节律性。

微课：内
分泌与
调控

三、内分泌疾病的临床生化诊断方法

内分泌疾病的实验室诊断很重要，其目的要明确：受检者是否存在内分泌紊乱，若有，进一步确定紊乱的部位和性质。

（一）内分泌疾病常用的生化检验方法

诊断内分泌疾病的临床生化检验方法主要有以下 3 种。

1. 激素或其代谢物的直接测定　通过测定体液中某一激素或其代谢物水平，可对内分泌功能的判定提供直接的客观依据；对某一激素或其代谢物的连续检测，可反映激素分泌的节律性有无改变，有利于某些内分泌疾病的早期诊断；配对检测功能激素及其调节性激素的水平，有利于内分泌疾病的病因定位。这类方法简便，应用最多，可为判断有无某种内分泌疾病直接提供客观指标，临床上最为常用。

需说明的是，激素在体内的含量很低，一般化学方法难以准确测定，目前临床多采用免疫分析技术。放射免疫测定（RIA）和酶联免疫吸附测定（ELISA）曾经是激素测定的主要技术。随着免疫技术的发展，比 RIA 更快的免疫分析法，如时间分辨荧光免疫测定（TRFIA）、化学发光免疫测定（CLIA）和电化学发光免疫测定（ECLIA）相继诞生，更能敏感、特异、快速、准确地测定血液中各种激素的含量，不仅避免了放射性核素的污染，还能进行自动化分析，已广泛用于激素、药物和特种蛋白质的测定。ECLIA 是目前首选的方法，临床广为普及；TRFIA 成本较低，适用于批量测定。

2. 激素生物效应及其生化标志物的检测　对某些内分泌腺特有或激素调节的生理、生化过程进行检测，如甲状腺功能紊乱的碘摄取试验或基础代谢率测定、甲状旁腺功能紊乱的血钙测定，有助于判断某些内分泌功能是否异常，其特异性不强，只起辅助作用。

3. 动态功能试验　用特异性刺激性或抑制性药物作用于调节系统的某一环节，测定用药前后激素水平的变化，有助于确定内分泌紊乱的病变部位和性质。主要有兴奋试验和抑制试验两类，前者多适用于内分泌功能减退的分析，可估计激素的储备功能，用促激素探测靶腺的反应；后者多适用于分泌功能亢进的分析，观察反馈调节是否消失，有无自主性分泌过多，是否存在功能性肿瘤。

在上述方法中，动态监测比单次测定结果更可靠，联合检查比单项检查阳性率更高。因此，在诊断内分泌疾病时，实验室检验结果应根据临床症状和体征，结合病理、病因对诊断结果进行综合分析判断。

（二）影响激素测定的因素

激素的测定受多种因素的影响，需要仔细分析，在测定中要考虑分析前、中、后各

种因素的干扰和影响。

1. 生理因素

（1）生物节律性变化：某些激素的分泌具有明显的节律性。如生长激素、肾上腺皮质激素和垂体促甲状腺激素等，生育期妇女垂体促性腺激素和卵巢分泌的甾体类激素随月经周期而变化，这对选择标本采集时间和结果判断都有重要意义。

（2）年龄：不同年龄激素的分泌水平不同，如甲状腺激素、垂体激素、甾体激素等在青春期、老年期和绝经期妇女有差异，直接影响疾病的诊断和治疗。

（3）体位：与血压有关的激素受体位影响较大，如肾素和血管紧张素等，在立位和卧位有很大差别，应在静息状态下采取规定的体位。

（4）妊娠：妊娠期的胎盘是一个巨大的内分泌器官，妊娠期各种激素的正常范围和临界值与非妊娠妇女不同。

2. 标本采集　影响激素测定的因素较多，如标本采集时患者的运动或静息状态、饮食和生活习惯、标本的采集时间及处理方法、试验条件及方法等均可影响检测结果，尤其要注意以下两个方面。

（1）采血时间：一般空腹采血，以禁用相关药物 3 天后采血为宜。高脂饮食可干扰某些免疫学方法，影响测定结果，且餐后血胰岛素水平升高。某些激素，如生长激素、皮质醇等日间波动较大，要严格按规定时间采血。

（2）药物影响：某些药物可影响激素的分泌，如口服避孕药和抗精神、神经病药物等，可影响甾体类激素和催乳素的分泌。

3. 标本保存　某些激素，如促肾上腺皮质激素（adrenocorticotropic hormone，ACTH）、儿茶酚胺、肾素等，随标本存放时间的延长，易发生分解代谢而失活，应尽快分离血浆，及时测定。可于 −20℃ 保存，避免反复冻融。肝素抗凝血对免疫测定有干扰，多采用 EDTA 抗凝血。

第二节　下丘脑−垂体内分泌功能紊乱的检验

下丘脑与垂体在结构和功能上紧密相关，下丘脑、腺垂体分泌多种调节内分泌功能的激素，也分泌一些功能性激素。

一、下丘脑−垂体内分泌功能及调节

（一）垂体分泌的激素

垂体位于脑底部，下丘脑的下面。垂体在组织学上可分为神经垂体和腺垂体，分泌的激素相应为神经垂体激素和腺垂体激素（表 16-1），这些激素均为肽和糖蛋白。神经垂体不含腺细胞，亦不能合成激素，实质是一种神经组织，只能储存和释放激素，神经垂体释放抗利尿激素（ADH）和催产素（OT）；腺垂体是机体最重要的内分泌腺，分泌 7 种激素（表 16-1）。它与下丘脑共同起着上接中枢神经系统，下连靶腺的"桥梁"作用。

表 16-1 主要的垂体激素及生理作用

	激素名称	主要生理作用
腺垂体激素	生长激素（GH）	促进生长发育
	促肾上腺皮质激素（ACTH）	促进肾上腺皮质激素的合成及释放
	促甲状腺激素（TSH）	促进甲状腺激素的合成及释放
	卵泡刺激素（FSH）	促进卵泡或精子生成
	黄体生成素（LH）	促进排卵和黄体生成，刺激孕激素、雄激素分泌
	催乳素（PRL）	刺激乳房发育及泌乳
	黑色细胞刺激素（MSH）	刺激黑色细胞合成黑色素
神经垂体激素	抗利尿激素（ADH）	收缩血管，促进集尿管对水的重吸收
	催产素（OT）	促进子宫收缩，乳腺泌乳

（二）下丘脑激素

下丘脑一些特化神经细胞可分泌多种控制腺垂体激素释放的调节性激素，借助垂体门静脉系统，下丘脑分泌释放的调节激素，可直接输送至腺垂体直接发挥作用。目前已知的下丘脑调节激素大多是呈间歇式或脉冲式分泌的多肽类激素。按功能不同，分为释放激素与抑制激素（表 16-2）。从表 16-2 中可以看出下丘脑激素存在了某些交叉。如 TRH 还促进 GH、FSH 等释放，而 GHIH 也抑制腺垂体释放 TSH、ACTH。

表 16-2 下丘脑分泌的主要调节激素

	激素分类与名称	调节的腺垂体激素
释放激素	促甲状腺激素释放激素（thyrotropin-releasing hormone，TRH）	TSH、GH、FSH、PRL
	促肾上腺皮质激素释放激素（corticotropin-releasing hormone，CRH）	ACTH
	促性腺激素释放激素（gonadotropin-releasing hormone，GnRH）	LH、FSH、PRL
	生长激素释放激素（growth hormone-releasing hormone，GHRH）	GH
	催乳素释放激素（prolactin-releasing hormone，PRH）	PRL
	黑素细胞刺激素释放激素（melanocyte stimulating hormone-releasing hormone，MRH）	MSH
抑制激素	生长素激素释放抑制激素（growth hormonerelease-inhibiting hormone，GHIH）	GH、TSH、ACTH、PRL
	催乳素释放抑制激素（prolactin-inbibiting hormone，PRIH）	PRL
	黑素细胞刺激素抑制激素（melanocyte stimulating hormone-inhibiting hormone，MIH）	MSH

293

（三）下丘脑-腺垂体激素分泌的调节

下丘脑分泌激素的细胞，具有内分泌腺和神经细胞的两种特征，它们的活动受体液因素的反馈调节，如图 16-1 所示。例如，GnRH 既受自身的反馈抑制，也分别受腺垂体分泌的促性腺激素（LH 和 FSH）及性激素的短反馈及长反馈调节；同样 GnRH 的分泌也受血浆 ACTH 及皮质醇的反馈抑制。更为重要的是，这些激素还受下丘脑以上的中枢神经细胞所释放的神经递质的调节，影响下丘脑-垂体激素的分泌，这是中枢神经系统管理内分泌腺的一个重要组成部分。

二、生长激素及胰岛素样生长因子

（一）生长激素的化学、作用及分泌调节

生长激素（growth hormone，GH）为含 191 个氨基酸残基、分子量约为 21 500 的单链多肽激素，由腺垂体嗜酸细胞分泌。其化学结构与 PRL 及人胎盘绒毛分泌的人胎盘催乳素（human placental lactogen，hPL）相似，特别是与 hPL 同源性高达 83%，三者间有一定抗原交叉性。血液中有数种分子量不同，但均有 GH 活性的异构体存在。GH 不与血浆蛋白结合，以游离形式输送到各靶组织发挥作用，其最重要的生理作用是促进骨骺软骨细胞 DNA、RNA 合成，软骨细胞分裂增殖，蛋白黏多糖合成活跃，骨骺板增厚，身材长高。GH 对糖代谢影响显著，生理水平时，刺激胰岛素分泌，加强糖的利用，使血糖降低；过量分泌则抑制糖的利用，使血糖水平升高。同时，GH 促进脂肪分解血游离脂肪酸升高并向肝转移；GH 促进蛋白质合成，使机体呈正氮平衡。GH 还参与性发育调节。血液中 GH 迅速被体内广泛存在的肽酶水解，其半衰期仅 20 min。

GH 的分泌主要受下丘脑释放的 GHRH 和 GHIH 调控（图 16-2）。GH 呈脉冲式分泌，并有明显的昼夜节律。白天仅在餐后 3 h 左右各有一次较小的脉冲式释放，主要在夜间熟睡后约 1 h 有数次较大的脉冲式分泌，脉冲式分泌期外基本无释放。

GH 的分泌受 GHRH 和 GHIH 双重调节。当下丘脑或垂

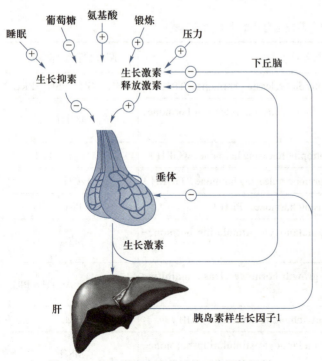

图 16-2　生长激素合成分泌的正常调控机制

体病变时，可导致 GH 分泌异常。幼年期 GH 分泌过多，因骨骺未融合可导致长骨纵向生长过度，形成巨人症；如发病于青春期后，骨骺已经融合，骨纵向生长受限，则成为肢端肥大症。儿童期若 GH 分泌不足，将影响生长发育，出现身材特别矮小的侏儒症，但患者的智力正常。多数患者还伴有促性腺激素、TSH、ACTH 缺乏，表现为第二性征缺失。

（二）生长激素依赖性胰岛素样生长因子

生长激素依赖性胰岛素样生长因子（insulin-like growth factor，IGF）。IGF 为一族化学结构与胰岛素相近，有促进生长作用和一定胰岛素样作用的细胞因子。其中 IGF-1 是在 GH 作用下，主要由肝细胞合成的多肽，分子量约 7.5×10^3。血液中的 IGF-1 几乎全部和 IGF 结合蛋白（IGFBP）等血浆蛋白结合，其中 80% 左右与 IGFBP-3 结合。

三、生长激素功能紊乱的生物化学诊断

（一）生长激素功能紊乱

1. 生长激素缺乏性侏儒症　生长激素缺乏性侏儒症（growth hormone deficiency dwarfism，GHD）又称垂体性侏儒症（pituitary dwarfism），是很多种原因导致生长发育期 GH 分泌不足或功能障碍，产生的儿童及青少年生长发育障碍。按病因可分为：①特发性 GHD，约占 70%。原因不明，可能在胚胎期或围生期发生下丘脑或垂体损伤，导致 GHRH、GH 合成释放不足。大多伴有性激素、TSH 和 ACTH 的缺乏。②遗传性 GHD，以单一 GH 缺乏症多见，也有少数患者表现为包括 GH 在内的多种垂体激素缺乏。③继发性 GHD，因下丘脑和垂体后天性病变、损伤或手术等所致。

GHD 突出的临床表现是躯体生长受阻，骨骼发育不全，性器官发育受阻及第二性征缺乏。若未伴发甲状腺功能减退，智力一般正常，有别于呆小症。患儿大多血糖偏低，若伴 ACTH 缺乏者更显著，甚至可发生低血糖昏迷或抽搐。

2. 巨人症及肢端肥大症　巨人症（gigantism）及肢端肥大症（acromegaly）均由 GH 过度分泌所致。两者起病年龄不一样，在生长发育期 GH 过度分泌可致巨人症，而成年后 GH 过度分泌则可形成肢端肥大症。持续 GH 过度分泌，巨人症亦可发展为肢端肥大症。病因多为垂体腺瘤、腺癌或垂体嗜酸细胞异常增生，少数为异源性 GHRH 或 GH 综合征，见于胰腺瘤、胰岛细胞瘤、类癌等。

（二）生长激素功能紊乱的生物化学诊断

1. 血清（浆）GH 测定　GH 分泌具有昼夜时间节律性，并具有脉冲式分泌特点（夜间熟睡后约 1 h 有数次较大的脉冲式分泌），半衰期仅 20～30 min，一般采血时间应在午夜或清晨起床前安静平卧时，现临床实验室都用免疫法测定血清或血浆中 GH 浓度。参考范围：婴幼儿 15～40 μg/L，2 岁儿童约 4 μg/L，4 岁以上儿童及成人为 0～0.5 μg/L，女性略高于男性。

由于 GH 主要以脉冲式分泌及半衰期仅 20～30 min，在不能确定是否正好处于脉冲

微课：腺垂体分泌激素与生长激素的作用

式分泌期或脉冲式分泌后较长间隔后采血的情况下，GH 水平很高或为零，均无多大价值，不能单凭 GH 测定做出 GH 功能紊乱的有关诊断，通常同时进行 GH 的激发试验。

2. 生长激素的激发试验（动态功能试验）　由于随机取样的血标本测定 GH 水平基本无临床参考价值，常使用按标准化的药理或生理激发试验对生长激素缺乏性侏儒症进行诊断和分析。

（1）药物激发试验：主要包括胰岛素低血糖激发试验、精氨酸激发试验、左旋多巴激发试验、可乐定激发试验及生长激素释放激素激发试验。

（2）运动激发试验：运动激发试验适合于 4 岁以上儿童，由于该试验较难标准化，其结果常表现不稳定。

GH 受体缺陷等导致的遗传性 IGF-1 缺乏者，临床表现为 GHD，但生长因子（growth factor，GF）水平多升高，刺激试验为正常人反应，甚至更强，可通过测定 IGF-1 加以排除。

3. 抑制试验　对 GH 基础水平高，疑为巨人症或肢端肥大症者，应进行高血糖抑制 GH 释放试验。

4. 尿液 GH 测定　用于反映体内内源性 GH 的分泌。血液循环中约不到 0.01% 的 GH 随尿排出，尿中 GH 含量甚微。收集 24 h 或过夜的 12 h 尿液，测定 GH 含量，可作为对 GHD 的筛查手段或常规性检测的一种辅助诊断方法。

5. 血清（浆）IGF-1 及 IGFBP-3 测定　目前有学者认为，IGF-1 与 IGFBP-3 两项指标在诊断的灵敏度和特异性上，均优于上述其他试验。

IGF-1 为 GH 作用下主要由肝细胞合成释放的介导 GH 作用的细胞因子。虽然游离 IGF-1 半衰期仅为 10 min，但因其几乎全部和血浆蛋白结合，故血液中总 IGF-1 的半衰期长达 2 h 左右。IGF-1 在血中浓度相对稳定，日夜波动小，与 GH 水平相对一致，但其结果与年龄相关，并受甲状腺激素、催乳素、皮质激素，尤其是营养摄入状况的影响，对测定结果应全面分析。

IGFBP-3 是分子量约为 4.5×10^4 的一种蛋白质，与其他的 IGFBP 不同，IGFBP-3 是在 GH 作用下由肝细胞合成的。IGFBP-3 和 IGF-1 的合成均呈 GH 依赖性，但不如 IGF-1，因为 IGFBP-3 反映 IGF-1 与 IGF-2 的总浓度，而后者并不依赖 GH。其优点在于不受年龄、肥胖等因素影响，尤其适合于青春期前 GHD 的辅助诊断。由于本试验的方法较 IGF-1 测定简便，结果与临床高度符合。现均推荐以免疫法检测血清（浆）IGF-1 或 IGFBP-3，作为 GH 分泌紊乱诊断的首选实验室检查项目。

血清 IGF-1 参考范围：1～2 岁为 31～160 μg/L，以后随着年龄增加缓慢升高，至青春期（11～16 岁）迅速达到 180～800 μg/L 峰水平，成人随增龄逐渐下降。血清 IGFBP-3 参考范围：新生儿 0.4～1.4 mg/L，随年龄增加逐渐升高，青春期达到 2～5 mg/L 的成人水平。

IGF-1 或 IGFBP-3 显著降低，应考虑生长激素缺乏性侏儒症，异常升高则应考虑巨人症或肢端肥大症。在诊断青春期前生长激素缺乏性侏儒症上，IGFBP-3 优于 IGF-1。IGF-1 测定配合 GH 测定，可直接诊断遗传性 GH 生成障碍。当然，营养不良、严重肝功能损害及消耗性疾病可致 IGF-1、IGFBP-3 降低，但对 IGFBP-3 影响较小。

第三节 甲状腺内分泌功能紊乱的检验

甲状腺是人体最大的内分泌腺体，重 20～25 g。甲状腺分许多小叶，小叶又由无数囊状的滤泡构成，甲状腺激素（thyroid hormone，TH）就是在这些滤泡上皮细胞内合成的。甲状腺功能紊乱是最常见的内分泌疾病，测定相应激素对甲状腺疾病的诊断具有重要价值。

一、甲状腺激素的代谢与分泌调节

（一）甲状腺激素的化学及生物合成

1. 甲状腺激素的化学结构 TH 包括甲状腺素（thyroxine，T_4）即四碘甲腺原氨酸（3,5,3′,5′-tetraiodo thyronine，T_4）和三碘甲腺原氨酸（3,5,3′-triiodothyronine，T_3），它们都是含碘的酪氨酸衍生物。T_4 和 T_3 的结构如图 16-3。

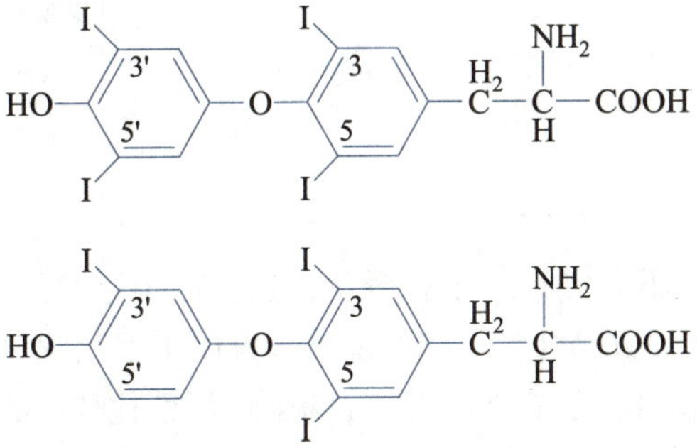

3, 5, 3', 5'-四碘甲腺原氨酸(T_4)

3, 5, 3'-三碘甲腺原氨酸(T_3)

图 16-3 甲状腺激素化学结构示意图

2. 甲状腺激素的合成 合成过程包括三步，即甲状腺对碘的摄取、碘的活化和甲状腺球蛋白的碘化。

（1）碘的摄取：碘（iodine）是甲状腺激素合成的主要原料，主要来自食物。食物中的碘在消化道被还原为离子碘（I^-）吸收入血，通过甲状腺上皮细胞膜上的“碘泵”主动摄取血浆中的碘（I^-）。

（2）碘的活化：经甲状腺摄取的碘与细胞内过氧化物酶作用，I^- 转变成“活性碘”。

$$I^- + H_2O_2 \longrightarrow \text{活性碘}$$

（3）甲状腺球蛋白的碘化：“活性碘”与甲状腺球蛋白分子上的酪氨酸残基结合生成一碘酪氨酸（monoiodotyrosine，MIT）和二碘酪氨酸（diiodotyrosine，DIT）。在过氧化物酶催化下，1 分子 MIT 和 1 分子 DIT 缩合成 1 分子 T_3，2 分子 DIT 缩合成 1 分子 T_4，还能合成极少量的反式三碘甲状腺原氨酸（reverse triiodothy ronine，rT_3，简称反 -T_3），仅占 rT_3 总量的 2%～5%。含有 T_3 和 T_4 的甲状腺球蛋白经分泌进入滤泡腔内储存。

甲状腺激素的合成示意图如图 16-4 所示。

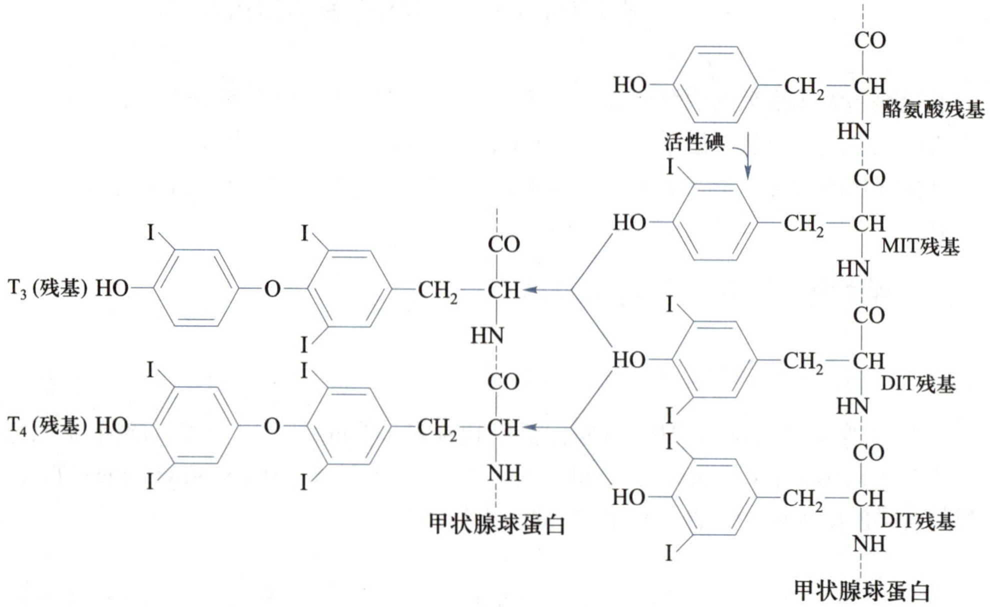

图 16-4　甲状腺激素的合成

（二）甲状腺激素的分泌、运输、代谢及分泌调节

在垂体分泌的促甲状腺激素作用下，经过一系列变化，T_3、T_4 由甲状腺滤泡上皮细胞合成和分泌，并释放入血，同时释放的 MIT 和 DIT 脱碘，再用于甲状腺激素的合成。

血液中的甲状腺激素 98% 为 T_4，T_3 仅占 2%，但 T_3 的生理活性比 T_4 大很多，正常甲状腺激素总活性的 2/3 由 T_3 体现。T_3 主要来源于周围组织中 T_4 脱碘后生成。

血液中 99% 以上的 T_3、T_4 与血浆蛋白可逆性结合，其中主要与甲状腺素结合球蛋白（thyroxine binding globulin，TBG）结合，还有少量的与前清蛋白、清蛋白结合。游离型的 T_3 和 T_4 分别仅约占血浆总量的 0.4% 和 0.04%，只有游离型的 T_3、T_4 才能进入靶细胞发挥生物学作用。与蛋白质结合的部分对游离的 T_3 和 T_4 起调节、稳定作用。因游离 T_3 含量明显高于 T_4，故 T_3 比 T_4 的作用迅速而强大。

甲状腺激素的分解代谢包括脱碘、脱氨或脱羧和结合等反应。其中以脱碘反应为主，由肝、肾和其他组织特异性脱碘酶催化完成。T_4 在 5' 位脱碘生成 T_3，再脱碘后失去生物活性。在 T_4 的 5 位脱碘，生成 rT_3，几乎无生理活性，但在甲状腺疾病和许多非甲状腺疾病时有临床意义。

T_4 的脱碘转化过程主要受机体生理状态影响，当机体处于寒冷等需要更多的活性甲状腺激素参与的情况下，T_4 会进一步向 T_3 转化，参与正常人体新陈代谢。反之，当机体处于饥饿、应激、代谢紊乱、肝肾疾患等状态时，T_4 更多地转化成了无生物活性的 rT_3，这也是机体功能紊乱状态时血液中 T_3 浓度降低而 rT_3 浓度升高的原因。由此可知，虽然 rT_3 为无生物活性的甲状腺激素，其仍可反映甲状腺功能及激素的调节状态。

甲状腺激素在肝与葡糖醛酸结合形成葡糖醛酸苷，经胆汁排入肠腔，或在周围组织经脱氨、脱羧、氧化等产生无生理活性的代谢产物排出体外。

甲状腺激素的合成与分泌主要受下丘脑-垂体-甲状腺轴的调节，也受血浆 TBG 的影响。

（1）下丘脑-垂体-甲状腺轴的调节：甲状腺激素的分泌直接受垂体分泌的促甲状腺激素（thyroid stimulating hormone，TSH）的调节。

（2）血浆 TBG 的影响：血浆 TBG 浓度的变化，也可导致甲状腺激素结合形式动态平衡的变化，从而引甲状腺分泌功能的改变。

（三）甲状腺激素的生理功能

甲状腺激素对机体的生理作用广泛而强烈，其生理功能主要为促进糖类、蛋白质和脂质三大营养物质代谢，调节生长发育过程；提高大多数组织的耗氧量，促进能量代谢，增加产热和提高基础代谢率。体内甲状腺激素的增多或减少都会引起疾病。

微课：甲状腺激素的生理生化及调节

二、甲状腺功能紊乱

甲状腺疾病是常见的内分泌疾病，其中以甲状腺功能亢进症多见，其次为甲状腺功能减退症。

（一）甲状腺功能亢进症

甲状腺功能亢进症简称甲亢，是指由各种病因导致甲状腺激素分泌过多引起的以神经、循环、消化等系统兴奋性增强和代谢亢进为主要表现的一组临床综合征。主要症状有乏力、怕热、多汗、心悸、气促、消瘦、食欲亢进、紧张、焦虑、易怒等，还可使血胆固醇降低，糖耐量降低，糖尿病加重，蛋白质分解增多等。其病因复杂多样，可分为以下几种情况。

（1）甲状腺性甲亢：其中以毒性弥漫性甲状腺肿（又称 Graves 病）多见，是自身免疫性甲状腺疾病的一种特殊类型，与其他自身免疫性甲状腺病，如慢性淋巴细胞性甲状腺炎等有密切关系。

（2）垂体性甲亢：如垂体促甲状腺激素瘤。

（3）伴瘤综合征：如恶性肿瘤（肺、胃、肠、胰等）伴甲亢（分泌 TSH 类似物）。

（4）医源性甲亢和暂时性甲亢等。

（二）甲状腺功能减退症

甲状腺功能减退症简称甲减，是由多种原因引起甲状腺激素合成、分泌或生物效应不足所致的一组内分泌疾病。按起病年龄分为三型：起病于胎儿、新生儿者为呆小型甲减（又称克汀病）；起病于性发育前儿童者为幼年型甲减；起病于成年者为成年型甲减。按照甲减的程度，分为临床甲减和亚临床甲减。

甲减的临床表现取决于起病时间。成人主要表现为低代谢，如基础代谢率降低，畏

微课：甲状腺激素与甲亢

寒，乏力，精神迟钝，情绪低下，心功能抑制，性腺及肾上腺皮质功能减退等。胎儿及新生儿甲减，除全身代谢降低外，骨骼和神经系统生长发育也受影响，出现体格及智力发育障碍，各型后期重症者均可表现为黏液性水肿。

引起甲减的病因如下。①原发性甲减：分为获得性甲减（甲状腺受损或 TH 合成障碍等）和先天性甲减（孕妇缺碘或口服过量抗甲状腺药、胎儿甲状腺素酶系异常、先天性甲状腺发育不全等）。②继发性或下丘脑－垂体性甲减：包括垂体肿瘤、垂体手术或放疗后出血性垂体坏死及 TSH 合成障碍等；TSH 或甲状腺素不敏感综合征，如 TSH 受体缺陷全身性甲状腺素不敏感型等。

三、甲状腺激素测定

血液中 99% 以上的 T_3、T_4 与 TBG 等血浆蛋白结合，游离者才能更可靠地反映甲状腺激素的生物活性，因此，血清甲状腺激素测定包括总 T_3（total T_3，TT_3）、总 T_4（total T_4，TT_4）、游离 T_3（free T_3，FT_3）、游离 T_4（free T_4，FT_4）和反 $-T_3$（reverse T_3，rT_3）等。

甲状腺激素的测定方法主要有 CLIA 法、ECLIA 法和 TRFIA 法。

（一）血清总甲状腺素（TT_4）和总三碘甲腺原氨酸（TT_3）测定

1. 血清 TT_4　TT_4 测定最好用血清，并尽量避免溶血，减少对样品的稀释。

【参考区间】　TRFIA 法：69～141 nmol/L；

CLIA 法：78.4～157.4 nmol/L；

ECLIA 法：66～181 nmol/L。

2. 血清 TT_3　TT_3 是诊断甲亢最可靠、灵敏的指标，尤其对 T_3 型甲亢的诊断有特殊意义，后者血清 TT_4 不高，但 TT_3 显著升高。

【参考区间】　TRFIA 法：1.3～2.5 nmol/L；

CLIA 法：1.34～2.73 nmol/L；

ECLIA 法：1.3～3.1 nmol/L。

【临床意义】

1. 血清 TT_3、TT_4 升高　主要见于甲亢，与 FT_3、FT_4 联合测定可用于甲亢的诊断，病情观察和疗效监测。但在甲亢初期与复发早期 TT_3 一般明显上升，约 4 倍于正常值；TT_4 上升缓慢，仅为正常值的 2.5 倍，故 TT_3 是早期 Graves 病疗效观察及停药后复发的敏感指标。TT_3 与 TT_4 升高还见于活动性肝炎、妊娠等。

2. 血清 TT_3、TT_4 降低　主要见于甲减，其 TT_4 或 FT_4 的降低早于 TT_3 或 FT_3，血 TT_3 或 FT_3 降低仅见于疾病后期或重症者。TT_3、TT_4 降低还见于垂体功能低下、营养不良、肾病综合征、肾功能衰竭、严重的全身性疾病等。

（二）血清游离甲状腺素（FT_4）和游离三碘甲腺原氨酸（FT_3）测定

正常情况下，血液中结合型和游离型甲状腺激素含量维持着动态平衡，且只有游离型才具有生理活性，所以 FT_4 和 FT_3 的水平更能真实地反映甲状腺的功能状况。血

清 FT_3、FT_4 不受 TBG 影响，其敏感性和特异性明显高于 TT_3 和 TT_4，能直接反映甲状腺功能状态，因为只有游离的激素才能确切反映甲状腺功能，尤其是在妊娠、雌激素治疗、家族性 TGB 增高或缺乏症等 TGB 变化较大时更为重要。目前认为，联合进行 FT_3、FT_4 和超敏 TSH 测定，是评价甲状腺功能的首选方案和第一线指标。

FT_4 和 FT_3 测定采用 TRFIA 法、CLIA 法和 ECLIA 法。

【参考区间】 TRFIA 法：FT_4 8.7～17.3 pmol/L；FT_3 4.7～7.8 pmol/L；

CLIA 法：FT_4 2.8～7.1 pmol/L；FT_3 66～181 pmol/L；

ECLIA 法：FT_4 12～22 pmol/L；FT_3 2.8～7.1 pmol/L。

【临床意义】 FT_4 和 FT_3 测定的临床意义与 TT_4 和 TT_3 相同，但因不受血清 TBG 影响，且代表具有生物活性 TH 的含量，所以具有更重要的临床价值。

1. 甲亢 对甲亢的诊断，FT_4、FT_3 增高较 TT_4、TT_3 灵敏，尤其对 TT_4、TT_3 正常或轻度升高者甲亢的诊断更有意义。观察甲亢的疗效，FT_4、FT_3 的变化更明显。

2. 甲减 甲减时 TT_4 或 FT_4 降低先于 TT_3 或 FT_3 变化。大多数口服 T_4 治疗的患者，于服药后 1～6 h 血中 FT_4 浓度达到高峰，其升高程度与用药剂量有关。FT_4 是甲状腺素替代性治疗的有效指标。

3. 妊娠 孕妇血中 TBG 明显升高，因此，FT_4、FT_3 检测结果较 TT_4、TT_3 更准确。

4. 药物影响 肝素可使 FT_4、FT_3 测定结果偏高。

动画：激素兄弟 T_3 和 T_4

（三）血清反 -T_3（rT_3）测定

rT_3 与 T_3 结构基本相同，仅是三个碘原子在 3、3′、5′ 位，主要来源于外周组织（如肝、肾等）中的 T_4 经 5- 脱碘酶催化生成。rT_3 也是反映甲状腺功能的一个指标。血液中 T_4、T_3 和 rT_3 维持一定比例，可反映甲状腺激素的体内代谢情况。

血清 rT_3 测定常采用 CLIA 法。

【参考区间】 0.15～0.45 nmol/L

【临床意义】 rT_3 和 T_3 在化学结构上属于异构体，T_3 是参与机体代谢的重要激素，该过程耗氧，而 rT_3 几乎无生理活性。rT_3 增高，T_3 减少，可降低机体氧和能量的消耗，是机体的一种保护性机制。

1. 甲亢 甲亢时血清 rT_3 增加，与血清 T_4、T_3 变化基本一致，而部分甲亢初期或复发早期仅 rT_3 升高。治疗后下降较 T_3 慢，与 T_4 均低于正常，提示用药过量。

2. 甲减 甲减时血清 rT_3 降低，可用于甲减和非甲状腺疾病功能异常的鉴别。

3. 非甲状腺疾病 如心肌梗死、肝硬化、糖尿病、尿毒症、脑血管病和某些肿瘤，血清 rT_3 增加，T_3/rT_3 比值降低，该指标对判断上述疾病的程度、观察疗效及预后估计均有重要意义。

4. 妊娠 羊水中 rT_3 水平可判断胎儿的成熟程度，rT_3 降低，有助于先天性甲减的宫内诊断。

（四）甲状腺摄 ^{131}I 率试验

利用甲状腺的摄碘功能，给受试者一定剂量 ^{131}I，连续观察甲状腺区的放射性强度变化，以甲状腺摄 ^{131}I 的速率（峰时间）和量（摄取率），间接反映甲状腺合成、分泌 T_3、T_4 的能力。甲亢患者摄 ^{131}I 的速率快（峰前移）、量多（摄取 ^{131}I 率增加），诊断甲亢的符合率达 90%。缺碘性甲状腺肿也升高，但无峰前移。本试验可鉴别不同原因的甲亢，但不能观察病情变化。甲减患者峰平坦，摄 ^{131}I 率下降。本试验易受含碘食物和药物的影响，试验前应按规定时间停用。还受某些疾病的影响，如肾病综合征增高，应激状态、腹泻及吸收不良综合征等降低。

【参考区间】 3 h：5%～25%，24 h：20%～45%，高峰出现在 24 h（盖革计数管法）。

【临床意义】 摄 ^{131}I 量增加和峰值前移见于甲亢型甲状腺毒症，而非甲亢型甲状腺毒症摄 ^{131}I 率降低，摄 ^{131}I 率试验是诊断甲亢的传统方法，目前已经被血清 TSH 测定替代。

四、甲状腺分泌调节功能测定

（一）血清促甲状腺激素测定

促甲状腺激素（TSH）是腺垂体嗜碱细胞释放的一种糖蛋白，分子量为 25 000～28 000，由 α 和 β 亚基组成，其生理功能是刺激甲状腺的发育、合成和分泌甲状腺激素。血清 TSH 水平测定是甲状腺功能紊乱的常规检测指标。TSH 的分泌受下丘脑促甲状腺激素释放激素（TRH）兴奋性的影响，其水平不受血 TBG 浓度影响，单独测定 TSH 或配合甲状腺激素测定，对甲状腺功能紊乱的诊断及病变部位的判断很有价值。TSH 分泌有明显节律性，2:00—4:00 最高，18:00—20:00 最低，以清晨起床前采血为宜，紧张、恐惧、寒冷、运动等应激状态可通过大脑皮质等途径导致 TSH 分泌迅速显著增加，TSH 测定采用血清样本，4℃稳定 5 天，不宜使用明显溶血或脂血标本。

TSH 测定采用 CLIA 法和 ECLIA 法。

【参考区间】 成人 TSH：CLIA 法 0.34～5.60 mIU /L；

ECLIA 法 0.27～4.20 mIU /L。

【临床意义】 TSH 测定是反映下丘脑－垂体－甲状腺轴功能的敏感指标，在甲状腺功能紊乱时 TSH 变化较 T_3、T_4 更迅速、显著，超敏 TSH 测定有助于亚临床甲亢和亚临床甲减的诊断。国外许多学者推荐血清 TSH 测定为甲状腺功能紊乱的实验室首选筛查项目。TSH 增高见于原发性甲减、甲状腺激素抵抗综合征、异位 TSH 综合征、TSH 分泌肿瘤，以及应用多巴胺拮抗剂和含碘药物等。TSH 降低见于甲亢、亚临床甲亢、库欣病（Cushing disease）、肢端肥大症、过量应用糖皮质醇和抗甲状腺药物。依据 THS 测定结果，可作为原发性甲状腺功能减退症患者接受 T_4 替代疗法调节用量的参考。

微课：甲状腺功能检测

（二）甲状腺功能动态试验

1. T_3 抑制试验　先测基础摄 ^{131}I 率，然后连续 6 天口服 T_3，再次测摄 ^{131}I 率。比较服药前后的结果，正常人及单纯甲状腺肿者摄 ^{131}I 率下降 50% 以上，甲亢患者不能被抑制，故摄 ^{131}I 率下降小于 50%。有冠心病、甲亢性心脏病或严重甲亢者禁做本试验。

2. TRH 兴奋试验　试验时先采血，然后静脉注射 TRH 200～500 μg，分别于 15 min、30 min、60 min 和 120 min 采血，测定 5 次标本的 TRH 值。正常时，注射

15～30 min 后达峰值，其 TSH 水平较基础值增加 1～20 mU/L（RIA 法），60 min 恢复至基础水平。女性反应高于男性。

【临床意义】 TRH 兴奋试验可反映 TSH 的储存能力，主要用于垂体性甲状腺疾病和下丘脑性甲状腺疾病的鉴别。垂体性病变，TSH 基础值低，对 TRH 无反应；而下丘脑病变时，TSH 基础值低，但对 TRH 有延迟性反应，注射 TRH 后 TSH 的峰值在 60～90 min。甲状腺性甲亢患者不但 TSH 基础值低，而且垂体 TSH 储存少，注射 TRH 后血清 TSH 无明显升高。垂体瘤性甲亢 TSH 基础值高，TRH 兴奋试验呈阳性。

动画：
TRH 兴奋
试验

第四节　肾上腺内分泌功能紊乱的检验

肾上腺是由中心部的髓质和周边部的皮质两个独立的内分泌器官组成。肾上腺皮质和髓质各分泌化学结构、性质、生理作用完全不同的激素。肾上腺激素包括肾上腺皮质激素和肾上腺髓质激素两类。

一、肾上腺激素的代谢与分泌调节

（一）肾上腺皮质激素

肾上腺皮质由外向内可分为三带：球状带、束状带和网状带。球状带主要分泌盐皮质激素，主要为醛固酮（aldosterone，Ald）；束状带分泌糖皮质激素，主要是皮质醇（cortisol）和少量的皮质酮；网状带分泌雄激素（androgen）和少量雌激素（estrogen）。这三类激素和性腺合成的性激素的前体均为胆固醇，是由 17 个碳原子组成的四环烷，都是胆固醇的衍生物，称类固醇激素。C_{17} 位有酮基者称 17-酮类固醇（17-KS），C_{17} 位有羟基者称 17-羟类固醇（17-OHCS）。

1. 肾上腺皮质激素的代谢

（1）皮质激素的生物合成：合成皮质激素的基本原料是胆固醇，27 C 的胆固醇经羟化裂解，在 C_{20} 处脱去侧链的 6 C 片段，形成重要的中间产物孕烯醇酮，后者经不同位置羟化、脱氢等过程，分别转变成皮质醇、醛固酮、睾酮（testosterone，T）和雌二醇（estradiol，E_2）等主要类固醇激素，合成过程见图 16-5。

（2）皮质激素的运输、失活和排泄：释放入血的糖皮质激素主要与血浆中的皮质类固醇结合球蛋白（corticosteroid-binding globulin，CBG）可逆结合而运输。CBG 是一种 α_2- 球蛋白，在肝合成，对皮质醇有高度的亲和力。只有游离形式的皮质激素才能进入靶细胞发挥生理作用。

皮质激素的灭活、降解过程主要在肝完成。经过加氢、结合、还原等反应，其降解产物通过肾和肠道排出体外，其产物有四氢皮质醇、四氢皮质酮和四氢醛固酮等。

2. 皮质激素对物质代谢的作用

（1）糖皮质激素：糖皮质激素的作用十分广泛，体内大多数组织的物质代谢都受它的调节作用。如抑制糖类的氧化，促进糖类的异生，加强肝蛋白质的合成，抑制外周组

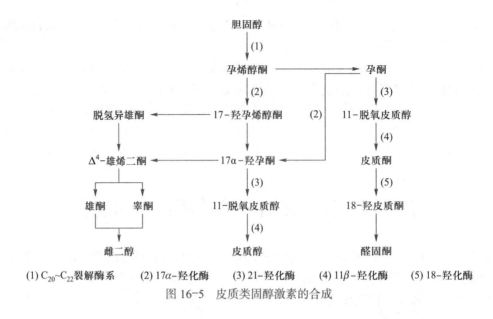

(1) C₂₀~C₂₂裂解酶系　　(2) 17α-羟化酶　　(3) 21-羟化酶　　(4) 11β-羟化酶　　(5) 18-羟化酶

图 16-5　皮质类固醇激素的合成

织蛋白质与脂肪的合成，促进其分解。糖皮质激素还具有减轻炎症和过敏反应，抑制创伤后的血管扩张等生理、药理作用。

（2）盐皮质激素：盐皮质激素可促进肾保钠排钾，增加细胞外液容量，在维持机体水和电解质平衡等方面起重要作用。

（3）性激素：性激素主要由性腺分泌，肾上腺皮质可合成少量性激素。性激素包括雄性激素和雌性激素，后者又可分为雌激素和孕激素。

雄激素以睾酮为主，除对生殖系统作用（促进男性副性器官发育、促进维持副性征）之外，对全身代谢也有明显的促进作用，如促进蛋白质合成，促进骨骼生长，刺激红细胞生成等。

雌激素主要为雌二醇，其生理功能除促进女性副性器官发育，促进和维持女性副性征之外，还可促进蛋白质合成，降低血胆固醇水平，降低血管渗透性和脆性，促进肾对水、钠重吸收。

孕激素主要指孕酮，其生理功能主要是保证受精卵着床和维持妊娠，对组织代谢也有影响，如促进周围组织蛋白质分解、拮抗盐皮质激素作用等。

3. 肾上腺皮质激素的分泌调节　与甲状腺激素的分泌调节相似，肾上腺皮质激素（主要是糖皮质激素）的合成和分泌主要受下丘脑－垂体－内分泌腺调节轴的控制。

垂体分泌、释放的 ACTH 作用于肾上腺皮质束状带和网状带细胞膜上的 ACTH 受体，促进细胞增殖，使糖皮质激素、性激素合成和分泌增多。ACTH 持续增高，在早期可一过性地引起盐皮质激素分泌增加，但无持久影响。

下丘脑分泌、释放的促肾上腺皮质激素释放激素（corticotropin releasing hormone，CRH），可选择性地促进腺垂体分泌 ACTH。

血液中游离的糖皮质激素对 CRH 和 ACTH 分泌和释放的负反馈调节非常重要。ACTH 和糖皮质激素的分泌存在着明显的昼夜规律。分泌高峰在早晨 6:00—8:00，低谷在夜间 22:00—24:00。此外，应激及其他伤害性刺激均可通过调节轴，促进糖皮质激素的分泌。

4. 肾上腺皮质功能紊乱

（1）肾上腺皮质功能亢进症（皮质醇增多综合征）：又称库欣综合征（Cushing syndrome），是各种原因引起肾上腺分泌过多的糖皮质激素（主要为皮质醇）所致的症候群统称。

依赖 ACTH 的 Cushing 综合征病因：① Cushing 病：由垂体 ACTH 分泌亢进引起的临床类型称为 Cushing 病，常伴有肾上腺皮质增生，垂体多有微腺瘤，少数为大腺瘤。②异位 ACTH 综合征：系垂体以外肿瘤分泌大量 ACTH，伴有肾上腺皮质增生，见于肺癌、胸腺癌、胰岛细胞瘤、类癌等。

不依赖 ACTH 的 Cushing 综合征病因有肾上腺皮质腺瘤、双侧肾上腺结节性增生等。

（2）肾上腺皮质功能减退症：指慢性肾上腺皮质分泌糖皮质激素不足产生的综合征，临床较少见，按病因分为以下两类。①原发性慢性肾上腺皮质功能减退症：又称艾迪生病（Addison disease），是由于自身免疫、结核、真菌感染、肿瘤或白血病等破坏了双侧肾上腺的绝大部分，引起肾上腺皮质激素分泌不足。②继发性肾上腺皮质功能减退症：是丘脑－垂体病变引起 ACTH 分泌不足所致病变。

肾上腺皮质功能减退症多见于成年人，老年人和幼年儿童较少见；结核所致者男性多于女性，而自身免疫所致者女性多于男性。该病临床表现为心血管系统、消化系统、神经系统、生殖系统等功能低下。由于血中糖皮质激素水平降低，负反馈引起垂体 ACTH 分泌增多。

微课：肾上腺皮质激素

（二）肾上腺髓质激素

肾上腺髓质位于肾上腺中央部，主要合成和分泌肾上腺素（epinephrine，E）、去甲肾上腺素（norepinephrine，NE）、多巴胺（dopamine，DA）三种髓质激素，它们在化学结构上均含有儿茶酚及乙胺侧链，故统称为儿茶酚胺类激素，其生理功能有许多共同点。肾上腺素和去甲肾上腺素的主要代谢终产物是 4- 羟基 -3- 甲氧基扁桃酸，即香草扁桃酸（vanillylmandelic acid，VMA）。多巴胺的主要终产物为 4- 羟基 -3- 甲氧基苯乙酸，即高香草酸（HVA）。体内大部分 VMA 和 HVA 与葡糖醛酸或硫酸结合后，随尿排出体外（图 16-6）。

肾上腺释放的肾上腺素约为去甲肾上腺素的 4 倍，仅分泌微量的多巴胺。血液和尿液中的肾上腺素几乎全部由肾上腺髓质分泌。去甲肾上腺素、多巴胺也可来自其他组织中的嗜铬细胞。

血中儿茶酚胺的含量很低（10～300 pg/mL），化学性质不稳定，目前尚无准确可靠的测定方法。尿香草扁桃酸是儿茶酚胺的代谢终产物，占体内肾上腺素、去甲肾上腺素代谢产物的 60%，其化学性质较儿茶酚胺稳定。约 63% 的 VMA 随尿排出，故检测尿液中 VMA 含量可了解肾上腺髓质的分泌功能。

1. 儿茶酚胺类激素的代谢

（1）儿茶酚胺类激素的合成：儿茶酚胺类激素合成的基本原料是酪氨酸，其合成步

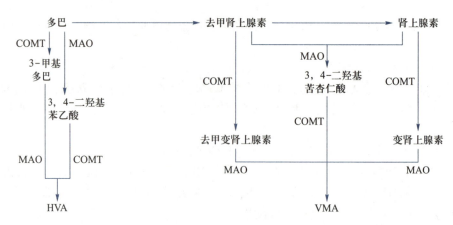

MAO单胺氧化酶；COMT儿茶酚-*O*-甲基转移酶；VMA香草扁桃酸；HVA高香草酸

图16-6　儿茶酚胺的代谢

骤是酪氨酸经酪氨酸羟化酶催化，生成二羟苯丙氨酸（多巴），后者经多巴脱羧酶催化，生成多巴胺，再经羟化酶催化，生成去甲肾上腺素，去甲肾上腺素经甲基化生成肾上腺素。催化此反应的苯乙醇胺 *N*- 甲基转移酶在肾上腺髓质活性最高，因此，肾上腺髓质是产生肾上腺素的主要场所。合成的儿茶酚胺储存于嗜铬细胞的囊泡内。

（2）儿茶酚胺类激素的分解：肝是分解儿茶酚胺的主要场所。参与其分解代谢的酶主要有单胺氧化酶（MAO）和儿茶酚 -*O*- 甲基转移酶（catechol-*O*-methyl transferase，COMT）。MAO 催化单胺类物质（儿茶酚胺、5- 羟色胺等）氧化脱氨基，COMT 主要催化儿茶酚胺的羟基进行 *O*- 甲基化。在 MAO、COMT 及其他酶的共同作用下，儿茶酚胺转变成多种醇类和醛类的中间产物，并进一步生成以有机酸为主的终末产物。

2. 儿茶酚胺的生理功能　儿茶酚胺既是肾上腺髓质分泌的激素，又是肾上腺素能神经元释放的神经递质，故生理功能广泛而复杂。肾上腺素和去甲肾上腺素均可直接作用于心脏，使心脏收缩力增强，心搏加快，心输出量增加；去甲肾上腺素对血管的收缩作用较为广泛；多巴胺在增加内脏和肾血流量的同时，使血压下降。肾上腺素对代谢作用的影响比去甲肾上腺素明显，可促进肝糖原的分解及糖异生，使血糖增加，加速脂肪动员，加强能量的利用和产热，使机体处于能量的动员状态。

3. 儿茶酚胺代谢异常　儿茶酚胺代谢异常主要见于嗜铬细胞瘤（pheochromo-cytoma）。嗜铬细胞瘤是发生于嗜铬细胞组织的肿瘤，绝大多数为良性。肾上腺髓质为最好发部位，约占 90%。因过量的肾上腺素及去甲肾上腺素释放入血，产生持续或阵发性高血压，并伴有血糖、血脂肪酸升高。

微课：肾上腺髓质激素

二、肾上腺皮质功能测定

（一）血、尿糖皮质激素及其代谢产物测定

血液中的皮质醇浓度可直接反映肾上腺糖皮质激素分泌水平，已被推荐为肾上腺皮质功能紊乱首选的生化检验项目。血皮质醇测定可检测皮质醇的总浓度，包括与血浆蛋

白结合和游离的皮质醇，不能排除 CBG、清蛋白浓度改变等各种影响皮质醇蛋白结合率的因素对游离皮质醇浓度的影响，因此其浓度不一定和游离皮质醇浓度平行。尿皮质醇来源于血液游离型皮质醇经肾小球的滤过，可反映血液中有生物活性的糖皮质激素水平。24 h 尿皮质醇测定不受昼夜节律的影响，且均为游离型，更能可靠地反映皮质醇的浓度。

【参考区间】

血浆（清）皮质醇：CLIA 法 上午 6.7～22.6 μg/dL，下午＜10 μg/dL；

尿液皮质醇经提取：21～111 μg/24 h，未经提取：58～403 μg/24 h；

血浆（清）皮质醇：ECLIA 法 上午 6.2～19.4 μg/dL，下午 2.3～11.9 μg/dL；

唾液皮质醇：　　　　上午＜0.69 μg/dL，下午＜0.43 μg/dL；

尿液皮质醇：　　　　36～137 μg/24 h。

【临床意义】 正常人皮质醇的分泌存在昼夜节律（早晨 8:00—10:00 含量最高，夜间 22:00—24:00 含量最低），皮质醇增多症者昼夜节律消失，为诊断依据之一。血皮质醇浓度升高主要见于肾上腺皮质功能亢进、肾上腺肿瘤、应激、妊娠、口服避孕药、长期服用糖皮质激素药物等。血皮质醇浓度降低主要见于肾上腺皮质功能减退、Graves 病、垂体功能减退等。皮质醇测定还用于库欣综合征使用地塞米松抑制治疗或艾迪生病使用激素替代治疗的疗效监测。有研究认为，测定夜间唾液皮质醇含量比尿液游离皮质醇含量，更适用于儿童、精神病患者及因压力影响肾上腺皮质过度分泌肾上腺类固醇激素者。

（二）类固醇激素及其代谢产物的测定

1. 尿 17- 酮类固醇测定　类固醇激素及其代谢产物中，凡在 C_{17} 上没有侧链而仅有一个酮基者，称为 17- 酮类固醇（17-ketosteroid，17-KS），包括睾丸和肾上腺产生的雄性激素（不包括睾酮）及其代谢产物。少量的皮质醇在 C_{17} 发生羟基的脱氢、氧化生成 17-KS。成年女性 17-KS 几乎全部来自肾上腺皮质；男性 1/3 的 17-KS 来自睾丸，2/3 来自肾上腺皮质。因此，尿 17-KS 在女性青春期前可较粗略地代表肾上腺皮质的内分泌功能，男性则反映了肾上腺皮质和睾丸二者的分泌功能状态。17-KS 测定主要用于检测雄激素的产生，尤其肾上腺分泌的部分，筛查有无肾上腺和卵巢功能的分泌紊乱。测定的 17-KS 包括雄酮、异雄酮、脱氢异雄酮等及其代谢物。

常规 17-KS 测定采用的是 Zimmermann 比色法，其原理是：尿中 17-KS 多以葡糖醛酸酯或硫酸酯的结合形式存在，取 24 h 尿液加酸水解，释放游离的 17-KS；用有机溶剂提取后，在碱性介质中 17-KS 中的酮 - 亚甲基（—CO—CH$_2$—）与间二硝基苯作用，生成紫色的化合物，于 520 nm 波长处比色测定。测定结果易受多种因素影响，应严格按照操作规程进行。尿样采用浓盐酸（5 mL）防腐。测定前患者应停服中药、四环素和维生素 B_2 等含色素的药物。某些降压药、神经安定药对测定也有影响。该法具有较好的精密度，但不够灵敏，操作较费时。

【参考区间】 男性：28.5～61.8 μmol/24 h（8.2～17.8 mg/24 h）；

女性：20.8～52.1 μmol/24 h（6.0～15.0 mg/24 h）。

【临床意义】 尿 17-KS 测定主要反映睾丸和肾上腺皮质的分泌功能。17-KS 升高见于肾上腺皮质功能亢进、垂体前叶功能亢进、睾丸间质细胞瘤、甲亢、多毛症，以及应用 ACTH、雄性激素和皮质激素等。尿 17-KS 降低见于肾上腺皮质功能减退症、腺垂体功能减退、睾丸功能减退、甲减，以及服用雌激素和避孕药等。

2. 尿 17- 羟皮质类固醇测定　尿 17- 羟皮质类固醇（17-hydroxycorticosteroid，17-OHCS）包括尿中所有 C_{17} 上有羟基的类固醇物质，主要是肾上腺皮质分泌的糖皮质激素及其代谢产物，包括皮质醇、皮质酮、17- 羟黄体酮、11- 脱氧皮质醇等。尿液中 80% 17-OHCS 来自皮质醇。因此，17-OHCS 浓度可反映血中皮质醇的含量，但特异性较差。

17-OHCS 测定采用 Porter-Silber 比色法。测定时先加酸，将结合型 17-OHCS 转变为游离型，在氯仿－正丁醇抽提液中，加入盐酸苯肼和硫酸，使 17-OHCS 与苯肼反应，生成黄色的苯腙复合物，即为 Porter-Silber 显色反应，以氢化可的松作为标准液，在 410 nm 波长处测定吸光度，计算尿 17-OHCS 的含量。

收集 24 h 尿液，并记录尿量，于容器内加入 5～10 mL 浓盐酸防腐。留尿前应停用中草药、四环素和维生素 B_2 等药物，以防干扰。本试验的影响因素较多，如应激状态、营养不良、慢性消耗性疾病、肝硬化、肾功能不良，以及多种药物（如泼尼松、地塞米松等）和食物可以干扰试验，应予以注意。本法所需条件简单，但特异性较差。

【参考区间】 男性：21.28～34.48 μmol/24 h（7.7～12.50 mg/24 h）；
　　　　　　女性：19.27～28.21 μmol/24 h（6.98～10.22 mg/24 h）。

【临床意义】 17-OHCS 主要反映肾上腺皮质的分泌功能。17-OHCS 升高见于肾上腺皮质功能亢进，如 Cushing 病、肾上腺皮质瘤、双侧肾上腺增生性疾病，甲亢、应激、肥胖、胰腺炎等也可增高。17-OHCS 减少见于肾上腺皮质功能减退、垂体前叶功能低下、肾上腺切除术后及甲减等。应用 ACTH 治疗时，皮质腺癌、双侧肾上腺增生患者尿 17-OHCS 显著升高，而肾上腺皮质功能减退症和肾上腺癌患者变化不明显。

（三）下丘脑－垂体－肾上腺皮质轴功能检测

下丘脑－垂体－肾上腺皮质轴功能检测及必要的动态功能试验，有助于肾上腺皮质功能紊乱的病变部位及性质的确定。

促肾上腺皮质激素（ACTH）是由 39 个氨基酸组成的多肽类激素，由脑垂体前叶分泌，在下丘脑－垂体－肾上腺皮质轴中至关重要。腺垂体的促肾上腺皮质激素细胞受下丘脑释放的 CRH 刺激后，分泌和释放 ACTH，后者作用于肾上腺皮质束状带，刺激糖皮质类固醇的合成与分泌。血液中高浓度的糖皮质激素又可通过负反馈调节机制，抑制 CRH 和 ACTH 的分泌。

ACTH 的测定主要采用 ECLIA 法，标本用 EDTA 抗凝血浆。

1. 血浆 ACTH 测定　ACTH 是腺垂体分泌的微量多肽激素。正常 ACTH 分泌存在着与皮质醇相同的昼夜节律，表现为清晨浓度高，夜间浓度低。肾上腺皮质功能紊乱时，ACTH 分泌的节律性大多消失。

【参考区间】 成人 ACTH：7.2～63.3 ng/L（上午 7:00—10:00）。

【临床意义】 血浆 ACTH 测定一般不作为肾上腺皮质功能紊乱的首选筛查项目。先天性肾上腺皮质增生症、下丘脑及垂体性皮质醇增多症患者，午夜 ACTH 明显增多，昼夜节律消失。继发性肾上腺皮质功能减退症、原发性皮质醇增多症患者，早 8:00 血浆 ACTH 明显降低，昼夜节律也消失。血浆 ACTH 和皮质醇联合测定可用于诊断肾上腺皮质功能紊乱的种类和病变部位，二者同时升高，提示下丘脑、垂体病变或异源性 ACTH 综合征所致的肾上腺皮质功能亢进。ACTH 兴奋试验适用于诊断原发性或继发性肾上腺皮质功能减退症。

2. ACTH 兴奋试验　ACTH 可刺激肾上腺皮质合成和释放皮质醇。用 0.25 mg 合成的 ACTH 肌内或静脉注射，分别于注射前后，测定血浆皮质醇浓度变化。本试验有多种方法，如一次肌内注射法、连续 48 h 静脉注射法、二日静脉滴注法和五日静脉滴注法。目前常采用后两种方法，肾上腺皮质功能亢进性疾病可用二日静脉滴注法，肾上腺皮质功能减退性疾病可用五日静脉滴注法。

（1）二日静脉滴注法：①试验前 1、2 天留 24 h 尿液测定 17-OHS、17-KS，或抽取静脉血测皮质醇，进行外周血嗜酸性粒细胞计数作为对照，可根据当地实验室条件选择。②试验当日早 8:00 排空膀胱，静脉滴注 ACTH，25 U 溶于 5% 葡萄糖 500～1 000 mL 中，控制速度，于 8 h 滴完，连续 2 天。③收集 24 h 尿液测定 17-OHS、17-KS 含量，或于滴注完抽血测血浆皮质醇和嗜酸性粒细胞含量。

（2）五日静脉滴注法：试验前的准备和测定指标同二日静脉滴注法，唯时间延长到 5 天。

【临床意义】 正常人 ACTH 兴奋试验，于第 1 天尿 17-OHS、17-KS 排泄量高于对照的 1～2 倍；第 2 天比对照升高 2～3 倍，第 3 天比对照升高 3～4 倍。血浆皮质醇较对照升高 2～4 倍，嗜酸性粒细胞下降 50%～80%。艾迪生病患者，皮质醇基础值低，对 ACTH 刺激无反应；继发性肾上腺皮质功能减退者，皮质醇基础值也低，但对 ACTH 有延迟性反应；肾上腺肿瘤患者，皮质醇基础值升高，但对 ACTH 刺激多无反应；下丘脑垂体性皮质醇增多症可出现强阳性反应。

3. 地塞米松（dexamethasone，DXMS）抑制试验　地塞米松是人工合成的强效糖皮质激素类药物，对下丘脑－垂体－肾上腺皮质轴有强烈的皮质醇样抑制作用，主要是抑制腺垂体释放 ACTH，从而抑制肾上腺皮质激素的合成和释放，用于判断病变部位。

试验方法较多，目前多采用 48 h 小剂量地塞米松抑制试验。先收集 24 h 尿液 2 天，测定 17-OHCS 浓度，取均值为基础对照，于第 3 天口服地塞米松 0.5 mg/6 h，连续 2 天，分别收集 24 h 尿液，测定尿 17-OHCS 含量。也可于服药前清晨 8:00 和服后 24 h、48 h，取血测定血浆皮质醇浓度。

长时间服用有肝酶诱导作用的药物，如苯妥英钠、苯巴比妥、利福平等，可加速 DXMS 的灭活，产生假阴性。近期较长时间使用糖皮质激素类药物者，不宜进行本试验。机体处于任何原因引起的应激状态，也可干扰本试验。

【临床意义】 肾上腺皮质功能正常者，服药日的 24 h 尿 17-OHCS 排泄量由服药前的基础值降至 50% 以下，血浆皮质醇＜140 nmol/L。肾上腺皮质功能亢进者不被抑

动画：地塞米松抑制试验

制，服药后 2 天的 24 h 尿 17-OHCS 浓度可用于观察抑制的恢复情况或是否有延迟反应存在。

三、肾上腺髓质功能测定

儿茶酚胺是由儿茶酚和乙胺衍生物相结合的一类化合物，内源性儿茶酚胺包括肾上腺素、去甲肾上腺素和多巴胺。甲氧基肾上腺素（MN）和甲氧基去甲肾上腺素（NMN）是内源性儿茶酚胺去甲肾上腺素和肾上腺素的甲氧基衍生物，在正常的儿茶酚胺代谢过程中产生，但在嗜铬细胞瘤的细胞中大量分泌，因此，测定血液中 MN 和 NMN 主要用于嗜铬细胞瘤的诊断。检测儿茶酚胺的主要标本是血浆（血清）和尿液。患者应处于情绪稳定和安静状态采血。收集的尿液应及时检测或加防腐剂置于冰箱保存。试验前两天应限饮茶和咖啡等兴奋性饮料。

（一）甲氧基肾上腺素和甲氧基去甲肾上腺素测定

目前主要采用高效液相色谱法（HPLC）和液相串联质谱技术（LC-MS）测定血液中 MN 和 NMN 含量，具有高灵敏度、高特异性和干扰因素少等特点，备受临床关注。

【参考区间】 甲氧基肾上腺素：≤96.6 pg/mL；

甲氧基去甲肾上腺素：≤163.0 pg/mL。

【临床意义】 肾上腺嗜铬细胞瘤患者，MN 和 NMN 均明显升高。如甲氧基肾上腺素较甲氧基去甲肾上腺素升高显著，提示可能为肾上腺髓质嗜铬细胞瘤。动态监测 MN 和 NMN 水平对评估术后效果和早期复发、转移可能有预测价值。原发性高血压、甲减、交感神经母细胞瘤等也可升高。降低见于甲亢、艾迪生病等。

（二）尿儿茶酚胺测定

利用 HPLC 法可测定尿中游离的儿茶酚胺。尿液经去蛋白质和阳离子交换树脂处理后，在 pH 6.5 条件下，游离型儿茶酚胺选择性吸附于层析柱上。改变洗脱条件，可将其洗脱下来。经电化学检测器测定，与标准物（二羟苯胺）比较，根据各洗脱峰的保留时间和峰高，对儿茶酚胺进行定性、定量分析。

【参考区间】 肾上腺素：2.7～108.7 nmol/24 h 尿；

去甲肾上腺素：82.4～470.6 nmol/24 h 尿；

多巴胺：420～2 600 nmol/24 h 尿。

（三）尿香草扁桃酸测定

VMA 是儿茶酚胺主要的代谢产物，尿液 VMA 测定是内分泌试验的常规项目，因为标本来源方便，故一般实验室容易开展。VMA 测定有分光光度法、重氮化对硝基苯胺显色法和 HPLC。由于 HPLC 操作繁杂，临床多采用分光光度法，但分光光度法易受食物和某些药物的干扰。巧克力、咖啡、茶、香蕉、柠檬、多种拟肾上腺素药品及含多巴胺成分的药品均可导致假阳性，芬氟拉明可致假阴性。测定前应对上述饮食和药物加以限制。VMA 分光光度法测定操作步骤多，需严格遵守操作程序。

由于 VMA 的分泌有昼夜节律性，建议收集 24 h 尿液送检。用一个大的具塞洁净玻璃瓶收集尿液，加入 6 mol/L 盐酸 10 mL 防腐。整个留尿过程中，留尿器须置于冰箱内。送检尿液须放 4℃冰箱或冰冻保存。

【参考区间】 10～35 μmol/24 h 尿（2.0～7.0 mg/24 h 尿）。

【临床意义】 尿 VMA 测定可帮助了解体内儿茶酚胺的水平，主要用于嗜铬细胞瘤的诊断和高血压的鉴别诊断。增高见于嗜铬细胞瘤、交感神经节细胞瘤、神经母细胞瘤、原发性高血压、甲状腺功能减退症等；降低见于家族性自主神经功能障碍、甲亢、原发性慢性肾上腺皮质功能减退等。

第五节　性腺内分泌功能紊乱的检验

性腺是主要的生殖腺，包括男性的睾丸和女性的卵巢，其主要功能是形成生殖细胞，并分泌激素。性激素（sex hormone）是指由性腺、胎盘、肾上腺皮质网状带等组织合成的甾体类激素，包括雄性激素、雌激素和孕激素（孕酮），后两者合称雌性激素。雄性激素主要为睾酮（testosterone，T）及少量的脱氢表雄酮（DHEA）和雄烯二酮。性激素具有促进性器官成熟、副性征发育及维持性功能等作用。卵巢主要分泌雌激素和孕激素，睾丸主要分泌以睾酮为主的雄激素。血液中 90% 以上的性激素与蛋白质进行可逆性结合，在肝中代谢，并由尿和胆汁排泄。所有性激素都是类固醇激素。

一、性激素代谢与分泌调节

雌激素（estrogen）包括雌酮、雌二醇等，以卵巢中成熟的卵泡和黄体细胞分泌为主，肾上腺皮质和睾丸也少量产生。雌二醇（estradiol，E_2）在血浆中主要与性激素结合球蛋白（sex hormone binding globulin，SHBG）或清蛋白结合，在肝中降解，产物为雌三醇（estriol，E_3）。后者除妊娠期胎盘直接分泌外，均为 E_2 的代谢产物。孕酮（progesterone，P）为人体内最重要的孕激素，主要由卵巢的黄体分泌，肾上腺、睾丸及胎盘也可分泌，孕酮入血后主要与皮质醇结合球蛋白结合，在肝灭活。孕激素的主要作用是保证受精卵着床和维持妊娠。

性激素的分泌受垂体卵泡刺激素（follicle stimulating hormone，FSH）和黄体生成素（luteinizing hormone，LH）的调节。在女性，FSH 刺激卵巢滤泡生长和成熟，从而产生雌激素并作用于子宫内膜维持其生长。在滤泡后期，LH 在 FSH 协同下，最后形成黄体。黄体维持和分泌孕酮受 LH 的控制。FSH 和 LH 同时也受卵巢甾体激素的反馈调节。在男性，FSH 引起精小管的生长并维持精子发生，LH 可促进睾丸间质细胞发育，并分泌睾酮，而精子的成熟则还需要雄性激素的存在。

育龄女性每月雌激素、孕激素、FSH、LH 的分泌具有周期性，并由此导致子宫内膜的周期性改变而形成月经。

睾酮又称睾丸素、睾丸酮或睾甾酮，是一种类固醇激素，由男性的睾丸或女性的卵巢分泌，肾上腺亦分泌少量睾酮。睾酮是男性体内主要的和唯一具有临床意义的雄性激素。青春期睾酮分泌增加，其高水平一直持续到 40 岁，然后随年龄缓慢下降。血浆中 90% 睾酮是与性激素结合球蛋白结合，在肝中代谢，具有维持肌肉强度及质量、维持骨质密度及强度、提神及提升体能等作用。

二、性激素测定

（一）血清性激素测定

性激素测定项目主要包括雌二醇、孕酮、睾酮、FSH、LH 等，其测定方法一般采用 CLIA 法和 ECLIA 法，由于各厂商的产品不同，以及各实验室差异，且不同性别、年龄及女性不同的月经周期差异较大，故应建立自己的参考区间。

1.血清睾酮（T）测定　在青年男性，血液睾酮由睾丸 Leydig 细胞合成，主要由睾丸、肾上腺分泌。

16 岁后明显升高，40 岁后逐渐下降。睾酮的分泌有昼夜节律，分泌高峰约在上午 8:00，随年龄增加，其分泌节律消失。女性血液睾酮半数以上由雄烯二酮转化，卵巢分泌少量。测定清晨的睾酮可评价男性睾酮水平下降的程度。血循环中游离睾酮低于总睾酮的 2%。男性体内游离睾酮含量可代表生物活性睾酮的水平。

睾酮测定可用作男性性功能减退或睾酮分泌不足的诊断，是评价男性不育症的方法之一。

【临床意义】　血清睾酮增高见于睾丸良性间质细胞瘤、先天性肾上腺皮质增生症、女性皮质醇增多症、女性多毛症、多囊卵巢综合征等。中晚期妊娠妇女和肥胖患者也增高。血清睾酮降低见于原发性睾丸发育不全、垂体功能减退、生长激素缺乏性侏儒症、甲状腺功能减退症等。

2. 雌二醇（E_2）测定　E_2 是生物活性最强的一种雌激素，主要由卵巢滤泡、黄体及妊娠时胎盘产生，极少量由睾丸合成或为睾酮的代谢物。E_2 是女性青春期外生殖器、输卵管和子宫等生长发育的重要激素，并维持和促进女性特征的发育，也是男性雌激素的主要来源。E_2 的浓度随月经周期的时相变化较大。绝经后女性，E_2 来源于雄激素在性腺外的转化，循环中的浓度低，且不呈现周期性。青春期前的儿童及男性，循环中的浓度亦低，不呈现出周期性。

【临床意义】　血清雌二醇测定主要用于青春期前内分泌疾病的鉴别诊断，在闭经或月经异常时判断卵巢功能。血清雌二醇增高主要见于肾上腺皮质增生或肿瘤、卵巢癌、性早熟、无排卵性功能失调性子宫出血、男性女性化、多胎妊娠，肝硬化、心肌梗死等也增高。降低见于垂体卵巢性闭经、原发性或继发性卵巢功能减退、无排卵性月经、皮质醇增多症、葡萄胎、无脑儿、重症妊高征等。血清雌二醇显著降低，提示胎儿宫内死亡。治疗不孕症，尤其应用诱发排卵药时，连续监测血清雌二醇对判断卵泡成熟、预测排卵时间、指导用药和防止卵巢过激综合征有重要意义。

3. 孕酮　孕酮是由正常月经周期后半期黄体分泌的，月经周期不同时相的变化很大，妊娠后其浓度又受胎盘合成的影响。孕酮检测广泛用于确证排卵，以及对妊娠前三个月的妊娠意外如先兆流产、异位妊娠的处理参考。

【临床意义】 血清孕酮增高见于葡萄胎、轻度妊高征、多胎妊娠、多发性排卵、原发性高血压、先天性 17α- 羟化酶缺乏症、先天性肾上腺皮质增生症、卵巢脂肪样瘤等。绝经后如血清孕酮增高，应注意卵巢内分泌肿瘤的发生。血清孕酮降低见于垂体功能减退、黄体功能不全、卵巢功能减退、无排卵性月经或闭经、胎盘发育不良、胎儿发育迟缓、先兆流产或宫内死胎等。

4. 卵泡刺激素（FSH） 女性的 FSH 可通过直接作用于颗粒细胞上的受体刺激卵泡的生长和成熟。与 LH 一样，FSH 滴度升高预示卵泡即将破裂，用于排卵异常的诊断，预测排卵及对超排卵药物的反应等。

5. 黄体生成素（LH） 可以预测排卵。在女性，LH、FSH 和雌二醇的相互作用，可促进卵巢激素的合成。LH 测定可用于预测排卵和排卵异常的诊断，但口服避孕药、超排卵药、激素替代治疗和卵巢切除术等也可影响 LH 的水平。

【临床意义】 因性激素分泌有时间节律性，通常清晨高于下午，青春期的波动更明显，故早 8:00 抽血便于比较。性激素在不同发育阶段及女性月经周期的不同时期差异较大，故动态监测比单次测定更有意义。也要注意其他因素的影响，如甲亢、肝硬化患者肝合成性激素结合球蛋白（SHBG）增多，血睾酮、雌二醇浓度升高，但能发挥作用的游离部分变化不大；甲状腺功能减退症、极度营养不良可减少 SHBG 的合成，使结果相反。用避孕药也会影响性激素的变化。

微课：性激素六项

（二）性腺内分泌功能动态试验

1. GnRH 兴奋试验 GnRH 为下丘脑的一种调节素，可迅速促进腺垂体释放储存的 LH 和 FSH，并刺激 LH、FSH 的合成。本试验主要用于检测腺垂体促性腺的储备功能。

2. hCG 兴奋试验 利用其可能促进睾丸间质细胞合成及释放睾酮的作用，了解睾丸间质细胞合成并储存睾酮的功能。

第十六章考点提示

3. 雌激素 - 孕激素试验 通过应用雌激素和孕激素类药物，人工造成近似于月经周期中性激素水平的变化，观察有无月经出现，协助诊断育龄期女性闭经的原因。有月经出现，提示闭经是子宫外原因，无月经则可能是子宫内膜病变。

动态功能试验的正确合理使用，有助于判断性腺内分泌功能紊乱的原因，确定病变部位。

第十六章在线测试

思考题

1. 简述甲亢和甲减的生物化学诊断指标变化及其意义。
2. 简述儿茶酚胺的组成成分及其临床意义。

（雷 呈）

参考文献

［1］ 陈辉. 生物化学［M］.3 版. 北京：高等教育出版社，2019.

［2］ 尹一兵，倪培华. 临床生物化学检验技术［M］. 北京：人民卫生出版社，2017.

［3］ 樊绮诗，钱士匀. 临床检验仪器与技术［M］. 北京：人民卫生出版社，2017.

［4］ 谭红军. 临床生物化学检验技术［M］. 北京：科学技术出版社，2016.

［5］ 刘观昌，马少宁. 生物化学检验［M］. 4 版. 北京：人民卫生出版社，2015.

［6］ 全国卫生专业技术资格考试专家委员会. 临床医学检验技术［M］. 北京：人民卫生出版社，2015.

［7］ 须建，彭裕红. 临床检验仪器［M］. 2 版. 北京：人民卫生出版社，2015.

［8］ 吴佳学，刘观昌. 生物化学检验实验指导［M］. 2 版. 北京：人民卫生出版社，2015.

［9］ 郑秋生. 临床生物化学检验［M］. 北京：中国医药科技出版社，2015.

［10］ 尚红，王毓三，申子瑜. 全国临床检验操作规程［M］. 4 版. 北京：人民卫生出版社，2014.

［11］ 钱士匀，李艳. 生物化学检验［M］. 2 版. 北京：人民卫生出版社，2013.

［12］ 仲其军，张淑芳. 生物化学检验技术［M］. 武汉：华中科技大学出版社，2012.

［13］ 郑铁生，陈筱菲. 临床生物化学检验［M］. 北京：高等教育出版社，2012.

［14］ 府伟灵，徐克前. 临床生物化学检验技术［M］. 5 版. 北京：人民卫生出版社，2012.

［15］ 郑铁生，鄢盛恺. 临床生物化学检验［M］. 2 版. 北京：中国医药科技出版社，2010.

［16］ 周新，府伟灵. 临床生物化学与检验［M］. 4 版. 北京：人民卫生出版社，2010.

［17］ 段满乐. 生物化学检验［M］. 3 版. 北京：人民卫生出版社，2010.

［18］ 康熙雄. 实验诊断学［M］. 北京：人民卫生出版社，2009.

［19］ 陆再英，钟南山. 内科学［M］. 7 版. 北京：人民卫生出版社，2008.

［20］ 张纯洁. 生物化学检验［M］. 北京：高等教育出版社，2007.

郑重声明

　　高等教育出版社依法对本书享有专有出版权。任何未经许可的复制、销售行为均违反《中华人民共和国著作权法》，其行为人将承担相应的民事责任和行政责任；构成犯罪的，将被依法追究刑事责任。为了维护市场秩序，保护读者的合法权益，避免读者误用盗版书造成不良后果，我社将配合行政执法部门和司法机关对违法犯罪的单位和个人进行严厉打击。社会各界人士如发现上述侵权行为，希望及时举报，本社将奖励举报有功人员。

反盗版举报电话　（010）58581999　58582371　58582488
反盗版举报传真　（010）82086060
反盗版举报邮箱　dd@hep.com.cn
通信地址　北京市西城区德外大街4号
　　　　　高等教育出版社法律事务与版权管理部
邮政编码　100120